SOCESP

CARDIOLOGIA

ATUALIZAÇÃO E RECICLAGEM

CARDIOLOGIA — Outros livros de interesse

A Neurologia que Todo Médico Deve Saber 2a ed. – Nitrini
A Saúde Brasileira Pode Dar Certo – Lottenberg
Acessos Vasculares para Quimioterapia e Hemodiálise – Wolosker
Atualização em Hipertensão Arterial – Clínica, Diagnóstico e Terapêutica – Beltrame Ribeiro
A Vida por um Fio e por Inteiro – Elias Knobel
Bases Moleculares das Doenças Cardiovasculares – Krieger
Cardiologia Clínica 2a – Celso Ferreira e Rui Povoa
Cardiologia Prática – Miguel Antônio Moretti
Cardiologia Pediátrica – Carvalho
Cardiologia Preventiva - Prevenção Primária e Secundária – Giannini
Cardiopatias Congênitas no Recém-nascido 2a ed. Revisada e Ampliada – Virgínia Santana
Chefs do Coração – Ramires
Cirurgia Cardiovascular – Oliveira
Climatério e Doenças Cardiovasculares na Mulher – Aldrighi
Clínicas Brasileiras de Cirurgia – CBC (Colégio Brasileiro de Cirurgiões) Vol. 2/5 - Cirurgia Cardiovascular – Oliveira
Como Cuidar de seu Coração – Mitsue Isosaki e Adriana Lúcia Van-Erven Ávila
Condutas em Terapia Intensiva Cardiológica – Knobel
Coração e Sepse – Constantino José Fernandes Junior, Cristiano Freitas de Souza e Antonio Carlos Carvalho
Desfibrilação Precoce - Reforçando a Corrente de Sobrevivência – Timerman
Dinâmica Cardiovascular - Do Miócito à Maratona – Gottschal
Doença Cardiovascular, Gravidez e Planejamento Familiar – Andrade e Ávila
Doença Coronária – Lopes Palandri
Eletrocardiograma – Cirenza
Eletrocardiologia Atual 2a ed. – Pastore
Eletrofisiologia Cardíaca na Prática Clínica vol. 3 – SOBRAC
Emergências em Cardiopatia Pediátrica – Lopes e Tanaka
Endotélio e Doenças Cardiovasculares – Protásio, Chagas e Laurindo
Enfermagem em Cardiologia – Cardoso
Enfermaria Cardiológica – Ana Paula Quilici, André Moreira Bento, Fátima Gil Ferreira, Luiz Francisco Cardoso, Renato Scotti Bagnatori, Rita Simone Lopes Moreira e Sandra Cristine da Silva
Hipertensão Arterial na Prática Clínica – Póvoa
ICFEN - Insuficiência Cardíaca com Fração de Ejeção Normal – Evandro Tinoco Mesquista
Insuficiência Cardíaca – Lopes Buffolo
Intervenções Cardiovasculares – SOLACI
Lesões das Valvas Cardíacas - Diagnóstico e Tratamento – Meneghelo e Ramos
Manual de Cardiologia da SOCESP – SOCESP (Soc. Card. Est. SP)
Medicina Cardiovascular - Reduzindo o Impacto das Doenças Kalil e Fuster
Manual do Clínico para o Médico Residente – Atala – UNIFESP
Medicina Nuclear em Cardiologia - Da Metodologia à Clínica – Thom Smanio
Medicina: Olhando para o Futuro – Protásio Lemos da Luz
Medicina, Saúde e Sociedade – Jatene
Os Chefs do Coração – InCor
Parada Cardiorrespiratória – Lopes Guimarães
Prescrição de Medicamentos em Enfermaria – Brandão Neto
Prevenção das Doenças do Coração - Fatores de Risco – Soc. Bras. Card. (SBC) – FUNCOR
Problemas e Soluções em Ecocardiografia Abordagem Prática – José Maria Del Castillo e Nathan Herzskowicz
Psicologia e Cardiologia - Um Desafio que Deu Certo - SOCESP – Ana Lucia Alves Ribeiro
Ressuscitação Cardiopulmonar – Hélio Penna Guimarães
Riscos e Prevenção da Obesidade – De Angelis
Rotinas de Emergência – Pró-cardíaco
Rotinas Ilustradas da Unidade Clínica de Emergência do Incor – Mansur
Semiologia Cardiovascular – Tinoco
Série Clínica Médica - Dislipidemias – Lopes e Martinez
Série Clínica Médica Ciência e Arte – Soc. Bras. Clínica Médica
Doença Coronária – Lopes Palandri
Insuficiência Cardíaca – Lopes Buffolo
Série Fisiopatologia Clínica – Carvalho
Vol. 3 - Fisiopatologia Respiratória
Série Fisiopatologia Clínica (com CD-ROM) – Rocha e Silva
Vol. 1 - Fisiopatologia Cardiovascular – Rocha e Silva
Vol. 2 - Fisiopatologia Renal – Zatz
Vol. 3 - Fisiopatologia Respiratória – Carvalho
Vol. 4 - Fisiopatologia Digestiva – Laudana
Vol. 5 - Fisiopatologia Neurológica – Yasuda
Série Livros de Cardiologia de Bolso (Coleção Completa 6 vols.) – Tinoco
Vol. 1 - Atividade Física em Cardiologia – Nóbrega
Vol. 2 - Avaliação do Risco Cirúrgico e Cuidados Perioperatórios – Martins
Vol. 3 - Cardiomiopatias: Dilatada e Hipertrófica – Mady, Arteaga e Ianni
Vol. 4 - Medicina Nuclear Aplicada à Cardiologia – Tinoco e Fonseca
Vol. 5 - Anticoagulação em Cardiologia – Vilanova
Vol. 6 - Cardiogeriatria – Bruno
Série SOBRAC – vol. 2 - Papel dos Métodos não Invasivos em Arritmias Cardíacas – Martinelli e Zimerman
Série Terapia Intensiva – Knobel
Vol. 1 - Pneumologia e Fisioterapia Respiratória 2a ed.
Vol. 3 - Hemodinâmica
Síndrome Metabólica - Uma Abordagem Multidisciplinar – Ferreira e Lopes
Síndromes Hipertensivas na Gravidez – Zugaib e Kahhale
Síndromes Isquêmicas Miocárdicas Instáveis – Nicolau e Marin
Sociedade de Medicina do Esporte e do Exercício - Manual de Medicina do Esporte: Do Paciente ao Diagnóstico – Antônio Claudio Lucas da Nóbrega
Stent Coronário - Aplicações Clínicas – Sousa e Sousa
Tabagismo: Do Diagnóstico à Saúde Pública – Viegas
Terapias Avançadas - Células-tronco – Morales
Transradial - Diagnóstico e Intervenção Coronária e Extracardíaca 2a ed. – Raimundo Furtado
Tratado de Cardiologia do Exercício e do Esporte – Ghorayeb
Tratado Dante Pazzanese de Emergências Cardiovasculares - Dante Pazzanese
Tratamento Cirúrgico da Insuficiência Coronária – Stolf e Jatene
Um Guia para o Leitor de Artigos Científicos na Área da Saúde – Marcopito Santos

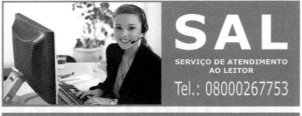

www.atheneu.com.br

 Facebook.com/editoraatheneu
 Twitter.com/editoraatheneu
 Youtube.com/atheneueditora

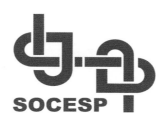

SOCESP
CARDIOLOGIA
ATUALIZAÇÃO E RECICLAGEM

Álvaro Avezum

Ibraim Masciarelli Francisco Pinto

João Fernando Monteiro Ferreira

Maria Cristina de Oliveira Izar

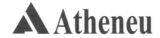

EDITORA ATHENEU

São Paulo —	Rua Jesuíno Pascoal, 30 Tel.: (11) 2858-8750 Fax: (11) 2858-8766 E-mail: atheneu@atheneu.com.br
Rio de Janeiro —	Rua Bambina, 74 Tel.: (21) 3094-1295 Fax.: (21) 3094-1284 E-mail: atheneu@atheneu.com.br
Belo Horizonte —	Rua Domingos Vieira, 319 – cj. 1.104

Produção Editorial: *Valor Editorial*
Capa: *Paulo Verardo*

CIP-BRASIL. CATALOGAÇÃO NA PUBLICAÇÃO
SINDICATO NACIONAL DOS EDITORES DE LIVROS, RJ

C257

SOCESP – Cardiologia : atualização e reciclagem / Álvaro Avezum ... [et. al.]. - 1. ed. - Rio de Janeiro : Atheneu, 2017.
    il.

Inclui bibliografia
ISBN 978-85-388-0810-7

CDD: 612.2

17-42979

CDU: 612.2

30/06/2017 05/07/2017

Índice para catálogo sistemático:

1. Coração - Doenças. 2. Cardiologia. 3. Artérias - Doenças. I. Título.

AVEZUM A, PINTO IMF, FERREIRA JFM, IZAR MCO. SOCESP – Cardiologia: Atualização e Reciclagem da Sociedade de Cardiologia do Estado de São Paulo (SOCESP).
©*Direitos reservados à Editora ATHENEU – São Paulo, Rio de Janeiro, Belo Horizonte, 2017.*

Editores

ÁLVARO AVEZUM

Cardiologista, Epidemiologista, Doutor em Cardiologia pela Universidade de São Paulo. Diretor da Divisão de Pesquisa do Instituto Dante Pazzanese de Cardiologia. Professor Pleno no Programa de Pós-Graduação em Cardiologia do Instituto Dante Pazzanese de Cardiologia e da Universidade de São Paulo.

IBRAIM MASCIARELLI FRANCISCO PINTO

Doutor em Medicina pela Faculdade de Medicina da Universidade de São Paulo. Chefe da Seção de Angiografia Quantitativa e Banco de Dados do Serviço de Cardiologia Invasiva do Instituto Dante Pazzanese de Cardiologia de São Paulo. Médico do Serviço de Diagnósticos por Imagem do Hospital do Coração de São Paulo. Presidente da Sociedade de Cardiologia do Estado de São Paulo (Biênio 2016-2017).

JOÃO FERNANDO MONTEIRO FERREIRA

Doutor em Medicina pela Universidade de São Paulo. Médico Assistente da Unidade Clínica de Coronariopatia Crônica do Instituto do Coração do Hospital das Clínicas da Faculdade de Medicina da USP.

MARIA CRISTINA DE OLIVEIRA IZAR

Professora Afiliada Livre-Docente, Setor de Lípides, Aterosclerose e Biologia Vascular da Disciplina de Cardiologia da Universidade Federal de São Paulo. Vice-Presidente do Departamento de Aterosclerose da Sociedade Brasileira de Cardiologia (Biênio 2016-2017). Diretora de Publicações da Sociedade de Cardiologia do Estado de São Paulo(Biênio 2016-2017).

Colaboradores

Agnaldo Piscopo
Médico Cardiologista e Intensivista. Diretor do Centro de Treinamento de Emergências da Sociedade de Cardiologia do Estado de São Paulo. Diretor do Pronto-Socorro da Santa Casa de Araras. Diretor do SAMU Araras. Médico da Equipe de Resgate do GRAU/Helicóptero Águia.

Alexandre A. C. Abizaid
Professor Livre-docente do Instituto do Coração do Hospital das Clínicas da Faculdade de Medicina da Unievrsidade de São Paulo. Doutor em Cardiologia Universidade Federal de São Paulo. Diretor do Serviço de Cardiologia Invasiva do Instituto Dante Pazzanese de Cardiologia.

Alexandre Aderson de Sousa Munhoz Soares
Médico pela Universidade de Brasília. Residência em Clínica Médica pela Universidade de São Paulo. Residência em Cardiologia pelo Instituto do Coração do Hospital das Clínicas da Faculdade de Medicina da Universidade de São Paulo. Doutorando em Ciências Médicas pela Universidade Estadual de Campinas.

Alfredo José Mansur
Livre-Docente em Cardiologia pela Universidade de São Paulo. Diretor da Unidade Clínica de Ambulatório Geral do Instituto do Coração do Hospital das Clínicas da Faculdade de Medicina da Universidade de São Paulo.

Amanda Guerra de Moraes Rego Sousa
Livre-docência pela Universidade de São Paulo. Diretora Geral do Instituto Dante Pazzanese de Cardiologia. Gestora do Serviço de Hemodinâmica do Hospital do Coração.

Amit Nussbacher
Doutor em Medicina pela Faculdade de Medicina da Universidade de São Paulo. Médico do Serviço de Cardiogeriatria do Instituto do Coração do Hospital das Clínicas da FMUSP.

Anderson Correa Ribeiro
Médico Ecocardiografista e Intensivista no Hospital San Paolo. Médico Ecocardiografista do Hospital São Camilo (Unidade Pompeia). Médico Chefe de Plantão da Unidade de Emergência do Instituto Dante Pazzanese de Cardiologia.

Andrei Carvalho Sposito
Livre-Docente em Medicina pela Faculdade de Medicina da Universidade de São Paulo. Professor-Associado da Disciplina de Cardiologia da Faculdade de Ciências Médicas da Universidade Estadual de Campinas.

Angelo Amato Vincenzo de Paola
Professor Titular e Chefe do Setor de Eletrofisiologia e Arritmias da Disciplina de Cardiologia da Escola Paulista de Medicina.

Antonio Carlos Pereira Barretto
Professor-Associado da Faculdade de Medicina da Universidade de São Paulo. Diretor do Serviço de Prevenção e Reabilitação do Instituto de Cardiologia do Hospital das Clínicas da Faculdade de Medicina da Universidade de São Paulo.

Ari Timerman
Doutor em Cardiologia pela Universidade de São Paulo. Diretor da Divisão Clínica e Diretor da Divisão de Pós-graduação do Instituto Dante Pazzanese de Cardiologia.

C. Alexandre W. Segre
Médico Assistente da Unidade Clínica de Aterosclerose do Instituto do Coração do Hospital das Clínicas da Faculdade de Medicina da Universidade de São Paulo.

Carlos Henrique Del Carlo
Doutor em Cardiologia pela Faculdade de Medicina da Universidade de São Paulo. Médico Assistente da Divisão de Clínica do Instituto do Coração do Hospital das Clínicas da Faculdade de Medicina da Universidade de São Paulo.

Carlos V. Serrano Jr.
Professor-Associado do Departamento de Cardiopneumologia e Diretor da Unidade Clínica de Aterosclerose do Instituto do Coração do Hospital das Clínicas da Faculdade de Medicina da Universidade de São Paulo.

Cibele Larrosa Garzillo
Doutora em Ciências, Área de Concentração Cardiologia, pela Faculdade de Medicina da Universidade de São Paulo. Médica Assistente da Unidade Clínica de Aterosclerose do Instituto do Coração do Hospital das Clínicas da Faculdade de Medicina da Universidade de São Paulo.

Cléa Simone S. S. Colombo
Especialista em Cardiologia, Ergometria e Reabilitação pela SBC. Especialista em Medicina Esportiva pela SBMEE. Médica do Setor de Sport Checkup do Hospital do Coração de São Paulo. Editora do DERCNews-SBC 2016/17. Revisora dos Arquivos Brasileiros de Cardiologia 2016/17. Professsional Member of European Society of Cardiology.

Dalmo Antonio Ribeiro Moreira
Doutor em Ciências pela Faculdade de Medicina da Universidade de São Paulo. Chefe da Seção Médica de Eletrofisiologia e Arritmias Cardíacas do Instituto Dante Pazzanese de Cardiologia. Professor Titular da Disciplina de Fisiologia Humana da Faculdade de Medicina de Itajubá.

Décio Mion Jr.
Professor Livre-Docente pela Faculdade de Medicina da Universidade de São Paulo. Diretor da Escola de Educação Permanente do Hospital das Clínicas da Faculdade de Medicina Universidade de São Paulo.

Desidério Favarato
Doutor pela Faculdade de Medicina da Universidade de São Paulo. Médico Assistente da Unidade Clínica de Aterosclerose do Instituto do Coração do Hospital das Clínicas da Faculdade de Medicina da Universidade de São Paulo.

Diandro Marinho Mota
Título de Especialista em Cardiologia pela Sociedade Brasileira de Cardiologia. Certificado de Atuação na Área de Ecocardiografia pelo Departamento de Imagem Cardiovascular da Sociedade Brasileira de Cardiologia. Doutorando em Cardiologia pelo Programa USP/IDPC.

Dimytri Alexandre Siqueira
Doutor em Medicina, Tecnologia e Intervenção em Cardiologia pela Universidade de São Paulo. Chefe da Seção de Intervenção em Valvopatias Adquiridas do Instituto Dante Pazzanese de Cardiologia.

Dinaldo Cavalcanti de Oliveira
Professor Adjunto IV da Universidade Federal de Pernambuco. Doutor em Ciências da Saúde pelo programa de Cardiologia da Universidade Federal de São Paulo.

Dirceu Rodrigues de Almeida
Professor-Adjunto da Disciplina de Cardiologia da Universidade Federal de São Paulo. Responsável pela Divisão de Insuficiências Cardíaca e Transplante Cardíaco da Universidade Federal de São Paulo.

Dirceu Thiago Pessoa de Melo
Especialista em Cardiologia pelo Instituto do Coração do Hospital das Clínicas da Faculdade de Medicina da Universidade de São Paulo. Doutor em Cardiologia pela Faculdade de Medicina da USP.

Eduardo G. Lima
Professor Colaborador da Faculdade de Medicina da Universidade de São Paulo. Médico Assistente da Unidade Clínica de Aterosclerose do Instituto do Coração. Pesquisador do Grupo MASS (Medicine, Angioplasty, or Surgery Study). Médico da UTI Cardiovascular do Hospital Nove de Julho.

Elizabete Silva dos Santos
Chefe do Pronto-Socorro do Instituto Dante Pazzanese de Cardiologia. Coordenadora do Centro de Treinamento e Simulação em Cardiologia do IDPC. Doutora em Cardiologia pela Faculdade de Medicina da Universidade de São Paulo.

Expedito Eustáquio Ribeiro
Professor Livre-Docente em Cardiologia pela Faculdade de Medicina da Universidade de São Paulo. Doutor em Cardiologia pela Universidade Federal de São Paulo. Diretor do Serviço de Hemodinâmica e Cardiologia Intervencionista do Instituto do Coração () do Hospital das Clínicas da Faculdade de Medicina da Universidade de São Paulo.

Fábio B. Jatene
Professor Titular da Disciplina de Cirurgia Cardiovascular do Instituto do Coração do Hospital das Clínicas da Faculdade de Medicina da Universidade de São Paulo.

Fábio Fernandes
Professor Livre-Docente pela Faculdade de Medicina da Universidade de São Paulo e Assistente da Unidade Clínica de Miocardiopatias do Instituto do Coração do Hospital das Clínicas da Faculdade de Medicina da Universidade de São Paulo.

Fernando Nobre
Coordenador da Unidade de Hipertensão do Hospital das Clínicas da Faculdade de Medicina de Ribeirão Preto da Universidade de São Paulo.

Flavio Tarasoutchi
Diretor da Unidade de Valvopatias do Instituto do Coração do Hospital das Clínicas da Faculdade de Medicina da Universidade de São Paulo. Livre-Docente em Cardiologia pela FMUSP.

Francisco Antonio Helfenstein Fonseca
Professor Afiliado Livre-Docente da Disciplina de Cardiologia da Escola Paulista de Medicina da Universidade Federal de São Paulo.

Francisco Flávio Costa Filho
Especialista em Cardiologia e em Angioplastia Clínica pelo Instituto Dante Pazzanese de Cardiopelo Instituto Dante Pazzanese de Cardiologia. Título de Especialista em Cardiologia pela Sociedade Brasileira de Cardiologia. Título de Especialista em Medicina Intensiva pela Associação de Medicina Intensiva Brasileira.

Frederico Scuotto
Eletrofisiologista do Centro de Arritmia do Hospital Israelita Albert Einstein. Certified Electrophysiology Specialist in Adult Cardiology by the Heart Rhythm Society. Especialista em Eletrofisiologia Clínica e Invasiva pela Sociedade Brasileira de Arritmias Cardíacas.

Guilherme Fenelon
Professor Afiliado Livre-Docente de Cardiologia da Universidade Federal de São Paulo. Coordenador do Centro de Arritmia do Hospital Israelita Albert Einstein. Chefe do Serviço de Eletrofisiologia do Hospital Santa Marcelina.

Gustavo B. F. Oliveira
Médico Cardiologista da Unidade Coronária e Plantonista Chefe da Unidade de Recuperação Operatória de Cirurgia Cardíaca do Instituto Dante Pazzanese de Cardiologia.

Ieda Biscegli Jatene
Doutora em Medicina pela Faculdade de medicina da Universidade de São Paulo. Coordenadora do Serviço de Cardiopatias Congênitas e Cardiologia Pediátrica do Hospital do Coração. Diretora Primeira Secretária SOCESP gestão 2016/2017.

Isabela Cristina Kirnew Abud
Preceptora e Residente em Cardiologia pelo Instituto do Coração do Hospital das Clínicas da Faculdade de Medicina da Universidade de São Paulo.

Jeane Mike Tsutsui
Professora Livre-Docente em Cardiologia pela Faculdade de Medicina da Universidade de São Paulo. Diretora Executiva Médica do Grupo Fleury. Médica Pesquisadora do Serviço de Ecocardiografia do Instituto do Coração do Hospital das Clínicas da FMUSP. Especialista em Cardiologia e Ecocardiografia pela Sociedade Brasileira de Cardiologia.

José Carlos Nicolau
Diretor da Unidade Clínica de Coronariopatia Aguda do Instituto do Coração do Hospital das Clínicas da Faculdade de Medicina da Universidade de São Paulo. Professor-Associado nível 3 da FMUSP.

José Carlos Pachón Mateos
Diretor do Serviço de Arritmias, Eletrofisiologia e Marca-passo do Hospital do Coração de São Paulo. Diretor do Serviço de Estimulação Cardíaca Artificial do Instituto Dante Pazzanese de Cardiologia.

José de Ribamar Costa Junior
Chefe da Seção de Intervenção Coronária do Instituto Dante Pazzanese de Cardiologia. Cardiologista Intervencionista do Hospital do Coração. Doutor em Cardiologia pelo Programa USP/IDPC.

José Francisco Kerr Saraiva
Professor Titular da Disciplina de Cardiologia da Faculdade de Medicina da Pontifícia Universidade Católica de Campinas.

José Soares Junior
Doutor em Medicina pela Universidade de São Paulo. Médico Chefe do Serviço de Medicina Nuclear e Imagem Molecular do Instituto do Coração do Hospital das Clínicas. Ex-Presidente da Sociedade Brasileira de Medicina Nuclear. Ex-Presidente da Associação Latinoamericana de Biologia e Medicina Nuclear.

Juan Carlos Yugar Toledo
Professor Doutor em Farmacologia Cardiovascular pela Faculdade de Ciências Médicas da Universidade Estadual de Campinas. Médico Cardiologista da Faculdade de Medicina de Ribeirão Preto da Universidade de São Paulo. Docente de Pós-Graduação em Ciências da Saúde da Faculdade de Medicina de São José do Rio Preto.

Juliano Novaes Cardoso
Médico Assistente do Hospital Auxiliar de Cotoxó do Instituto do Coração do Hospital das Clínicas da Faculdade de Medicina da Universidade de São Paulo.

Juliano Oliveira Rocha
Título de Especialista em Cardiologia pela Sociedade Brasileira de Cardiologia. Arritmologista Clínico pela Faculdade de Medicina de Ribeirão Preto da Universidade de São Paulo. Médico Colaborador do Setor de Arritmia Cardíaca do Hospital das Clínicas da FMRP-USP.

Leonardo Luis Torres Bianqui
Médico Cardiologista Especialista pelo Instituto do Coração do Hospital das Clínicas da Faculdade de Medicina da Universidade de São Paulo e pela Sociedade Brasileira de Cardiologia. Especialização em Clínica Médica pelo Hospital das Clínicas da FMUSP. Graduação pela Faculdade de Medicina da Universidade de São Paulo.

Lucas Colombo Godoy
Médico pela Escola Paulista de Medicina da Universidade Federal de São Paulo. Cardiologista plo Instituto do Coração do Hospital das Clínicas da Faculdade de Medicina da Universidade de São Paulo. Médico da Unidade de Emergências do Instituto do Coração do HCFMUSP.

Luciano Drager
Professor-Associado do Departamento de Clínica Médica da Faculdade de Medicina da Universidade de São Paulo. Disciplina de Nefrologia, Área de Hipertensão Arterial. Médico Assistente da Unidade de Hipertensão do Instituto do Coração do Hospital das Clínicas da FMUSP.

Luis Alberto Piva e Mattos
Coordenador de Serviços de Hemodinâmica e Intervenção Cardiovascular Rede D'Or São Luiz em São Paulo do Rio de Janeiro e de Pernambuco. Doutor em Medicina pela Faculdade de Medicina da Universidade de São Paulo.

Luiz Antonio Machado César
Professor Livre-Docente em Cardiologia pela Faculdade de Medicina da Universidade de São Paulo. Professor-Associado de Cardiologia do Departamento de Cardiopneumologia da FMUSP.

Luiz Aparecido Bortolotto
Diretor da Unidade de Hipertensão do Instituto do Coração do Hospital das Clínicas da Faculdade de Medicina da Universidade de São Paulo. Doutor em Cardiologia e Livre-Docente pela FMUSP.

Luiz Carlos Paul
Especialista em Cardiologia pela Sociedade Brasileira de Cardiologia. Especialista em Eletrofisiologia Clínica e Invasiva pela Sociedade Brasileira de Arritmias Cardíacas. Médico do Centro de Arritmias do Hospital Israelita Albert Einstein.

Luiz Minuzzo
Doutor em Ciências pela Faculdade de Medicina da Universidade de São Paulo. Cardiologista pelo Instituto Dante Pazzanese de Cardiologia. Especialista em Emergências Cardiológicas pelo IDPC. Médico Assistente do Setor de Emergências do Instituto Dante Pazzanese de Cardiologia. Especialista em Terapia Intensiva pela Associação de Medicina Intensiva Brasileira.

Luiz Sérgio F. de Carvalho
Residente de Cardiologia do Hospital das Clínicas da Faculdade de Ciências Médicas da Universidade Estadual de Campinas. Mestre em Ciências Médicas pela Universidade de Brasília. Doutor em Ciências Médicas pela Unicamp.

Márcio Silva Miguel Lima
Doutor em Cardiologia pela Faculdade de Medicina da Universidade de São Paulo. Pós-Doutorando em Cardiologia pela Faculdade de Medicina da Universidade de São Paulo. Médico Assistente do Serviço de Ecocardiografia do Instituto do Coração do Hospital das Clínicas da FMUSP. Médico Ecocardiografista do Grupo Fleury. Médico da Unidade de Coronariopatia Aguda do Instituto do Coração do Hospital das Clínicas da FMUSP.

Marcelo Chiara Bertolami
Diretor de Divisão Científica do Instituto Dante Pazzanese de Cardiologia da Secretaria de Estado da Saúde de São Paulo. Mestre e Doutor pela Faculdade de Saúde Pública da Universidade de São Paulo. Docente e Orientador Pleno do Programa de Doutorado Direto do Instituto Dante Pazzanese de Cardiologia/USP.

Marcelo Garcia Leal
Médico Assistente da Divisão de Cardiologia do Hospital das Clínicas da Faculdade de Medicina de Ribeirão Preto da Universidade de São Paulo. Chefe do Serviço de Cardiologia e Cirurgia Cardiovascular do Hospital Santa Casa de Ribeirão Preto.

Maria Aparecida de Almeida e Silva
Médica Assistente da Seção de Cardiologia Pediátrica e Cardiopatias Congênitas do Adulto do Instituto Dante Pazzanese de Cardiologia.

Martino Martinelli Filho
Diretor da Unidade Clínica de Estimulação Cardíaca Artifical do Instituto do Coração do Hospital das Clínicas da Faculdade de Medicina da Universidade de São Paulo.

Mauricio Wajngarten
Professor Livre-Docente em Cardiologia e Professor Colaborador da Faculdade de Medicina da Universidade de São Paulo. Ex-Presidente e Fundador do Grupo de Estudos em Cardiogeriatria da SBC. Presidente e Fundador do Grupo de Estudos e Cardiologia Comportamental da Sociedade Brasileira de Cardiologia.

Mucio Tavares de Oliveira Junior
Diretor da Unidade Clínica de Emergência do Instituto do Coração do Hospital das Clínicas da Faculdade de Medicina da Universidade de São Paulo. Coordenador do Projeto de Tele-Emergência e Tele-UTI do InCor-HCFMUSP. Professor Colaborador da FMUSP.

Nabil Ghorayeb
Doutorado em Cardiologia pela Faculdade de Medicina da Universidade de São Paulo. Especialista em Cardiologia e Medicina do Esporte. Chefe da CardioEsporte do Instituto Dante Pazzanese de Cardiologia. Chefe do Setor de Sport Checkup do Hospital do Coração de São Paulo. Presidente do DERC-SBC 2014/15. Fellow European Society of Cardiology e da Sociedade Argentina de Cardiologia.

Orival de Freitas Filho
Médico Cirurgião do Instituto do Coração do Hospital das Clínicas da Faculdade de Medicina da Universidade de São Paulo.

Otavio Celso Eluf Gebara
Professor Livre-Docente em Cardiologia e Doutor em Medicina pela Faculdade de Medicina da Universidade de São Paulo. Diretor de Cardiologia do Hospital Santa Paula.

Otavio Rizzi Coelho
Chefe da Unidade Coronária do Hospital das Clínicas da Faculdade de Ciências Médicas da Universidade Estadual de Campinas. Professor Pleno do Curso de Pós-Graduação da FCM-Unicamp. Doutor em Ciências Médicas pela Unicamp.

Paola Emanuel Poggio Smanio
Doutora pela Escola Paulista de Medicina da Universidade Federal de São Paulo. Chefe da Seção de Medicina Nuclear do Instituto Dante Pazzanese de Cardiologia de São Paulo. Chefe da Seção de Medicina Nuclear e Coordenadora Médica da Cardiologia do Grupo Fleury.

Paulo de Lara Lavitola
Médico Assistente da Unidade Clínica de Valvopatias do Instituto do Coração do Hospital das Clínicas da Faculdade de Medicina da Universidade de São Paulo.

Paulo Pego Fernandes
Professor Titular da Disciplina de Cirurgia Torácica do Departamento de Cardiopneumologia da Faculdade de Medicina da Universidade de São Paulo.

Pedro A. Lemos
Médico do Serviço de Hemodinâmica e Cardiologia Intervencionista do Hospital Israelita Albert Einstein e do Serviço de Hemodinâmica e Cardiologia Intervencionista

do Instituto do Coração do Hospital das Clínicas da Faculdade de Medicina da Universidade de São Paulo.

Remo Holanda de Mendonça Furtado
Médico Assistente da Universidade de São Paulo. Médico CTI-A. Professor Pós-Graduação do Instituto Israelita de Ensino e Pesquisa Albert Einstein. Revisor de periódico da Einstein (São Paulo). Revisor de periódico da Journal of Cardiovascular Pharmacology and Therapeutics.

Rica Dodo Delmar Büchler
Doutora em Medicina pela Faculdade de Medicina da Universidade de São Paulo. Chefe da Seção de Provas Funcionais do Instituto Dante Pazzanese de Cardiologia.

Ricardo Contesini Francisco
Especialista em Cardiologia pela Sociedade Brasileira de Cardiologia. Pós-graduação em Medicina Esportiva pela Universidade Federal de São Paulo. Médico da CardioEsporte do Instituto Dante Pazzanese. Médico do setor de Sport Checkup do Hospital do Coração de São Paulo. Editor adjunto de Cardiologia do Esporte da Revista do DERC.

Roberto Andrés Gomez Douglas
Médico Pesquisador do Instituto do Coração da Faculdade de Medicina da Universidade de São Paulo. Médico clínico e Auxiliar de Ensino de Cardiologia da Faculdade de Medicina da Fundação do ABC. Médico do Hospital e Maternidade Beneficência Portuguesa de Santo André. Médico do Centro Hospitalar de Santo André.

Rui Póvoa
Doutor em Cardiologia. Professor-Adjunto e Chefe do Setor de Cardiopatia Hipertensiva da Disciplina de Cardiologia da Escola Paulista de Medicina da Universidade Federal de São Paulo.

Sandro Pinelli Felicioni
Médico Assistente da Seção de Provas Funcionais do Instituto Dante Pazzanese de Cardiologia.

Stefano Garzon Dias Lemos
Residente em Cardiologia no Instituto do Coração do Hospital das Clínicas da Faculdade de Medicina da Universidade de São Paulo. Residência em Clínica Médica pelo HCFMUSP.

Tarso Augusto Duenhas Accorsi
Médico-Assistente da Unidade de Valvopatias do Instituto do Coração do Hospital das Clínicas da Faculdade de Medicina da Universidade de São Paulo.

Thiago Florentino Lascala
Médico Cardiologista do Centro de Cardiologia do Hospital das Clínicas da Faculdade de Medicina de Ribeirão Preto da Universidade de São Paulo.

Walkiria Samuel Avila
Professora Livre-Docente da Faculdade de Medicina da Universidade de São Paulo. Médica-chefe do Setor de Cardiopatia e Gravidez e Planejamento Familiar do Instituto do Coração do Hospital das Clínicas da FMUSP.

Walther Yoshiharu Ishikawa
Médico Radiologista Assistente do Instituto do Coração do Hospital das Clínicas da Faculdade de Medicina da Universidade de São Paulo. Médico Radiologista do Hospital Israelita Albert Einstein.

Wilson Mathias Junior
Professor Livre-Docente em Cardiologia pela Faculdade de Medicina da Universidade de São Paulo. Diretor do Serviço de Ecocardiografia do Instituto do Coração do Hospital das Clínicas da FMUSP. Assessor Médico em Cardiologia do Grupo Fleury. Especialista em Cardiologia e Ecocardiografia pela Sociedade Brasileira de Cardiologia.

Prefácio

A Sociedade de Cardiologia do Estado de São Paulo foi fundada em 1976 com o objetivo de congregar, representar e defender os interesses dos cardiologistas do Estado de São Paulo e, sem dúvida, grande parte dessa missão inclui a realização de atividades de educação continuada em cardiologia, pois aqueles que atuam numa especialidade tão dinâmica quanto a cardiologia precisam ter acesso constante a fontes confiáveis, aos avanços científicos e aos resultados de pesquisas e estudos, que muitas vezes revolucionam a prática clínica.

Muitas são as atividades de educação continuada promovidas pela SOCESP, mas o *Curso Nacional de Reciclagem em Cardiologia* que acontece todos os anos desde 1991 é uma das mais importantes e tradicionais. O curso tem formato intensivo, com duração de três dias durante os quais os alunos têm contato profundo com os mais atualizados conceitos sobre cardiologia. Desde há muito, o corpo discente manifestou interesse em ter acesso a algum material que permitisse tanto o estudo como a revisão ocasional dos temas apresentados. Foram feitas diversas tentativas, inclusive com a gravação das aulas em vídeo que são disponibilizadas tanto aos associados, como aos médicos que compareceram presencialmente no curso. Contudo, a despeito dos avanços da tecnologia e das novas plataformas de ensino digital disponíveis atualmente, livros ainda são meios úteis de consulta e garantem aos interessados uma forma prática e rápida de revisão de todo o curso ou de tópicos isolados, no momento que desejarem. Isso levou a diretoria da gestão 2016-2017 a desenvolver um projeto que resulta no livro atual, uma obra que reproduz o conteúdo das últimas edições, revisto e atualizado por alguns dos especialistas que ministraram muitas aulas ao longo dos últimos anos. Os textos e as ilustrações também são baseados em apresentações feitas nos últimos anos do curso e o resultado aqui encontrado permite ao leitor o acesso ao que é considerado como a boa prática médica cardiológica em 2017. Por outro lado, mais do que simplesmente rever ou analisar de modo crítico as diretrizes vigentes, os autores apresentam o resultado de alguns dos mais importantes ensaios randomizados que acabam por ter impacto na nossa prática clínica. A grande competência dos autores dos capítulos aqui apresentados também permite que eles façam observações que resultam da sua experiência pessoal ou das pesquisas que desenvolvem e que podem se tornar em sugestões úteis para ajudar ao leitor a tomar decisões em algumas situações clínicas difíceis com as quais possam ter contato na sua vida profissional.

A execução de um projeto como esse não é simples e só foi possível porque toda a atual diretoria se entusiasmou e se empenhou para que ele se concretizasse. Também há de ser reconhecido e registrado o esforço pessoal de cada um dos autores, que com a mesma empolgação mostrada pela diretoria encontrou tempo em suas agendas naturalmente sobrecarregadas, para escrever os capítulos de forma célere, mas nunca descuidada ou superficial.

O corpo de colaboradores da SOCESP, uma vez mais, superou nossas expectativas e foram fundamentais na montagem da agenda de trabalho, no contato com os autores e na organização do trabalho.

Por outro lado, a SOCESP encontrou na Editora Atheneu uma parceira à altura da empreitada proposta que fez eco ao nosso entusiasmo e fez possível que o resultado de qualidade que agora se encontra nas mãos do leitor fosse feito em curto tempo e com alta qualidade. Além disso, esta não é uma publicação que se encerra com sua materialização, mas dela resultarão complementos eletrônicos e digitais, fazendo deste um livro sempre atualizado e vivo.

Este livro é, portanto, uma obra que acompanha e ao mesmo tempo complementa o *Curso Nacional de Reciclagem da SOCESP*. Ele foi feito com um objetivo prático e que, esperamos, será útil para aqueles que prestam a prova para obtenção do Título de Especialista em Cardiologia, e também para todos os que desejem ter acesso a uma fonte de atualização científica confiável, assinada por grandes especialistas e com o endosso da Sociedade de Cardiologia do Estado de São Paulo, que procura com mais esta publicação renovar e afirmar seu compromisso com a educação continuada de qualidade.

Boa leitura a todos!

Ibraim Masciarelli F. Pinto
Presidente da Sociedade de Cardiologia do Estado de São Paulo
(Biênio 2016-2017)

Sumário

1. Fisiologia cardiovascular: O coração como bomba hidráulica 21
Tarso Augusto Duenhas Accorsi
Flavio Tarasoutchi

2. Fisiologia cardiovascular: Ciclo cardíaco e curvas de pressão 29
Tarso Augusto Duenhas Accorsi
Flavio Tarasoutchi

3. A arte perdida da anamnese 33
Marcelo Garcia Leal
Juliano Oliveira Rocha

4. Semiologia em cardiologia: Exame físico - diagnosticando sem exames complementares 41
Luiz Antonio Machado César

5. Teste ergométrico: Por que é indispensável? 47
Sandro Pinelli Felicioni
Rica Dodo Delmar Büchler

6. Medicina nuclear: O que ela acrescenta 51
José Soares Junior

7. Anatomia e função cardíaca na prática: Eco*doppler*cardiografia...63
Jeane Mike Tsutsui
Márcio Silva Miguel Lima
Wilson Mathias Junior

8. Anatomia e função cardíaca na prática: Tomografia computadorizada e ressonância magnética 85
Walther Yoshiharu Ishikawa

9. Estudo hemodinâmico e cineangiocoronariografia..89
Stefano Garzon Dias Lemos
Expedito Eustáquio Ribeiro

10. Atendimento pré-hospitalar e ressuscitação cardíaca: Suporte básico e avançado 93
Agnaldo Piscopo
Leonardo Luis Torres Bianqui

11. Placa de ateroma no século XXI 105
Francisco Antonio Helfenstein Fonseca

12. Dislipidemia: Tratamento por metas ou por risco vascular.....................................109
Marcelo Chiara Bertolami

13. Diabetes mellitus e doença cardiovascular: Como evitar a tragédia 113
José Francisco Kerr Saraiva

14. Fatores de risco associados ao infarto agudo do miocárdio e acidente vascular cerebral: O que precisamos saber? 117
Francisco Flávio Costa Filho
Diandro Marinho Mota
Gustavo B. F. Oliveira
Álvaro Avezum

15. Prevenção primária da doença cardiovascular: Do estilo de vida ao tratamento medicamentoso .127
Alexandre Aderson de Sousa Munhoz Soares
Andrei Carvalho Sposito

16. Caso clínico baseado em diretriz: Hipertensão na gravidez com pré-elâmpsia 131
Fernando Nobre
Thiago Florentino Lascala

17. Caso clínico baseado em diretriz: Risco cardiovascular 137
Ibraim Masciarelli Pinto
Roberto Andrés Gomez Douglas
Álvaro Avezum
Maria Cristina de Oliveira Izar

18. Caso clínico baseado em diretriz: Como usar a imagem para complementar a consulta..............141
Ibraim Masciarelli Pinto
Mauricio Wajngarten
Roberto Andrés Gomez Douglas
Paola Emanuel Poggio Smanio

19. Conhecendo bem a hipertensão arterial: Conceito, epidemiologia, diagnóstico e classificação ...147
Luiz Aparecido Bortolotto

20. Hipertensão secundária e resistente 151
Luciano Drager

21. Caso clínico baseado em diretriz: Hipertensão arterial 159
Décio Mion Jr.
Rui Póvoa
Juan Carlos Yugar Toledo

22. Prevenção secundária da doença cardiovascular: Do estilo de vida ao tratamento medicamentoso .167
Luiz Sérgio F. de Carvalho
Otavio Rizzi Coelho

23. Doença arterial coronária crônica: Diagnóstico e estratificação de risco 173
Eduardo G. Lima
Cibele Larrosa Garzillo
Desidério Favarato
C. Alexandre W. Segre
Carlos V. Serrano Jr.

24. Doença arterial coronariana crônica: Tratamento clínico otimizado 177
Ricardo Contesini Francisco
Cléa Simone S. S. Colombo
Nabil Ghorayeb

25. Intervenções coronárias percutâneas para o tratamento da doença coronária crônica 183
José de Ribamar Costa Junior
Amanda Guerra de Moraes Rego Sousa

26. Avaliação da dor torácica na sala de emergência 193
Elizabete Silva dos Santos
Luiz Minuzzo
Anderson Correa Ribeiro

27. Tromboembolismo pulmonar crônico 201
Paulo Pego Fernandes
Orival de Freitas Filho
Fábio B. Jatene

28. Síndrome coronariana aguda 207
Elizabete Silva dos Santos

29. Síndrome coronariana aguda sem elevação de segmento ST: Tratamento clínico 215
Ari Timerman

30. Síndrome coronariana aguda sem elevação de segmento ST: Tratamento intervencionista 223
Pedro A. Lemos

31. Síndrome coronariana aguda com elevação de segmento ST: Reperfusão coronária 227
Luis Alberto Piva e Mattos
Dinaldo Cavalcanti de Oliveira

32. Síndrome coronariana aguda com elevação de segmento ST: Tratamento medicamentoso 233
José Carlos Nicolau
Remo Holanda de Mendonça Furtado

33. Cardiopatia na gravidez: Condutas práticas para o clínico 241
Lucas Colombo Godoy
Isabela Cristina Kirnew Abud
Walkiria Samuel Avila

34. Caso clínico baseado em diretriz: Síndrome coronária aguda e doença multiarterial....................263
José de Ribamar Costa Junior

35. Principais cardiopatias congênitas: Diagnóstico clínico e por imagem 269
Ieda Biscegli Jatene

36. Principais cardiopatias congênitas: Quando indicar intervenção 285
Maria Aparecida de Almeida e Silva

37. Fibrilação atrial: Diagnóstico, antiarrítmicos e anticoagulantes...295
Angelo Amato Vincenzo de Paola

38. Arritimia ventricular: Tratamento e prevenção de morte súbita 301
Guilherme Fenelon
Luiz Carlos Paul
Frederico Scuotto

39. Indicação de marca-passo e CDI 307
Martino Martinelli Filho

40. Miocardiopatias: Classificação, diagnóstico e etiologia 319
Juliano Novaes Cardoso
Carlos Henrique Del Carlo
Antonio Carlos Pereira Barretto

41. Insuficiência cardíaca: Manejo clínico...323
Dirceu Rodrigues de Almeida

42. Pericardite: Os desafios diagnósticos e o manejo na fase aguda e crônica...............................335
Fábio Fernandes
Dirceu Thiago Pessoa de Melo

43. Caso clínico baseado em diretriz: Paciente com insuficiência cardíaca e arritmias......................339
José Carlos Pachón Mateos
Mucio Tavares de Oliveira Junior

44. Doença valvar mitral: Do diagnóstico à intervenção..345
Paulo de Lara Lavitola

45. Doença valvar aórtica: Do diagnóstico à intervenção 351
Tarso Augusto Duenhas Accorsi
Flavio Tarasoutchi

46. Febre reumática e endocardite infecciosa: Novas abordagens contra velhos inimigos...................361
Alfredo José Mansur

47. TAVI: Indicação, resultados e perspectivas 365
Dimytri Alexandre Siqueira
Alexandre A. C. Abizaid

48. Caso clínico baseado em diretriz: Paciente idoso com fibrilação arterial e sopro 369
Amit Nussbacher
Otavio Celso Eluf Gebara
Dalmo Antonio Ribeiro Moreira

Fisiologia cardiovascular
O coração como bomba hidráulica

1

Tarso Augusto Duenhas Accorsi • Flavio Tarasoutchi

DESTAQUES

- Apresentar os componentes e os objetivos do sistema circulatório, bem como a anatomia normal do coração.
- Discutir sobre a fisiologia celular e o funcionamento da bomba.

INTRODUÇÃO

É fundamental a compreensão da fisiologia cardiovascular para correto diagnóstico e tratamento das doenças do sistema circulatório. Apesar de tema extenso e complexo, este capítulo aborda de forma objetiva alguns pontos relativos ao funcionamento do coração como bomba hidráulica que são suficientes para compreensão da maioria das situações patológicas da prática diária.

COMPONENTES E OBJETIVOS DO SISTEMA CIRCULATÓRIO

De forma resumida, pode-se representar o sistema circulatório por três componentes:

- coração – bomba;
- conduítes – reservatório de sangue (67% veias sistêmicas/vênulas., 5% capilares sistêmicos, 11% artérias sistêmicas, 5% veias pulmonares, 3% artérias pulmonares, 4% capilares pulmonares,5% átrios/ventrículos);
- tecidos – regulam o fluxo.

O objetivo fundamental do sistema circulatório é atender às demandas metabólicas dos tecidos. Para isto, trabalha num regime de altas pressões sistêmicas, que é condição fundamental para regulação do fluxo orgânico. Portanto, a perfusão tecidual é caracterizada por:

- alta resistência intra-órgãos (mediada pelo tônus arteriolar e esfíncter pré-capilar, culminando com alta pressão intersticial);
- alta pressão de perfusão (necessária para vencer a resistência tecidual);
- regulação mediada por vasodilatação local secundária fundamentalmente à dilatação dos esfíncteres pré-capilares por metabólitos dos tecidos ativos.

No entanto, este regime pressórico é condição que facilita lesão dos componentes do sistema circulatório:

- excesso de carga para o coração (isquemia e/ou disfunção ventricular);
- excesso de carga para os conduítes arteriais (aterosclerose, alteração estrutural vascular, rotura de aneurismas);
- disfunção de órgãos-terminais, principalmente os associados com grande parte do débito cardíaco (coração, rins e cérebro).

ANATOMIA NORMAL DO CORAÇÃO

A figura 1.1 representa os componentes normais do coração.

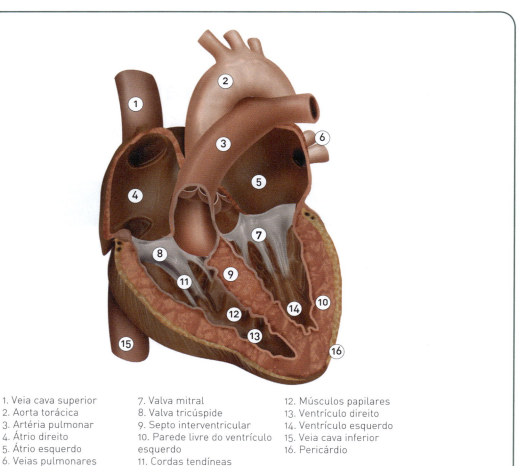

1. Veia cava superior
2. Aorta torácica
3. Artéria pulmonar
4. Átrio direito
5. Átrio esquerdo
6. Veias pulmonares
7. Valva mitral
8. Valva tricúspide
9. Septo interventricular
10. Parede livre do ventrículo esquerdo
11. Cordas tendíneas
12. Músculos papilares
13. Ventrículo direito
14. Ventrículo esquerdo
15. Veia cava inferior
16. Pericárdio

Figura 1.1. Representação esquemática da anatomia normal do coração.

Destaca-se que:
- ventrículos → bomba principal:
  - ventrículo direito;
  - anteriorizado, semilunar;
  - componentes: parede livre, septo interventricular e via de saída;
  - características anatômica: endocárdio trabeculado, ¼ da espessura do ventrículo esquerdo;
  - características funcionais: ejeção para artéria pulmonar (baixa resistência), câmara de complascência;
- ventrículo esquerdo:
  - posteriorizado, cilíndrico/projétil;
  - componentes: paredes anterior, lateral, inferior, septal, apical e via de saída; músculos papilares anterolateral/posteromedial;
  - característica anatômica: endocárdio menos trabeculado;
  - característica funcional: câmara de pressão;
- atrios → colabora com 20 a 30% do enchimento ventricular (bombas injetoras).

Num corte transversal (Figura 1.2), o ventrículo esquerdo assume forma oval e, pela maior espessura e regime pressórico, desloca o septo interventricular no sentindo do ventrículo direito, que assume forma de meia lua.

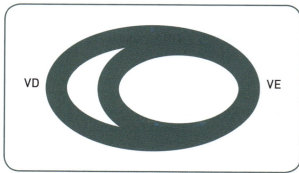

VD: ventrículo direito; VE: ventrículo esquerdo.
Figura 1.2. Disposição esquemática dos ventrículos.

As fibras musculares se inserem no esqueleto fibrótico do coração, que é tecido rico em colágeno, situado ao redor dos anéis das valvas, formando o plano valvar

(Figura 1.3). Esse tecido de colágeno é o arcabouço de sustentação das fibras musculares, parte importante da anatomia valvar e tem papel de isolante elétrico, evitando transmissão da atividade elétrica atrial para os ventrículos célula-a-célula (a ativação ventricular ocorre pelo sistema de condução).

As valvas têm como função fundamental permitir o fluxo unidirecional do sangue, fazendo com que a atividade ventricular seja eficaz.

Por fim, a função dos ventrículos pode se inter-relacionar por 3 formas:
- septo interventricular;
- circulação pulmonar;
- pericárdio.

FISIOLOGIA CELULAR

As quatro câmaras cardíacas são formadas por tecido muscular, cuja célula é chamada de miócito e tem as seguintes características (Figura 1.4):
- células grandes → 100 μm de comprimento;
- semelhantes ao músculo esquelético;
- formam sincício;
- contém miofibrilas longitudinais, formadas por unidades contráteis em série → sarcômeros, que é dividido em zonas e bandas;
- tem papel fundamental dos túbulo T e do retículo sarcoplasmático que aproxima o cálcio das unidades contráteis.

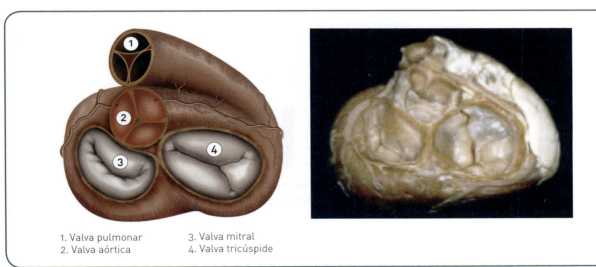

1. Valva pulmonar
2. Valva aórtica
3. Valva mitral
4. Valva tricúspide

Figura 1.3. Plano valvar.

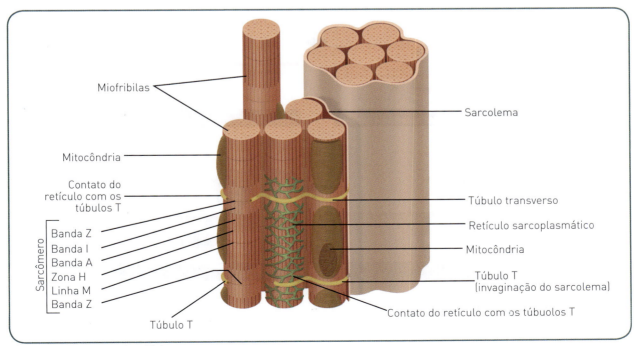

Figura 1.4. Estruturas do miócito.

A unidade contrátil, o sarcômero, é a estrutura fundamental do miócito e constituído por moléculas proteicas que se interagem e encurtam a miofibrila levanda à contração do miócito. As proteínas do sarcômero são (Figura 1.5):

- filamentos **finos**: 2 moléculas de actina helicoidal + troponina e tropomiosina;
- filamentos **espessos**: 300 a 400 moléculas de miosina em paralelo.

A contração e relaxamento se dá conforme abaixo (Figura 1.6):

- relaxado: complexo de troponinas bloqueia o ponto de ligação da miosina com actina;
- contração: o Ca^{2+} que liga à troponina C deixa a tropomiosina mais profunda e permite interação da miosina com actina – dobra a extremidade cefálica da miosina liberando ADP e P;

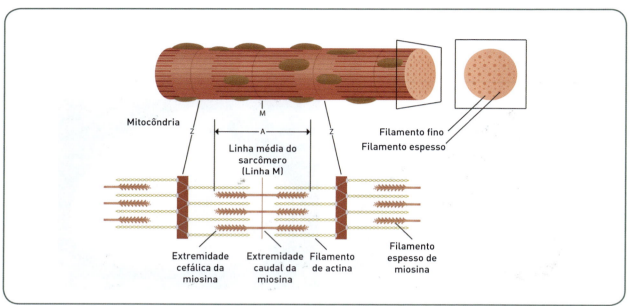

Figura 1.5. Sarcômero.

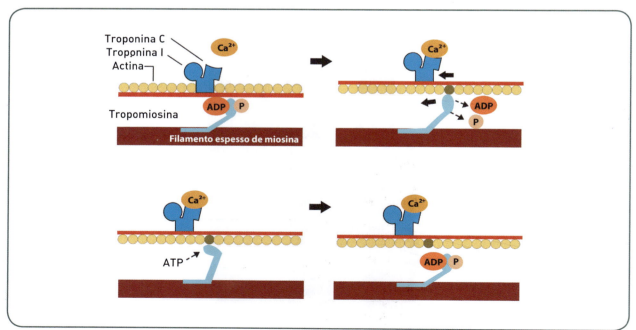

Figura 1.6. Contração e relaxamento da miofibrila.

- relaxamento: ATP se liga à miosina, hidrolisado à ADP e separa novamente as moléculas.

Conforme citado, o cálcio tem papel fundamental no mecanismo contrátil e seu fluxo ocorre conforme abaixo (Figura 1.7):
- despolarização da membrana celular (sarcolema) → pequeno aumento do Ca^{2+} intracelular;
- acarreta grande liberação do Ca^{2+} (↑ 100x) pelo retículo sarcoplasmático por estímulo dos canais de liberação do Ca^{2+};
- Ca^{2+} difunde-se pelo sarcômero ligando-se à troponina C → contração;
- recapturado para o retículo sarcoplasmático pela Ca^{2+}+ATPase.

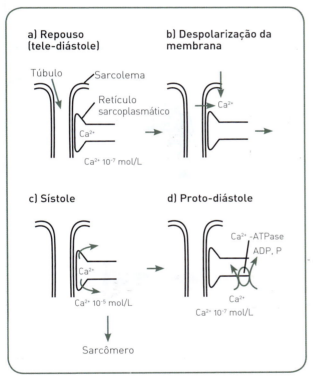

Figura 1.7. Metabolismo do cálcio no miócito.

FUNCIONAMENTO DA BOMBA

Uma vez revisada a anatomia cardíaca e fisiologia celular, pode-se entender o funcionamento da bomba com quatro conceitos principais:
- disposição espacial das fibras para aumento da *performance* contrátil;
- bomba pulsátil que gerando fluxo tecidual contínuo;
- determinantes da pressão arterial (determinante da perfusão tecidual);
- determinantes do débito cardíaco.

DISPOSIÇÃO ESPACIAL DAS FIBRAS

O miocárdio do ventrículo esquerdo, câmara principal do coração, é uma banda muscular envolta em si mesma, com resultado geométrico em forma de ogiva, que permite melhor *performance* contrátil com menor gasto energético (Figura 1.8).

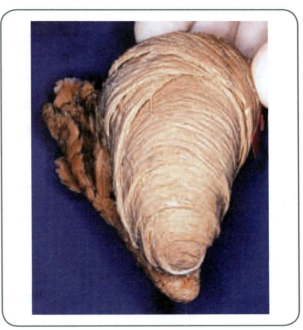

Figura 1.8. Disposição espacial do ventrículo esquerdo.

Além disso, a disposição espacial específica de alguns feixes musculares potencializa ainda mais o desempenho sistólico da bomba (Figura 1.9).

BOMBA PULSÁTIL GERANDO FLUXO CONTÍNUO

Apesar da bomba ser pulsátil, com atividade contrátil apenas na sístole, o fluxo tecidual é constante. Isso pode ser explicado pelo modelo de Windkessel, que explica o funcionamento das antigas bombas utilizadas por bombeiros, que retiravam (de forma intermitente) água de poços e, bombeando através de um tanque hermeticamente fechado com ar, permitia fluxo contínuo na mangueira. Pode-se extrapolar esse fenômeno para o aparelho circulatório, onde o coração faz o papel da bomba e os grandes vasos (aorta e ramos principais) trabalha como o tanque, com resultante fluxo contínuo nas arteríolas (Figura 1.10).

DETERMINANTES DA PRESSÃO ARTERIAL

A pressão arterial é o fator determinante da perfusão tecidual, seus determinantes são derivados de equações físicas e pode ser representada conforme abaixo:
- PA = DC x resistência arterial; em que PA = pressão arterial e DC = débito cardíaco;

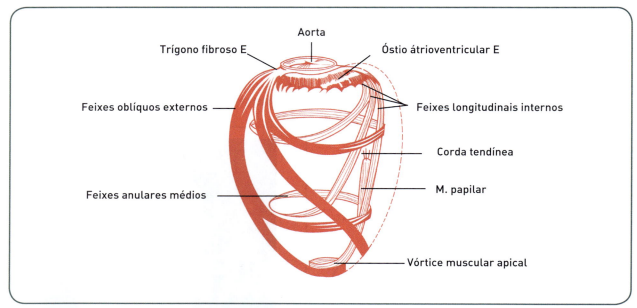

Figura 1.9. Disposição espacial dos feixes musculares.

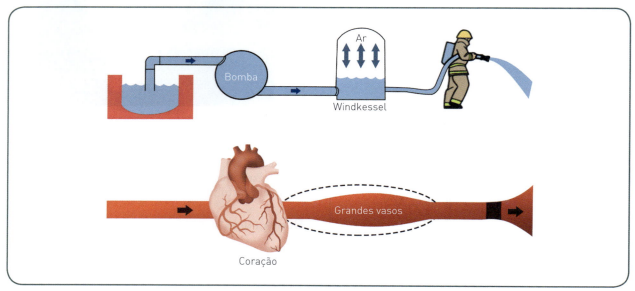

Figura 1.10. Modelo de Windkessel.

Em nível tecidual, a pressão de perfusão pode ser representada por: PA – pressão venosa/resistência total. Sendo a resistêncita total = resistência sistêmica + extravascular.

Determinantes do débito cardíaco

O débito cardíaco pode ser representado conforme abaixo:
- DC = VS X FC; em que VS = volume sistólico e FC = frequência cardíaca.

Os valores médios normais são:
- FC = 70 bpm;
- VS = 70 mL;
- DC = 4,9 L/min.

Pode-se indexar o DC pela superfície corpórea, obtendo o chamado índice cardíaco.

Os determinantes do volume sistólico são:
- pré-carga;
- pós-carga;
- inotropismo.

Define-se a pré-carga como o grau de tensão na parede ventricular ao final da diástole ventricular. É, basicamente, dependente do retorno venoso e do grau de estiramento dos sarcômeros. Quanto maior o estiramento da fibra, maior será a força de contração. Essa proporção aumenta até um certo limite, a partir do qual há queda do débito. Portanto, quanto maior o volume diastólico final, maior será o débito cardíaco. Esse fenômeno é chamado de Lei de Frank-Starling (Figura 1.11).

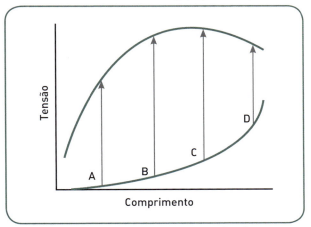

Figura 1.11. Representação da lei de Frank-Starling.

A pós-carga representa o grau de tensão na parede ventricular durante a sístole. É dependente da pressão arterial sistêmica, complacência da aorta, estrutura da valva aórtica, onda de refluxo paradoxal, volume sistólico e resistência periférica. A interação desses fatores com a tensão da parede pode ser representada pela lei de Laplace, cuja tensão da parede = raio x pressão/espessura. Portanto, quando maior o raio e pressão intraventricular, maior será a tensão da parede e, consequentemente, menor e débito cardíaco. Porém, quando maior a espessura da parede, menor a tensão e, consequentemente, maior o débito cardíaco (Figura 1.12).

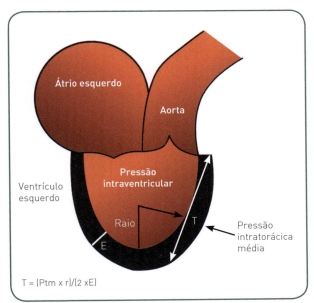

T: tensão superficial da parede; Ptm: pressão transmural; r: raio ventricular; E: espessura miocárdica.

Figura 1.12. Representação da lei de Laplace.

O inotropismo é a força intrínseca de contração ventricular, dependente basicamente da concentração de cálcio no miócito (Figura 1.13) Situações que acarretam aumento do cálcio intracelular implicam aumento do débito cardíaco.

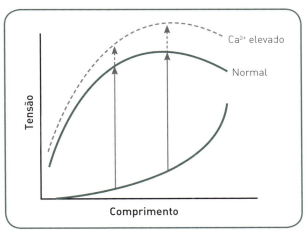

Figura 1.13. Correlação entre inotropismo e concentração de cálcio celular.

CONCLUSÃO

São infinitas as possibilidades de correlações clínicas com os mecanismos fisiológicos do aparelho circulatório. Como exemplos, cita-se:

- insuficiência cardíaca: síndrome que é a incapacidade da bomba em atingir as demandas metabólicas (não produzir débito cardíaco necessário; sintoma clássico é a fadiga) ou só trabalhar às custas de aumento das pressões de enchimento (menor complascência ventricular, transmissão dessa pressão até vasos pulmonares acarretando congestão pulmonar, cujo sintoma é a dispneia). Pode ser consequente da doença intrínseca adquirida do músculo, ou valvas, ou por exemplo, alterações congênitas;
- a hipovolemia afeta o débito cardíaco por redução do retorno venoso e, consequentemente, pode ser tratada com reposição volêmica;
- o aumento crônico da pós-carga, como por exemplo em paciente portador de hipertensão arterial sistêmica ou estenose aórtica, implica – pela lei de Laplace – hipertrofia concêntrica (aumento da espessura da parede) como mecanismo compensatório;
- paciente com exacerbação de insuficiência cardíaca no perfil C (baixo débito) pode se beneficiar de inotrópico, que aumenta a concentração de cálcio intracelular e, consequentemente, melhora o débito cardíaco e a perfusão tecidual.

BIBLIOGRAFIA CONSULTADA

- Braunwald E, Perloff JK. Physical examination of the heart and circulation. In: Zipes DP, Libby P, Bonow RO,

Braunwald E, et al., editors. Braunwald's heart disease: a textbook of cardiovascular medicine. 7th ed. Philadelphia: Saunders; 2005, p.77.

- Draguer LF, Galvão TFG. (Org.). Cardiologia - da fisiologia à prática clínica. 1ª ed. São Paulo: Sarvier; 2009.
- Grinberg M, Sampaio RO. Doença Valvar. 1ª ed. Barueri: Editora Manole; 2006;p.349-353.
- Kusumoto FM. Cardiovascular Pathophysiology. Hayes Barton Press, 2004.
- Mohrman DE, Heller LJ. Fisiologia Cardiovascular. 6ª ed. São Paulo: McGraw-Hill; 2007.

Fisiologia cardiovascular
Ciclo cardíaco e curvas de pressão

2

Tarso Augusto Duenhas Accorsi • Flavio Tarasoutchi

DESTAQUES

- Apresentar cada uma das fases do ciclo cardíaco, bem como a sístole e a diástole.
- Descrever a curva representativa das pressões e volumes intracavitários, chamada de curva pressão x volume.

INTRODUÇÃO

O ciclo cardíaco é a sucessão de eventos que ocorrem no coração para dar origem a sístole (contração) e diástole (relaxamento). No nó sinusal, a energia elétrica potencial transmembrana se converte em atividade elétrica, que percorre todo miocárdio acarretando influxo de cálcio intracelular, contração subsequente da miofibrila, aumento da pressão intracavitária, originando a sístole, com ejeção anterógrada do sangue. A cinética do sangue implica vibração acústica, que pode ser detectada pela ausculta cardíaca. Após, há captação ativa do cálcio, retorno da miofibrila ao comprimento original, redução da pressão cavitária, caracterizando a diástole. De forma mais simples, pode-se representar esse ciclo cardíaco por uma curva representativa das pressões e volumes intracavitários em cada fase do ciclo cardíaco, chamada de curva pressão x volume.

Como a maior parte dos processos patológicos relevantes clinicamente envolvem o ventrículo esquerdo (VE), a compreensão da curva pressão x volume dessa câmara permite compreensão dos mecanismos fisiopatológicos das doenças e embasamento das estratégias terapêuticas. Esse capítulo dá ênfase à revisão das fases do ciclo cardíaco e curva pressão x volume do ventrículo esquerdo.

FASES DO CICLO CARDÍACO

A compreensão do ciclo cardíaco pode se iniciar pela diástole, representada pela figura 2.1. O ponto AM representa a abertura da valva mitral, momento em que a pressão do VE está muito baixa e, por diferença de pressão, a pressão do átrio esquerdo (AE), que está mais alta após recebimento de sangue pelo retorno venoso, ocasiona a abertura valvar. Nesse momento a valva aórtica está fechada porque há grande pressão na raiz da aorta, muito maior que a pressão intracavitária do VE. O início da diástole do VE é caracterizado por rápido influxo de sangue do AE para o VE, configurando cerca de 1/3 do volume diastólico total, com incremento da pressão intracavitária. Quando existe alteração muscular do VE, em geral, com remodelamento excêntrico e/ou disfunção sistólica, há dificuldade em acomodar esse volume que rapidamente entra na cavidade, podendo acarretar vibração ventricular, originando a terceira bulha, ou B3 (ponto homônimo na figura 2.1). Portanto, a ocorrência de B3, que é protodiastólica, associa-se à dificuldade em acomodar sobrecarga de volume.

Após esse ponto há uma certa equalização das pressões de AE e VE, com enchimento passivo e lento do VE (também cerca de 1/3 do volume total) vindo do retorno venoso contínuo. Nesse período, maior parte do tempo da diástole, apesar do aumento do volume cavitário, há pouco incremento da pressão nessa câmara. Esse fenômeno caracteriza a complascência ventricular, capacidade normal do VE em acomodar sangue sem aumento pressórico significativo.

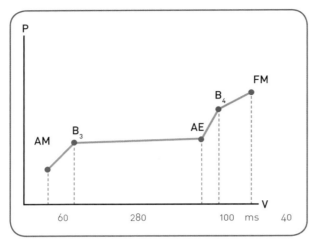

Figura 2.1. Diástole do ventrículo esquerdo.

O ponto AE marca o início da sístole do átrio, em que novamente cerca de 1/3 do volume diastólico total é impulsionado rapidamente para o VE, caracterizando o fim da diástole do ventrículo. Esse processo eleva mais um pouco a pressão do VE, que supera a pressão do AE, implicando fechamento da valva mitral (ponto FM na figura 2.1). Nesse momento, o ventrículo se encontra repleto do sangue oriundo da diástole (enchimento rápido por gradiente de pressão inicial, enchimento passivo lento por retorno venoso e enchimento após sístole atrial), atingindo a chamada pressão diastólica final de VE. Quando há doença do músculo de VE, em geral, com remodelamento concêntrico e/ou disfunção diastólica, há dificuldade em acomodar esse aumento súbito da pressão nessa fase, podendo acarretar vibração ventricular, originando a quarta bulha ou B4 (ponto homônimo na figura 2.1). Dessa forma, a ocorrência de B4, que é telessistólica, associa-se à dificuldade de acomodamento da sobrecarga de pressão.

A figura 2.2 exemplifica o regime pressórico no VE no ponto FM – após fechamento da valva mitral. Nesse momento, há a pressão diastólica final, em geral em torno de 12 mmHg. A valva aórtica permanece fechada, sendo que a pressão diastólica na raiz da aorta está em torno de 80 mmHg. Só é possível ejeção do sangue do ventrículo para aorta, quando a pressão do VE vencer a pressão de fechamento da valva aórtica.

Com o fechamento da valva mitral, há o início da sístole ventricular, com encurtamento das miofibrilas e redução do diâmetro cavitário. Numa fração de segundo, essa contração aumenta rapidamente a pressão do VE (Figura 2.3). Por um momento, há aumento da pressão sem ejeção de sangue, período chamado de contração isovolumétrica. Quando a pressão do VE supera a pressão da raiz da aorta, há abertura da valva aórtica (ponto AA da figura 2.3), que permitirá a ejeção de sangue anterógrada.

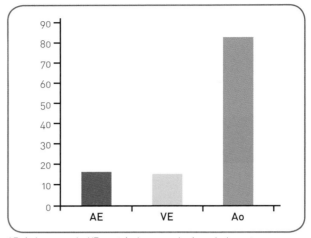

AE: átrio esquerdo; VE: ventrículo esquerdo; Ao: raiz da aorta.
Figura 2.2. Pressões intracavitárias durante a diástole ventricular.

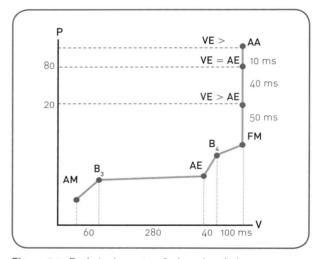

Figura 2.3. Período de contração isovolumétrica.

A figura 2.4 exemplifica o regime pressórico das câmaras no ponto AA, quando há a abertura da valva aórtica.

Após a abertura da valva aórtica, o sangue flui anterogradamente do VE para aorta, aumentando progressivamente a pressão aórtica, inicialmente de forma mais rápida, com ejeção de grande parte do volume, configurando o período de ejeção máximo, situação em que há máxima pressão na aorta que caracteriza a pressão sistólica (em geral, 120 mmHg – ponto na figura 2.5).

Com o decréscimo do volume ejetado, progressivamente há queda da pressão na aorta, até que a pressão do VE volta a se tornar menor que a da raiz da aorta, ocasionando o fechamento da valva aórtica (ponto FA na figura 2.5). Nesse momento, ambas valvas estão fechadas, há pouco volume no VE, mas ainda com alta pressão cavitária.

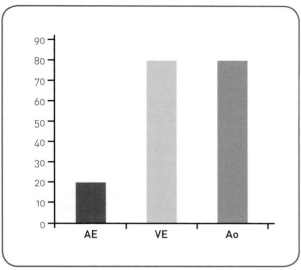

AE: átrio esquerdo; VE: ventrículo esquerdo; Ao: raiz da aorta.
Figura 2.4. Pressões intracavitárias ao final da contração isovolumétrica.

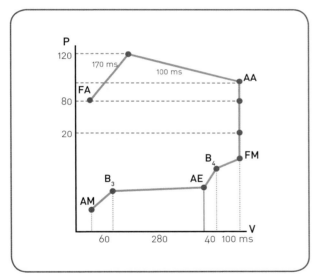

Figura 2.5. Período de ejeção ventricular.

A figura 2.6 exemplifica o regime pressórico das câmaras no período de ejeção ventricular.

Após o fechamento da valva aórtica, há o término do processo da sístole e início da diástole com redução, numa fração de segundos, da pressão de VE até valores que permitam abertura da valva mitral – período de relaxamento isovolumétrico - e início do ciclo novamente (Figura 2.7).

Diferenças entre os ventrículos

O ventrículo direito trabalha sob o mesmo conceito de ciclo cardíaco, no entanto, com regimes pressóricos muito menores. A figura 2.8 exemplifica o regime pressórico do ciclo cardíaco das quatro câmaras cardíacas.

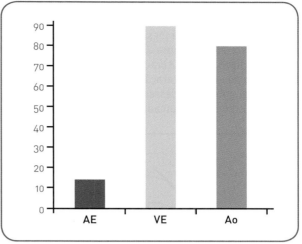

AE: átrio esquerdo; VE: ventrículo esquerdo; Ac: raiz da aorta.
Figura 2.6. Regime de pressão na ejeção ventricular.

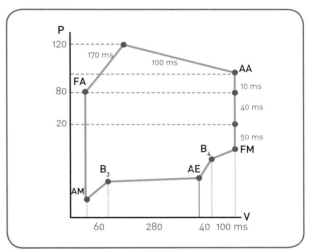

Figura 2.7. Período de relaxamento isovolumétrico.

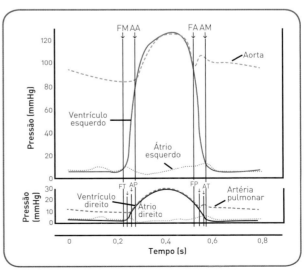

Figura 2.8. Regime pressórico das câmaras cardíacas no ciclo cardíaco.

CURVA PRESSÃO x VOLUME

O ciclo cardíaco pode ser simplificado através da curva pressão x volume da figura 2.9. Situações que alteram o débito cardíaco, como alterações de retorno venoso, inotropismo e pós-carga alteração a conformação normal da curva. A compreensão dessas alterações facilita a correção fisiopatológica e a tomada de decisão terapêutica.

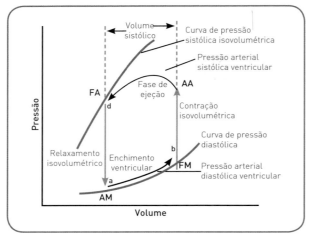

AM: abertura da mitral; FM: fechamento da mitral; AA: abertura da aórtica; FA: fechamento da aórtica.
Figura 2.9. Curva pressão x volume do VE.

Alterações da curva pressão x volume e correlações clínicas

A figura 2.10 representa três situações de alteração da curva pressão x volume do VE.

No gráfico A, há deslocamento para direita do ponto correspondente ao volume diastólico final, de *b* para *b'*. Essa situação ocorre por aumento do retorno venoso e implica elevação da pressão cavitária e consequente aumento do débito cardíaco. Essa é a explicação clássica para aumento do débito após expansão volêmica, por exemplo em pacientes com hipovolemia e má perfusão. Desse modo, pacientes cronicamente com curva desviada para direita, como na insuficiência cardíaca que cursa com aumento das pressões de enchimento, podem ter transmissão dessa pressão para AE e circulação pulmonar, com congestão e dispneia. Nesse contexto, há potencial benefício de tratamento com retirada de volume (diurético).

O gráfico B representa o efeito do inotropismo positivo no débito cardíaco. Um paciente com baixo débito por insuficiência cardíaca exacerbada – perfil C – pode ter aumento do volume ejetado por droga inotrópica que desloca o ponto *d* para *d'*, partindo de uma mesma pressão basal cavitária.

E o gráfico C representa o aumento da pós-carga, dificultando a ejeção do ventrículo esquerdo, deslocando o ponto *c* para o *c'*. Isso implica redução do débito cardíaco e elevação da pressão de enchimento final, com possíveis manifestações de insuficiência cardíaca. Por exemplo, numa crise hipertensiva com aumento da pós-carga, a estratégia prioritária é redução pressórica, para retorno ao ponto *c* e consequente normalização da curva pressão x volume, ao invés de retirada de volume com diureticoterapia.

CONCLUSÃO

Com base nas informações apresentadas nesse capítulo, foi possível revisar os eventos do ciclo cardíaco que originam a sístole e a diástole. Além disso, de acordo com a premissa demonstrada de que todo o ciclo cardíaco pode ser simplificado por meio da curva pressão x volume, pode-se concluir que a compreensão adequada desse conceito auxilia na tomada de decisão terapêutica.

BIBLIOGRAFIA CONSULTADA

- Braunwald E, Perloff JK. Physical examination of the heart and circulation. In: Zipes DP, Libby P, Bonow RO, Braunwald E, et al., editors. Braunwald's heart disease: a textbook of cardiovascular medicine. 7th ed. Philadelphia: Saunders; 2005, p.77.
- Draguer LF, Galvão TFG. (Org.). Cardiologia - da fisiologia à prática clínica. 1ª ed. São Paulo: Sarvier; 2009.
- Grinberg M, Sampaio RO. Doença Valvar. 1ª ed. Barueri: Editora Manole; 2006;p.349-353.
- Kusumoto FM. Cardiovascular Pathophysiology. Hayes Barton Press, 2004.
- Mohrman DE, Heller LJ. Fisiologia Cardiovascular. 6ª ed. São Paulo: McGraw-Hill; 2007.

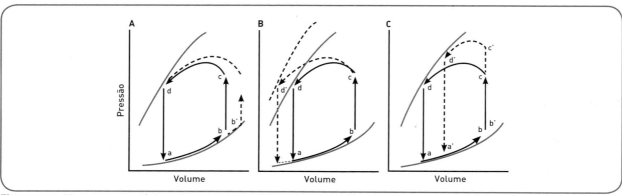

Figura 2.10. Alterações patológicas da curva de pressão x volume do VE.

A arte perdida da anamnese

3

Marcelo Garcia Leal • Juliano Oliveira Rocha

DESTAQUES

- Relembrar a importância de uma anamnese realizada de forma adequada.
- Identificar, por meio de anamnese detalhada, as possíveis condições decorrentes dos principais sintomas cardiológicos.
- Caracterizar e classificar os principais sintomas cardiológicos: dispneia, dor torácica (isquêmica, não isquêmica, não cardíaca), fadiga, palpitações e síncope.

INTRODUÇÃO

Nas últimas décadas, profundas modificações na forma de exercer a prática médica diária têm afetado a população. Nunca houve tamanha facilidade no acesso às informações. O desenvolvimento tecnológico transpôs barreiras que há 50 anos sequer se imaginava possível. Opções terapêuticas surgem dia a dia. A despeito disto, percebem-se enfraquecer os laços entre os médicos e seus pacientes. As relações são cada vez mais impessoais, a anamnese mais curta, superficial e fria.

Com um amplo arsenal de exames auxiliares à disposição, existe uma tendência facilmente perceptível para relegar a plano secundário a obtenção de uma história clínica cuidadosa e um exame físico minucioso. Além disso, percebe-se que, cada vez mais, o profissional médico tem deixado de ter o caráter liberal que tinha anteriormente, para estar atrelado a uma relação assalariada, frequentemente com baixa remuneração. Na tentativa de garantir um salário condigno, há uma tendência a aumentar a produção numérica de consultas, com a consequente redução do tempo despendido em cada uma. O prejuízo na relação médico-paciente, nesse caso, torna-se previsível.

A anamnese demanda atenção e tempo e, por meio dela, o diagnóstico pode ser previsto corretamente em até 90% dos casos. Também auxilia a compreender, muito mais do que os sintomas, a realidade vivida pelo paciente, a significação e o impacto que tal ou qual sintoma provoca em sua vida. Promove a aproximação entre as realidades do médico e do doente, e deixa transparecer que atrás do conjunto de sintomas existe uma vida plena, material e espiritual ao mesmo tempo.

A obtenção da história clínica detalhada direciona a propedêutica armada e evita a solicitação de exames desnecessários. Além disso, proporciona informações que dão ao médico uma maior capacidade de julgar criticamente os resultados obtidos. Estas condutas, por fim, impactam positivamente na relação de custo-efetividade.

O tratamento de cada pessoa pode começar durante a anamnese, se bem explorada, através do fortalecimento da relação médico-paciente. Essa conduta promove um aumento da taxa de adesão dos pacientes às medidas terapêuticas necessárias, aumentando, por consequência, a taxa de sucesso.

Os principais sintomas encontrados na cardiologia serão abordados neste capítulo, com o objetivo de resgatar e fortalecer essa arte perdida que é a anamnese, recolocando-a no centro da prática médica diária.

PRINCIPAIS SINTOMAS NA CARDIOLOGIA

DISPNEIA

Do grego *duspnoia*, significa falta de ar. É um sintoma percebido pelo paciente como a necessidade de aumentar o esforço respiratório, que gera maior trabalho e sensação de respiração difícil. Frequentemente, também é descrita como "fôlego curto" e "dificuldade para respirar" ou "respiração difícil". Essa percepção subjetiva não é uniforme, de modo que há grande variedade na descrição da intensidade do sintoma, e nem sempre se relaciona com o grau da dificuldade respiratória percebida pelo examinador.

Classificação

Para estudo, podemos dividir a dispneia de acordo com a sua causa em:

- dispneia cardíaca – IC por suas diversas etiologias (doença isquêmica, doença de chagas, cardiomiopatia, valvopatias, drogas, HAS, dentre outros), cardiopatias congênitas, arritmias cardíacas;
- dispneia não cardíaca – doença pulmonar obstrutiva crônica (DPOC), asma, fibrose pulmonar intersticial, pneumonia, anemia, obesidade, hiper ou hipotireoidismo, depressão e, também, situações em que não há doença orgânica presente, como a gravidez.

Desse modo, torna-se imprescindível a coleta detalhada da história clínica com vistas a identificar as informações que podem restringir as hipóteses, direcionar os exames subsequentes, se forem necessários, reduzindo o tempo até o diagnóstico e aumentando a eficácia do tratamento, consequentemente, com o melhor custo-benefício possível.

Fisiopatologia

O mecanismo fisiopatológico responsável pela dispneia de origem cardíaca é complexo e, geralmente, decorre da elevação da pressão de enchimento do átrio esquerdo ou do ventrículo esquerdo, que é transmitida para os capilares pulmonares. Essa elevação da pressão dos capilares pulmonares provoca o extravasamento de líquido para o espaço intersticial pulmonar e consequente aumento da resistência das vias aéreas e do espaço morto, que prejudica a relação ventilação-perfusão. Esse extravasamento de líquido aumenta ainda a rigidez e, consequentemente, o trabalho necessário para a respiração.

Receptores pulmonares sensíveis ao estiramento e quimiorreceptores sensíveis à acidose metabólica e hipoxemia promovem o aumento do estímulo ventilatório. Todo esse mecanismo descrito de forma simplificada culmina com a dispneia.

Caracterização

O exercício físico é o fator desencadeante mais comum de dispneia. É importante lembrar que indivíduos sadios também apresentam o sintoma quando executam atividades físicas vigorosas, principalmente se descondicionados. O que diferencia a dispneia fisiológica da patológica é o limiar de esforço necessário para desencadear a dispneia. Podemos dizer que a dispneia reflete uma resposta anormal apenas quando é desencadeada por atividades físicas de intensidade igual ou inferior àquela realizada por um indivíduo sem apresentar sintomas.

Sendo assim, é de extrema importância caracterizar a intensidade da atividade física habitual realizada pelo paciente antes do surgimento da queixa clínica, a progressão do sintoma durante essas mesmas atividades, sempre levando em consideração a idade, sexo, condicionamento físico, comorbidades, peso e motivação. Somente após esse detalhamento podemos classificar em dispneia aos grandes, médios ou pequenos esforços, ocorrendo ainda, em casos mais graves e em descompensações, mesmo em repouso.

Quando os sintomas referidos estão presentes ao deitar e aliviam parcial ou totalmente com a elevação do tronco ou ao sentar, denomina-se ortopneia. É observado mais comumente na insuficiência cardíaca (IC), mas também em outras situações como a ascite, por exemplo. É explicado pela redistribuição do líquido represado nos membros inferiores e partes pendentes para o espaço intratorácico, aumentando a congestão pulmonar. Se o paciente não relatar espontaneamente, deve-se questionar sobre o sono, elevação da cabeceira e quantos travesseiros utiliza para dormir.

Se a dispneia surge após conciliar o sono, habitualmente depois de cerca de 2 a 4 horas, com necessidade imperiosa de levantar e buscar ambientes ventilados e melhora gradual não imediata com a ortostase, fala-se em dispneia paroxística noturna. Essa condição tem alta especificidade para indicar congestão pulmonar. Além da redistribuição de líquidos com o decúbito dorsal, há alterações adrenérgicas e alterações do centro respiratório durante o sono. Nesses casos, geralmente, ocorre uma melhora sintomática perceptível após à diureticoterapia por reduzir a pressão capilar pulmonar e congestão pulmonar.

Alguns pacientes relatam "chiado no peito" (sibilância pela ausculta) durante os momentos de dispneia. Esse relato pode estar presente tanto em pneumopatias como asma e DPOC, quanto nas cardiopatias como a IC. A anamnese cuidadosa, geralmente, é suficiente para direcionar o raciocínio para um dos dois caminhos. No caso das cardiopatias o sintoma decorre da congestão da mucosa brônquica, diminuição da resistência ao fluxo de ar nas vias aéreas e broncoespasmo. Esses casos são denominados também como asma cardíaca.

Outro ponto relevante a destacar é a necessidade de diferenciar a dispneia de queixas como cansaço, fadiga, que podem inclusive se sobrepor no mesmo paciente. Embora sejam, muitas vezes, tomadas como a mesma queixa, na verdade, indicam alterações bem diferentes.

Algumas situações falam mais a favor da origem não cardíaca da dispneia e devem ser pesquisadas. São elas:

tosse produtiva, melhora ao decúbito dorsal, dificuldade para respirar mais proeminente na fase expiratória, melhora com broncodilatador, pouca ou ausência de melhora com diureticoterapia e dispneia suspirosa.

DOR TORÁCICA

A dor torácica é um sintoma muito frequente na prática médica, presente nas condições mais variadas, cardíacas e não cardíacas, com prognósticos e tratamentos muito diferentes. Dentre as causas cardíacas, aquela que se destaca em importância é a decorrente de doença isquêmica, tendo em vista a morbidade e mortalidade a ela inerentes. Dessa forma a dor de origem cardíaca poderá ser classificada em dor de natureza isquêmica ou não isquêmica. A história clínica é o método fundamental para classificar adequadamente, desencadeando uma cascata de condutas, a depender das hipóteses.

Erros na interpretação das informações podem gerar diagnósticos falsos positivos ou negativos. No primeiro caso, procedimentos diagnósticos e terapêuticos desnecessários serão instituídos, muitos com elevado potencial iatrogênico e custos elevados. No segundo caso, o paciente não sofrerá uma intervenção necessária, correndo os riscos inerentes à doença não tratada.

Caracterização

A sistematização na coleta da história facilita a diferenciação do sintoma e minimiza a probabilidade de erro diagnóstico. Para que isso ocorra, os seguintes aspectos devem ser abordados: início, localização, duração, irradiação, intensidade, qualidade da dor, fatores desencadeantes, fatores de alívio, manifestações concomitantes, evolução ao longo do tempo e impacto na capacidade de trabalho, sempre considerando a idade e sexo do paciente.

Dor torácica isquêmica

Atualmente a classificação mais utilizada é a que divide a dor torácica em três grupos: típica, atípica e não cardíaca (Tabela 3.1).

Tabela 3.1. Classificação clínica da dor torácica		
Angina típica (definitiva)	Desconforto ou dor retroesternal
	Desencadeada pelo exercício ou estresse emocional
	Aliviada com repouso ou uso de nitroglicerina
Angina atípica (provável)	Presença de somente dois dos fatores acima
Dor torácica não cardíaca	Presença de somente um ou nenhum dos fatores acima

Estas características, combinadas à idade e gênero, auxiliam a determinar a probabilidade de ter ou não doença aterosclerótica coronariana (Tabela 3.2).

Tabela 3.2. Probabilidade de doença aterosclerótica coronariana pré-teste em pacientes sintomáticos, de acordo com idade e sexo (Diamond/Forrester e CASS Data)						
Idade (anos)	Dor torácica não anginosa		Angina atípica		Angina típica	
	H	M	H	M	H	M
35	3-35	1-19	8-59	2-39	30-88	10-78
45	9-47	2-22	21-70	5-43	51-92	20-79
55	23-59	4-25	25-79	10-47	80-95	38-82
65	49-69	9-29	71-86	20-51	93-97	56-84

H: homem, M: mulher.

Considerando sua importância, estima-se, através da observação de estudos, que a prevalência de angina seja de 12 a 14% nos homens, e em 10 a 12% nas mulheres com idades entre 65 e 84 anos, no Brasil. É importante notar que a angina ocorre, usualmente, em portadores de doença aterosclerótica coronariana, com comprometimento de, pelo menos, uma artéria epicárdica. Todavia, pode ocorrer também em portadores de cardiomiopatia hipertrófica, doença cardíaca valvar, hipertensos não controlados ou em alterações da microcirculação, mesmo sem obstrução de artérias epicárdicas.

Caracterização

Tipo de dor

Frequentemente a dor é narrada como peso, constrição, opressão, aperto no tórax e, menos comumente, queimação. Manifestações frustras e mesmo infarto agudo do miocárdio na ausência de dor torácica podem ocorrer, sendo mais frequentes em mulheres, idosos e diabéticos. Nesses casos, deve-se atentar para sintomas e sinais como dispneia, diaforese, dormência em membros superiores, palidez, náusea e vômito.

Localização e irradiação

A dor se situa na região anterior do tórax, retroesternal, podendo acometer ainda ambos os hemitóraces e, também, regiões extratorácicas como mandíbula, pescoço, epigástrio, membros superiores e dorso. Entretanto, a localização mais habitual é a retroesternal, com irradiação para o hemitórax e região ulnar do membro superior esquerdo. Dores puntiformes, localização variável, relacionadas à mudanças de decúbito, movimentações do tronco ou deglutição, sugerem origem não isquêmica.

Duração

O tempo de dor é de suma importância durante a avaliação inicial, tanto para o diagnóstico, quanto para a classificação e tratamento. Duração de poucos minutos, geralmente entre 1 e 5 minutos, pode corresponder a angina estável, principalmente se desencadeada pelos esforços. Duração maior do que 20 minutos está mais relacionada à angina instável e, quando persiste por maior tempo, pode corresponder a infarto agudo do miocárdio.

Dor fugaz, duração de segundos, ou que se mantém por dias, semanas, sem outras evidências, não correspondem à insuficiência coronariana.

Intensidade da dor

Pode ser classificada em leve, quando há discreto desconforto, moderada ou forte. No último caso o paciente se apresenta agitado, geralmente com outros sintomas associados, como náusea, vômito e diaforese.

Fatores desencadeantes e atenuantes

Quando a dor é provocada por compressão da parede do tórax, movimentação do tronco, cabeça, coluna, membros, ou desencadeada por tosse, inspiração ou deglutição, raramente se relaciona à isquemia miocárdica.

No caso da angina estável, fatores que aumentam o consumo de oxigênio pelo miocárdio podem iniciar a dor. O exemplo clássico é o exercício físico como caminhar, subir escadas, corridas, trabalhos manuais e, por vezes, esforços leves como tomar banho ou trocar de roupa. Nesses casos, a angina é classificada a depender da intensidade e do limiar de esforço (Tabela 3.3). Também pode ocorrer durante taquicardias ou taquiarritmias, emoções intensas e alimentação copiosa.

A melhora da dor ocorre com o repouso ou uso de vasodilatadores. Quando não há melhora da dor, deve-se pensar em angina instável ou mesmo infarto agudo do miocárdio.

Dor torácica não isquêmica

As causas de dor torácica não isquêmica são diversas e, muitas delas, de alta gravidade. Geralmente, apresentam características que orientam o diagnóstico. As principais causas são:

- pericardite – geralmente descrita como pontada ou "facadas". Exacerba com inspiração profunda e com o decúbito dorsal. Não varia com esforço físico. Melhora com a posição genupeitoral (posição de prece maometana) ou quando reclina o tórax para a frente, apoiando-o no travesseiro contra as pernas semiflexionadas (posição de Blechmann);
- aneurisma dissecante de aorta – dor muito intensa, lancinante, com sensação de lacerar ou rasgar o tórax e início súbito. É de suma importância a diferenciação com a dor decorrente da isquemia miocárdica, uma vez que os tratamentos são profundamente diferentes e incompatíveis um com o outro. O exame físico é de grande valia nessa diferenciação devendo-se pesquisar alteração da pressão arterial nos diferentes membros superiores, presença de sopro sugestivo de insuficiência aórtica, avaliar presença concomitante de acidente vascular cerebral por acometimento carotídeo ou paraplegia por isquemia da medula espinhal.

Dor torácica não cardíaca

As principais causas de dor torácica não cardíaca são:

- doenças pulmonares – o tromboembolismo pulmonar (TEP) ocasiona dor torácica intensa e de início súbito, podendo apresentar dispneia e escarro hemoptoico associado. A hipertensão pulmonar também é outra causa de dor torácica, podendo ser semelhante a angina típica;
- doenças digestivas – podem estar relacionadas a odinofagia, deglutição ou alimentação. O espasmo esofágico é um diagnóstico diferencial de isquemia miocárdica e é de difícil diferenciação. Também melhora com o uso de vasodilatadores. A pancreatite, em geral, provoca dor no abdômen superior, por vezes abrangendo o dorso;
- doenças musculoesqueléticas – piora com movimentação, insipiração, tosse, palpação;

Tabela 3.3. Graduação da angina de peito, segundo a Sociedade Canadense Cardiovascular	
Classe I	Atividade física habitual, como caminhar, subir escadas, não provoca angina. Angina ocorre com esforços físicos prolongados e intensos
Classe II	Discreta limitação para atividades habituais. A angina ocorre ao caminhar ou subir escadas rapidamente, caminhar em aclives, caminhar ou subir escadas após refeições, ou no frio, ou ao vento, ou sob estresse emocional, ou apenas durante poucas horas após o despertar. A angina ocorre após caminhar dois quarteirões planos ou subir mais de um lance de escada em condições normais
Classe III	Limitação com atividades habituais. A angina ocorre ao caminhar um quarteirão plano ou subir um lance de escada
Classe IV	Incapacidade de realizar qualquer atividade habitual sem desconforto - os sintomas anginosos podem estar presentes no repouso

- transtornos depressivos ou de ansiedade – hipóteses que devem ser aventadas após a exclusão de causas cardíacas. Geralmente, associadas à tensão, fadiga, dispneia suspirosa, formigamento de extremidades, com duração de horas, dias, ou segundos, com pouca relação com esforços. A síndrome do pânico é um importante diagnóstico diferencial.

FADIGA

Esse sintoma é definido como indisposição para atividades habituais. É muito prevalente nas doenças cardiovasculares, com importante impacto negativo na qualidade de vida. Por ser uma queixa pouco específica, é de difícil elucidação e, muitas vezes, subvalorizado pelo médico.

Fisiopatologia

Seu aparecimento ocorre quando há queda do débito cardíaco (DC) com consequente prejuízo na oxigenação dos músculos esqueléticos. As causas da queda do DC são as mais variadas, como doença do miocárdio, diureticoterapia abundante, distúrbios hidroeletrolíticos, queda excessiva da pressão arterial. Pode ocorrer também como efeito colateral do uso de betabloqueadores.

Caracterização

Há várias formas de relato pelo paciente, sendo as mais comuns a própria indisposição, desânimo, cansaço geral, "moleza" e fraqueza.

Diagnósticos diferenciais

Os possíveis diagnósticos diferenciais são distúrbios do sono, infecções, síndromes consumptivas e transtorno do humor depressivo. Nesse último caso o paciente apresenta alterações do humor, irritabilidade, retardo psicomotor, não aliviada pelo repouso. Na IC grave pode ser difícil realizar essa diferenciação pela anamnese.

PALPITAÇÕES

É a percepção que o paciente tem de seu próprio batimento cardíaco, habitualmente incômodo. Pela alta frequência na população geral, é uma causa comum de encaminhamento ao cardiologista. Todavia, menos da metade desses pacientes sofrem de algum distúrbio do ritmo cardíaco.

Nos pacientes que não apresentam distúrbios do ritmo cardíaco, há uma alta prevalência de distúrbios de ansiedade, transtorno do pânico ou outras desordens psiquiátricas. Nesses, há uma redução do limiar para percepção dos próprios batimentos cardíacos. Podem ocorrer também em situações habituais como mudanças posturais, atividade física ou estresse emocional, em que a frequência cardíaca adequada para a situação é percebida como alterada.

Quando distúrbios do ritmo cardíaco estão presentes, podem ocorrer durante as taquicardias e bradicardias, sinusais ou não, ectopias atriais, ventriculares e reflexos vagais exacerbados.

Caracterização

Por ser pouco específico, sua caracterização é de suma importância, devendo constar na anamnese o modo de início e término (súbito ou gradual), duração, fatores que desencadeiam ou aliviam, frequência, sintomas associados e antecedentes pessoais e familiares.

As descrições pelos pacientes são diversas, como "batedeira", "coração acelerado", "sacudidas no peito", "golpe no coração", "falha no batimento", entre outras. Alguns desses relatos podem sugerir mecanismos arrítmicos específicos, embora não exista uma relação precisa entre sintoma e tipo de arritmia. Um exemplo é a "falha no batimento" ou o "golpe no coração", que ocorre nas extrassístoles. O batimento após a pausa pós-extrassistólica é mais vigoroso e gera o sintoma. A palpitação de início e término súbito, com sensação de batimento cervical, também chamado de "sinal do sapo", que melhora com manobra vagal ou adenosina, e é seguido de poliúria, pode corresponder a taquicardia por reentrada nodal.

A forma de início e término do sintoma pode sugerir o mecanismo arritmogênico subjacente. Início e término súbito usualmente sugerem reentrada, enquanto sintomas graduais sugerem automatismo.

A frequência da ocorrência irá orientar o modo de investigação. Palpitações diárias ou quase diárias são melhor avaliadas pelo *holter* de 24 ou 48 horas. O *looper* será de grande utilidade quando os sintomas são quinzenais ou mensais. Sintomas mais esporádicos podem requerer a utilização de monitores de eventos implantáveis ou mesmo estudo eletrofisiológico.

Episódios associados à instabilidade hemodinâmica, que sejam: dispneia, dor torácica, hipotensão ou alteração do nível de consciência, merecem investigação rápida e cuidadosa, usualmente em ambiente hospitalar, pela gravidade do evento.

Antecedentes

Os antecedentes pessoais fornecem informações como comorbidades ou distúrbios predisponentes (IC, doença de chagas, etc.), medicações e substâncias pró-arrítmicas como bebida alcoólica, cocaína e digitálicos. Os antecedentes familiares podem revelar fatores de risco para doenças cardíacas bem como a possibilidade de doenças hereditárias, como canalopatias, cardiomiopatia hipertrófica, síndrome do QT longo e outros.

Embora essas descrições possam oferecer elementos para orientar o diagnóstico, seu significado clínico geralmente depende da identificação de alteração durante o exame físico e sua confirmação com o eletrocardiograma.

Síncope

É a perda súbita e transitória da consciência, com perda do tônus muscular, seguido de rápida, completa e espontânea recuperação. O mecanismo causal presumido é a hipoperfusão cerebral. Outras situações clínicas de perda de consciência como, trauma cranioencefálico, crise convulsiva epiléptica e perda da consciência aparente (pseudossíncope) não devem ser confundidas com a síncope. Dessa maneira, durante a anamnese, a primeira pergunta que se deve tentar responder é se a perda da consciência é, de fato, síncope.

Caracterização

A história clínica detalhada é a ferramenta fundamental para se chegar à resposta da questão proposta. Deve-se aprofundar na descrição da situação que antecedeu a síncope, abordando a posição em que o paciente estava antes do evento, se houve mudança postural, exercício físico, evacuação, diurese, sintomas prodrômicos como náusea, vômito, dor abdominal, sudorese, e mesmo se não houve nenhum sintoma (síncope do tipo desliga-liga).

A característica da síncope, com a descrição de um observador, se possível, deve conter a descrição da queda, duração, se houve movimentos involuntários e como eram, padrão respiratório, coloração da pele e liberação esfincteriana.

Após o evento, é importante saber se ocorreu rápida recuperação da consciência, confusão mental, sonolência, palpitação e dor.

Antecedentes

Os antecedentes pessoais podem revelar doenças pré-existentes que talvez estejam envolvidas na gênese da síncope como, doença cardíaca estrutural, canalopatias, uso de marca-passo ou cardiodesfibrilador. História familiar de morte súbita e doenças arritmogênicas de transmissão hereditária também devem ser pesquisadas.

Diferenciação entre causa cardíaca e não cardíaca e estratificação de risco

A síncope pode ser classificada de acordo com a maior ou menor morbidade e mortalidade futura em baixo risco, intermediário e alto risco. Algumas características denotam maior probabilidade de estar relacionado à causas cardíacas, o que denota maior risco. Por isso, a próxima pergunta a ser respondida é se há causa cardíaca envolvida na síncope. As características que diferenciam em provável causa cardíaca e não cardíaca estão detalhadas na Tabela 3.4.

Diferentes escores têm sido estudados e validados, para auxílio diagnóstico e estratificação de risco.

Tabela 3.4. Características associadas ao aumento da probabilidade de síncope causada por doenças cardíacas e não cardíacas
Causas mais frequentes relacionadas às doenças cardíacas
Idosos (> 60 anos)
Homens
Presença de doença cardíaca isquêmica pré-existente, doença cardíaca estrutural, arritmias anteriores ou função ventricular reduzida
Breve pródromo, como palpitações ou perda súbita de consciência sem pródromo
Síncope durante esforço
Síncope em decúbito dorsal
Poucos episódios de síncope (1 ou 2)
Exame cardíaco anormal
Histórico familiar de doenças arritmogênicas de transmissão hereditária ou morte súbita prematura (< 50 anos)
Presença de doença cardíaca congênita conhecida
Causas mais frequentes relacionadas às doenças não cardíacas
Jovens
Nenhuma doença cardíaca conhecida
Síncope apenas em posição ortostática
Mudança de posição de decúbito dorsal ou sentado
Presença de sintomas prodrômicos: náusea, vômito, sensação de calor
Presença de gatilhos específicos: desidratação, dor, estímulo angustiante, ambiente médico
Presença de gatilhos ocasionais: tosse, risada, micção, liberação esfincteriana, deglutição
Frequência recorrente e história prolongada de síncope com características semelhantes

CONCLUSÃO

A anamnese adequada é o momento mais nobre do exercício da profissão médica. Nem sempre é possível estabelecer o diagnóstico, entretanto, é sempre possível conhecer o paciente, criar vínculo através do estabelecimento da empatia e distribuir, ao menos, conforto. Sem essa prática, nunca será possível o exercício da boa medicina.

Pelo exposto, a capacidade de extrair as informações importantes para auxiliar o diagnóstico e o tratamento se torna uma arte, quando bem exercida. Que cada paciente represente a busca pela obra-prima e que a anamnese nunca seja esquecida nessa construção, sempre em benefício do paciente.

BIBLIOGRAFIA CONSULTADA

- Bordage G. Where are the history and the physical? CMAJ. 1995;152:1595–1598.
- Braunwald, E. Tratado de doenças cardiovasculares. 9. ed. Rio de Janeiro: Elsevier; 2013.
- Cesar LA, Ferreira JF, Armaganijan D, Gowdak LH, Mansur AP, Bodanese LC, et al. Diretriz de Doença Coronária Está-vel. Arq Bras Cardiol 2014; 103(2Supl.2): 1-59.
- López, Mario; LAURENTYS-MEDEIROS, José de. Semiolo-gia Médica: as bases do diagnóstico clínico. 5.ed. Rio de Janeiro: Revinter, 2004.
- Serrano Jr., C.V. Tratado de Cardiologia SOCESP. 2. ed. São Paulo: Manole, 2009.
- Shen W-K, Sheldon RS, Benditt DG, Cohen MI, Forman DE, Goldberger ZD, Grubb BP, Hamdan MH, Krahn AD, Link MS, Olshansky B, Raj SR, Sandhu RK, Sorajja D, Sun BC, Yancy CW, 2017 ACC/AHA/HRS Guideline for the Evaluation and Management of Patients With Syncope, Journal of the American College of Cardiology (2017), doi:10.1016/j.jacc.2017.03.003.

Semiologia em cardiologia
Exame físico – diagnosticando sem exames complementares

4

Luiz Antonio Machado César

DESTAQUES

- Entender que não há medicina sem história e exame físico, seja em indivíduos sintomáticos ou assintomáticos.
- Compreender que exames devem ser solicitados e interpretados para confirmar hipóteses e servem também para afastar um incorreto laudo de exame, ou uma incorreta interpretação do exame.

INTRODUÇÃO

Não há novos dados que tenham surgido nas últimas décadas quanto ao exame físico. Contudo, o exame físico é a base e o fundamento para suspeitas diagnósticas. Além disso, é uma avaliação pautada em três premissas básicas observar, palpar e auscultar, conforme será descrito nesse capítulo.

EXAME FÍSICO

OBSERVAR E PALPAR

Ao exame geral, pode-se perceber cianose labial, baqueteamento de dedos e o fácies mitral característico de estenose mitral de longa duração. A técnica para medidas da pressão arterial é fundamental, mas não será abordado no presente texto.

PULSO VENOSO JUGULAR

O pulso venoso jugular pode ser observado em indivíduos que não tenham grandes volumes de tecido subcutâneo no pescoço. A técnica para a visualização está demonstrada na figura 4.1. No entanto, pode-se, também, inferir a pressão atrial direita tomando como base a fúrcula esternal, no

ângulo de Louis. Embora possa ser visto nas duas jugulares, é melhor vista na jugular direita, numa posição de pescoço para esquerda e inclinação do tórax. O pulso venoso tem as características apresentadas na figura 4.2, com as ondas A e V, e os descensos x e y. A elevação maior corresponde à contração atrial, que se reflete retrogradamente para o sistema venoso. O descenso x ocorre na fase da contração isovolumétrica do ventrículo direito, seguida pela elevação com o sangue novamente enchendo o átrio com a valva tricúspide fechada. Apesar de podermos observar por venograma no descenso as duas partes, a onda x e a onda x', esta segunda, na verdade, não é perceptível. Segue-se o descenso y quando se abre a valva tricúspide. É possível perceber todas essas variações, estando o indivíduo na posição deitada em maca com inclinação de ao menos 30 a 45 graus. No caso de pacientes com insuficiência cardíaca com congestão sistêmica, esse pulso deve ser avaliado a 45 ou mais graus.

A observação do pulso venoso jugular permite verificar com razoável acurácia se há ritmo regular ou se pode haver uma arritmia. Especialmente quando a arritmia é uma fibrilação atrial, quando desaparecem os descensos x e y, e só se percebe um único pulso venoso e irregular. Claro que esse achado sempre necessita da confirmação eletrocardiográfica para confirmar o diagnóstico da arritmia.

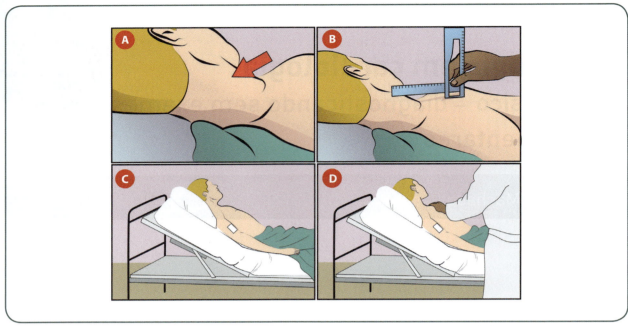

Figura 4.1. Técnica para avaliação do pulso venoso, bem como para se inferir a pressão atrial direita.

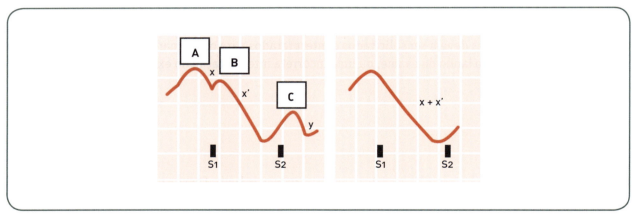

Figura 4.2. Pulso venoso com a contração atrial (onda A), ventricular (onda V) e os descensos x e x' e a onda C (junto com o pulso carotídeo). O segundo quadro mostra o que vemos a olho nú, o descenso x único.

Estimar a pressão atrial direita dá ideia da volemia e, no caso de cardiopatias, a presença de congestão sistêmica devido à insuficiência cardíaca (IC). Também, podemos supor a presença de tamponamento cardíaco, pericardite constritiva na presença de estase jugular que aumenta, em vez de diminuir, na inspiração, associado a um descenso x acentuado, o que, juntamente com uma redução do pulso arterial na inspiração, sugere esses diagnósticos.

Quando existe insuficiência tricúspide, percebe-se uma enorme onda, chamada de onda V, que corresponde à onda de propagação de grande volume de sangue para as veias cavas, exacerbando-se com a inspiração.

Outra alteração importante é no caso do bloqueio AV total. Há momentos nos quais os átrios e os ventrículos se contraem ao mesmo tempo e a valva tricúspide fechada com a contração atrial faz com que a onda atrial (A) fique aumentada, sendo chamada de onda em canhão. O que também acontece com a bulha em canhão na ausculta.

Pulso arterial

As artérias podem ser palpadas em vários segmentos do corpo. As carótidas podem ser vistas pulsar, inclusive intensamente em algumas doenças, já os pulsos braquiais, radiais e ulnares, bem como os femorais, poplíteos, tibiais posteriores e pediosos também. Às vezes, a variação anatômica pode dificultar ou impedir a palpação de um pulso periférico, mas dificilmente isso ocorre com os carotídeos, os femorais e poplíteos. Exceto nas dificuldades por interposição de grande quantidade de tecido adiposo como na região femoral e, às vezes, braquial ou mesmo nos tibiais posteriores, em casos de edema ou mesmo adiposidade. Por fim, é possível a palpação, especialmente em indivíduos pícnicos, do pulso aórtico na fúrcula, e da aorta abdominal na ausência de abdômen volumoso, especialmente em pessoas magras.

A análise do pulso leva em conta seu formato, o perfil da primeira metade da onda quanto ao tempo que demora, a amplitude do pulso, que é a variação entre sístole e diástole, e as alterações na onda de pulso (Figura 4.3).

sistema venoso pulmonar, reduzindo o retorno de sangue para o VE e reduzindo o volume sistólico. Na vigência de tamponamento cardíaco, pericardite constritiva e asma acentuada ou DPOC ele se exacerba e fica evidente à palpação e principalmente quando se afere a pressão arterial em inspiração e expiração, acarretando reduções de mais de 10 mmHg entre a expiração e a inspiração.

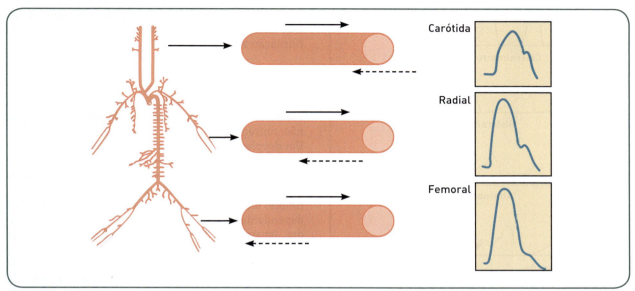

Figura 4.3. Variações da onda anácrota dependendo da proximidade com o coração.

Palpar todos os pulsos auxilia a identificar eventual ausência de um deles ou variação anatômica que é importante registrar, pois que são simétricos.

TIPOS DE PULSO

- Pulso rápido e célere, identifica situações de hipotensão ou de insuficiência mitral;
- pulso tardus e parvus identifica estenose aórtica, com lentidão (tardus) até o pico e curva achatada (parvus), quando da maior gravidade da lesão;
- pulso bisferiens ocorre na insuficiência aórtica, juntamente com a grande amplitude desse, acompanhados dos sinais outros da doença valvar;
- Pulso bifidus, que se observa na cardiomiopatia hipertrófica assimétrica com obstrução da via de saída do ventrículo esquerdo (VE) e é evidenciado por nítida dupla impulsão pela obstrução que ocorre e então a segunda onda pela força exercida pelo VE (Figura 4.4).

Além disso, é possível perceber nas situações de IC, principalmente aguda, um batimento amplo e outro tênue em sequência, chamado de pulso alternante.

E o pulso paradoxal, ou pulso de Kussmaull, que não é paradoxal, pois é uma exacerbação de um fenômeno existente, que é a redução da amplitude da onda de pulso na inspiração, que ocorre pelo aumento da capacitância do

EXAME DO CORAÇÃO

Íctus cordis – o exame deve ser sempre visual, deve-se utilizar posições que favoreçam a detecção desse, como o decúbito lateral esquerdo, e quando não visto, deve-se palpar a região em busca da impulsão cardíaca (íctus).

Pode-se analisar a localização, a extensão, a duração a intensidade e o formato, que indicar informações sobre o tamanho do coração, a presença de hipertrofia, assim como ao se palpar a região precordial, possibilita percebermos frêmitos que remetem a sopros na ausculta. Íctus maiores do que 2 a 3 cm sugerem cardiomegalia. Íctus de muita intensidade, uma hipertrofia e aqueles com tempo prolongado de duração sugerem uma prolongada ejeção.

Ausculta

Bulhas

A primeira e segunda bulhas são, na maioria das vezes, únicas. No entanto, a segunda se desdobra fisiologicamente com a inspiração, especialmente em adolescentes e adultos jovens. Pode-se suspeitar de alterações por modificações nos desdobramentos: fixos, com ou sem variação com a inspiração e o desdobramento paradoxal, como as respectivas suspeitas diagnósticas (Figura 4.5).

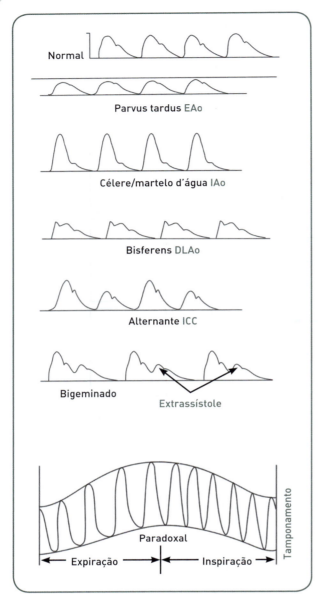

Figura 4.4. Curvas que identificam os tipos de pulso em presença de diversas anormalidades.

Presença de B3 em adultos é muito sugestivo de comprometimento miocárdico grave com dilatação ventricular esquerda. Acontece no período de enchimento rápido ventricular, somente em crianças e, principalmente, com quadro febril, a terceira bulha não tem esse significado.

Presença de B4 em adultos pode significar alteração do relaxamento ventricular com aumento da pressão diastólica final, mas pode ser auscultada em corações normais. Corresponde ao período de contração atrial, logo antes da primeira bulha e não existe na vigência de fibrilação atrial.

Sopros

Qualquer fluxo de sangue gera sons. A capacidade auditiva nossa, mesmo multiplicada pelo estetoscópio, não consegue perceber os fluxos pelas valvas e vasos. Um *doppler*, por exemplo, é capaz de detectar esses fluxos. Quando se pode ouvir esses fluxos, é possível que haja alguma alteração em uma valva ou em uma artéria ou mesmo numa veia. Cada perfil de som, intensidade, timbre, localização e irradiação em focos específicos, e dependentes das intensidades e a presença de estalidos, levam a um diagnóstico. A graduação do sopro de insuficiências, especialmente a insuficiência mitral, é considerado importante a partir de 3 a 4 cruzes em 6. Intensidade 5 ou 6 se associam com frêmito palpável. No caso do coração, os sopros que nos remetem aos diagnósticos, e os respectivos gradientes que os geram durante o ciclo cardíaco, são representados na figura 4.6.

É importante lembrar que os sopros diastólicos de alta frequência são os de insuficiência das valvas semilunares, em contraste com o sopro de muito baixa frequência da estenose mitral.

CONCLUSÃO

A semiologia cardíaca visa a interpretação do conjunto para estabelecer hipóteses diagnósticas. Pode-se compreender também que sem o exame físico não há diagnóstico.

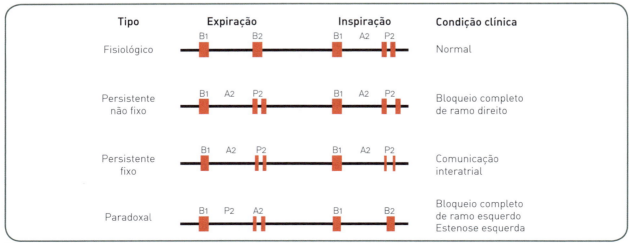

Figura 4.5. Bulhas cardíacas e as variações da segunda bulha com suas causas.

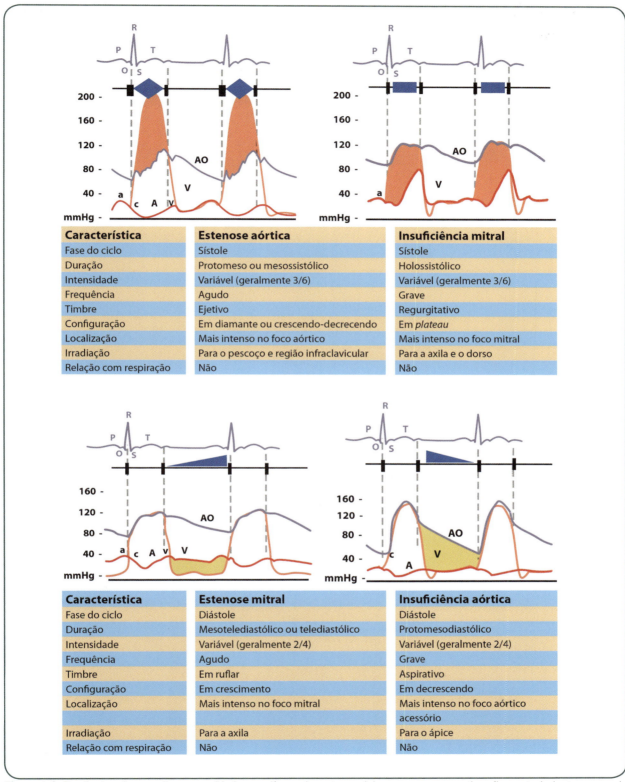

Figura 4.6. Gradientes de pressão nas cavidades cardíacas durante os ciclos, com os respectivos fluxos turbulentos gerando sopros.

A integração de achados visuais, palpatórios e auscultatórios convergem em um diagnóstico, além de ser a base para solicitar e entender os exames complementares necessários.

BIBLIOGRAFIA CONSULTADA

- Fang JG and O'Gara PT. The history and physical examination: An evidence-based approach. In Bonow RO, et al. eds. Braunwald's heart disease: A textbook of cardiovascular medicine. Philadelfia: WB Saunders and Elsevier; 2012:107-125.

Teste ergométrico
Por que é indispensável?

5

Sandro Pinelli Felicioni • Rica Dodo Delmar Büchler

DESTAQUES

- Reconhecer a importância do teste ergométrico na prática clínica diária.
- Identificar as indicações consensuais desse método no diagnóstico da doença coronária e no esclarecimento de sintomas em diversas condições cardiovasculares.
- Compreender a utilidade do teste ergométrico nas avaliações funcional e terapêutica, assim como na prescrição de exercício.
- Explanar sobre os grandes estudos de avaliação prognóstica, os quais, nos últimos anos, conferiram ao teste ergométrico extrema utilidade na estratificação de risco de várias doenças.

INTRODUÇÃO

Há mais de seis décadas o teste ergométrico ou teste de exercício (TE), vem sendo utilizado como método provocativo e diagnóstico de isquemia miocárdica. Entretanto, é crescente o número de estudos nos últimos anos que utilizam o TE na avaliação prognóstica de diversas condições.

As vantagens do método não se limitam apenas na sua alta reprodutibilidade, mas também seu baixo custo no Brasil o tornam amplamente disponível. E ainda, quando realizado de modo convencional, não necessita punção venosa ou infusão de medicamentos, bem como exposição à energia ionizante.

Sendo assim, suas indicações vêm sendo progressivamente ampliadas, podendo preceder ou estar associado a métodos de imagem e de análise de gases expirados, o TE é uma ferramenta indispensável e de primeira escolha nas mais variadas situações clínicas.

IMPORTÂNCIA DO TESTE ERGOMÉTRICO COMO MÉTODO DIAGNÓSTICO

A importância do método no auxílio diagnóstico será pormenorizada a seguir, baseando-se nas indicações consensuais das diretrizes vigentes.

DIAGNÓSTICO DA DOENÇA ARTERIAL CORONÁRIA OBSTRUTIVA

O TE convencional deve ser a primeira escolha para o diagnóstico em pacientes com probabilidade intermediária para doença arterial coronária (DAC) baseada em sexo, idade e sintomas, desde que consigam realizar exercício em esteira ou bicicleta e que tenham eletrocardiograma de repouso interpretável (ausência de bloqueio de ramo esquerdo, pré-excitação ventricular, sobrecarga ventricular esquerda, ritmo de marca-passo ou fibrilação/*flutter* atrial e sinais de ação digitálica).

Na sala de emergência o TE é bastante útil para auxiliar no diagnóstico diferencial de dor torácica ou sintomas atípicos naqueles pacientes em que se considera a possibilidade de DAC. No protocolo mais utilizado, o TE é feito após um período de 6 a 12 horas de observação, com dosagens enzimáticas e eletrocardiogramas seriados. Nesse contexto, quando apresenta resultado negativo para isquemia miocárdica, os estudos mostraram desde nenhum evento nos seguimentos de 1 ou 5 meses após a alta da sala de emergência até taxa de eventos < 1% em 30 dias.

Nos indivíduos assintomáticos o TE tem sua importância em determinadas situações. Assim, naqueles que possuem escore de Framingham considerado de alto risco ou que tenham história familiar prematura para DAC, o TE é considerado de grande auxílio diagnóstico. Também é bastante útil em pacientes com hipertensão arterial ou que tenham mais de um fator de risco para DAC.

Na insuficiência cardíaca (IC), pode ser utilizado para diagnóstico de DAC naqueles casos de etiologia indefinida. Entretanto, cabe ressaltar que o paciente deve estar compensado no momento do exame e que medicamentos, bem como alterações eletrocardiográficas de base podem afetar o poder diagnóstico do método.

No sexo feminino o TE convencional é considerado a primeira escolha como método diagnóstico. Apesar do infradesnível do segmento ST ao exercício ser considerado de menor acurácia em mulheres, a sensibilidade e especificidade desse critério para o diagnóstico de DAC significativa são estimadas em 61 e 70%, respectivamente. Esses valores são menores, porém não significativamente diferentes da sensibilidade e especificidade gerais reportadas para o TE, estimadas em 68 e 77%, respectivamente.

DIAGNÓSTICO E ELUCIDAÇÃO DE SINTOMAS RELACIONADOS ÀS ARRITMIAS

O TE é fundamental para o diagnóstico de arritmias que ocorrem no exercício ou imediatamente após. Desse modo, indivíduos que apresentem síncope, pré-síncope, mal-estar ou palidez súbitos ao esforço devem ter um TE na investigação. O mesmo ocorre em assintomáticos que tiveram qualquer arritmia detectada ou suspeitada ao esforço.

Na suspeita clínica da taquicardia ventricular catecolaminérgica familiar o TE é especialmente indispensável. Enquanto que a intensidade do esforço das atividades diárias estudadas pela eletrocardiografia dinâmica (*holter*/24 horas) é, em geral, baixa a moderada, no TE é possível atingir uma intensidade alta. Então, as concentrações extremamente elevadas de catecolaminas circulantes atingidas no esforço máximo tornam esse método de melhor acurácia para o diagnóstico dessa arritmia potencialmente letal.

O TE também é bastante útil no estudo de indivíduos com bradicardia significativa em repouso. Nesses casos, a indução de arritmias ventriculares, incompetência cronotrópica e reprodução de sintomas ao esforço auxiliam no diagnóstico da doença do nó sinusal ou outras bradiarritmias.

IMPORTÂNCIA DO TESTE ERGOMÉTRICO COMO MÉTODO DE AVALIAÇÃO FUNCIONAL, TERAPÊUTICA E PARA PRESCRIÇÃO DE EXERCÍCIO

TESTE ERGOMÉTRICO NA AVALIAÇÃO FUNCIONAL

Nas doenças orovalvares, uma das grandes questões é a definição do momento cirúrgico. Nos doentes sintomáticos, essa definição pode ser simples, porém,

naqueles com sintomas atípicos ou que se limitam naturalmente pela doença, o TE pode ser bastante útil. Classicamente, o método é indicado na avaliação objetiva da classe funcional dos pacientes com insuficiência aórtica e sintomas atípicos ao esforço. Entretanto, é também de grande auxílio nos indivíduos com estenose aórtica moderada a severa em que se tem dúvida quanto aos sintomas, bem como na estenose mitral, quando há divergências entre os sintomas apresentados e os dados do ecocardiograma.

A classificação da New York Heart Association permite a avaliação funcional da insuficiência cardíaca, apesar da baixa reprodutibilidade. O TE, por ser um método de avaliação altamente reprodutível e objetiva da capacidade funcional (CF), é de grande importância nessa síndrome. Quando associado à análise de gases expirados, ou teste cardiopulmonar de exercício, é um exame indispensável no auxílio da seleção de pacientes para o transplante cardíaco.

Em pacientes selecionados, também é muito importante para a adequação de biosensores de marca-passo às atividades físicas. E ainda, é bastante útil na avaliação funcional nas cardiopatias congênitas e no bloqueio AV total congênito, bem como nos portadores de doença arterial oclusiva periférica.

TESTE ERGOMÉTRICO NA AVALIAÇÃO TERAPÊUTICA

O TE pode ter grande valia nas seguintes condições:
- avaliação de terapêutica farmacológica anti--anginosa;
- avaliação de medicamentos anti-arrítmicos naquelas arritmias reprodutíveis ao esforço. Especialmente indicado após o início de betabloqueadores na taquicardia ventricular catecolaminérgica familiar, assim como no tratamento de outras arritmias ventriculares complexas naqueles pacientes com alterações cardíacas estruturais. Cabe ressaltar que o TE tem utilidade bastante limitada na avaliação rotineira de terapia farmacológica ou invasiva de arritmias pouco reprodutíveis ao exercício;
- avaliação objetiva da melhora funcional no tratamento farmacológico ou por dispositivos implantáveis na insuficiência cardíaca.

TESTE ERGOMÉTRICO NA PRESCRIÇÃO DE EXERCÍCIO

Especialmente útil em portadores de doenças cardiovasculares, nos quais as respostas clínica, hemodinâmica, eletrocardiográfica e da frequência cardíaca devem ser levadas em consideração. Em centros de reabilitação é um método fundamental para determinação da capacidade funcional útil e da frequência cardíaca de treino.

Em atletas aparentemente hígidos ainda pode ser indicado para a determinação da intensidade segura de treino e para se afastar condições de risco ao esforço.

IMPORTÂNCIA DO TESTE ERGOMÉTRICO NA AVALIAÇÃO PROGNÓSTICA

Serão abordadas as seguintes variáveis prognósticas do TE:

- capacidade funcional;
- curvas de frequência cardíaca durante e após o exercício;
- comportamento da pressão arterial (PA);
- arritmias induzidas pelo esforço.

Em indivíduos com DAC conhecida ou suspeitada pelo histórico clínico, certamente que outras variáveis obtidas pelo TE, como angina limitante ao exercício, alterações de segmento ST e indução de bloqueio de ramo esquerdo, também possuem valor prognóstico, porém, não serão aqui detalhadas.

CAPACIDADE FUNCIONAL

Variável considerada entre as melhores preditoras de prognóstico e que vem sendo estudada há mais de três décadas. Já se foi demonstrado seu valor independente para eventos maiores cardiovasculares e morte por todas as causas em diversos cenários, desde grupos de indivíduos hígidos e assintomáticos ou pacientes submetidos ao TE para investigação de sintomas, até coortes com cardiopatia estrutural definida. De modo a ilustrar o impacto dessa variável, citamos o estudo de Myers et al., que seguiram de modo prospectivo 6.213 homens submetidos ao TE para investigação de sintomas, sendo divididos em dois grupos: 51% tinham TE anormal e/ou doença cardiovascular conhecida e 49% com TE normal e sem qualquer doença cardiovascular. Após ajuste para idade, a capacidade funcional (CF) foi o mais forte preditor de morte por todas as causas em ambos os grupos, bem como se mostrou variável independente da história prévia de diabetes, dislipidemia, tabagismo, obesidade e doença pulmonar obstrutiva crônica (DPOC).

Também outro clássico estudo prospectivo, com 2.994 mulheres hígidas e assintomáticas submetidas ao TE, a CF foi preditor independente de morte cardiovascular (HR 2,04; IC95% 1,29-3,25) e por todas as causas (HR 1,73; IC95% 1,35-2,22). No seguimento prospectivo de 2.089 homens voluntários, com ou sem doença cardiovascular, Hassan et al. demonstraram que para cada 1 MET de incremento na CF houve redução de 7% de infarto não fatal, 6% de acidente vascular cerebral (AVC) não fatal e 16% de insuficiência cardíaca. Com um grande grupo de 43.356 indivíduos (21% mulheres) sem qualquer doença cardiovascular seguidos prospectivamente por uma média de 14,5 anos, Artero et al. mostraram a CF como variável independente de morte cardiovascular e por todas as causas. E ainda outros importantes trabalhos conduzidos de modo prospectivo ajudaram a corroborar o impacto dessa variável na mortalidade.

CURVAS DE FREQUÊNCIA CARDÍACA DURANTE E APÓS O EXERCÍCIO

Ao lado da capacidade funcional, a análise da FC é outra preditora de mortalidade, sendo consideradas as duas principais variáveis prognósticas obtidas no TE. A incompetência cronotrópica ao esforço, definida como a incapacidade de atingir ao menos 85% da FC máxima predita para a idade, bem como a recuperação lenta da FC após o esforço, são os componentes mais estudados.

Dentre os importantes estudos prospectivos, destaca-se o conduzido por Kokkinos et al., que acompanharam 5.974 homens com ou sem doença cardiovascular conhecida. Mostraram que a recuperação lenta da FC enquanto o paciente caminhava lentamente sobre a esteira (aqui definida como uma queda < 14 bpm no segundo minuto após o esforço em relação à FC do pico) esteve relacionada ao risco relativo ajustado de morte por todas as causas de 2,4 (IC95% 1,6-3,5). Se essa variável ainda estivesse somada com baixa capacidade funcional (< 6 MET), o risco relativo aumentava para 6,9 (IC95% 4,6-10,3). No seguimento de 2.994 mulheres sadias também foi encontrado valor prognóstico independente na mortalidade cardiovascular e por todas as causas nos grupos com incompetência cronotrópica ou recuperação lenta da FC (queda < 22 bpm no segundo minuto com a paciente sentada). Outro estudo que merece menção objetivou avaliar o impacto da recuperação lenta da FC na mortalidade por todas as causas. Os autores seguiram 6.546 indivíduos sem doença cardiovascular diagnosticada, sendo 58% homens. Em análise multivariada, a recuperação lenta da FC (< 12 bpm no primeiro minuto da recuperação ativa) teve impacto independente, de modo que cada 1 bpm abaixo desse valor de corte conferia um aumento de 5% no desfecho estudado (IC95% 1,03-1,07).

COMPORTAMENTO DA PRESSÃO ARTERIAL

As evidências existentes sobre essa variável e seu impacto na mortalidade são divergentes, dependendo, por vezes, das condições clínicas do grupo estudado. Alguns dos grandes estudos encontrados são:

- o comportamento deprimido da PA sistólica ao esforço foi analisado por revisão sistemática com metanálise de 19 estudos, com um total de 45.895 pacientes incluídos. Foi associado com um risco aumentado de eventos cardiovasculares fatais e não fatais, bem como morte por todas as causas (HR 2,01; IC95% 1,59-2,53). Porém, a grande maioria dos pacientes estudados tinham alguma doença cardiovascular;
- em pacientes com DAC diagnosticada ou suspeitada, o comportamento exacerbado da PA sistólica ao esforço (incremento ≥ 80 mmHg em relação ao repouso) esteve associado ao menor risco de eventos cardiovasculares maiores e morte por

todas as causas. A análise de regressão de Cox mostrou redução significativa de mortalidade total (HR 0,73; IC95% 0,59-0,91) e de eventos cardiovasculares (HR 0,69; IC95% 0,56-0,86);

- em pacientes sem DAC conhecida, o comportamento exacerbado da PA sistólica foi estudado através de revisão sistemática com metanálise. Foram incluídos 12 estudos que englobaram 46.314 participantes. Após ajustes para idade, PA aferida no consultório e fatores de risco cardiovasculares, apenas a PA sistólica aferida no esforço moderado (equivalente ao segundo estágio do protocolo de Bruce) esteve relacionada com aumento de 36% na mortalidade cardiovascular (IC95% 1,02-1,83).

ARRITMIAS INDUZIDAS PELO ESFORÇO

Apesar de vários trabalhos já publicados acerca do valor prognóstico de arritmias induzidas no TE, os resultados são bastante divergentes. Em revisão sistemática publicada em 2005, os autores concluem não haver consenso sobre o impacto de arritmias ventriculares induzidas no TE. Ainda é incerto se o significado clínico dessas arritmias difere de acordo com a presença ou não de doença cardiovascular.

Com relação às arritmias atriais induzidas no esforço, os autores comentam sobre a raridade de evidências publicadas, concluindo que são possivelmente benignas, exceto por uma fraca associação com risco de fibrilação atrial crônica.

CONCLUSÃO

Conforme exposto, conclui-se que as indicações de teste ergométrico tem sido progressivamente ampliadas.

Essa conclusão é possível considerando-se o teste ergométrico como um importante método diagnóstico na identificação de doença arterial coronariana e arritmias. Além disso, deve-se considerar também o seu importante papel na avaliação funcional, terapêutica, para prescrição de exercícios e prognóstico.

BIBLIOGRAFIA CONSULTADA

- Artero, EG; Jackson, AS; Sui, X et al. Longitudinal algorithms to estimate cardiorespiratory fitness: Associations with non fatal cardiovascular disease and disease-specific mortality. J Am Coll Cardiol 2014; 63: 2289.
- Barlow, PA; Otahal, P; Schultz, MG et al. Low exercise blood pressure and risk of cardiovascular events and all-cause mortality: systematic review and meta-analysis. Atherosclerosis 2014; 237: 13.
- Beckerman, J; Wu, T; Jones, S et al. Exercise test-induced arrhythmias. Prog Cardiovasc Dis 2005; 47: 285.
- Bouzas-Mosquera, MC; Bouzas-Mosquera, A e Peteiro, J. Excessive blood pressure increase with exercise and risk of all-cause mortality and cardiac events. Eur J Clin Invest 2016; 46: 833.
- Dhoble, A; Lahr, BD; Allison, TG et al. Cardiopulmonary fitness and heart rate recovery as predictors of mortality in a referral population. J Am Heart Assoc 2014; 3: 1.
- Fletcher, GF; Ades, PA; Kligfield, P et al. Exercise standards for testing and training: a scientific statement from the American Heart Association. Circulation 2013; 128: 873.
- Hassan, K; Nabil, J; Rainer, R et al. Cardiorespiratory fitness and non-fatal cardiovascular events: a population based follow-up study. Am Heart J 2017; 184: 55.
- Kokkinos, P; Myers, J; Doumas, M et al. Heart rate recovery, exercise capacity and mortality risk in male veterans. Eur J Prev Cardiol 2011; 19: 177.
- Meneghelo, RS; Araújo, CGC; Stein, R et al. III Diretrizes da Sociedade Brasileira de Cardiologia sobre Teste Ergométrico. Arq Bras Cardiol 2010; 95: 1.
- Mora, S; Redberg, RF; Cui, Y et al. Ability of exercise testing to predict cardiovascular and all-cause death in asymptomatic women: a 20-year follow-up of the Lipid Research Clinics Prevalence Study. JAMA 2003; 290: 1600.
- Myers, J; Prakash, M; Froelicher, V et al. Exercise capacity and mortality among men referred for exercise testing. N Engl J Med 2002; 346: 793.
- Schultz, MG; Otahal, P; Cleland, VJ et al. Exercise-induced hypertension, cardiovascular events, and mortality in patients undergoing exercise stress testing: a systematic review and meta-analyses. Am J Hypert 2013; 26: 357.

Medicina nuclear
O que ela acrescenta?

6

José Soares Junior

DESTAQUES

- Apresentar a metodologia, a interpretação e as indicações da cintilografia de perfusão miocárdica.
- Descrever os exames nucleares como a metodologia PET-CT e FDG,bem como suas indicações para avaliação de condições cardiológicas

INTRODUÇÃO

Nunca se falou tanto em isquemia na literatura cardiológica relacionada à doença arterial coronariana. É inegável o foco atual na importância da detecção de isquemia, e o paradigma anatômico, seja da detecção de lesões obstrutivas na cineangiocoronariografia ou de placas à angiotomografia de artérias coronárias, vem gradativamente mudando da detecção de DAC em favor de parâmetros relacionados aos desfechos clínicos, os quais se relacionam mais diretamente a parâmetros de avaliação funcional da DAC. Constituem lições de *trials* recentes:

- a isquemia miocárdica não se relaciona linearmente com o grau de estenose e representa um importante preditor prognóstico independente;
- a identificação de lesões culpadas(lesões que causam isquemia) deveria ser mandatória para guiar corretamente as estratégias de revascularização;
- a evolução da revascularização é melhor quando a isquemia é detectada e efetivamente tratada, enquanto, não há benefícios concretos quando apenas a presença de estenose guia a indicação cirúrgica sem estar combinada com testes funcionais. Paralelamente, extensa validação clínica aliada a inovações tecnológicas tornaram a cintilografia de perfusão miocárdica o método mais amplamente utilizado e mais bem estabelecido para a detecção de isquemia miocárdica.

Nesse capítulo serão abordadas de forma mais ampla, devido ao papel estabelecido e grande aplicabilidade na prática clínica, as principais aplicações da cintilografia de perfusão miocárdica com gated-SPECT (*single photon emission computed tomography*). Adicionalmente serão abordados outros exames nucleares convencionais utilizados em cardiologia e também discorreremos sobre a metodologia PET/CT (tomografia por emissão de pósitrons acoplada à tomografia computadorizada), técnica nuclear que utiliza isótopos pósitron emissores de meia-vida ultra-curta capazes de avaliar a perfusão miocárdica e função ventricular, viabilidade miocárdica [avaliação *in vivo* do metabolismo de glicose através da utilização da fluorodeoxiglicose marcada com flúor-18 (^{18}F-FDG) e do metabolismo de ácidos graxos utilizando o palmitato marcado com carbono-11 (^{11}C)], além da detecção de processos infecciosos cardíacos, o que vem se tornando uma ferramenta importante na detecção de endocardite valvar e infecção de dispositivos cardíacos eletrônicos implantáveis.

CINTILOGRAFIA DE PERFUSÃO MIOCÁRDICA COM GATED-SPECT

METODOLOGIA E INTERPRETAÇÃO

Utilizada há mais de 4 décadas, a cintilografia de perfusão miocárdica recebeu inovações tecnológicas, como a aquisição tomográfica e a sincronização das imagens de perfusão ao eletrocardiograma, chamada Gated-SPECT, o que permite avaliar simultaneamente a perfusão e a função ventricular ao estresse e em repouso. O exame é baseado na injeção venosa de uma substância radioativa (radiofármaco) que apresenta captação miocárdica proporcional ao fluxo sanguíneo regional no momento da administração, seja na condição de repouso ou na vigência de diferentes tipos de estresse cardiovascular. A imagem cintilográfica é obtida na câmara de cintilação, que, atualmente, sempre adquire as imagens de modo tomográfico e é denominada de SPECT. O radiofármaco mais amplamente utilizado é o sestamibi marcado com tecnécio (99mTc-Sestamibi ou MIBI), embora existam outros radiofármacos marcados com tecnécio-99m como o tetrofosmin. O tálio (cloreto de tálio-201) apresenta qualidade de imagem inferior e discreta superioridade na avaliação de viabilidade miocárdica, embora seu uso atualmente seja preterido em relação ao MIBI pela sua maior exposição radioativa. Graças à melhoria nos equipamentos e ao desenvolvimento de novos *softwares* de aquisição e processamento, é possível reduzir drasticamente a dose de radiofármaco administrada com consequente redução significativa na exposição radioativa.

Os radiofármacos espelham a perfusão miocárdica do momento da administração e para avaliação de isquemia miocárdica é necessário a comparação das imagens em duas condições: basal (repouso) e ao estresse. A redução da perfusão, ou seja, isquemia miocárdica, pode ocorrer quando o coração é exposto a uma sobrecarga de trabalho, ou seja, a um estresse. A cintilografia de perfusão miocárdica tem como um dos pontos favoráveis a possibilidade de ser realizada com diferentes tipos de estresse cardiovascular. Isso porque, basta injetar o radiofármaco no pico de ação do estresse e as imagens somente serão adquiridas posteriormente cerca de 30 a 40 minutos após. Os estresses mais utilizados são: teste ergométrico, os estresses farmacológicos com dipiridamol, adenosina e dobutamina. O teste ergométrico (estresse físico) costuma ser a primeira escolha no estudo de perfusão miocárdica por ser o mais fisiológico e seguro. Vários protocolos (Ellestad, Bruce, Bruce modificado, etc.) podem ser utilizados, mas o mais importante é que a injeção do radiofármaco seja feita com frequência cardíaca ≥ 85% da frequência cardíaca (FC) preconizada para a idade de paciente (FC submáxima). As contraindicações absolutas e relativas para a realização do estresse físico associado à cintilografia são as mesmas do teste ergométrico convencional.

A adenosina e dipiridamol (vasodilatação indireta) são potentes vasodilatadores arteriolares que provocam aumento de 3 a 5 vezes no fluxo coronário. Segmentos miocárdicos perfundidos por artérias estenóticas apresentam resposta hiperêmica diminuída em relação a segmentos normais, demonstrando assim a heterogeneidade na perfusão (hipocaptação do radiofármaco nos segmentos hipoperfundidos). É importante ressaltar que as alterações eletrocardiográficas do segmento ST não necessariamente se relacionam com a presença de doença coronária. O uso de estresse farmacológico com dipiridamol e adenosina é bastante comum, pois muitos pacientes não podem ser submetidos ao teste ergométrico. O estresse com dipiridamol ou adenosina é também a modalidade de escolha em pacientes com bloqueio de ramo esquerdo e em pacientes com objetivo diagnóstico que não podem suspender a medicação cardiológica. Ressalta-se que a sensibilidade e especificidade da cintilografia de perfusão miocárdica é semelhante entre os diferentes tipos de estresse e que infarto ou morte são extremamente raros.

O teste farmacológico com dipiridamol ou adenosina está contraindicado em pacientes com asma brônquica, bloqueio atrioventricular de segundo e terceiro graus, doença do nó atrioventricular, estenose significativa e bilateral de carótidas, pressão arterial sistólica < 90 mmHg, alergia a droga, síndrome coronariana aguda (< 24 horas) e bradicardia sinusal com FC abaixo de 40 bpm (contra-indicação relativa).

A ação do dipiridamol e da adenosina é neutralizada pela aminofilina e pela cafeína, assim é imprescindível interrupção do uso de aminofilina e derivados das xantinas, do próprio dipiridamol, bem como de alimentos que contenham cafeína por no mínimo 24 horas antes do exame.

O estresse farmacológico com dobutamina está indicado em pacientes que não podem se submeter ao exercício e apresentam contraindicação ao estudo com dipiridamol ou adenosina.

As imagens adquiridas são sincronizadas ao ECG nas fases de estresse e repouso e são obtidos cortes tomográficos dos três planos cardíacos (eixo menor, eixo longo horizontal e eixo longo vertical) que dispostos em uma sequência correspondente ao estresse e uma ao repouso.

Interpretação das imagens

Estudo normal: perfusão de estresse e repouso sem defeitos perfusionais, função do VE preservada e sem alterações significativas do estresse em relação ao repouso (Figura 6.1).

Isquemia estresse induzida (hipocaptação transitória): quando há redução da perfusão em regiões miocárdicas somente ao estresse, com repouso normal (Figura 6.2).

A quantificação da extensão e localização da isquemia são dados importantíssimos e são obtidos por meio de escores (intensidade da hipoperfusão) determinados em cada segmento miocárdico e somados, fornecendo a porcentagem do VE que sofreu isquemia estresse induzida, ou seja, a carga isquêmica. A queda da FEVE durante estresse, alterações da motilidade regional estresse induzidas (atordoamento pós-estresse), o aumento da cavidade do VE estresse induzida (TID - *transiente ischemic dilation*) constituem achados adicionais e estão relacionados a pior prognóstico, tendo valor prognóstico adicional às imagens de perfusão.

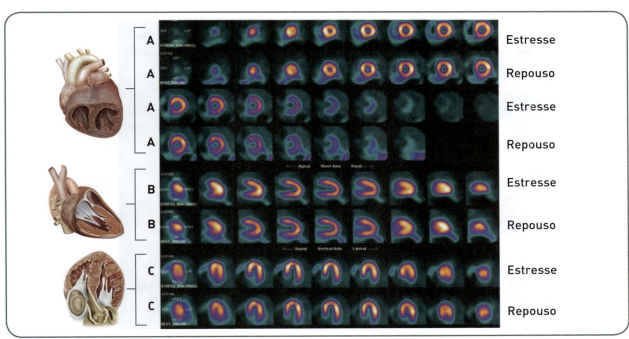

Figura 6.1. Cintilografia de perfusão miocárdica normal. Cortes tomográficos obtidos nas condições de estresse e repouso, nos planos: eixo menor (A), eixo longo vertical (B) e eixo longo horizontal (C). Nota-se distribuição homogênea do radiofármaco nas paredes do VE, sem defeitos perfusionais, nas condições de estresse e repouso.

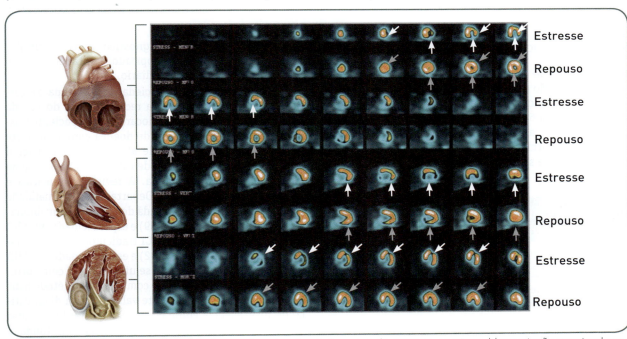

Figura 6.2. Isquemia estresse induzida de grande extensão. As imagens de estresse mostram hipocaptação acentuada nas paredes lateral (segmento apical), antero lateral (segmento médio), inferior (segmentos apical, médio e basal), inferolateral (segmentos médio e basal) e inferoseptal (segmento basal). Setas brancas: as imagens de repouso não evidenciam defeitos perfusionais nas paredes hipoperfundidas ao estresse. Setas cinzas: o achado cintilográfico revela isquemia estresse induzida de grande extensão envolvendo pelo menos 2 territórios arteriais.

No caso de uma redução da perfusão ao estresse e ao repouso, essa região é diagnosticada como área de hipocaptação persistente e reflete uma área de perda muscular, que pode corresponder à fibrose miocárdica (Figura 6.3).

Como mencionado, a motilidade e o espessamento miocárdicos são avaliados através do Gated-SPECT. Vários parâmetros funcionais como a fração de ejeção do ventrículo esquerdo (FEVE), volumes diastólico e sistólico, índice de dilatação transitória da cavidade ventricular (TID), relação coração/pulmão (LHR), são aferidos e constituem dados importantes que vão se somar à perfusão na avaliação do prognóstico e estratificação de risco.

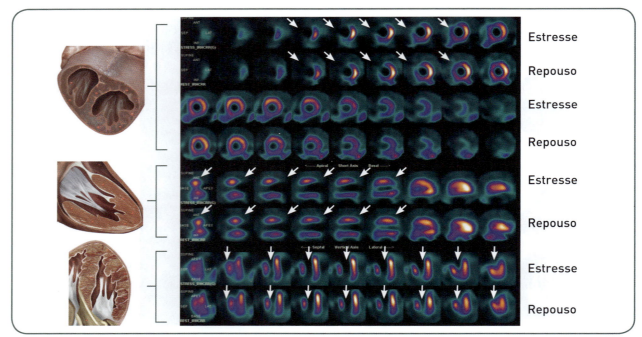

Figura 6.3. Padrão cintilográfico de hipocaptação persistente (fibrose). As imagens de estresse mostram captação do radiofármaco ausente nas paredes apical, anterior (segmento médio e apical), septal (segmento apical), inferior (segmento apical) e anterosseptal (segmento médio) do VE (setas). Nas imagens de repouso persistem as mesmas alterações observadas nas imagens de estresse (setas), indicando hipocaptação persistente (perda muscular), sem sinais de isquemia estresse induzida.

Indicações principais

Como método de avaliação funcional da DAC, seu uso está indicado em pacientes que representam todo o espectro da doença aterosclerótica coronariana, sumarizado na tabela 6.1. Segundo as diretrizes norte-americanas de 2012, a cintilografia de perfusão miocárdica (exercício ou farmacológico) é considerada de classe I no diagnóstico e seguimento de pacientes com coronariopatia estável.

Tabela 6.1. Cintilografia de perfusão miocárdica com Gated-SPECT - aplicações principais
Diagnóstico de insuficiência coronariana (presença, localização e extensão da isquemia estresse induzida)
Repercussão isquêmica decorrente de lesão anatômica conhecida (artéria culpada)
Estratificação de risco/prognóstico, que abrange orientar a conduta mais adequada(DAC crônica, pós-IAM, pré-operatório de cirurgia não cardíaca)
Controle terapêutico (pós-cirurgia de revascularização miocárdica, pós-angioplastia/stent, tratamento clínico)
Avaliação da viabilidade miocárdica
Avaliação de dor torácica aguda na sala de emergência
Detecção de cardiomiopatia isquêmica em pacientes com ICC

Sob o ponto de vista diagnóstico, o uso da cintilografia é especialmente apropriado e estabelecido em pacientes com risco intermediário.

Mais recentemente, a Sociedade Americana de Cardiologia Nuclear adicionou a recomendação do uso da cintilografia de perfusão miocárdica em pacientes assintomáticos com alto risco de doença coronária, forte história familiar, diabetes de alto risco, doença renal crônica de alto risco, escore de cálcio > 400 e após uma síndrome coronariana aguda. A revisão sistemática e metánalise de 86 estudos do Departamento de Qualidade em Saúde de Ontário no Canadá demonstrou sensibilidade (95%IC) de 0,87 (0,85–0,89) e especificidade (95%IC) de 0,70 (0,66–0,75) com SPECT tradicional e sensibilidade (95%IC) de 0,87 (0,82–0,92) e especificidade (95%IC) de 0,81 (0,73–0,89) quando se utiliza SPECT com correção de atenuação. A perfusão com SPECT é o método mais disponível e mais amplamente validado para diagnóstico de insuficiência coronariana. É importante ressaltar que atualmente, devido à alta incidência e mortalidade da DAC, busca-se por qualquer sinal de DAC e que, o que os métodos funcionais avaliam é a repercussão funcional de uma eventual lesão coronariana. Por isso, é completamente possível e racional a presença de lesões obstrutivas que não causam isquemia estresse induzida. A propósito, vários estudos na literatura mais recente apontam que mais de 50% dos pacientes com angiotomografia de artérias coronárias **anormal** apresentam cintilografia **normal**, confirmado assim que não há uma relação 1/1 entre aterosclerose e isquemia.

Causas de falso-positivos tomando como referência a presença de obstrução coronariana determinada pela cineangiocoronariografia (obstrução > 50%): espasmo coronário, presença de doença coronariana não obstrutiva, doença de microcirculação, lesão subestimada na angiografia coronária, presença de artefatos técnicos na imagem e na presença de bloqueio de ramo esquerdo.

Em boa parte dos casos a presença de isquemia é verdadeira uma vez que pode ocorrer por diminuição da capacidade vasodilatadora dos vasos epicárdicos, doença microvascular, ou mesmo por disfunção endotelial, de modo que pacientes com cintilografia anormal constituem um grupo de maior risco, independentemente da ausência de lesões à cineangiocoronariografia.

Falso-negativos podem ocorrer devido a estresses cardiovasculares não efetivos e também são descritos na doença multiarterial balanceada. É importante deixar claro que doença multiarterial não é por si só uma causa de falso-negativo da cintilografia de perfusão. Contudo, em algumas situações onde há obstrução coronária balanceada nos vasos principais pode haver uma *isquemia difusa* com distribuição homogênea do radiofármaco nas paredes do VE. Ressalta-se que quando há isquemia extensa envolvendo homogeneamente todos os segmentos do VE, outros achados consequentes são comumente observados à cintilografia, como o aumento da cavidade ventricular esquerda ao estresse, a queda da FEVE ao estresse, alterações da motilidade do VE ao estresse e a presença do radiofármaco nos pulmões. Esses achados são indicativos de isquemia extensa e na presença de perfusão miocárdica homogênea sugerem DAC multiarterial balanceada.

Avaliação de portadores de BRE

A cintilografia miocárdica em portadores de bloqueio de ramo esquerdo (BRE) pode apresentar alterações do tipo hipocaptação persistente ou transitória no território da artéria descendente anterior (septal, anteroseptal, anterior e apical). Essas alterações não se relacionam necessariamente à DAC epicárdica, mas têm implicações prognósticas. O estudo cintilográfico com exercício apresenta falso-positivos para lesões no território da artéria DA da ordem de 35%. Desse modo, a modalidade de estresse preferencial é o teste farmacológico com dipiridamol/adenosina (falso-positivos para isquemia da ordem de 5%). Contudo, a presença de BRE não interfere na interpretação da perfusão dos segmentos irrigados pela artéria circunflexa e coronária direita.

Prognóstico/estratificação de risco

Um dos pontos fortes da cintilografia de perfusão miocárdica é a estratificação de risco, com impacto consolidado na tomada de decisão clínica em pacientes com DAC conhecida, angina estável, pós-IAM, em grupos especiais como diabéticos, mulheres, obesos, idosos e em portadores de insuficiência renal. Como citado anterior-

mente, o paradigma da tomada de decisão na DAC está se deslocando da detecção anatômica de lesões para a avaliação funcional dessas lesões, ou seja, com foco na isquemia estresse induzida. O risco de eventos aumenta exponencialmente com a extensão da isquemia estresse induzida. A literatura é bastante vasta confirmando o valor prognóstico da cintilografia de perfusão miocárdica, sendo que os achados impactam diretamente na decisão clínica de pacientes com DAC conhecida ou suspeitada e o exame tem valor prognóstico incremental em pacientes com risco baixo, intermediário e alto. Dentre os testes para avaliação de risco de eventos adversos a cintilografia apresenta o maior número de dados disponíveis.

O valor prognóstico da cintilografia normal já foi amplamente estabelecido na literatura. O resultado normal de uma cintilografia é indicativo de alta sobrevida e chance de eventos cardíacos ao redor de 1% ao ano, independentemente da presença de angina e até mesmo de doença coronária conhecida. A importância da presença concomitante de fatores de risco em associação com o achado de cintilografia normal com exercício foi analisada e comprovada em seguimento de 12.232 pacientes por um período médio de 11 anos. A taxa de mortalidade anual geral dessa população foi de 0,8% ao ano, entretanto, diante da presença de pelo menos dois fatores de risco como diabete, hipertensão arterial ou tabagismo e baixa capacidade ao exercício (< 6 minutos), a mortalidade anual foi de 1,6 % ao ano. Por outro lado, no grupo que apresentava boa capacidade ao exercício e ausência de fatores de risco, a mortalidade anual foi de 0,2 % ao ano. Outro fator que influencia na sobrevida é a FEVE menor que 45% no Gated-SPECT.

O risco aumenta de 0,8 % ao ano em casos normais para até 10% ao ano em casos com defeitos acentuados (isquemia de grande extensão).

A quantificação da extensão/severidade da isquemia na cintilografia de perfusão miocárdica se baseia na pontuação dos 17 segmentos miocárdicos segundo seu grau de captação onde: o corresponde à captação normal ou alteração não significativa, 1 hipocaptação discreta, 2 hipocaptação moderada, 3 hipocaptação acentuada e 4 ausência de captação. As etapas de estresse e repouso são comparadas, levando-se em consideração a somatória das pontuações das etapas de estresse (SSS - *summed stress score*) e repouso (SRS - *summed rest score*). A diferença entre o SSS e o SRS é denominada de *summed difference score* (SDS), que corresponde à isquemia miocárdica. O volume da alteração perfusional é determinado estabelecendo-se uma relação percentual da alteração de modo que cada unidade de pontuação do SSS e SRS corresponde a 1,47 % de área miocárdica. São consideradas alterações mínimas as que comprometem < 5% do VE, pequenas entre 5 e 9 %, moderadas entre 10 e 19% e grandes ≥ 20 %.

Vários estudos têm demonstrado o benefício de revascularizar pacientes com carga isquêmica ≥ 10%, ao passo que pacientes com carga isquêmica baixa se beneficiam do tratamento clínico. A extensão e severidade da isquemia são parâmetros muito úteis para decidir entre revascularização e tratamento clínico e nesse quesito a medicina nuclear muito acrescenta, de modo amplamente documentada na literatura. Vários estudos mostram que tratar agressivamente (revascularização, *stent*) lesões que não têm repercussão funcional significativa não traz benefício aos pacientes. A presença de isquemia continua ditando a melhor conduta, ou seja, a de maior benefício aos pacientes: em carga isquêmica > 10% procedimentos de revascularização (cir/*stent*) são recomendáveis. Além disso, o aumento do volume do VE ao estresse, a queda da FEVE estresse induzida, alteração da moltilidade regional pós-estresse (atordoamento) constituem achados adicionais preditores de mau prognóstico (Figura 6.4).

Por outro lado, oferecer um exame que se normal garante baixo risco de eventos cardíacos mesmo em pacientes com DAC conhecida, é bastante tranquilizador e permite manter o paciente em tratamento clínico.

Avaliação pós-angioplastia/*stent* e pós-cirurgia de revascularização miocárdica

Um dos preditores mais importantes do benefício após revascularização, ou seja, da sobrevida dos pacientes após revascularização, é a isquemia.

Na avaliação pós-angioplastia, a cintilografia apresenta alto valor preditivo negativo para ocorrência de isquemia e tem potencial para detecção de reestenose. O método também tem aplicações prognósticas, uma vez que o risco de eventos em 2 anos é nulo para estudo normal, e passa para 22,4% em exame isquêmico. Portanto, a cintilografia negativa para isquemia na avaliação tardia de pacientes submetidos à angioplastia é importante preditor de evolução clínica favorável. Um modelo de programação clínica racional e efetiva inclui a avaliação cintilográfica enter 6 a 9 meses após o procedimento mesmo em assintomáticos, pois o exame identifica um grupo de pacientes com alta probabilidade de reestenose no qual está indicada CINE de controle. A indicação da cintilo-

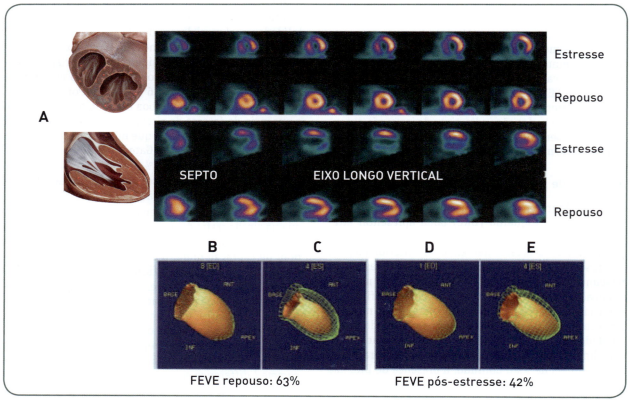

Figura 6.4. Cintilografia de alto risco para eventos cardiovasculares maiores. A) Perfusão miocárdica evidenciando isquemia estresse induzida de grande extensão nas paredes anterosseptal, apical, anterior (segmento apical) e inferior do VE. Observa-se também aumento do volume do VE nas imagens de estresse em relação ao repouso (dilatação transitória da cavidade do VE induzida por estresse); B e C) Gated-SPECT na condição de repouso - imagens da diástole máxima (B) e sístole máxima (C). Nota-se moltilidade das paredes do VE preservada e FEVE normal; D e E) Gated-SPECT ao estresse - imagens da diástole máxima (D) e sístole máxima (E). Observa-se hipomotilidade acentuada das paredes apical e inferior do VE, acompanhada de queda significativa da FEVE em relação ao repouso.

Os achados de hipocaptação transitória (isquemia estresse induzida de grande extensão) + aumento da cavidade do VE estresse induzido + hipomotilidade regional e queda significativa da FEVE ao estresse, são sinais cintilográficos de alto risco para eventos e apontam fortemente que o tratamento cirúrgico é o mais indicado para este paciente.

grafia também é efetiva em pacientes sintomáticos, em qualquer momento depois do procedimento.

Em relação ao emprego da cintilografia em pacientes submetidos à cirurgia de revascularização miocárdica, a mesma está indicada para avaliação de isquemia em pacientes sintomáticos revascularizados há menos de 5 anos e em pacientes revascularizados há mais de 5 anos (mesmo assintomáticos), nos quais se pode avaliar inclusive a viabilidade miocárdica.

VIABILIDADE MIOCÁRDICA

Representa a deficiência da função contrátil que é potencialmente reversível após restauração adequada do fluxo sanguíneo. Classicamente, a pesquisa de viabilidade miocárdica é utilizada para identificar pacientes com doença coronária grave, com perda muscular significativa, e disfunção ventricular, nos quais a revascularização miocárdica resultaria, caso o miocárdio apresente sinais de viabilidade, em melhora da contratilidade ventricular com consequente melhora na sobrevida. Contudo, na prática clínica, abrange um amplo espectro de pacientes que sofreram IAM nos quais a avaliação de isquemia estresse induzida ou mesmo a extensão da perda muscular já seriam suficientes para tomar uma conduta (tratamento clínico ou revascularização).

Assim, classicamente, a pesquisa de viabilidade diz respeito à detecção de miocárdio hibernante, aquele que sob regime de hipoperfusão severa muda seu comportamento metabólico (passa a consumir apenas glicose como fonte energética) e deixa de se contrair, como num estado de hibernação. Para detectar o miocárdio hibernado várias modificações nos protocolos convencionais de medicina nuclear foram sendo estudadas e introduzidas para melhorar a capacidade de detecção destas áreas viáveis. Resumidamente, os protocolos da medicina nuclear convencional com maior potencial para detectar o miocárdio hibernado são os que utilizam tálio-201, pois ficou demonstrado que o mesmo tem maior capacidade de detectar o miocárdio hibernado do que o Sestamibi:

- estresse/redistribuição tardia (tálio-201);
- estresse/redistribuição/REINJEÇÃO (tálio-201);
- repouso/redistribuição tardia (tálio-201).

A imagem de redistribuição deve ser tardia (8 a 72 horas), justamente para permitir com que esse miocárdio agredido, e, portanto, com as funções mais lentas do que o normal, retire o tálio da circulação e o incorpore, o que se traduz em uma melhora da captação do radiofármaco nas imagens tardias, indicativa da presença de hibernação (miocárdio viável). Caso o paciente possa ser submetido a estresse farmacológico, o protocolo com estresse/redistribuição e reinjeção é o mais adequado, pois permite a avaliação de isquemia (nas regiões alvo para pesquisa de viabilidade e também nas demais paredes do VE) e da hibernação através da reinjeção de tálio, que constitui na administração venosa de uma nova dose de tálio em repouso, com aquisição tardia das ima-

gens favorecendo assim a entrada do tálio no suposto músculo hibernado. A oferta sérica adicional de tálio--201(REINJEÇÃO) proporciona a melhora na captação de áreas aparentemente fibróticas, melhorando a acurácia na detecção de áreas viáveis. O estudo completo (estresse, redistribuição e reinjeção) propicia a avaliação de isquemia e viabilidade simultaneamente com alto valor preditivo positivo (80 a 90%), bom valor preditivo negativo (70 a 80%) e boa concordância com a presença de viabilidade ao estudo com PET-FDG.

O padrão-ouro para detecção não invasiva do miocárdio hibernado é a PET/CT com ^{18}F-FDG. O miocárdio hibernado muda seu metabolismo para a utilização apenas de glicose para se manter vivo. As regiões hibernadas consomem glicose e vão apresentar captação de FDG. Para a realização do estudo, compara-se as paredes hipoperfundidas com o metabolismo de glicose: o *mismatch* entre perfusão/metabolismo de glicose, ou seja, áreas hipoperfundidas que apresentam captação de FDG, representa áreas com miocárdio hibernado(viável) com potencial para melhora funcional após revascularização (Figura 6.5).

Até 50% dos pontos com *mismatch* vão apresentar evento cardíaco em 12 meses se não forem submetidos à revascularização, ao passo que a taxa de evento cai a menos de 15% nos pacientes revascularizados. Do mesmo modo, a taxa de mortalidade que é alta em pacientes com *mismatch* submetidos a tratamento clínico (33 a 41 %), cai para 4 a 12 % quando o paciente é revascularizado.

AVALIAÇÃO DE DOR TORÁCICA NA SALA DE EMERGÊNCIA

Como a imagem obtida reflete o momento da injeção dos radiofármacos, se o radiofármaco for administrado na vigência de dor torácica, a imagem adquirida é capaz de demonstrar alterações perfusionais precoces relacionadas ao evento anginoso. Para tanto, é importante que o radiofármaco seja administrado venosamente na vigência de dor torácica ou até 2 horas após término da dor, tolerando-se no máximo até 6 horas após o evento doloroso. Na avaliação de dor torácica em unidades de emergência a sensibilidade do estudo para a detecção de síndrome coronária aguda (SCA) é de cerca de 95% e a especificidade de 71%. O destaque do estudo está no alto valor preditivo negativo (99%) e no potencial para estratificar o risco de eventos cardíacos futuros (97%). O estudo (de repouso, com injeção até 6 horas depois do episódio doloroso) está indicado em pacientes cuja história e o ECG indicam probabilidade baixa ou intermediária de síndrome coronária aguda e em pacientes sem IAM prévio. Pacientes com marca-passso ou com BRE podem ter a interpretação prejudicada.

É importante lembrar o alto valor preditivo negativo da angiotomografia de coronárias nesse cenário. Contudo, a presença de lesões coronárias não indica necessariamente SCA, ou seja, não indica necessariamente que a área irrigada pela artéria com lesão esteja em risco. Ao passo que o defeito perfusional nas imagens de repouso indica que a região está em risco, estabelecendo o diagnóstico de SCA.

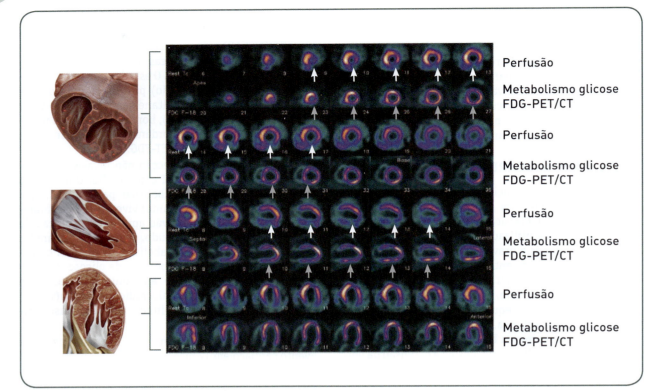

Figura 6.5. Imagens de Perfusão e de Metabolismo de Glicose (FDG-PET/CT) para pesquisa de viabilidade miocárdica: exemplo de hibernação miocárdica.

As imagens de perfusão miocárdica evidenciam hipocaptação acentuada do radiofármaco na parede inferior do VE (setas brancas). O estudo do metabolismo glicolítico realizado após administração de FDG (FDG-PET/CT) mostra metabolismo de glicose presente nas áreas hipoperfundidas(parede inferior do VE - setas cinzas), evidenciando, portanto, *mismatch* perfusão/metabolismo de glicose, achado indicativo de que a parede inferior do VE, encontra-se hibernada e que apresenta potencial para recuperação funcional após revascularização.

Em pacientes com perfusão miocárdica normal (injeção do radiofármaco na vigência da dor ou até no máximo 6 horas após o episódio doloroso) e/ou com marcadores negativos é possível prosseguir com a realização da cintilografia associada a estresse a fim de definir a presença de doença coronariana crônica e estratificar o risco.

Avaliação cintilográfica do sistema nervoso simpático cardíaco

A metaiodobenzilguanidina, um análogo da guanetidina, é marcada com iodo-123 (elemento mais usado) ou iodo-131 (MIBG) e vem sendo utilizada para avaliação do sistema simpático cardíaco por apresentar comportamento semelhante à NE em relação à sua captação cardíaca. Para a realização de exames da atividade cardíaca simpática são realizadas imagens 15 minutos (precoce) e 3 a 4 horas (tardia) após a administração, podendo ser realizadas imagens na incidência anterior de tórax ou tomográficas (SPECT). Vários parâmetros quantitativos podem ser obtidos para medir a atividade simpática cardíaca a partir do MIBG, e o mais utilizado é a relação coração/mediastino (C/M) nas imagens precoces e tardias. Considera-se normal um valor de valores de C/M acima de 1,8.

A captação de MIBG cardíaca já foi estudada em várias situações clínicas. Está diminuída na IC, diabete, hipertensão arterial, obesidade, síndrome da apneia do sono, etc . O grau de diminuição se relaciona à gravidade e duração da doença e é forte preditor de morte cardíaca. Um estudo multicêntrico grande (ADMIRE-HF) mostrou que pacientes com ICC e relação C/M abaixo de 1,6 têm probabilidade maior de ter morte cardíaca. A avaliação da função simpática cardíaca na IC fornece, portanto, informações importantes relativas ao risco e sobrevida permitindo melhor manejo terapêutico e consequente melhora do prognóstico.

Como indicações adicionais, inclusive com grandes perspectivas de utilização clínica, está seu uso nas arritmias onde pode-se detectar e mensurar áreas denervadas e consequentemente observar eventual melhora após tratamentos específicos (ablações, implantação de DCEIs, dentre outros). Além disso, a cardiotoxicidade relacionada à quimioterapia pode ser avaliada através do grau de comprometimento da atividade simpática cardíaca. A MIBG evidencia alterações no sistema nervoso cardíaco antes que anormalidades irreversíveis tenham se estabelecido.

Avaliação da função ventricular através da ventriculografia radioisotópica (VR)

A VR (*equilibrium multi gated radionuclide ventriculography– muga* ou *gated*) é realizada após a marcação de hemácias com 99 mTc-pertecnetato, adquirindo-se imagens da área cardíaca durante alguns minutos, obtendo-se um ciclo cardíaco que representa a média de algumas centenas de ciclos cardíacos adquiridos. A aquisição é sincronizada ao ECG e a informação é armazenada dividindo-se o ciclo cardíaco em 16 a 32 partes sequenciais de tal forma que se pode reconstruir uma imagem cinemática (um filme) da função ventricular. Uma vantagem importante desse método é que os dados quantitativos obtidos independem da geometria ventricular e apresentam alta precisão e reprodutibilidade podendo ser utilizada em situações onde avaliações precisas e seriadas da função ventricular são necessárias.

As aplicações clínicas da VR englobam todas as condições em que há necessidade de avaliação da função ventricular, inclusive do VD. Atualmente, ela tem sido mais utilizada na avaliação funcional de portadores de cardiopatias congênitas, cardiotoxicidade a quimioterápicos, pré-transplante cardíaco, situações onde a análise precisa da FEVE é fundamental para o acompanhamento clínico (Figura 6.6).

PET-CT: Tomografia por Emissão de Pósitrons em Cardiologia

Há vários radiotraçadores emissores de pósitrons utilizados na avaliação de diferentes processos fisiológicos do coração. O equipamento PET/CT, onde as imagens são adquiridas, consiste em um tomógrafo por emissão de pósitrons acoplado a uma tomógrafo computadorizado multislice, o que permite a aquisição simultânea de imagens funcionais (PET) e anatômicas (TC). As imagens obtidas em PET/CT têm melhor qualidade do que as obtidas em SPECT e permitem aquisições dinâmicas possibilitando quantificações funcionais absolutas. Vamos discorrer suscintamente sobre o uso dos traçadores de perfusão/fluxo sanguíneo na DAC (rubídio-82) e as aplicações dos traçadores de metabolismo (^{18}F-FDG) na avaliação de processos infecciosos cardiovasculares.

Aplicações do rubídio-82 PET/CT na DAC

A perfusão miocárdica com Rb-82, realizada sob estresse farmacológico com dipiridamosl e em repouso em equipamento PET/CT, permite o diagnóstico, localização e a quantificação da severidade das estenoses coronarianas (isquemia estresse induzida) assim como a quantificação absoluta do fluxo sanguíneo miocárdico

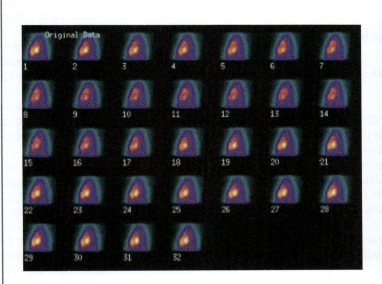 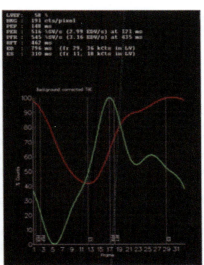

Figura 6.6. Ventriculografia radioisotópica: *gated-blood-pool*. Ventriculografia radioisotópica de paciente submetido à ressecção de banda anômala do VD e fechamento de CIV. A) magens do *pool* sanguíneo sincronizadas ao ECG, obtidas após marcação das hemácias com 99 mTc, cujo ciclo cardíaco foi dividido em 32 frames (diástole máxima – seta amarela, sístole máxima - seta vermelha). Nota-se aumento discreto do volume do VD, com cinética preservada (FEVD = 51%); VE de volume e cimética preservados (FEVE = 58%); B) curva de volume do VE (em vermelho) e derivada da curva de volume do VE (em verde), de onde são obtidos os dados quantitativos relativos à função ventricular.

global e regional em mL/min/g de tecido. A partir da quantificação do fluxo sanguíneo miocárdico em repouso e sob estresse farmacológico, obtém-se a medida da reserva coronariana (RC), que é a relação entre o fluxo sanguíneo de estresse/fluxo sanguíneo de repouso. Admite-se RC normal ≥ 2.

As medidas absolutas do fluxo sanguíneo miocárdico e reserva coronariana através do PET/CT são medidas não invasivas que permitem a quantificação do fluxo sanguíneo miocárdico máximo em todos os territórios e subterritórios coronarianos simultaneamente. São medidas quantitativas que integram os efeitos hemodinâmicos da estenose coronária epicárdica, da aterosclerose difusa, da disfunção microvascular. Sua aplicação na DAC é bastante abrangente, incluindo a detecção subclínica de DAC, reestratificação do risco (inclusive em pacientes com defeitos perfusionais à cintilografia de perfusão miocárdica), orientação da conduta mais adequada e avaliação mais precisa dos resultados de tratamento clínico e cirúrgico. A introdução das medidas de fluxo sanguíneo máximo e reserva coronariana na prática clínica constitui um grande avanço na cardiologia pois melhoram o diagnóstico de isquemia. Infelizmente, não dispomos de traçadores de perfusão PET no Brasil. O Serviço de Medicina Nuclear do Instituto do Coração do Hospital das Clínicas da Faculdade de Medicina da Universidade de São Paulo (InCor-HCFMUSP) teve a oportunidade de utilizar o Rb-82 como protocolo de pesquisa e já tem inclusive alguns dados publicados. Ressalta-se que o Rb-82 é produzido em gerador e tem meia-vida física de 76 segundos, o que permite a redução do tempo de estudo estresse e repouso para apenas 30 minutos, com a vantagem adicional de dosimetria muito baixa.

FDG-PET/CT NA DETECÇÃO DE PROCESSOS INFECCIOSOS CARDÍACOS

O exame com FDG (flúor-deoxi-glicose)-PET/CT tem grande aplicação no diagnóstico de processos inflamatórios/infecciosos cardiovasculares e está cada vez mais difundido, principalmente na detecção de focos infecciosos em próteses valvares (endocardites), infecções de dispositivos cardíacos eletrônicos implantáveis (DCEI) e infecções de próteses vasculares. As principais aplicações do exame se encontram na tabela 6.2.

É importante salientar que para a avaliação de endocardite através de FDG-PET-CT é necessário inibir o metabolismo miocárdico de glicose, o que requer a realização de uma dieta pobre em carboidratos e rica em gorduras na véspera do exame. A não captação de glicose pelo miocárdio, obtida através da realização da dieta descrita, favorece a interpretação de áreas com processo inflamatório/infeccioso em topografia valvar ou no trajeto de cabo-eletrodos de dispositivos cardíacos eletrônicos implantáveis.

Tabela 6.2. Principais aplicações do FDG-PET/CT para pesquisa de processo infeccioso cardiovascular
Endocardite infecciosa de difícil diagnóstico devido à ecocardiografia negativa ou inconclusiva e/ou hemoculturas negativas
Bacteremia de origem desconhecida em pacientes com dispositivos eletrônicos implantados ou com forte suspeita de endocardite infecciosa
Detecção precoce e avaliação de eventos embólicos e infecção metastática em casos de endocardite infecciosa
Decisão da necessidade de extração de implantes relacionadas à infecção
Monitoramento da terapia em endocardite infecciosa ou implantes cardíacos
Suspeita de infecção de próteses vasculares

Endocardite valvar

Os dados da *performance* do FDG-PET/CT são bastante favoráveis quando se trata da avaliação de endocardite infecciosa (EI) em prótese valvar, cujo diagnóstico clínico é difícil e se baseia nos critérios de Duke modificados. Considerando-se que em cerca de 10 a 20% dos casos os resultados das hemoculturas são inconclusivos, que o ECO pode ser negativo ou inconclusivo em cerca de 30% dos casos – ressaltando que nem toda vegetação está infectada, na prática, temos uma alta percentagem de casos suspeitos de EI não confirmados e que podem se beneficiar da realização do PET/CT.

O exame é considerado positivo para endocardite quando existem áreas focais hipermetabólicas no anel da prótese valvar. Embora a presença de áreas focais hipercaptantes seja indicativa de EI em atividade, valoriza-se como positivo as áreas focais com intensidade de captação pelo menos moderada, ou seja, aquelas com SUV (*standard uptake value*, que é uma medida quantitativa da captação de FDG) ≥ 3,5 (Figura 6.7).

Alguns trabalhos bem conduzidos apontam que valores médios de SUV > 3,5 corresponderam à EI definida e demonstram que a inclusão dos resultados da PET/CT com ^{18}F–FDG na avaliação desses pacientes aumentou a sensibilidade dos critérios de Duke modificados de 70% (sem PET) para 97% (com PET); diminuiu os casos de endocardite de prótese valvar possível de 40 (56%) para 23 (32%), sem perder a especificidade. Com base em resultados desse e de outros estudos, alguns grupos recomendam fortemente a inclusão do exame PET/CT com ^{18}F–FDG nos critérios de Duke modificados. Além disso, o exame PET/CT avalia o corpo inteiro e pode-se detectar focos de infecção à distância (êmbolos sépticos), bem como outras áreas eventualmente infectadas e que podem ser a causa do quadro infeccioso.

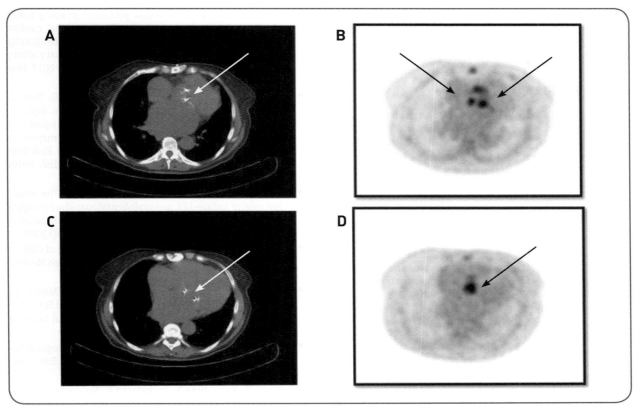

Figura 6.7. FDG-PET/CT em endocardite infecciosa. Exame PET/CT para avaliação de endocardite infecciosa em paciente portadora de prótese biológica valvar Aórtica e Mitral. A e C) imagens tomográficas no corte transverso dc tórax, onde se evidenciam as próteses valvares aórtica – seta (A) e mitral- seta (C); B e D) imagens PET evidenciam áreas focais hipermetabólicas no anel da prótese aórtica- setas (B) e mitral-seta (D). Essas áreas hipermetabólicas apresentam intensa atividade glicolítica com SUV máx.: 6,8 na prótese valvar aórtica e 7,6 na prótese valvar mitral, e indicam presença de endocardite ativa no anel de ambas as próteses valvares.

Dados preliminares de trabalho desenvolvido no InCor-HCFMUSP, mostraram que em 221 pacientes com prótese valvar e suspeita de EI, o desempenho da PET/CT na detecção de endocardite foi: sensibilidade (96,7%), especificidade (83,3%), valor preditivo positivo (90%), valor preditivo negativo (93%) e acurácia (92%).

Infecção de DCEI

Processos infecciosos relacionados aos dispositivos cardíacos eletrônicos implantáveis (DCEI) são complicações graves e de difícil tratamento. Estudos recentes têm demonstrado que a adição da ^{18}F-FDG-PET/CT aos critérios de Duke modificados aumenta a acurácia diagnóstica de infecção relacionada ao DCEI. No diagnóstico de infecção da loja e cabo-eletrodos, o exame auxilia na localização do(s) foco(s), avaliação da extensão do(s) foco(s) e, consequentemente, orienta a estratégia terapêutica (tratamento clínico ou retirada cirúrgica do dispositivo). Os dados da literatura mais recentes são bastante favoráveis e apontam sensibilidade e especificidade elevadas para a detecção de focos infecciosos locais e à distância.

Em estudo realizado no InCor-HCFMUSP e apresentado no XXXIII Congresso Brasileiro de Arritmias Cardíacas de Porto Alegre, em novembro de 2016, no qual foram incluídos 45 pacientes com suspeita de infecção no DCEI, de acordo com o diagnóstico final, a sensibilidade, especificidade, valor preditivo positivo e negativo preditivo da PET-CT foi de 75%, 83%, 75% e 83%, respectivamente. A PET-CT excluiu o diagnóstico de infecção relacionada ao DCEI em 51% dos pacientes e identificou diagnósticos diferenciais. Os autores concluíram que a utilização da PET-CT com ^{18}F-FDG teve papel importante no diagnóstico de infecções relacionadas ao DCEI por auxiliar a confirmação diagnóstica ou identificar outros diagnósticos. Esses resultados iniciais apoiam a adição desse exame na avaliação de pacientes com suspeita de infecção relacionada ao DCEI.

CONCLUSÃO

Conforme apresentado nesse capítulo, podemos concluir que a cardiologia nuclear envolve métodos de análise da estrutura e funcionamento do coração a partir do uso de isótopos radioativos. Uma das principais aplicações dos exames de medicina nuclear na cardiologia é a avaliação da doença arterial coronária, que fornece informações importantes referentes à análise funcional e fisiológica dessa doença, incluindo avaliação de isquemia e viabilidade, através da cintilografia de perfusão miocárdica com Gated-SPECT. Outras importantes aplicações do método incluem a avaliação de processos inflamatórios cardíacos, avaliação da função ventricular, avaliação do sistema nervoso simpático.

BIBLIOGRAFIA CONSULTADA

- Arrighi JA, Dilsizian V. Multimodality imaging for assessment of myocardial viability: nuclear, echocardiography, MR, and CT. Curr Cardiol Rep. 2012 Apr;14(2):234-43. Review.

- Beller GA Quantification of myocardial blood flow withPET: Ready for clinical application. J Nucl Cardiol 2012;19:877-8.

- Carryer DJ, Askew JW, Hodge DO, Miller TD, Gibbons RJ. The timing and impact of follow-up studies after normal stress single-photon emission computed tomography sestamibi studies. Circ Cardiovasc Imaging. 2010 Sep;3(5):520-6.

- Cremer P, Hachamovitch R, Tamarappoo B. Clinical decision making with myocardial perfusion imaging in patients with known or suspected coronary artery disease. Semin Nucl Med 2014;44(4):320-329.

- Fihn SD, Gardin JM, Abrams J, Berra K, Blankenship JC, Dallas AP, et al. ACCF/AHA/ACP/AATS/PCNA/SCAI/STS guideline for the diagnosis and management of patients with stable ischemic heart disease: A report of the American College of Cardiology Foundation/American Heart Association Task Force on Practice Guidelines, and the American College of Physicians, American Association for Thoracic Surgery, Preventive Cardiovascular Nurses Association, Society for Cardiovascular Angiography and Interventions, and Society of Thoracic Surgeons. Circulation 2012;126:e354-471.

- Gewirtz H. Functional versus anatomic imaging of CAD:lessons learned from recent clinical trialsCurr Cardiol Rep 2016;18:4.

- Hachamovitch R, Hayes SW, Friedman JD, Cohen I, Berman DS. Comparison of the short-term survival benefit associated with revascularization compared with medical therapy in patients with no prior coronary artery disease undergoing stress myocardial perfusion single photon emission computed tomography. Circulation 2003;107:2900-7.

- Hachamovitch R; Rozanski A; Shaw LJ; Stone GW; Thompson LEJ; et al Impact of ischaemia and scar on the therapeutic benefit derived from myocardial revascularization vs. medical therapy among patients undergoing stress-rest myocardial perfusion scintigraphy . Eur Heart J 2011: 32(8):1012-24.

- Jaarsma C, Leiner T, Bekkers SC, Crijns HJ, Wildberger JE, Nagel E, Nelemans PJ, Schalla S. Diagnostic performance of noninvasive myocardial perfusion imaging using single-photon emission computed tomography, cardiac magnetic resonance, and positron emission tomography imaging for the detection of obstructive coronary artery disease: a meta-analysis. J Am Coll Cardiol. 2012 May 8;59(19):1719-28.

- Jacobson AF, Senior R, Cerqueira MD, Wong ND, Thomas GS, Lopez VA, et al; ADMIRE-HF Investigators. Myocardial iodine-123 meta-iodobenzylguanidine imaging and cardiac events in heart failure. Results of the prospective ADMIRE-HF (AdreView Myocardial Imaging for Risk Evaluation in Heart Failure) study. J Am Coll Cardiol. 2010; 55(20):2212-21.

- Klein T, Dilsizian V, Cao Q, Chen W, Dickfeld TM. The potential role of iodine-123 metaiodobenzylguanidine imaging for identifying sustained ventricular tachycardia in patients with cardiomyopathy. Curr Cardiol Rep. 2013; 15(5):359.

- Lawal I, Sathekge M. F-18 FDG PET/CT imaging of cardiac and vascular inflammation and infection. British Medical Bulletin 2016; 120:55-74.

- Lortie M, Beanlands RS, Yoshinaga K, Klein R, Dasilva JN, DeKemp RA. Quantification of myocardial blood flow with 82Rb dynamic PET imaging. Eur J Nucl Med Mol Imaging 2007;34:1765—74.

- Medicina Nuclear em Cardiologia : da Metodologia à Clínica/ Editoras Anneliese Fischer Thom, Paola Emanuela Poggio Smanio. - São Paulo: Atheneu 2007.

- Moroi M, Yamashina A, Tsukamoto K, Nishimura T. Coronary revascularization does not decrease cardiac events in patients with stable ischemic heart disease but might do in those who showed moderate to severe ischemia. Int J Cardiol 2012;158(2):246–52.

- Rozanski A, Gransar H, Min JK, Hayes SW, Friedman JD, Thomson LE, Berman DS. Long-term mortality following normal exercise myocardial perfusion SPECT according to coronary disease risk factors. J Nucl Cardiol. 2013 Dec 31

- Saby L, Laas O, Habib G, Cammilleri S, Mancini J, Tessonnier L, Casalta JP, Gouriet F, Riberi A, Avierinos JF, Collart F, Mundler O, Raoult D, Thuny F. Positron emission tomography/computed tomography for diagnosis of prosthetic valve endocarditis: increased valvular 18F--fluorodeoxyglucose uptake as a novel major criterion. J Am Coll Cardiol. 2013 Jun 11;61(23):2374-82

- Shaw LJ, Hage FG, Berman DS, Hachamovitch R, Iskandrian A. Prognosis in the era of comparative effectiveness research: where is nuclear cardiology now and where should it be? J Nucl Cardiol. 2012 Oct;19(5):1026-43. Review

- Taqueti VR, Di Carli MF. Clinical significance of noninvasive coronary flow reserve assessment in patients with ischemic heart disease. Curr Opin Cardiol 2016;31(6):662-669.

Anatomia e função cardíaca na prática

Ecodopplercardiografia

Jeane Mike Tsutsui • Márcio Silva Miguel Lima • Wilson Mathias Junior

7

DESTAQUES

- Reconhecer a importância da ecocardiografia como método diagnóstico e sua variedade de indicações, aplicações e modalidades.
- Retomar conceitos sobre a anatomia cardíaca com ênfase na avaliação de exames.
- Identificar a função da ecodopplercardiografia na avaliação de condições como doença arterial coronária, valvopatias e cardiomiopatias.
- Demonstrar os avanços e novas tecnologias disponíveis na ecocardiografia.

INTRODUÇÃO

A ecocardiografia é um método diagnóstico não invasivo baseado nos princípios de ultrassom, de baixo custo, versátil, e que nos últimos anos tem incorporado vários avanços tecnológicos que ampliaram sua utilização na prática clínica. Possibilita uma completa avaliação morfofuncional cardíaca, agregando dados a outros métodos diagnósticos disponíveis, e fornecendo informações que auxiliam na estratificação prognóstica e direcionamento terapêutico dos pacientes. A ecocardiografia tem ampla indicação na avaliação de pacientes com doença arterial coronariana (DAC), cardiomiopatias, pericardiopatias, valvopatias, e várias outras condições encontradas na cardiologia. Vale ressaltar que uma das grandes vantagens da ecocardiografia é a sua portabilidade, o que possibilita seu uso para guiar intervenções terapêuticas em sala de hemodinâmica ou centro cirúrgico, assim como na avaliação de pacientes em unidade de terapia intensiva ou salas de emergência.

A análise básica numa rotina ecocardiográfica compreende medidas de dimensões das cavidades, massa ventricular, volumes atrial e ventricular esquerdo, estimativa da função sistólica e diastólica ventricular e análise de dados hemodinâmicos utilizando técnica de *doppler*, o que permite avaliação de fluxos transvalvares e estimativa de pressões intracavitárias. Além da técnica transtorácica comumente utilizada, existem outras modalidades ecocardiográficas, como a ecocardiografia transesofágica, que é uma técnica semi-invasiva que possibilita avaliação das estruturas cardíacas com maior resolução espacial. A ecocardiografia sob estresse, que consiste na análise da mobilidade segmentar do ventrículo esquerdo (VE) durante estresse físico ou farmacológico com objetivo de detecção de isquemia miocárdica, é um método não invasivo já estabelecido para diagnóstico de DAC. A importância da ecocardiografia sob estresse pela dobutamina também está amplamente demonstrada para estratificação de risco após infarto agudo do miocárdio (IAM), assim como para avaliação de viabilidade miocárdica. A ecocardiografia tridimensional permite maior detalhamento anatômico e avaliação volumétrica mais acurada das cavidades cardíacas. Atualmente, sua aplicação tem se ampliado para guiar intervenções, tais como fechamento de comunicação interatrial, implante de endopróteses valvares e fechamento de *leaks* de próteses valvares.

Outras ferramentas têm agregado dados à rotina ecocardiográfica, como a avaliação do sincronismo intra e interventricular, importante para indicação de implante de marca-passo biventricular para terapia de ressincronização, e uso de contraste à base de microbolhas para avaliação de perfusão miocárdica e delineamento de bordas endocárdicas em exames com janelas acústicas subótimas. Por fim, a análise de *strain* por meio de *speckle tracking* emerge como uma nova técnica ecocardiográfica para avaliação da mecânica ventricular. Ela analisa a movimentação da parede por meio do rastreamento de pontos (marcadores acústicos naturais) na imagem bidimensional e tem se demonstrado como um método mais acurado para determinação de alterações precoces da dinâmica do VE.

Nesse capítulo descreve-se as principais aplicações da ecocardiografia na prática clínica, assim como apresenta as diferentes modalidades da ecocardiografia atualmente disponíveis.

ROTINA ECOCARDIOGRÁFICA E MEDIDAS DO VENTRÍCULO ESQUERDO

A rotina ecocardiográfica transtorácica engloba a avaliação nas principais janelas: paraesternal, apical, supraesternal e subcostal. Todas essas janelas têm incidências múltiplas obtidas por meio de manobras com o transdutor. Na janela paraesternal são obtidas principalmente as medidas lineares do VE. Uma rotação do transdutor sobre o seu eixo irá fornecer o corte transverso do VE, possibilitando a avaliação da contração segmentar e global, nos diversos níveis: basal (valva mitral), médio (músculos papilares) e apical, além do corte no nível dos vasos da base. A janela apical permite um bom alinhamento do *doppler* com a via de entrada e saída do VE,

essencial para determinação dos padrões e velocidades dos fluxos mitral e aórtico, e assim determinação acurada dos gradientes pressóricos através da fórmula de Bernoulli. Essa janela também possibilita avaliação da motilidade segmentar. A janela supraesternal fornece a imagem do arco aórtico, ramos arteriais cervicais e início da aorta torácica descendente. O alinhamento do *doppler* com a aorta descendente determina a velocidade local e gradiente pressórico, importantes na investigação de coarctação da aorta. A janela subcostal permite uma boa imagem do coração como um todo, espaço pericárdico e chegada da veia cava inferior no átrio direito. Tem imensa importância, por exemplo, num ambiente de terapia intensiva, possibilitar uma rápida pesquisa de derrame pericárdico e tamponamento cardíaco, além da avaliação da variação do diâmetro da veia cava inferior como preditor do *status* volêmico do paciente e resposta a reposição volêmica.

A análise da função sistólica global do VE, estimada pela fração de ejeção (FE), assim como a detecção de alterações segmentares da motilidade segmentar, é fundamental em todo exame ecocardiográfico. Atualmente, existem várias técnicas que tem a finalidade de analisar e quantificar a movimentação regional da parede ventricular esquerda e a função ventricular global, incluindo avaliações qualitativas, semiquantitativas e quantitativas (Tabela 7.1).

O parâmetro mais conhecido da função sistólica do VE consiste na estimativa da FE. A fração de ejeção do VE (FEVE) é dado clínico essencial, sendo uma das variáveis mais utilizadas para a decisão da melhor terapêutica a ser instituída, assim como para a estratificação do prognóstico em longo prazo. Por questão de conveniência, a

	Tipo	Classificação
Regional	Qualitativo	• Normal • Hipocinesia ou acinesia ou discinesia ou aneurisma • Área cicatricial (fibrose)
Regional	Semi-quantitativo	• Índice de escore de motilidade segmentar
Global ou regional	Quantitativo	• Variação da geometria ventricular • Mudança da área no eixo curto • Volume ventricular esquerdo: sístole e diástole • Fração de ejeção • Integral de tempo e velocidade da via de saída do VE pelo *doppler* • Deslocamento do anel mitral pelo *doppler* tecidual • Índice de "desempenho miocárdico" • Encurtamento radial e fração de encurtamento e variação da área da cavidade • *Strain* e *Strain rate* velocidade da parede, deslocamento miocárdico, gradiente miocárdico baseado no ecocardiograma com *doppler* tecidual. • *Strain* e *Strain rate* baseado no ecocardiograma bidimensional (*speckle tracking*)

Tabela 7.1. Métodos ecocardiográficos de avaliação da função ventricular esquerda

FE é avaliada por muitos laboratórios de ecocardiografia de maneira visual e qualitativa. Embora existam dados que suporte essa abordagem, esse tipo de avaliação é subjetiva e altamente dependente da experiência do observador. A FE pode ser calculada quantitativamente a partir das medidas do diâmetro diastólico e sistólico do VE obtidas pelo método bidimensional ou modo M (método de Teichholz) (Figura 7.1). Vale ressaltar que, embora FEVE possa ser calculada a partir de medidas lineares dos diâmetros ventriculares, em pacientes com alteração da motilidade segmentar deve-se, preferencialmente, utilizar o método de Simpson.

Pelo método de Simpson a borda endocárdica é delimitada em diástole e sístole em dois planos ortogonais (quatro e duas câmaras) e, em seguida, é gerada matematicamente série de discos da altura idêntica, cada um dos quais corresponde à dimensão dos menores eixos do VE. O volume de cada disco individual é então somado para fornecer o volume total. Em qualquer projeção, um disco circular é assumido em cada nível ao longo do VE (Figura 7.2).

A partir das medidas de espessura do septo interventricular, espessura da parede inferolateral e do diâmetro diastólico do VE, é possível estimar a massa ventricular esquerda. Para o cálculo da massa, a fórmula adotada pode ser a recomendada pela Sociedade Americana de Ecocardiografia, corrigida pela Convenção de Penn, onde:

$$\text{Massa VE (g)} = [(DDVE + S + PP)^3 - (DDVE)^3] \times 1,04 \times 0,8 + 0,6$$

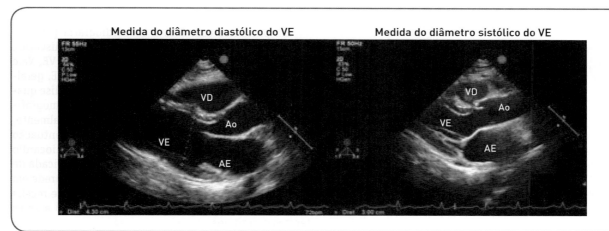

VE: ventrículo esquerdo; VD: ventrículo direito; Ao: aorta; AE: átrio esquerdo.

Figura 7.1. Imagem ecocardiográfica demonstrando como são obtidas as medidas do diâmetro diastólico (painel à esquerda) e sistólico (painel à direita) do ventrículo esquerdo pelo modo bidimensional.

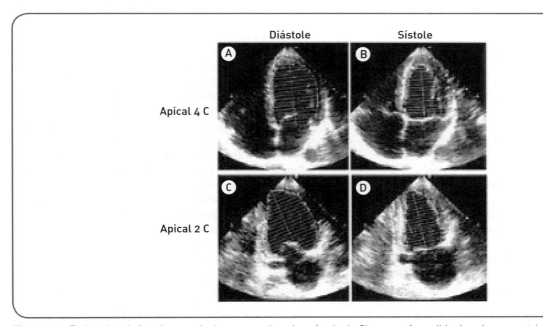

Figura 7.2. Estimativa da função ventricular esquerda pelo método de Simpson. A medida de volume ventricular é feita a partir do plano apical de quadro câmaras na diástole (A) e sístole (B) e do plano apical de duas câmaras na diástole (C) e sístole (D).

O índice de massa do VE (g/m^2) é calculado corrigindo-se o valor da massa (g) pela área de superfície corpórea (m^2). A hipertrofia ventricular esquerda é definida como aumento do índice de massa ventricular esquerda.

ECOCARDIOGRAFIA

NA AVALIAÇÃO DA DOENÇA ARTERIAL CORONÁRIA

A DAC é a principal causa de cardiopatia nas sociedades modernas, e apresenta alto grau de morbidade e mortalidade. A detecção de alterações transitórias da motilidade segmentar pode ser de grande valor no diagnóstico de pacientes com suspeita de síndrome coronariana aguda sendo que o método tem sido incorporado nos protocolos de dor torácica. As recomendações de uso da ecocardiografia transtorácica em pacientes com DAC aguda de acordo com as diretrizes da Sociedade Brasileira de Cardiologia estão descritas na Tabela 7.2.

Tabela 7.2. Recomendações da ecocardiografia transtorácica na DAC aguda

Recomendações	Classe
Angina instável com instabilidade hemodinâmica	I
Suspeita de complicações mecânicas no IAM (aneurisma de VE, rotura de parede livre, de septo interventricular ou de músculo papilar, derrame pericárdico)	IIb
No IAM de parede inferior, avaliação da possibilidade do envolvimento do VD	I
Auxílio no diagnóstico diferencial de EAo grave, embolia pulmonar, dissecção de aorta*, pericardites e presença de tumores cardíacos	I
Durante a dor de possível origem isquêmica, com ECG e enzimas cardíacas não conclusivas	IIa
Identificação da localização e gravidade da DAC em pacientes sob vigência de isquemia miocárdica aguda	IIb

DAC: doença arterial coronariana; IAM: infarto agudo do miocárdio; VD: ventrículo direito; ECG: eletrocardiograma; EAo: estenose aórtica.
*ETE tem maior acurácia e pode fornecer informações adicionais àquelas obtidas por meio da ecocardiografia transtorácica.

A DAC crônica, associada ou não a infarto prévio, pode resultar em redução progressiva da função ventricular esquerda, constituindo a chamada cardiomiopatia isquêmica. Adicionalmente, pode evoluir com outras alterações como disfunção ventricular direita, aumento da pressão diastólica ventricular esquerda, hipertensão pulmonar e insuficiência mitral (IM) secundária.

Assim, a ecocardiografia é amplamente utilizada na avaliação de pacientes com DAC e condições associadas (Tabela 7.3).

Tabela 7.3. Recomendações da ecocardiografia transtorácica na DAC crônica

Recomendações	Classe
Avaliação inicial da função de VE	I
Avaliação da função do VE quando há sinais de insuficiência cardíaca congestiva ou com mudança do quadro clínico ou exame físico	I
Suspeita de complicações, como pseudoaneurismas, aneurismas e insuficiência mitral	I
Avaliação inicial de assintomáticos com baixa probabilidade de DAC	III
Reavaliação periódica rotineira de pacientes estáveis sem mudança na terapia	III

VE: ventrículo esquerdo; DAC: doença arterial coronariana.

Em pacientes com DAC a ecocardiografia permite, além da avaliação da função global do VE, já discutida previamente, a análise da função regional do VE. Vale lembrar que, como o padrão da disfunção do VE, geralmente, não é uniforme, é importante que a análise qualitativa esteja baseada em múltiplos planos tomográficos. A função sistólica segmentar do VE é, geralmente, avaliada por meio da utilização de sistema de pontuação semiquantitativa. Para cada segmento do miocárdio estudado, a motilidade do endocárdio é classificada de acordo com o espessamento e a excursão da parede em normal, hipocinética, acinética ou discinética e recebe pontuação que varia de 1 a 4 correspondendo a esses termos descritivos.

A motilidade normal é conceituada como excursão endocárdica e espessamento sistólico normal da parede ventricular esquerda. A dissinergia regional do VE é classificada de acordo com o seu coeficiente de gravidade e assim, hipocinesia ocorre quando há redução da excursão e do espessamento sistólico; acinesia, quando há ausência da excursão e do espessamento sistólico; e discinesia, quando se observa a movimentação ou abaulamento externo (paradoxal) sistólico, geralmente associado com afinamento e área cicatricial do segmento miocárdico. A segmentação do VE segue padronização internacional, sendo, atualmente, consideradas 6 paredes (anterior, anteroseptal, inferoseptal, inferior, anterolateral e inferolateral). Com o intuito de padronizar a nomenclatura para as imagens tomográficas do coração e permitir a comparação das diferentes modalidades de imagem (tomografia, ressonância, medicina nuclear), recomenda-se seguir a segmentação do VE em 17 segmentos, de acordo com as recomendações da American Heart Association (Figura 7.3).

A irrigação coronária dos diferentes segmentos do ventrículo permite, na maior parte dos casos, inferir a artéria relacionada com as alterações segmentares detectadas pela ecocardiografia (Figura 7.4). É possível, ainda, obter o índice de escore da motilidade global das paredes ao se dividir a soma das pontuações atribuídas a cada segmento miocárdico pelo número de segmentos avaliados. O índice igual a 1 indica que a motilidade e a função do VE são normais. Quanto maior o índice, pior a motilidade miocárdica e a função do VE e o escore acima de 1,6 parece estar associado à pior prognóstico da DAC.

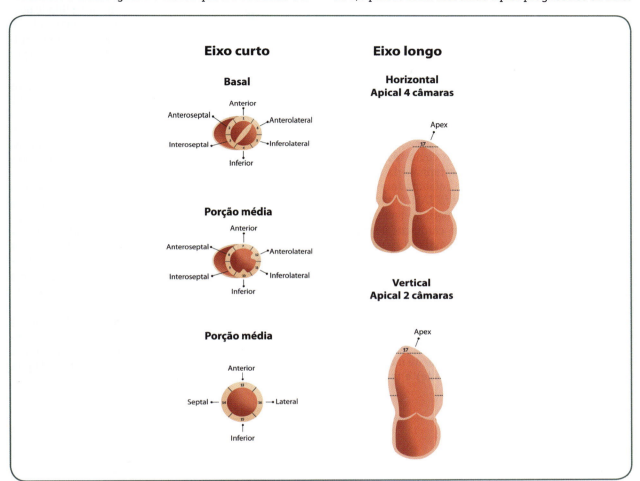

Figura 7.3. Segmentação do ventrículo esquerdo em 17 segmentos.

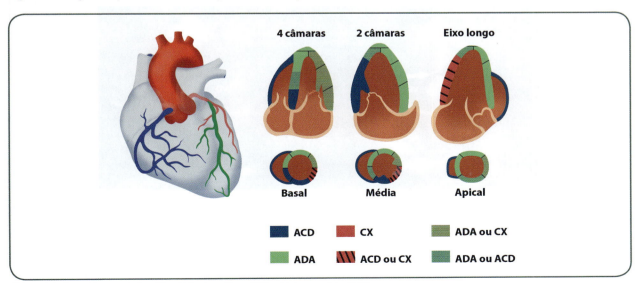

ADA: artéria descendente anterior; CX: artéria circunflexa; ACD: artéria coronária direita.
Figura 7.4. Representação esquemática da relação entre os diversos segmentos avaliados pela ecocardiografia com as artérias coronárias correlatas.

Após o IAM, extensas alterações da motilidade regional da parede podem estar presentes, mas a FEVE pode ser quase normal quando compensada pela hipercinesia regional dos segmentos normais, de modo que, nesses pacientes, o índice de escore de motilidade miocárdica teria capacidade de refletir mais corretamente a magnitude da lesão miocárdica. O valor prognóstico do índice de escore de motilidade segmentar do VE tem sido descrito em alguns estudos. Galasko GI e colaboradores estudaram 120 pacientes consecutivos após IAM submetidos a tratamento trombolítico e demonstraram que o índice de escore motilidade segmentar foi marcador independente de eventos durante o acompanhamento de 13 meses e foi descrito como técnica mais facilmente disponível e mais discriminatória do que a avaliação da FEVE. Carluccio E e colaboradores avaliaram 144 pacientes após o primeiro IAM tratados com trombólise e acompanhados por período médio de 18 meses. Os pacientes com eventos cardíacos durante o acompanhamento apresentaram maior índice de escore de motilidade segmentar no momento da alta hospitalar do que aqueles sem eventos. Pela análise multivariada, o índice de escore de motilidade segmentar > 1,50 foi o mais poderoso marcador de evento subsequente (x^2 = 17,8, p < 0,0001). Além disso, Moller JE e colaboradores demonstraram, em estudo com maior número de pacientes com IAM, que o índice de escore de motilidade segmentar foi marcador independente de morte (razão de chance de 1,15 por 0,2 de unidade) e também demonstrou ser marcador independente de hospitalização por insuficiência cardíaca (razão de chance 1,21 por 0,2 unidade). No mesmo estudo, a FEVE mostrou grande capacidade em prever todas as causas de mortalidade pós--IAM, mas não forneceu informações adicionais sobre o prognóstico com relação ao índice de escore de motilidade segmentar e não foi preditor de hospitalização por insuficiência cardíaca.

Vale lembrar que os parâmetros ecocardiográficos convencionais para aferição da função sistólica do VE como FE pelo modo M ou bidimensional, fração de encurtamento, dP/dT, débito sistólico e outros, possuem algumas limitações e podem não detectar pequenas mudanças da motilidade ou alterações precoces, pois estudam somente um ponto de vista da contração cardíaca. A avaliação da motilidade segmentar é desafio ainda maior e requer treinamento específico, realizada pela análise qualitativa do grau de espessamento endocárdico. A associação destes parâmetros ao *doppler* convencional (*doppler* fluxometria mitral, fluxo das veias pulmonares, velocidade de propagação, *doppler* tissular), aumenta a sensibilidade do método, permitindo a detecção de pequenas mudanças já durante a fase de enchimento ventricular.

Em pacientes pós-infartados, o ecocardiograma é fundamental para avaliação da função sistólica e complicações, como a ruptura de parede livre, insuficiência mitral isquêmica, comunicação interventricular (Figura 7. 5) e trombos intracavitários (Figura 7.6).

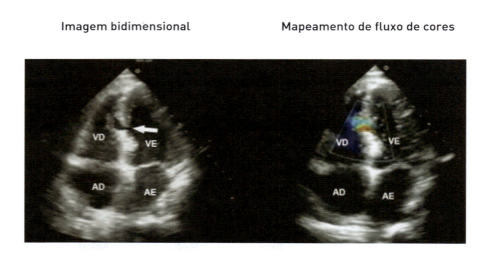

AD: átrio direito; AE: átrio esquerdo; VD: ventrículo direito; VE: ventrículo esquerdo.
Figura 7.5. Imagem bidimensional em plano apical 4 câmaras demonstrando descontinuidade do septo interventricular (seta, imagem à esquerda) em paciente com infarto agudo do miocárdio que apresentava alteração de motilidade segmentar em parede anteroseptal do ventrículo esquerdo. O mapeamento de fluxo em cores demonstrou fluxo sistólico do ventrículo esquerdo para o ventrículo direito característico de comunicação interventricular pós infarto (imagem à direita).

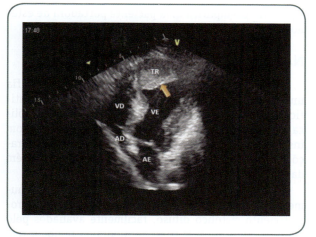

AD: átrio direito; AE: átrio esquerdo; VD: ventrículo direito; VE: ventrículo esquerdo; TR: Trombo.
Figura 7.6. Imagem bidimensional em plano apical 4 câmaras demonstrando aneurisma apical com presença de grande trombo (seta).

A IM isquêmica é complicação comum da DAC e pode se desenvolver na fase aguda ou crônica. Na fase aguda, ela ocorre devido a dois mecanismos básicos. O primeiro é a ruptura do músculo papilar, relacionada a expansão do infarto, e que resulta em perda da sustentação das cúspides e IM aguda grave, com os pacientes geralmente se apresentando em choque cardiogênico por sobrecarga aguda de volume do VE. O segundo é resultado de alterações funcionais que prejudicam a coaptação completa da valva mitral. Na fase crônica, os componentes do aparelho valvar e subvalvar mitral usualmente não estão acometidos e a IM é, portanto, mais doença do VE do que valvar, proveniente do remodelamento do VE com consequente dilatação do anel valvar mitral. Ela é doença distinta da valva mitral em que, ao contrário de outras valvopatias orgânicas, as anormalidades do VE não são a consequência, mas a causa da doença valvar.

Na avaliação de valvopatias

A ecocardiografia tem fundamental importância na avaliação das doenças valvares. A partir dos diversos planos tomográficos é realizada uma avaliação da anatomia valvar, mobilidade das cúspides e válvulas, espessamento, calcificação e pesquisa de vegetações. A avaliação anatômica estrutural valvar é complementada pela avaliação funcional por meio da ferramenta *doppler*, nas suas modalidades colorida, pulsátil e contínua.

O *doppler* com mapeamento de fluxo em cores possibilita caracterizar os fluxos anterógrados, balizando a investigação e caracterização das estenoses, mas principalmente para investigação e quantificação das insuficiências valvares. Os jatos de insuficiência tem uma zona mais estreita de convergência de fluxo, chamada "vena contracta", cuja espessura é medida e tem direta correlação com a gravidade da insuficiência. Jatos mais grossos são mais importantes, assim como o tamanho global do jato e o quanto ele ocupa a cavidade que o recebe. É possível também se determinar o volume regurgitante, como também o orifício regurgitante efetivo (ERO), através da técnica de determinação da "área de superfície de isovelocidade proximal" (proximal isovelocity surface área; PISA) (Figura 7.7).

Contudo, o principal parâmetro para quantificação das insuficiências reside num aspecto anatômico, o impacto hemodinâmico com dilatação da câmara que recebe o jato regurgitante. A figura 7.8 demonstra um jato de insuficiência aórtica de grau importante visto na janela paraesternal longitudinal.

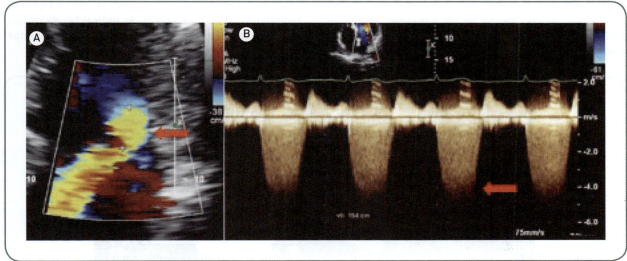

Figura 7.7. Na figura à esquerda (A) observa-se imagem bidimensional no corte apical de quatro câmaras mostrando jato de regurgitação mitral com medida do raio da zona de isovelocidade proximal (PISA) de 1,2 cm. Para realização dessa medida, é necessário reduzir a velocidade do fluxo de mapeamento a cores (38 cm/s no exemplo). À direita fluxo de *doppler* contínuo da insuficiência mitral com medida da velocidade máxima do jato regurgitante em 480 cm/s. A área do orifício regurgitante obtida nesse caso foi de 0,49 cm² indicando insuficiência mitral importante.

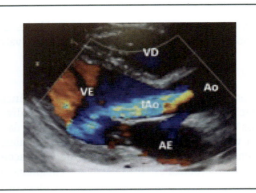

AD: átrio direito; AE: átrio esquerdo; VD: ventrículo direito; VE: ventrículo esquerdo; IAo: insuficiência aórtica; Ao: aorta.
Figura 7.8. Ecocardiograma transtorácico demonstrando janela paraesternal, eixo longitudinal. Observar o jato importante de insuficiência da valva aórtica.

As estenoses valvares geram fluxos anterógrados de alta velocidade, onde se utiliza principalmente o *doppler* contínuo, ferramenta que possibilita apropriada para esse tipo de avaliação. Essas velocidades são convertidas em gradientes de pressão, aplicando-se a equação de Bernoulli simplificada, como segue:

$$\text{Gradiente de pressão} = 4 \times \text{Velocidade}^2$$

As curvas espectrais de velocidades geradas, plotadas em função do tempo, fornecem o gradiente pressórico máximo e médio, esse último de forma automática através da planimetria da curva.

Além dos gradientes pressóricos, a área do orifício efetivo valvar (discretamente menor que o orifício anatômico) pode ser estimada através das técnicas da planimetria direta, seja pelo ecocardiograma transtorácico ou transesofágico, "tempo de meia pressão" (*pressure half-time*; PHT) e equação de continuidade, que se baseia na lei física de conservação de energia e massa. A figura 7.9 exemplifica uma paciente portadora de estenose reumática mitral.

NA AVALIAÇÃO DE CARDIOMIOPATIAS

As diversas cardiomiopatias têm a ecocardiografia um dos métodos diagnósticos iniciais. Permite a quantificação do grau de comprometimento da função sistólica, importante marcador prognóstico em pacientes com insuficiência cardíaca, assim como a detecção de alterações da motilidade segmentar, indicativo de DAC, além da caracterização anatômica.

A cardiomiopatia dilatada é caracterizada pelo aumento volumétrico do VE, acompanhada pelo comprometimento sistólico difuso, facilmente avaliados pelo método (Figura 7.10). O ecocardiograma também tem grande importância no acompanhamento da resposta terapêutica, demonstrando, por exemplo, um remodelamento reverso ou não do VE. As indicações da realização da ecocardiografia em pacientes com cardiomiopatia dilatada, chagásica e por drogas, de acordo com as diretrizes da Sociedade Brasileira de Cardiologia, estão descritas na tabela 7.4. Em pacientes com disfunção ventricular importante deve-se atentar para a presença de trombos intracavitários (Figura 7.11), insuficiência mitral secundária e hipertensão pulmonar.

A análise estrutural também permite identificar hipertrofia ventricular que caracteriza a cardiomiopatia hipertrófica, podendo sem difusa, assimétrica ou focal (Figura 7.12). O ecocardiograma também possibilita uma avaliação hemodinâmica com a pesquisa de gradiente sistólico dinâmico em via de saída do VE, no repouso e após a manobra de Valsalva, dado fundamental que auxilia a terapêutica desses pacientes. Essa obstrução na via de saída, em uma grande maioria dos pacientes, decorre em função da movimentação sistólica anterior da cúspide anterior da valva mitral, detectado na imagem bidimensional ou no modo-M. As indicações da realização da ecocardiografia em pacientes com cardiomiopatia hipertrófica estão descritas na tabela 7.5.

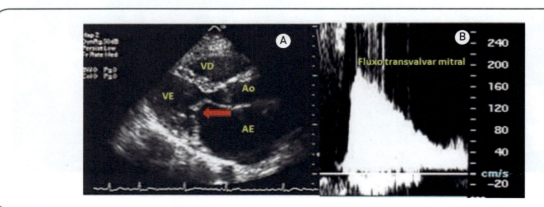

AE: átrio esquerdo; VD: ventrículo direito; VE: ventrículo esquerdo; Ao: aorta.
Figura 7.9. Paciente com estenose mitral reumática, com fusão comissural formando o típico aspecto em domo, e redução da abertura durante a diástole (A - seta). Fluxo transvalvar mitral obtido pelo *doppler* contínuo (B) demonstra aumento do gradiente transvalvar mitral máximo e médio e permite a estimativa da área valvar mitral pelo método do *Pressure Half-Time* (PHT).

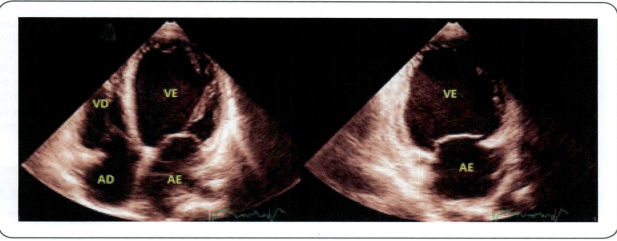

AE: átrio esquerdo; VD: ventrículo direito; VE: ventrículo esquerdo; AD: átrio direito.
Figura 7.10. Imagem apical de 4 câmaras (painel à esquerda) e 2 câmaras (painel à direita) de paciente com cardiomiopatia dilatada demonstrando dilatação das cavidades cardíacas e alteração da geometria ventricular com ventrículo esquerdo globoso.

Tabela 7.4. Recomendações do ecocardiograma na avaliação das cardiomiopatias dilatadas, chagásica e por drogas	
Recomendações	**Classe**
Avaliação em pacientes com suspeita de cardiomiopatia ou insuficiência cardíaca	I
Avaliação de dispneia ou edema com suspeita clínica de envolvimento cardíaco	I
Uso de drogas cardiotóxicas, para avaliação ou orientação terapêutica	I
Reavaliação em pacientes com cardiomiopatia conhecida se há mudança na clínica ou terapêutica	I
Pacientes com sorologia positiva para doença de Chagas para diagnóstico e estratificação de risco	I
Pacientes com suspeita de displasia arritmogênica do ventrículo direito	I
Reavaliação de rotina em pacientes com cardiomiopatia estável, sem mudança clínica ou terapêutica	III

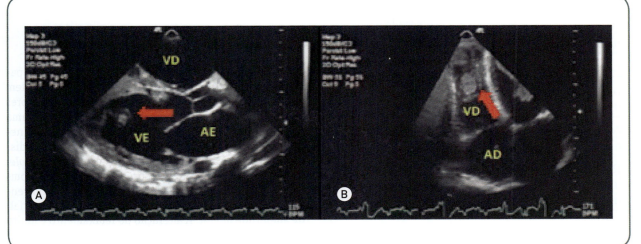

AE: átrio esquerdo; VD: ventrículo direito; VE: ventrículo esquerdo; AD: átrio direito.
Figura 7.11. Paciente com cardiomiopatia dilatada apresentando disfunção importante biventricular com presença de trombos mural e peduncular em ventrículo esquerdo (A - seta) e também em ventrículo direito (B - seta).

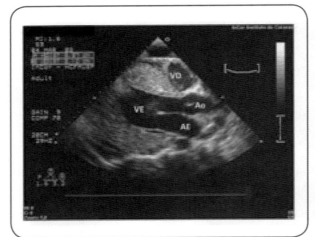

AE: átrio esquerdo; VD: ventrículo direito; VE: ventrículo esquerdo; Ao: aorta.

Figura 7.12. Imagem paraesternal longitudinal de um paciente portador de cardiomiopatia hipertrófica. Observar o acentuado aumento relativamente homogêneo da espessura do septo ventricular (33 mm) e da parede posterior (31 mm).

Tabela 7.5. Recomendações do ecocardiograma na avaliação das cardiomiopatia hipertrófica

Recomendações	Classe
Diagnóstico e classificação da CMH, avaliação da repercussão hemodinâmica (obstrução subaórtica, função diastólica, regurgitação mitral)	I
Reavaliação de pacientes com diagnóstico de CMH quando ocorre mudança documentada da sintomatologia	I
Avaliação de resultados terapêuticos de tratamento farmacológico, cirúrgico (miectomia), procedimentos intervencionistas (oclusão alcoólica de artéria septal) ou marca-passo	I
Estudo de familiares do 1º grau	I
Avaliação periódica de familiares durante a infância e adolescência	IIa
Avaliação periódica de familiares adultos	IIb
Reavaliação em pacientes com diagnóstico estabelecido de CMH e que estejam clinicamente estáveis	IIb
Reavaliação rotineira em paciente clinicamente estável quando não se contempla uma mudança do manuseio	III

A cardiomiopatia restritiva é associada a processos infiltrativos como a amiloidose cardíaca ou hemocromatose, e caracteriza-se por espessamento miocárdico, alteração importante da função diastólica, e função sistólica normal ou discretamente diminuída. A função diastólica em avaliada principalmente pela análise do influxo mitral e *doppler* tecidual, com padrões restritivos bem estabelecidos. As indicações da realização da ecocardiografia em pacientes com cardiomiopatia restritiva estão descritas na Tabela 7.6.

Tabela 7.6. Recomendações do ecocardiograma na avaliação das cardiomiopatia restritiva

Recomendações	Classe
Investigação diagnóstica de pacientes com quadro de ICC sem etiologia esclarecida	I
Diagnóstico diferencial de pacientes com síndrome restritiva	I
Portadores de doenças sistêmicas potencialmente causadoras de CMR (forma associada) com clínica de ICC	I
Pacientes com síndrome hipereosinofílica, ascite e turgência das veias jugulares	I
Pacientes com ascite e edema de membros inferiores, sem diagnóstico estabelecido	I
Pacientes submetidos à radioterapia com sinais de hipertensão venosa sistêmica	I
Reavaliação de pacientes com diagnóstico prévio de CMR quando há mudança do curso clínico da doença	I
Portadores de EMF para planejamento terapêutico e avaliação prognóstica	IIa
Pacientes com edema e ascite, com evidências de pressão venosa sistêmica normal e sem qualquer evidência de cardiopatia	III

DISFUNÇÃO DIASTÓLICA DO VENTRÍCULO ESQUERDO

Outro importante ponto a ser enfatizado é que pacientes com sintomas de insuficiência cardíaca podem apresentar função sistólica preservada, sendo portadores de insuficiência cardíaca diastólica. Nesse sentido uma avaliação pormenorizada da função diastólica se faz necessária e é realizada através das várias ferramentas disponíveis na ecocardiografia. A principal delas é o *doppler* pulsado do influxo mitral. A curva característica é composta pela primeira onda "E", do enchimento rápido ventricular, seguindo-se pela onda "A", de contração atrial, de amplitude menor. A alteração do relaxamento é muito frequente nos pacientes mais idosos e nos hipertensos. É caracterizada pela inversão das ondas, ficando a onda E menor do que a onda A (devido a um VE menos complacente). Padrões de disfunção diastólica mais acentuados incluem o padrão pseudonormal (curvas semelhantes ao normal) e o padrão restritivo. O *doppler* tecidual do anel mitral complementa essa análise de influxo mitral. O principal parâmetro determinado é a onda "e´" que se remete ao componente de elastância/complacência do VE. Redução de valores da onda e´ se associam à disfunção diastólica. Por fim, um parâmetro muito utilizado é a relação E/e´, que prediz pressões de enchimento do VE, sendo valores encontra-se superiores a 15 associados a um aumento significativo da pressão no AE.

Os diversos padrões de evolução da disfunção diastólica está disposta na figura 7.13 e uma curva espectral normal de um *doppler* pulsado na figura 7.14.

AVALIAÇÃO DE TUMORES E MASSAS INTRACARDÍACAS

A ecocardiografia é a modalidade de imagem de escolha inicial para a pesquisa de massas cardíacas, tais como os trombos e tumores. O ecocardiograma transtorácico, como também o transesofágico, são os métodos diagnósticos a serem realizados sempre que exista a necessidade de pesquisa de uma fonte emboligênica, seja, por exemplo, periférica ou neurológica central. Algumas frequentes indicações são: pacientes portadores de fibrilação atrial para os quais se planeja cardioversão elétrica, naqueles que irão se submeter a uma intervenção

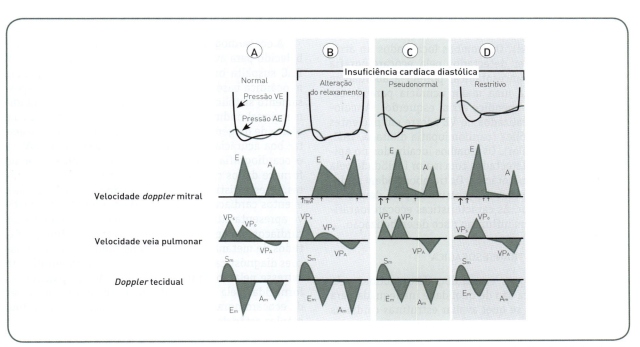

Figura 7.13. Represetação esquemática mostrando os padrões de velocidade de fluxo transvalvar mitral, velocidade de veia pulmonar e *doppler* tecidual do anel mitral nos diferentes estágios de disfunção diastólica.

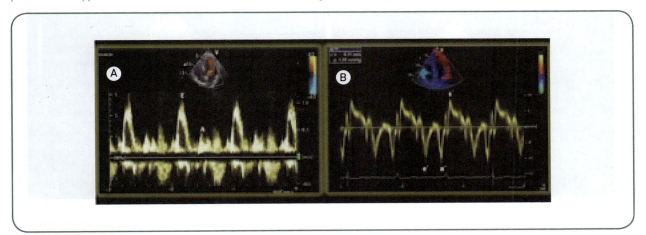

Figura 7.14. Avaliação diastólica, padrão normal. A) *Doppler* pulsado do influxo mitral;) *doppler* tecidual do anel mitral septal.

percutânea intracavitária, por exemplo, valvoplastia por cateter-balão da valva mitral) e vítimas de acidente vascular cerebral.

O mixoma atrial é um dos principais tumores benignos cardíacos, tendo uma aparência muito peculiar no ecocardiograma. Caracterizada por uma massa de textura heterogênea, na maioria dos casos dentro do AE, contornos regulares, ligada por pedículo à fossa oval do septo atrial (Figura 7.15 A). Em casos de mixomas de origem familiar, pode acometer ventrículo direito ou valvas cardíacas (Figura 7.15 B).

A aparência de trombos intracardíacos pode variar bastante, e embora eles tipicamente estejam aderidos ao endocárdio, podem apresentar ampla movimentação dentro da cavidade. A maioria dos casos de trombos atriais ocorre em pacientes com fibrilação atrial, aumento do átrio esquerdo e valvopatias (particularmente a estenose mitral). Os trombos localizados no átrio esquerdo podem ser detectados pela ecocardiografia transtorácica ou transesofágica, porém, a abordagem esofágica apresenta uma maior acurácia para detecção de trombos no apêndice atrial esquerdo. A maioria dos trombos localizados no VE ocorre em pacientes com disfunção sistólica (cardiomiopatia dilatada, IAM, aneurisma ventricular). Os trombos localizados no ápice ventricular são detectados com maior facilidade pela ecocardiografia transtorácica. Os trombos podem ser laminares e fixos, ou móveis, protruindo para dentro da cavidade ventricular. As características ecocardiográficas do trombo podem influir no risco de embolização.

ECOCARDIOGRAFIA TRANSESOFÁGICA

Quando as imagens ecocardiográficas obtidas pela técnica transtorácica são de qualidade inadequada para análise, ou quando se quer avaliar estruturas cardíacas localizadas posteriormente, próximas ao esôfago, pode--se empregar ecocardiografia transesofágica. Essa técnica utiliza transdutores de ultrassom montados na ponta de uma sonda endoscópica, introduzida no esôfago e porção proximal do estômago, fornecendo imagens do coração com alta resolução (Figuras 7.16 e 7.17). A ecocardiografia transesofágica é frequentemente empregada para avaliação de próteses valvares, pesquisa de endocardite, pesquisa de trombo localizado no átrio ou apêndice atrial, estudo da aorta, avaliação do septo interatrial para detecção de comunicação interatrial, e em situações onde a realização do exame transtorácico não é possível, como durante cirurgia cardíaca. As indicações da ecocardiografia transesofágica para investigação de pacientes com endocardite infecciosa descritas na Tabela 7.7.

ECOCARDIOGRAFIA SOB ESTRESSE

A ecocardiografia sob estresse é um método já estabelecido para avaliação não invasiva de pacientes com DAC suspeita ou conhecida. A avaliação de isquemia miocárdica baseia-se na detecção de redução do espessamento sistólico miocárdico pela ecocardiografia bidimensional, induzida pelo desbalanço entre a demanda e oferta de oxigênio durante o estresse. Além de apresentar boa acurácia para a detecção e extensão da DAC, a ecocardiografia sob estresse pela dobutamina-atropina fornece dados com relação ao prognóstico dos pacientes. O teste distingue grupos com diferentes riscos para eventos cardíacos futuros, sendo que um teste negativo apresenta alto valor preditivo negativo para eventos cardíacos, independentemente dos fatores clínicos. Estudos de metanálise têm demonstrado que as informações diagnósticas e prognósticas da ecocardiografia sob estresse pela dobutamina-atropina são comparáveis às fornecidas pela cintilografia miocárdica. As indicações da ecocardiografia sob estresse em pacientes com DAC crônica estão descritas na Tabela 7.8.

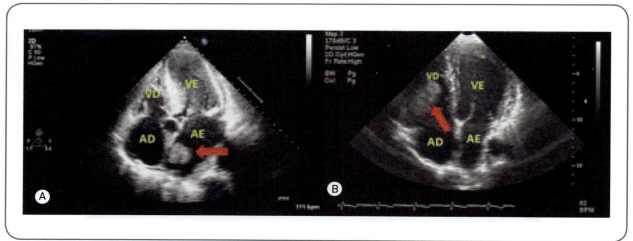

AE: átrio esquerdo; VD: ventrículo direito; VE: ventrículo esquerdo; AD: átrio direito.

Figura 7.15. Imagem em apical 4 câmaras demonstrando presença de massa arredondada em átrio esquerdo, aderida ao septo interatrial (A - seta) sugestivo de mixoma atrial esquerdo. Em outro paciente, presença de mixoma em ventrículo direito (B – seta).

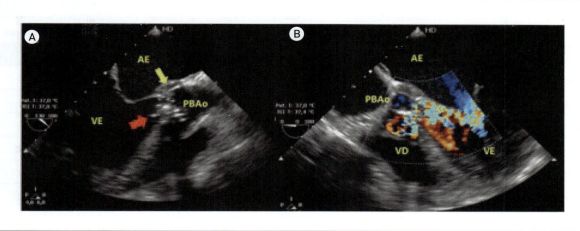

PBAo: prótese biológica aórtica; AE: átrio esquerdo; VD: ventrículo direito; VE: ventrículo esquerdo.
Figura 7.16. A) Imagem de ecocardiografia transesofágica demonstrando prótese biológica aórtica com múltiplas vegetações (seta vermelha) com presença de espessamento aórtico indicativo de abscesso de anel valvar (seta amarela); B) no mesmo paciente, no plano de 0 graus, observa-se o jato de regurgitação da prótese biológica aórtica, direcionado para a cúspide anterior da valva mitral.

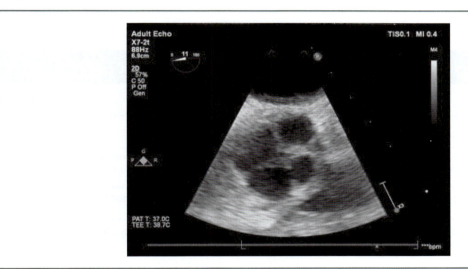

Figura 7.17. Imagem de ecocardiografia transesofágica demonstrando claramente detalhes anatômicos de uma valva aórtica quadrivalvular.

Tabela 7.7. Recomendações da ecocardiografia em endocardite infecciosa	
Recomendações	Classe
Indicações de ecocardiografia transtorácica	
Suspeita clínica em pacientes de risco para EI com febre sem causa aparente há mais de 48 horas	I
Quantificar lesões valvares em pacientes com diagnóstico de EI	I
Avaliação inicial das complicações da EI	I
Reavaliação em pacientes de alto risco (micro-organismos virulentos, piora clínica, febre persistente ou recorrente, novo sopro ou bacteremia persistente)	I
Avaliação de bacteremia persistente não estafilocócica quando a fonte não é conhecida	IIa
Avaliação de febre transitória sem evidências de bacteremia ou novo sopro	III
Reavaliação em pacientes com EI em valva nativa não complicada	III

Continua >>

>> Continuação

Tabela 7.7. Recomendações da ecocardiografia em endocardite infecciosa

Recomendações	Classe
Indicações de ecocardiografia transesofágica	
Quadro clínico sugestivo de endocardite e ETT subótimo	I
Alta suspeita clínica de EI e ETT negativo	I
Repetir ETE dentro de 48 horas a uma semana diante da alta suspeita clínica e ETE inicial negativo	I
Diagnóstico de EI em próteses valvares e na avaliação de complicações	I
Endocardite de valva aórtica	I
Avaliação de complicações da EI com potencial impacto no prognóstico e na conduta, como abscessos, perfurações e *shunts*	I
Antes da cirurgia cardíaca, quando realizada na fase aguda de EI	I
ETE intraoperatória na cirurgia valvar por EI	I
Bacteremia estafilocócica persistente com fonte não identificada	IIa
Pode ser considerado na presença de bacteremia estafilocócica nosocomial	IIb

Tabela 7.8. Recomendações da ecocardiografia sob estresse na DAC crônica

Recomendações	Classe
Estratificação de risco de pacientes com DAC	I
Estresse farmacológico na avaliação de isquemia miocárdica em indivíduos com precordialgia típica estável que não podem realizar teste ergométrico máximo ou quando o teste ergométrico não é diagnóstico	I
Avaliação de isquemia miocárdica em indivíduos assintomáticos com teste ergométrico positivo ou duvidoso	I
Estresse farmacológico na avaliação pré operatória de cirurgia não cardíaca de pacientes com três ou mais fatores de risco para DAC, e que não podem se exercitar	I
Avaliação do significado funcional de lesões coronárias no planejamento de angioplastia transluminal percutânea ou cirurgia de revascularização	I
Avaliação de isquemia miocárdica na presença de bloqueio de ramo esquerdo ou alterações que impeçam adequada análise eletrocardiográfica da isquemia	I
Estresse farmacológico na avaliação de viabilidade miocárdica (miocárdio hibernado) para planejamento de revascularização	I
Avaliação de reestenose após revascularização em pacientes com recorrência de sintomas típicos	IIa
Diagnóstico de isquemia miocárdica em pacientes selecionados com baixa probabilidade pré-teste para DAC	IIa
Diagnóstico de isquemia miocárdica em pacientes selecionados com alta probabilidade pré-teste para DAC	IIb
Substituição rotineira do teste ergométrico em pacientes nos quais a análise eletrocardiográfica é adequada	III
Avaliação de rotina em pacientes assintomáticos após revascularização	III

A importância da ecocardiografia sob estresse pela dobutamina também está amplamente demonstrada para estratificação de risco após IAM, assim como para avaliação de viabilidade miocárdica em pacientes com cardiomiopatia isquêmica. A detecção de reserva contrátil pode ser utilizada para predizer a recuperação da função miocárdica regional em pacientes com DAC crônica. O método se mostrou mais específico quanto à recuperação funcional após procedimentos de revascularização cirúrgica que aqueles que analisam a presença de viabilidade pela integridade metabólica da célula miocárdica, como a cintilografia com tálio-201 e tomografia por emissão de pósitrons.

Em pacientes com função ventricular em repouso acentuadamente reduzida, a documentação de reserva contrátil pela ecocardiografia sob estresse pela dobutamina está associada à redução da taxa de mortalidade quando os pacientes são submetidos à cirurgia de revascularização miocárdica.

Uma das principais limitações da ecocardiografia sob estresse pela dobutamina-atropina, é a necessidade de uma adequada visibilização e delineamento das bordas endocárdicas para a detecção de alterações transitórias e, algumas vezes, bastante discretas da motilidade miocárdica. A não definição adequada das bordas do endocárdio do VE é uma possível causa de falso resultado, e aumenta a variabilidade intra e interobservador na interpretação do exame. Novos avanços tecnológicos como *doppler* tecidual, a imagem em segunda harmônica e o uso de agentes de contraste, juntamente com o desenvolvimento da imagem digital, têm tornado a ecocardiografia sob estresse um método com alta exequibilidade e reprodutibilidade para a avaliação de DAC.

Por fim, a pesquisa de coronariopatia, seja no repouso ou através da ecocardiograma sob estresse, tem grande dependência da qualidade da janela acústica. Além disso, sofre influência da subjetividade na maioria dos exames. Nesse sentido, novos avanços tecnológicos como o uso de contraste (microbolhas) para delineamento de borda e o uso da técnica avançada de *speckle tracking* (deformação miocárdica) vem tentando trazer dados mais objetivos para essa avaliação.

AVANÇOS NA ECOCARDIOGRAFIA

Ecocardiografia tridimensional

Novas modalidades de imagem incluem ainda a ecocardiografia tridimensional e a ecocardiografia com contraste à base de microbolhas. A ecocardiografia tridimensional permite a avaliação das imagens ecocardiográficas em três dimensões e em tempo-real, com o potencial de fornecer maior detalhamento anatômico das estruturas cardíacas (Figura 7.18).

Com o avanço da tecnologia no sentido processamento mais rápido de imagens, a ecocardiografia tridimensional tem sido cada vez mais incorporada nos diversos laboratórios de imagem. Uma das grandes vantagens é a possibilidade de se obter medidas mais acuradas de volumes ventriculares, função ventricular e determinação da massa ventricular esquerda (Figura 7.19). Além disso, é uma técnica que permite um boa orientação espacial, importante, por exemplo, na definição dos segmentos envolvidos num prolapso da valva mitral e para guiar fechamento de leaks periprotéticos de próteses valvares.

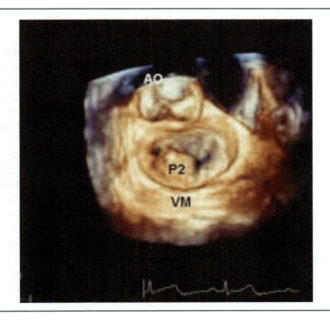

VM: valva mitral; Ao: aorta.

Figura 7.18. Imagem de ecocardiografia tridimensional demonstrando a presença de prolapso do escalope médio da cúspide posterior da valva mitral (P2) em visão do átrio esquerdo.

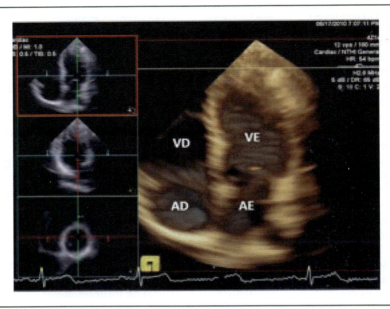

AD: átrio direito; AE: átrio esquerdo; VD: ventrículo direito; VE: ventrículo esquerdo.
Figura 7.19. Ecocardiografia tridimensional.

Ecocardiografia contrastada

A ecocardiografia contrastada é uma técnica que utiliza agentes de contraste à base de microbolhas injetados por via endovenosa periférica para melhorar o sinal ecocardiográfico. O mecanismo primário pelo qual a injeção de microbolhas contrasta as diferentes estruturas cardíacas é decorrente da introdução de múltiplas interfaces gás-líquido na circulação, levando ao aumento da reflexão do ultrassom e melhorando a qualidade das imagens ecocardiográficas. As microbolhas utilizadas atualmente são formadas por envoltório proteico ou lipídico contendo gases de alto peso molecular em seu interior, os perfluorocarbonos, o que lhes confere estabilidade suficiente para atravessar a barreira pulmonar e contrastar as cavidades cardíacas esquerdas e a circulação coronária.

As indicações atuais da ecocardiografia com contraste incluem a opacificação ventricular esquerda, melhora do sinal *doppler* e do delineamento dos bordos endocárdicos em pacientes com janela ecocardiográfica subótima. O uso do contraste auxilia na definição de trombos e massas cardíacas, como demonstrado na figura 7.20.

O desenvolvimento de microbolhas com maior persistência na circulação sanguínea, associado ao avanço nas técnicas ultrassonográficas, permitiram o estudo da perfusão miocárdica, ampliando o papel da ecocardiografia contrastada na avaliação não invasiva da DAC. Assim, potenciais aplicações da ecocardiografia com microbolhas incluem a avaliação de isquemia miocárdica em pacientes com DAC crônica (anormalidades de perfusão e reserva de fluxo coronariano), ou com síndromes coronárias agudas (delimitação da área de risco no IAM e fenômeno de *no-reflow* após reperfusão miocárdica) e, ainda, determinação de viabilidade miocárdica. Entretanto, estudos multicêntricos ainda são necessários para melhor padronização das técnicas de avaliação da perfusão miocárdica e definição de acurácia diagnóstica do método.

Novas perspectivas da ecocardiografia com microbolhas incluem sua aplicação terapêutica, incluindo a sonotrombólise.

Ecocardiografia com speckle tracking

Mais recentemente, uma nova metodologia foi desenvolvida para análise da deformação miocárdica por seguimento automático da movimentação de padrões pontilhados (*speckles*) inerentes à interface ultrassom-miocárdio.

Speckles são pontilhados característicos no miocárdio, advindos da interface construtiva e destrutiva da onda de ultrassom, pela interação desta com pequenas partículas inferiores ao comprimento de onda. Esses padrões pontilhados, únicos como uma "impressão digital" no miocárdio, são identificados e seguidos ao longo do ciclo cardíaco. Esses pontos são tão pequenos e numerosos que, em uma unidade de resolução do ultrassom encontram-se agrupados diversos deles, fazendo com que os ecos refletidos em várias direções interfiram uns com os outros de forma construtiva ou destrutiva, dependendo da amplitude das ondas resultantes (Figura 7.21).

Como os *speckles* são temporalmente estáveis e formam padrões únicos para cada região de interesse, a partir do rastreamento (*tracking*) desses pontos por *software* dedicado, é possível o estudo da deformação miocárdica ao longo do ciclo cardíaco, por meio da ferramenta conhecida como *speckle tracking*. São gerados vetores representativos de movimentação multidirecional, com respectivos valores, e suas curvas plotadas em função do tempo para múltiplos parâmetros: deslocamento, velocidade de deslocamento, *strain* e *strain rate*, além da rotação dos níveis transversos ventriculares. Todas essas análises integradas compõem a chamada dinâmica de contração do VE, uma forma muito mais completa e sensível para caracterizar a função sistólica.

Tanto o *strain* quanto o *strain rate* estão sujeitos a alterações na carga; entretanto, conforme demonstraram Weidemann e colaboradores, a deformação miocárdica é determinada, principalmente, por alterações no volume sistólico (ou seja, está mais relacionada à FEVE, pois é mais dependente da carga), enquanto que a velocidade de deformação é influenciada também pelo estado inotrópico, o que significa que se correlaciona com a contratilidade miocárdica. A partir da deformação circunferencial da base e do ápice cardíacos, pode-se derivar o estudo da torção do VE. A torção ocorre a partir da rotação das fibras ventriculares esquerdas dispostas obliquamente e em direções opostas: no sentido de mão esquerda no subepicárdio e no sentido de mão direita no subendocárdio. A rotação é sempre determinada pela direção das fibras subepicárdicas, devido ao seu maior raio; desse modo, observando-se o coração através do ápice, nota-se que a região apical gira no sentido anti-horário e a base no sentido horário.

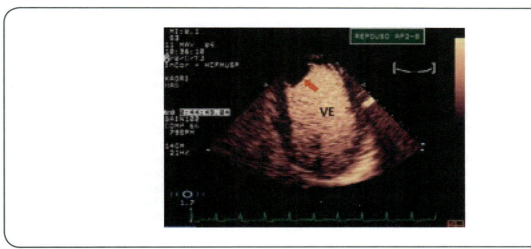

VE: ventrículo esquerdo.
Figura 7.20. Imagem de ecocardiografia com contraste demonstrando delineamento dos bordos do ventrículo esquerdo e presença de trombo apical (seta).

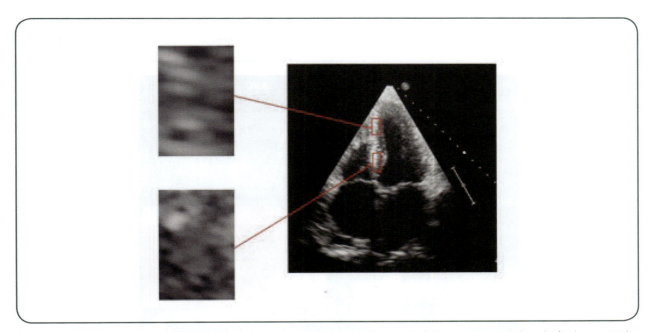

Figura 7.21. Padrão ecocardiográfico característico conferido a cada região do miocárdio, resultante da interferência construtiva ou destrutiva dos ecos refletidos segundo a disposição dos *speckles*.

A ejeção do sangue durante a sístole ventricular é otimizada pela torção e o enchimento diastólico rápido é facilitado pelo relaxamento das fibras subendocárdicas apicais durante o tempo de relaxamento isovolumétrico, fazendo com que o ápice retorne à sua posição original a partir do giro em sentido horário, o que aumenta o gradiente de pressão intraventricular, promovendo um efeito de sucção do sangue para o interior dessa câmara. O relaxamento das fibras apicais e basais faz com que o ventrículo se expanda e que o sangue adentre a cavidade na fase precoce da diástole. Por fim, a contração atrial possibilita o enchimento final do ventrículo na fase da diástole tardia.

Sabe-se que, no coração normal, cada miocardiócito é responsável por 15% do encurtamento da fibra muscular. As fibras localizadas na alça basal e que estão orientadas horizontal ou transversalmente, geram, para os mesmos 15% de encurtamento, uma FE de aproximadamente 30%. Por outro lado, na alça apical, onde as fibras estão dispostas num arranjo helicoidal, essa porcentagem origina uma FE da ordem de 60%. Portanto, nota-se que a forma da banda muscular ventricular helicoidal está intimamente relacionada à função (ativação elétrica, contração e direcionamento do sangue). Na presença de doenças miocárdicas não isquêmicas (incluindo a cardiomiopatia dilatada), isquêmicas e valvares, ocorre alteração desta arquitetura, fazendo com que o ventrículo assuma formato esférico e modifique o padrão normal de rotação e torção, o que leva ao prejuízo de seu desempenho sistólico e diastólico, com suas possíveis consequências em curto e longo prazo.

Pela técnica de speckle tracking, os resultados são fornecidos por segmento, sendo que cada um é identificado com uma cor diferente, de acordo com o *software*. Os dados globais são obtidos a partir da média aritmética de cada região do ventrículo e, especificamente para a deformação, alguns programas computam o *strain* global considerando o VE como um único e grande segmento (esse dado não resulta da média aritmética dos valores regionais e sim da média dos *speckles* de todo o plano avaliado, sendo, portanto calculado pelo próprio *software* (Figura 7.22).

De acordo com o recente estudo HUNT, Dalen e colaboradores, numa análise realizada em 1.266 indivíduos saudáveis, concluíram que o *strain* sistólico final e o *strain rate* diminuem com a idade e são menores entre os homens, com valores médios globais de *strain* e *strain rate* iguais a -17,4%, -1,05 s^{-1} (mulheres) e -15,9%, -1,01 s^{-1} (homens), respectivamente. Com relação às diferenças regionais, estudos mostram que a deformação é menor nas porções basais em relação às médias e apicais.

Algumas vantagens dessa nova ferramenta ecocardiográfica são claramente identificadas em relação ao *doppler* tecidual. A principal delas é a de não depender do ângulo de incidência do feixe de ultrassom. Além disso, as análises advindas de *speckle tracking* não estão sujeitas à interferência de tracionamento segmentar ou do movimento translacional do coração. A avaliação da região apical do VE, muito problemática com o *doppler* tecidual, é mais facilmente realizada com *speckle tracking*. Ainda, por motivo de incidência paralela do feixe de ultrassom, a avaliação da deformação radial das paredes inferior e anterior, não factível por *doppler* tecidual, mas possível por *speckle tracking*. Esse mesmo problema também é contornado para a avaliação de deslocamento e deformação na orientação circunferencial das paredes septal e inferolateral, quando, aqui, a incidência do feixe deveria ser paralela, e pelo *doppler* tecidual tende a ser perpendicular. Como o *speckle tracking* avalia movimentação dos padrões pontilhados existentes no miocárdio, independe de ângulo de incidência de feixe, não tem essa limitação.

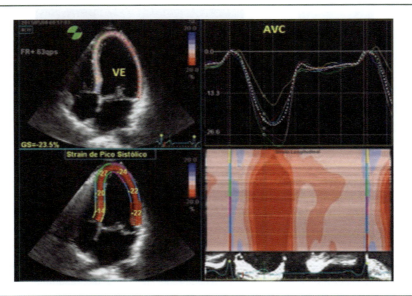

VE: ventrículo esquedo; GS: *strain* de pico sistólico; AVC: fechamento da valva aórtica.

Figura 7.22. *Strain* longitudinal global obtido a partir de imagem bidimensional no corte apical de 4 câmaras demonstrando análise de todos os segmentos do ventrículo esquerdo.

O método de *speckle tracking* tem se consolidado cada vez mais com resultados consistentes em vários estudos e publicações no diversos campos da cardiologia: doença isquêmica cardíaca, valvopatia, dissincronia e cardiomiopatias. Quanto a este último grupo, os estudos têm focado, sobretudo, em miocárdio hipertrofiado (cardiomiopatia hipertrófica) e doenças de depósito, como a amiloidose cardíaca (Figura 7.23).

CONCLUSÃO

Com base nas informações apresentadas no decorrer desse capítulo, é possível concluir que a ecocardiografia é um método diagnóstico que tem, nos últimos anos, contado com diversos avanços do ponto de vista tecnológico, que auxiliam na prática clínica. Todas essas novas tecnologias são extremamente importantes, quando se considera a utilidade da ecocardiografia na avaliação de diversas condições cardiológicas.

Por isso, é necessário que o médico que utiliza desse recurso esteja sempre em dia com as atualizações necessárias sobre equipamentos, bem como com o conhecimento anatômico e habilidade de interpretação de resultados.

BIBLIOGRAFIA CONSULTADA

- Afridi I, Kleiman NS, Raizner AE, et al. Dobutamine echocardiography in myocardial hibernation. Optimal dose and accuracy in predicting recovery of ventricular function after coronary angioplasty. Circulation 1995;91:663-70.
- Arita T, Sorescu GP, Schuler BT, et al. Speckle-tracking strain echocardiography for detecting cardiac dyssynchrony in a canine model of dyssynchrony and heart failure. American Journal of Physiology-Heart and Circulatory Physiology. 2007;293:H735-H42.
- Arnese M, Cornel JH, Salustri A, et al. Prediction of improvement of regional left ventricular function after surgical revascularization. A comparison of low-dose dobuta-

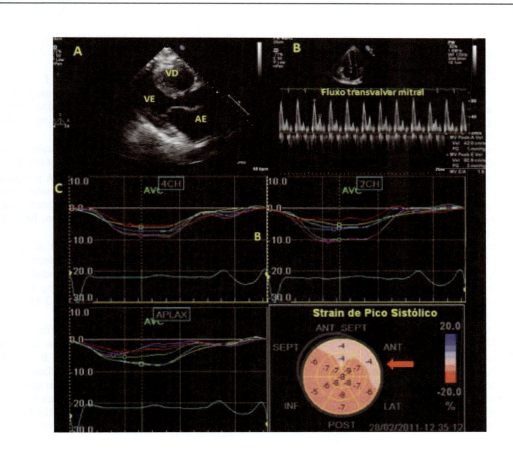

AE: átrio esquerdo; VD: ventrículo direito; VE: ventrículo esquerdo.
Figura 7.23. Paciente de 59 anos, com queixa de cansaço e ascite, apresenta nas imagens bidimensionais aumento da espessura de paredes (A) e fluxo transvalvar mitral com padrão restritivo (B). Observa-se redução strain longitudinal de pico sistólico em todas as paredes do ventrículo esquerdo (C).

mine echocardiography with 201Tl single-photon emission computed tomography. Circulation 1995;91:2748-52.

- Bansal M, Leano RL, Marwick TH. Clinical assessment of left ventricular systolic torsion: Effects of myocardial infarction and ischemia. Journal of the American Society of Echocardiography. 2008;21:887-94.

- Barbosa MM, Nunes MCP, Campos Filho O, Camarozano A, Rabischoffsky A, Maciel BC, et al. Sociedade Brasileira de Cardiologia. Diretrizes das Indicacoes da Ecocardiografia. Arq Bras Cardiol 2009;93:e265-e302.

- Bax JJ, Cornel JH, Visser FC, et al. Prediction of recovery of myocardial dysfunction after revascularization. Comparison of fluorine-18 fluorodeoxyglucose/thallium-201 SPECT, thallium-201 stress-reinjection SPECT and dobutamine echocardiography. J Am Coll Cardiol 1996;28:558-64.

- Becker H, Burns P. Handbook of contrast echocardiography - left ventricular function and myocardial perfusion. In: Springer-Verlag Publishers, editor. New York: 2000:88-108.

- Becker M, Bilke E, Kuehl H, Ket al. Analysis of myocardial deformation based on pixel tracking in two dimensional echocardiographic images enables quantitative assessment of regional left ventricular function. Heart. 2006;92:1102-8.

- Bountioukos M, Elhendy A, van Domburg RT, et al. Prognostic value of dobutamine stress echocardiography in patients with previous coronary revascularisation. Heart 2004;90:1031-5.

- Buckberg GD, Weisfeldt ML, Ballester M, et al. Left ventricular form and function. Scientific priorities and strategic planning for development of new views of disease. Circulation.2004;110:e333-6.

- Caidahl K, Kazzam E, Lidberg J, Neumann AG, Nordanstig J, Rantapaa DS, et al. New concept in echocardiography: harmonic imaging of tissue without use of contrast agent. Lancet 1998 Oct 17;352(9136):1264-70.

- Carluccio E, Tommasi S, Bentivoglio M, et al. Usefulness of the severity and extent of wall motion abnormalities as prognostic markers of an adverse outcome after a first myocardial infarction treated with thrombolytic therapy. Am J Cardiol 2000; 85: 411–415.

- Cerqueira MD, Weissman NJ, Dilsizian V, et al. Standardized myocardial segmentation and nomenclature for tomographic imaging of the heart: a statement for healthcare professionals from the cardiac imaging committee of the council on clinical cardiology of the American Heart Association. Circulation 2002;105:539-42.

- Charney R, Schwinger ME, Chun J, et al. Dobutamine echocardiography and resting-redistribution thallium-201 scintigraphy predicts recovery of hibernating myocardium after coronary revascularization. Am Heart J 1994;128:864-9.

- Chuah SC, Pellikka PA, Roger VL, et al. Role of dobutamine stress echocardiography in predicting outcome in 860 patients with known or suspected coronary artery disease. Circulation 1998;97:1474-80.

- Cigarroa CG, deFilippi CR, Brickner ME, et al. Dobutamine stress echocardiography identifies hibernating myocardium and predicts recovery of left ventricular function after coronary revascularization. Circulation 1993;88:430-6.

- Dalen H, Thornstensen A, Aase AS, et al. Segmental and global longitudinal strain and srain rate based on echo-

cardiographic of 1266 healthy individuals: the HUNT study in Norway. Eur J Echocardiogr.2010;11:176-83.

- deFilippi CR, Willett DL, Irani WN, et al. Comparison of myocardial contrast echocardiography and low-dose dobutamine stress echocardiography in predicting recovery of left ventricular function after coronary revascularization in chronic ischemic heart disease. Circulation 1995;92:2863-8.

- Dendel M, Hetzer R. Echocardiographic strain and strain rate imaging - clinical applications. Int J Cardiol. 2009;132:11-24.

- Devereux RB, Alonso DR, Lutas EM, et al. Echocardiographic assessment of left ventricular hypertrophy: comparison to necropsy findings. Am J Cardiol 1986; 57:450-8.

- Douglas PS, Khandheria B, Stainback RF, et al. ACCF/ ASE/ACEP/AHA/ASNC/SCAI/SCCT/SCMR 2008 appropriateness criteria for stress echocardiography: a report of the American College of Cardiology Foundation Appropriateness Criteria Task Force, American Society of Echocardiography, American College of Emergency Physicians, American Heart Association, American Society of Nuclear Cardiology, Society for Cardiovascular Angiography and Interventions, Society of Cardiovascular Computed Tomography, and Society for Cardiovascular Magnetic Resonance endorsed by the Heart Rhythm Society and the Society of Critical Care Medicine. J Am Coll Cardiol. 2008;51:1127-47.

- Elhendy A, Tsutsui JM, O'leary EL, Xie F, McGrain AC, Porter TR. Noninvasive diagnosis of coronary artery disease in patients with diabetes by dobutamine stress real-time myocardial contrast perfusion imaging. Diabetes Care 2005;28:1662-7.

- Feigenbaum H. Role of echocardiography in acute myocardial infarction. Am J Cardiol 1990; 66: 17H–22H.

- Galasko GI, Basu S, Lahiri A, et al. A prospective comparison of echocardiographic wall motion score index and radionuclide ejection fraction in predicting outcome following acute myocardial infarction. Heart 2001; 86: 271–276.

- Hahn RT, Abraham T, Adams MS, et al. Guidelines for performing a comprehensive transesophageal echocardiographic examination: recommendations from the American Society of Echocardiography and the Society of Cardiovascular Anesthesiologists. J Am Soc Echocardiogr. 2013;26:921-64.

- Lang RM, Badano LP, Mor-Avi V, Afilalo J, Armstrong A, Ernande L, Flachskampf FA, Foster E, Goldstein SA, Kuznetsova T, Lancellotti P, Muraru D, Picard MH, Rietzschel ER, Rudski L, Spencer KT, Tsang W, Voigt JU. Recommendations for cardiac chamber quantification by echocardiography in adults: an update from the American Society of Echocardiography and the European Association of Cardiovascular Imaging. J Am Soc Echocardiogr 2015;28:1-39.

- Lang RM, Badano LP, Tsang W, et al. EAE/ASE recommendations for image acquisition and display using three-dimensional echocardiography. J Am Soc Echocardiogr. 2012;25:3-46.

- Leitman M, Lysyansky P, Sidenko S, et al. Two-dimensional strain - a novel software for real-time quantitative echocardiographic assessment of myocardial function. Echocardiogr.2004;17:1021-9.

- Marwick TH, Case C, Sawada S, et al. Prediction of mortality using dobutamine echocardiography. J Am Coll Cardiol 2001;37:754-60.
- Mathias W Jr, Tsutsui JM, Tavares BG, et al. Diagnostic Ultrasound Impulses Improve Microvascular Flow in Patients With STEMI Receiving Intravenous Microbubbles. J Am Coll Cardiol 2016;67:2506-15.
- Moller JE, Hillis GS, Oh JK, et al. Wall motion score index and ejection fraction for risk stratification after acute myocardial infarction. Am Heart J 2006; 151: 419–425.
- Mor-Avi V, Sugeng L, Weinert L, et al. Fast measurement of left ventricular mass with real-time three-dimensional echocardiography: comparison with magnetic resonance imaging. Circulation 2004;110:1814-8.
- Mulvagh SL, DeMaria AN, Feinstein SB, et al. Contrast echocardiography: current and future applications. J Am Soc Echocardiogr 2000;13:331-42.
- Nagel E, Stuber M, Burkhard B, et al. Cardiac rotation and relaxation in patients with aortic valve stenosis. European Heart Journal. 2000;21:582-9.
- Notomi Y, Lysyansky P, Setser RM, et al. Measurement of ventricular torsion by two-dimensional ultrasound speckle tracking imaging. J Am Coll Cardiol.2005;45:2034-41.
- Park S-J, Miyazaki C, Bruce CJ, et al. Left ventricular torsion by two-dimensional speckle tracking echocardiography in patients with diastolic dysfunction and normal ejection fraction. Journal of the American Society of Echocardiography. 2008;21:1129-37.
- Patel MR, Bailey SR, Bonow RO, et al. ACCF/SCAI/AATS/AHA/ASE/ASNC/HFSA/HRS/SCCM/SCCT/SCMR/STS 2012 appropriate use criteria for diagnostic catheterization: a report of the American College of Cardiology Foundation Appropriate Use Criteria Task Force, Society for Cardiovascular Angiography and Interventions, American Association for Thoracic Surgery, American Heart Association, American Society of Echocardiography, American Society of Nuclear Cardiology, Heart Failure Society of America, Heart Rhythm Society, Society of Critical Care Medicine, Society of Cardiovascular Computed Tomography, Society for Cardiovascular Magnetic Resonance, and Society of Thoracic Surgeons. J Am Coll Cardiol. 2012;59:1995-2027.
- Pellikka PA, Nagueh SF, Elhendy AA, et al. American Society of Echocardiography Recommendations for performance, interpretation and application of stress echocardiography. J Am Soc Echocardiogr 2007;20:1021-40.
- Pellikka PA, Nagueh SF, Elhendy AA, et al. American Society of Echocardiography Recommendations for performance, interpretation and application of stress echocardiography. J Am Soc Echocardiogr 2007;20:1021-40.
- Porter TR, Abdelmoneim S, Belcik JT, et al. Guidelines for the cardiac sonographer in the performance of contrast echocardiography: a focused update from the American Society of Echocardiography. J Am Soc Echocardiogr. 2014;27:797-810.
- Porter TR, Li S, Kricsfeld D, Armbruster RW. Detection of myocardial perfusion in multiple echocardiographic windows with one intravenous injection of microbubbles using transient response second harmonic imaging. J Am Coll Cardiol 1997;29:791-9.
- Porter TR, Xie F, Kilzer K, et al. Detection of myocardial perfusion abnormalities during dobutamine and adenosine stress echocardiography with transient myocardial contrast imaging after minute quantities of intravenous perfluorocarbon-exposed sonicated dextrose albumin. J Am Soc Echocardiogr 1996;9:779-86.
- Porter TR, Xie F. Transient myocardial contrast after initial exposure to diagnostic ultrasound pressures with minute doses of intravenously injected microbubbles. Demonstration and potential mechanisms. Circulation 1995;92:2391-5.
- Reisner SA, Lysyansky P, Agmon Y, et al. Global longitudinal strain: a novel index of left ventricular systolic function. J Am Soc Echocardiogr.2004;17:630-3.
- Reynen K. Cardiac myxomas. N Engl J Med 1995;333:1610-7.
- Rudski LG, Lai WW, Afilalo J, et al. Guidelines for the echocardiographic assessment of the right heart in adults: a report from the American Society of Echocardiography endorsed by the European Association of Echocardiography, a registered branch of the European Society of Cardiology, and the Canadian Society of Echocardiography. J Am Soc Echocardiogr. 2010;23:685-713.
- Sengupta PP, Khandheria BK, Korinek J, et al. Apex-to-base dispersion in regional timing of left ventricular shortening and lenghtening. J Am Coll Cardiol.2006;47:163-72.
- Serri K, Reant P, Lafitte M, et al. Global and regional myocardial function quantificationn by two-dimensional strain. J Am Coll Cardiol.2006;47:1175-81.
- Sicari R, Pasanisi E, Venneri L, et al. Stress echo results predict mortality: a large-scale multicenter prospective international study. J Am Coll Cardiol 2003;41:589-95.
- Smart SC, Sawada S, Ryan T, et al. Low-dose dobutamine echocardiography detects reversible dysfunction after thrombolytic therapy of acute myocardial infarction. Circulation 1993;88:405-15.
- Sozzi FB, Elhendy A, Rizzello V, et al. Prognostic value of dobutamine stress echocardiography in patients with systemic hypertension and known or suspected coronary artery disease. Am J Cardiol 2004;94:733-9.
- Sozzi FB, Elhendy A, Roelandt JR, et al. Prognostic value of dobutamine stress echocardiography in patients with diabetes. Diabetes Care 2003;26:1074-8.
- Suffoletto MS, Dohi K, Cannesson M, et al. Novel speckle-tracking radial strain from routine black-and-white echocardiographic images to quantify dyssynchrony and predict response to cardiac resynchronization therapy. Circulation. 2006;113:960-8.
- Teske AJ, De Boeck BW, Melman PG. Echocardiographic quantification of myocardial function using tissue deformation imaging, a guide to image acquisition and analysis using tissue Doppler and speckle tracking. Cardiovasc Ultrasound. 2007;5:27-44.
- Tsutsui JM, Xie F, O'leary EL, et al. Diagnostic accuracy and prognostic value of dobutamine stress myocardial contrast echocardiography in patients with suspected acute coronary syndromes. Echocardiography 2005;22:487-95.
- Watada H, Ito H, Oh H, et al. Dobutamine stress echocardiography predicts reversible dysfunction and quantitates the extent of irreversibly damaged myocardium after reperfusion of anterior myocardial infarction. J Am Coll Cardiol 1994;24:624-30.
- Weidemann F, Jamal F, Sutherland GR. Myocardial function defined by strain rate and strain during alterations

- in inotropic states and heart rate. Am J Physiol Heart Circ Physiol. 2002;283:H792-H799.
- Zaglavara T, Norton M, Cumberledge B, et al. Dobutamine stress echocardiography: improved endocardial border definition and wall motion analysis with tissue harmonic imaging. J Am Soc Echocardiogr 1999;12:706-13.
- Zoghbi WA, Enriquez-Sarano M, Foster E, et al. American Society of Echocardiography.Recommendations for evaluation of the severity of native valvular regurgitation with two-dimensional and Doppler echocardiography.J Am Soc Echocardiogr 2003;16:777-802.

Anatomia e função cardíaca na prática
Tomografia computadorizada e ressonância magnética

Walther Yoshiharu Ishikawa

8

DESTAQUES

- Reconhecer a ressonância magnética (RM) e a tomografia computadorizada (TC) como métodos diagnósticos de doenças cardíacas disponíveis atualmente para o cardiologista.
- Compreender o funcionamento e a utilização da TC e da RM, bem como as vantagens e desvantagens, que cada um dos métodos apresenta.
- Entender como como essas ferramentas podem auxiliar no manejo clínico e terapêutico mais adequados dos pacientes.

INTRODUÇÃO

Atualmente, o cardiologista dispõe de um amplo leque de opções para a investigação por imagem de doenças cardíacas. Cada método pode contribuir com informações relevantes, e cada um apresenta vantagens e desvantagens, não somente em relação à capacidade diagnóstica em si, mas também em questões envolvendo potenciais efeitos nocivos, preço, disponibilidade, portabilidade, etc. A ressonância magnética (RM) e a tomografia computadorizada (TC) são dois métodos diagnósticos que têm adquirido importância crescente na avaliação das diversas cardiopatias, fornecendo um amplo espectro de informações, auxiliando o diagnóstico tanto anatômico como funcional dessas doenças, e auxiliando no manejo clínico e terapêutico mais adequados desses pacientes.

TOMOGRAFIA COMPUTADORIZADA

O princípio físico da TC é baseado na atenuação tecidual aos raios-X, ou seja, é um método que envolve radiação ionizante, com potenciais riscos carcinogênicos em longo prazo. Aquisições rápidas com doses cada vez mais baixas são possíveis nos novos tomógrafos multidetectores, mas esse fato deve ser sempre lembrado no momento que se escolhe o método de investigação por imagem.

Existem duas aplicações que envolvem a TC para a avaliação cardíaca, duas modalidades de exame que empregam técnicas diferentes, fornecendo dois tipos de informações distintas e que devem ser aplicadas em contextos clínicos bem definidos.

A primeira é o escore de cálcio (EC), onde é realizada a quantificação de calcificação na parede das artérias coronárias, um exame realizado sem o uso do contraste venoso. O desenvolvimento de cálcio na parede arterial está intimamente associado à lesão vascular e placas ateroscleróticas, dessa forma, a quantidade de calcificação reflete a carga aterosclerótica daquele território vascular.

Assim, o EC é uma ferramenta que permite a estratificação de risco cardiovascular, por meio da detecção de aterosclerose subclínica. Sabe-se que o EC tem forte correlação com o risco de eventos cardiovasculares futuros, de maneira independente dos fatores de risco tradicionais, com desempenho superior a outras ferramentas de estratificação de risco como a dosagem de proteína C reativa (PCR) e a medida da espessura médio-intimal (IMT) pelo ultrassom de artérias carótidas.

Em diversas diretrizes cardiológicas nacionais e internacionais, o uso do EC para a estratificação de doença arterial coronária (DAC) já está bem estabelecido, com valor comprovado de risco adicional na estratificação de pacientes com risco intermediário pelo escore de Framingham, acrescentando valor prognóstico, e permitindo um melhor planejamento terapêutico e controle mais rigoroso de metas. Quando associado a essas estratificações de risco convencionais, o EC pode alterar a classificação de pacientes em todas as faixas de risco, destacando-se pacientes assintomáticos de risco intermediário, e aqueles de baixo risco com história familiar de DAC precoce, podendo alterar a conduta clínica.

A ausência de calcificação coronária em pacientes assintomáticos indica baixa probabilidade de DAC e está associada a uma taxa muito baixa de eventos cardíacos futuros (< 0,1% por ano). E um valor alto de EC (> 100 ou > percentil 75 para a idade e sexo) significa fator agravante para DAC e risco alto de eventos clínicos em 2 a 5 anos.

Finalmente, vale a menção de que o EC tem apenas uma fraca correlação com a presença e o grau de estenose. Não é recomendada em indivíduos sintomáticos, ou para a avaliação da progressão de aterosclerose.

A segunda modalidade de exame baseada em TC é a angiotomografia computadorizada (angio-TC) das artérias coronárias, um exame realizado com a administração do contraste iodado endovenoso injetado num acesso venoso periférico, o mesmo meio de contraste utilizado em angiografias invasivas. Isso permite a avaliação da luz das artérias coronárias de maneira não invasiva, caracterizando não somente o grau de estenose, mas também a parede do vaso, como a composição das placas parietais ateroscleróticas.

Quanto à caracterização e graduação de estenoses arteriais, existem dezenas de estudos, uni e multicêntricos avaliando a acurácia diagnóstica da angio-TC (especialmente com 64 colunas de detectores) em comparação com o cateterismo cardíaco. Em todos, destaca-se o elevadíssimo valor preditivo negativo (VPN), o que permite excluir DAC com segurança em diversos cenários clínicos. Uma indicação crescente é a aplicação da angio-TC em pacientes com dor torácica aguda nas unidades de emergência, onde tem grande utilidade na exclusão de síndrome coronariana aguda em indivíduos com probabilidade pré-teste baixa a intermediária, eletrocardiograma (ECG) não diagnóstico e marcadores de necrose miocárdica negativos.

A angio-TC também apresenta desempenho adequado na avaliação de indivíduos em diversas situações clínicas específicas, como revascularização miocárdica cirúrgica e *stents* (especialmente aqueles com calibre > 3 mm).

Outras pesquisas também já avaliaram o valor prognóstico da angio-TC em pacientes sintomáticos e estáveis com suspeita de DAC crônica, demonstrando que não apenas a presença e extensão de estenoses coronárias significativas, mas também a presença e extensão da aterosclerose não obstrutiva foram fatores preditores independentes de maior mortalidade geral e cardiovascular, fornecendo informações prognósticas complementares aos testes de isquemia.

RESSONÂNCIA MAGNÉTICA

A RM é um excelente método diagnóstico, extremamente robusto e versátil, já bem estabelecido na investigação de diversas cardiopatias. Seu princípio físico é baseado na forma como os prótons de hidrogênio reagem a potentes campos magnéticos, dessa forma, não envolvem a utilização de radiação ionizante. Pode ser necessário o uso de um meio de contraste intravenoso, mas com menor potencial de nefrotoxicidade do que o contraste empregado na TC.

É uma ferramenta com grande versatilidade, onde é possível a aquisição de uma grande variedade de informações complementares, permitindo uma avaliação bastante completa dessas doenças. É considerado o método padrão-ouro no estudo da função ventricular e também disputa o posto de método padrão na pesquisa de viabilidade miocárdica, pela técnica do realce tardio (RT). Essa técnica também permite quantificar a fibrose miocárdica ventricular, fornecendo importantes informações prognósticas, tanto em DAC quanto nas cardiomiopatias não isquêmicas. Assim, é considerado um método atraente para a avaliação de uma enorme gama de cardiopatias adquiridas ou congênitas, além das doenças vasculares. Abaixo, estão sumarizados os principais tipos de informações que podem ser obtidos pela RM.

Uma das sequências básicas de pulso da RM cardíaca é a Cine-RM, obtida através de um tipo de sequência gradiente-eco (precessão livre no estado estacionário, SSFP), que permite uma análise cinética da contratilidade ventricular e movimentação das diversas estruturas cardíacas, vistas na forma de animações ao longo do ciclo cardíaco, muito similar ao ecocardiograma bidimensional. Além de uma análise anatômica, são úteis para avaliação qualitativa e quantitativa dos volumes cavitários e função contrátil ventricular, e análise qualitativa da função valvar. A RM é significativamente mais acurada e reprodutível do que outras técnicas, tendo um papel fundamental quando for necessária uma volumetria precisa de cavidades, como no seguimento de algumas cardiopatias congênitas, estudo prévio a transplante cardíaco, e avaliação de drogas experimentais.

A RM também permite uma avaliação acurada de isquemia miocárdica através de sequências dinâmicas de perfusão miocárdica sob estresse farmacológico ou ventriculografia sob estresse, sendo alternativas à cintilografia (SPECT) ou ecocardiografia sob estresse, respectivamente. Ambas são técnicas robustas e validadas, fornecendo importantes informações diagnósticas e prognósticas.

Certamente uma das sequências de pulso mais revolucionárias da RM é o RT. Trata-se de uma sequência de gradiente-eco inversão-recuperação ponderada em T1, adquirida tardiamente (cerca de 10 minutos) após a infusão intravenosa do meio de contraste paramagnético. Os parâmetros da sequência são ajustados para que o miocárdio normal mostre baixo sinal (aspecto escuro nas imagens) e áreas de retenção de contraste tenham alto sinal (aspecto claro). Geralmente, essas áreas de RT correspondem a necrose e/ou fibrose miocárdica, permitindo à RM detectar e quantificar o infarto miocárdico (tanto agudo quanto crônico) com alta sensibilidade, sendo a única técnica de imagem conhecida que permite uma visualização direta do infarto com elevada resolução. A presença e extensão do RT trazem importantes informações prognósticas, assim como a presença de alguns achados associados, como a obstrução microvascular. O RT também é útil para a avaliação de viabilidade miocárdica, prevendo a recuperação funcional regional após revascularização, avaliação feita principalmente através da mensuração da transmuralidade do infarto miocárdico. O RT não é exclusivo de infarto, sendo encontrado também em fibroses de outras naturezas (como em cardiomiopatias), doenças infiltrativas (como amiloidose) e quadros inflamatórios (como miocardite). Peculiaridades na distribuição e aspecto do RT podem sugerir esses e outros diagnósticos alternativos. E em todas essas outras doenças não isquêmicas, a presença e extensão do RT também traz relevantes implicações prognósticas.

A RM é um estudo extremamente versátil, muitas outras sequências de pulso existem, e podem ser utilizadas em casos específicos. Temos como exemplo sequências para mensuração do sentido e velocidade de fluxo sanguíneo, de forma bastante análoga ao recurso *doppler* do eco. São chamadas de contraste de fase (também uma forma de gradiente-eco), onde são possíveis medidas de fluxo, com cálculo do débito cardíaco, de gradientes pressóricos em obstruções, frações de regurgitação valvar, etc. Há também outras sequências para estudo de composição tecidual, como imagens em T1, T2, supressão de gordura, multi-eco T2 para quantificação férrica, mapeamento T1, dentre outros. Fica claro também que o exame de RM é realizado de forma bastante individualizada, com protocolos e sequências sendo escolhidos de forma específica para responder dúvidas pontuais do médico solicitante.

Desvantagens da RM incluem seu maior preço e menor disponibilidade, além do tempo de exame extremamente longo (pelo menos 20 minutos, mas, em geral, excede uma hora), limitando bastante o seu uso em pacientes graves e em condições hemodinâmicas limítrofes. Historicamente, considerou-se contraindicação à realização de RM a presença de marca-passos e desfibriladores, mas esse fato tem sido revisto e, em geral, o exame pode ser feito com segurança, respeitando-se algumas condições. Algumas outras situações contraindicam a realização da RM, como a presença de implantes cocleares, grampos vasculares intracranianos e corpo estranho metálico intraocular.

CONCLUSÃO

Conforme apresentado nesse capítulo, é possível reconhecer que a TC e a RM são, hoje, dois métodos muito importantes para avaliação de doenças cardíacas. Sobre a TC, pode-se concluir que possui duas aplicações principais: o escore de cálcio e a angiotomografia. Já em relação à RM, que é uma ferramenta bastante versátil e possibilita uma grande diversidade de informações, no entanto, há a desvantagem pelo seu alto custo e do tempo necessário para sua realização.

BIBLIOGRAFIA CONSULTADA

- Sara L, Szarf G, Tachibana A, Shiozaki AA, Villa AV, Oliveira AC et al. II Diretriz de Ressonância Magnética e Tomografia Computadorizada Cardiovascular da Sociedade Brasileira de Cardiologia e do Colégio Brasileiro de Radiologia. Arq. Bras. Cardiol. 2014 Dec; 103(6 Suppl 3): 1-86.

Estudo hemodinâmico e cineangiocoronariografia

9

Stefano Garzon Dias Lemos • Expedito Eustáquio Ribeiro

DESTAQUES

- Apresentar um breve histórico sobre o uso de cateteres na medicina diagnóstica.
- Descrever os estudos hemodinâmicos com o uso da manometria.
- Explicar a utilização da cineangiocoronariografia de acordo com a anatomia coronária, bem como o papel da ventriculografia em seu processo.
- Apresentar as possíveis complicações decorrentes do estudo hemodinâmico.

INTRODUÇÃO

Antes de iniciarmos, é importante ter em mente que esse capítulo é baseado em uma aula de trinta minutos ministrada há muitos anos no curso de revisão da SOCESP. Trata-se de um resumo, sem pretensão ou possibilidade de revisar todo o assunto.

O uso de cateteres na medicina, tanto para o diagnóstico quanto para a terapêutica, não é novidade. Desde a Antiguidade, quando os egípcios utilizavam tubos metálicos para cateterização vesical e os gregos e romanos usavam canos para estudar a função das valvas cardíacas em cadáveres, temos nos utilizado desses dispositivos na prática médica. No entanto, somente a partir dos estudos de fisiologistas no século XIX é que iniciamos de fato a formar os conceitos do que hoje conhecemos como estudo hemodinâmico. Até o início do século XX, a aplicabilidade desses estudos praticamente se limitava aos laboratórios de fisiologia. Porém, em 1929, um médico alemão chamado Werner Forssmann foi o primeiro a realizar um cateterismo cardíaco em humanos (no caso, nele próprio). Ele realizou a dissecção de uma veia cubital de seu próprio braço e navegou um cateter ureteral até o átrio direito, tendo realizado ele mesmo a radiografia que confirmou a posição do cateter, inaugurando a era do cateterismo cardíaco em humanos. Durante os próximos anos, diversas técnicas e dispositivos foram sendo desenvolvidos com foco nas câmaras direitas do coração e circulação pulmonar, com determinação dos valores normais de pressão, estudos hemodinâmicos em diversas condições clínicas e realização das primeiras angiografias pulmonares, contribuindo para o entendimento da fisiologia cardio-pulmonar. A angiografia das artérias coronárias, que se tornaria futuramente o principal uso do cateterismo cardíaco, não existia. Durante a década de 1950, a coronariografia era realizada por injeção indireta na aorta. Enquanto estudava a valva aórtica de uma criança, em 1959, o Dr. Mason Sones, na Cleveland Clinic, acidentalmente cateterizou de maneira seletiva a coronária direita, injetando contraste. Quando o paciente, ao contrário do que se pensava que aconteceria, não apresentou fibrilação ventricular, o Dr. Sones percebeu que tinha descoberto algo que poderia ser a base para a realização de angiografia seletiva das artérias coronárias, dando início à era moderna do cateterismo cardíaco.

COMPOSIÇÃO DO ESTUDO HEMODINÂMICO

O estudo hemodinâmico não se limita à angiografia, como muitas vezes é pensado. A realização do cateterismo cardíaco inclui:

- manometria;
- oximetria;
- medidas dos gradientes sistólicos e diastólicos;
- cálculo das áreas valvares;
- cálculo das resistências vasculares;
- angiografia.

MANOMETRIA

A manometria (medida pressórica) das câmaras cardíacas é um aspecto fundamental de qualquer cateterismo cardíaco. Ela nos fornece informações preciosas, que permitem o correto diagnóstico de patologias e ajudam a definir condutas. A obtenção de dados fidedignos é crucial, sendo mandatório utilizar materiais que reduzam a interferências com as medidas e adotar padronização nos processos de obtenção dos dados. A manometria é especialmente útil (e foi muito utilizada na era pré-ecocardiograma) para o diagnóstico e classificação de doenças valvares, em especial as estenoses mitral e aórtica, e na avaliação da pressão arterial pulmonar.

Aqui, apresentamos de maneira simplificada os valores normais da manometria cardíaca. Esses valores não são absolutos e apresentam variações, e a maneira como são apresentados aqui visa facilitar o entendimento e a memorização (Tabela 9.1).

Tabela 9.1. Valores normais de manometria cardíaca			
	Sistólica	Diastólica	Média
PCP			12
AP	30	12	
VD	30	5	
AD			5
VE	120	12*	
Aorta	120	80	

PCP: ressão "capilar pulmonar"; AP: artéria pulmonar; VD: ventrículo direito; AD: átrio direito; VE: ventrículo esquerdo.
*Pd2: Pressão diastólica final.

O valor da PCP é aproximadamente o mesmo do Átrio Esquerdo médio e da Pd2 do VE.

Na manometria das câmaras direitas, por exemplo, podemos definir o grau de hipertensão arterial pulmonar e hipertensão pulmonar venocapilar (Tabela 9.2). Ou entender a relação entre as pressões do átrio, ventrículo e aorta no ciclo cardíaco. Além disso, pode-se dianosticar doenças valvares, estenose mitral, estenose aórtica e insuficiência aórtica. Assim como, classificar a gravidade dessas lesões valvares, como, por exemplo da estenose aórtica (Tabela 9.3).

Tabela 9.2.		
	HAP (mmHg)	HPVC (mmHg)
Leve	30-50	12-20
Moderada	50-70	20-30
Grave	>70	>30

HAP: hipertensão arterial pulmonar; HPVC: hipertensão pulmonar venocapilar.

Tabela 9.3.		
Gravidade	Área valvar (cm²)	Gradiente sistólico (mmHg)
Leve	>1,5	<25
Moderada	1,0-1,5	25-50
Importante	$\geq$0,7-1,0	51-70
Grave	$\leq$0,7	>70

Pode-se também avaliar a eficácia de intervenções terapêuticas, como na valvoplastia mitral por balão. Que possibilita ainda medir a melhora na regurgitação mitral após vasodilatador endovenoso, ao ver a redução da onda "v":

Há ainda outros usos, menos comuns, mas não menos importantes, como suspeitar do diagnóstico de cardiomiopatia hipertrófica apenas com a curva de pressão do VE e da Aorta:

Sinal de Brockenbrough-Braunwald: aumento do gradiente após um batimento extra sistólico (em vermelho), porém com queda na pressão de pulso (em azul).

Ou detecção de estenose pulmonar infundibular com a medida de pressão na "puxada" do tronco da pulmonar para o ventrículo direito, realizando diagnóstico de cardiopatias congênitas:

Por todos os motivos expostos aqui, continua sendo passo fundamental de qualquer cateterismo cardíaco a realização da manometria, tanto das câmaras direitas quanto esquerdas. Esse recurso, muitas vezes ignorado pelos clínicos e hemodinamicistas, pode fornecer dados valiosos e diagnósticos importantes.

Também podemos, com estes dados e a oximetria, realizar medidas das resistências sistêmicas e pulmonares, medir os shunts esquerda-direito e assim melhor avaliar as cardiopatias congênitas. Antes do surgimento do Ecocardiograma, esses recursos eram fundamentais no diagnóstico e planejamento do tratamento, bem como a angiografia dos ventrículos, arteriografia pulmonar e aortografia. Com esta ferramenta podemos avaliar os defeitos valvares e as cardiopatias congênitas e até mesmo complementar o Ecocardiograma no diagnóstico de cardiopatias mais complexas.

CINEANGIOCORONARIOGRAFIA

Como colocado inicialmente, a cineangiocoronariografia existe desde a década de 1950, e a cateterização seletiva das coronárias foi realizada em 1959 pelo Dr. Mason Sones. Suas contribuições são diversas, mas, entre as principais, podemos citar:

- visualização de lesões coronárias *in vivo*;
- história natural da doença coronária em suas diversas apresentações (lesão de tronco, uni, bi ou triarterial);
- espasmo coronário e circulação colateral
- avaliação da disfunção segmentar do ventrículo esquerdo;
- oclusão das artérias coronárias nas síndromes coronarianas agudas (mecanismos como trombos, placas obstrutivas e placas não-obstrutivas), além da história natural (recanalização espontânea, prognóstico);
- prova da ineficácia de abordagens cirúrgicas como a cirurgia de Vineberg e a eficácia da revascularização com pontes;
- visualização da compressão extrínseca do tronco da coronária esquerda;

Diversos trabalhos e autores construíram uma grande evidência mostrando a utilidade da cineangiocoronariografia em diversos cenários. No entanto, talvez o seu principal uso, até hoje, seja nos pacientes com síndromes coronarianas agudas. Em 1980, DeWood e colegas publicaram, no New England Journal of Medicine (Prevalence of Total Coronary Occlusion during the Early Hours of Transmural Myocardial Infarction. DeWood MA, Sporte J, Notske R et al. N Engl J Med 1980; 303:897-902), um trabalho pioneiro e um divisor de águas na cardiologia intervencionista: com o intuito de definir a porcentagem de oclusão total de coronárias em pacientes com síndrome coronariana aguda, 322 pacientes admitidos até 24 horas após um infarto do miocárdio foram submetidos a angiografia coronária, com estratificação por tempo do evento. Nos pacientes submetidos à angiografia em até 4 horas do evento, 87% apresentavam oclusão total, com queda progressiva nessa porcentagem, chegando a 65% entre 12 e 24 horas do evento. Além disso, nos pacientes com aspecto angiográfico de trombose, foi realizada trombectomia, comprovando a presença do mesmo, uma vez que estes pacientes eram submetidos a cirurgia de revasculartização miocárdica. O trabalho concluiu que o sistema fibrinolítico intrínseco está formando e desfazendo trombos durante os eventos coronarianos agudos, e que a recanalização espontânea ocorre com o passar das horas. Os achados do trabalho foram, provavelmente o embrião do atual entendimento da evolução e da terapêutica das síndromes coronarianas aguda, principalmente no uso dos fibrinolíticos e a angioplastia primária no infarto agudo do miocárdio.

Anatomia Coronária Normal e Patológica

Coronária direita

A coronária direita origina-se, normalmente, do seio aórtico direito, segue o sulco átrio-ventricular, dá origem ao ramo do cone e ao ramo marginal direito (que corre até a margem inferior do coração), e irriga o átrio direito, os nós sino-atrial e átrio-ventricular e parte posterior do septo interventricular. Se divide no chamado Crux Cordis, e dá origem a dois ramos, o ventricular posterior e o interventricular posterior (ou descendente posterior), que segue o sulco interventricular posterior e irriga os ventrículos direito e esquerdo e o terço posterior do septo interventricular. É dominante quando emite a artéria descendente posterior, o que ocorre em cerca de 67% dos casos.

Coronária esquerda

A artéria coronária esquerda origina-se do seio aórtico esquerdo, segue entre a aurícula esquerda e o lado esquerdo do tronco pulmonar, e entra no sulco coronário, dividindo-se em ramos descendente anterior e circunflexo. O tronco da coronária esquerda tem aproximadamente 11 mm de extensão e daí vem a expressão de serem os maiores fazedores de viúvas. O ramo descendente anterior segue pelo sulco interventricular até o ápice do coração, dando origem aos ramos diagonais, e dá a volta na margem inferior do coração e frequentemente encontra-se com o ramo descendente posterior da coronária direita, suprindo partes de ambos os ventrículos e os 2/3 anterior do septo interventricular (através dos ramos septais). O ramo circunflexo segue ao redor da margem do coração até a sua porção posterior, dando origem aos ramos marginais esquerdos, podendo ser dominante quando emite o ramo descendente posterior.

Ventriculografia

A ventriculografia é parte fundamental da cineangiocoronariografia e, via de regra, deve ser realizada sempre, a menos que contraindicada. Os parâmetros analisados nela são:

- morfologia do ventrículo, volume e espessura da parede;
- contração regional e global do ventrículo esquerdo;
- morfologia e integridade da válvula mitral;
- morfologia e movimento da valva aórtica;
- presença, localização e tamanho de comunicação interventricular;
- massas ou calcificações no ou em volta do coração.

A ventriculografia pode ser realizada nas projeções oblíqua direita ou esquerda, sendo que a primeira avalia de maneira mais adequada as paredes anterior e posterior, além do ápice, enquanto a segunda avalia melhor os segmentos lateral e septal.

Na ventriculografia, é possível avaliar disfunção segmentar do ventrículo esquerdo, assim como quantificar a fração de ejeção ventricular (FE), que é a fração de sangue ejetada na sístole. Na venticulografia, a FE pode ser estimada visualmente (preservada, redução discreta, moderada ou importante) ou calculada, calculando-se a área da cavidade ventricular na diástole e na sístole. Hoje em as máquinas de hemodinâmica fazem bem facilmente este cálculo.

Aqui discutimos os padrões de contração do VE. Chamamos hipocinesia quando aquela parede tem redução da contração comparando com outras regiões do VE. Quando existe acinesia significa ausência de contração na parede com sequela de infarto do miocárdio. Pode também ser um padrão de hipocinesia difusa e global como na miocardiopatia. O que é chamado de hipercinesia a contração é vigorosa e a cavidade final fica reduzida, como na hipertofia miocárica global do VE. E por último o padrão de discinesia ou movimento paradoxal, as demais regiões contraem e a região infartada extensa distende e rouba débito do VE. É a situação encontrada nos grandes infartos da parede anterior (Tabela 9.4).

De maneira geral, a Coronária Direita irriga a parede inferior (ou diafragmática) do coração, enquanto a Descendente Anterior irriga a parede anterior e a Circunflexa, a parede lateral. O ventrículo esquerdo é majoritariamente irrigado pela coronária esquerda, mesmo quando a dominância é da coronária direita (84% da esquerda, 16% da direita), chegando a ser 100% irrigado pela coronária esquerda quando a dominância é da Circunflexa.

COMPLICAÇÕES

O estudo hemodinâmico é um procedimento bastante seguro, tendo uma baixa taxa de complicações, especialmente quando apenas diagnóstico. No entanto, as complicações podem ser graves. Por esse motivo, é indispensável que o médico e o paciente estejam cientes das possíveis complicações, como reduzir a sua incidência e como tratá-las, caso ocorram.

As complicações mais comuns são hemorrágicas, especialmente equimoses e hematomas no local de punção. Complicações vasculares graves, como hematomas retroperitoneais, pseudo-aneurismas e fístulas arterio-venosas são raras, e requerem pronta intervenção.

Os óbitos são especialmente raros. No entanto, fatores como lesão em tronco de coronária esquerda e insuficiência cardíaca podem aumentar o risco de óbito em até 10 vezes.

Por conta do uso do contraste iodado, pode-se ter reações alérgicas. Choques anafiláticos são raros, e metade das reações ao contraste são reações anafilactoides. Insuficiência renal ocorre em 3 a 7% dos procedimentos, e 10% desses pacientes irá necessitar de hemodiálise. É importante notar que a piora da função renal, avaliada por aumentos na ureia e creatinina, tem seu pico entre 48-72 horas do uso do contraste iodado, sendo, portanto, importante que a função renal seja reavaliada neste intervalo, em pacientes de risco (idosos acima de 65 anos, Creatinina > 2,0 mg/dL ou Clearence de Creatinina < 60 mL/min, diabéticos).

Raramente, pacientes sofrem infartos miocárdicos durante o procedimento. Esses ocorrem geralmente durante intervenções e em decorrência de complicações, como dissecções coronárias e embolizações. A maioria das dissecções são tratadas em sala com os materiais disponíveis.

Arritmias cardíacas durante o exame podem acontecer, especialmente fibrilação ventricular, em decorrência de isquemia transitória causada por retenção do contraste nas coronárias.

Provavelmente, as complicações mais temidas, após o óbito, são os eventos neurológicos. A ocorrência de acidentes vasculares cerebrais é rara, menor que 0,4%. No entanto, suas consequências podem ser catastróficas, o que obriga o intervencionista a prontamente suspeitar de um evento neurológico e acionar o fluxo de avaliação de AVC rapidamente.

CONCLUSÃO

A manometria ainda é uma importante ferramenta diagnóstica e de decisão clínica e a avaliação de hipertensão pulmonar é fundamental em muitas situações clínicas. A cineangiocoronariografia continua sendo o padrão-ouro no diagnóstico da doença arterial coronária, e a ventriculografia esquerda é fundamental na decisão clínica e faz parte do exame. A irrigação do ventrículo esquerda se dá principalmente pela Descendente Anterior, depois pela Circunflexa, e, por último, pela Coronária Direita.

BIBLIOGRAFIA CONSULTADA

- Braunwald, E., Bonow, R. O., Libby P. et al. Chapter 19 - Cardiac Catheterization in Braunwald's Heart Disease - A Textbook of Cardiovascular Medicine. Philadelphia, Pennsylvania: Elsevier Saunders.
- Eric Eeckhout, Serruys P. W., Wijns W. et al. Part I - Foundations of interventional cardiovascular medicine in Percutaneous Interventional Cardiovascular Medicine - The PCR-EAPCI Textbook. PCR Publishing.
- Grossman, W., Baim D. (2014). Chapter 10 - Pressure Measurements in Cardiac Catheterization, Angiography and Intervention (pp 223-244). Philadelphia, Pennsylvania: Lippincott Williams & Wilkins.
- Prevalence of Total Coronary Occlusion during the Early Hours of Transmural Myocardial Infarction. DeWood MA, Sporte J, Notske R et al. N Engl J Med 1980; 303:897-902.
- Stouffer, G. A. (2008). Part I - Basics of hemodynamics in Cardiovascular Hemodynamics for the Clinician (pp. 3-155). Malden, Massachusetts: Blackwell Publishing.

Atendimento pré-hospitalar e ressuscitação cardíaca
Suporte básico e avançado

Agnaldo Piscopo • Leonardo Luis Torres Bianqui

10

DESTAQUES

- Identificar a regulação médica de urgências e emergências no Brasil, assim como os protocolos a serem seguidos.
- Compreender cada uma das etapas do atendimento pré-hospitalar.
- Aplicar, de forma adequada, o passo a passo das ações para o atendimento realizado fora do hospital.
- Reconhecer a forma de trabalho das equipes de suporte avançado em casos de ressuscitação cardíaca.

INTRODUÇÃO

O atendimento pré-hospitalar e o transporte sanitário no Brasil devem se fundamentar na Portaria GM/MS n. 2048 de 5 de novembro de 2005, que normatiza a equipe de atendimento de urgência e emergência, os veículos de Suporte Básico e Avançado de Vida e as Centrais de Regulação Médica. Modelo esse influenciado pelos sistemas francês e norte-americano, que utilizam profissionais técnicos de emergência (*EMT-Paramedics*), conhecidos como paramédicos.

Segundo a legislação brasileira, a regulação médica e intervenções como intubação orotraqueal, desfibrilação convencional, procedimentos cirúrgicos e prescrição de medicamentos só podem ser realizados por médicos. Essa diretriz se baseia nas legislações nacionais, as quais diferem das diretrizes internacionais para o atendimento pré-hospitalar e de transporte de pacientes. Portanto, recorremos a algumas adaptações para definir tais procedimentos considerados como sendo médicos, no Brasil.

REGULAÇÃO MÉDICA DAS URGÊNCIAS E EMERGÊNCIAS

A portaria GM/MS n. 2048 define que a Central de Regulação Médica é o elemento ordenador e orientador dos sistemas regionais e estaduais de urgência e emergência, organizando a relação entre os vários serviços, qualificando o fluxo dos pacientes no Sistema de Saúde, garantindo acesso aos pedidos de socorro. Dessa forma, todas as instituições que realizam atendimento pré-hospitalar (APH), devem se pautar na portaria citada. Todos os agravos à saúde de causa clínica, traumática, psiquiátrica, dentre outros devem ter acesso por meio do telefone 192 à Central de Regulação Médica, o qual tem que acolher a pessoa que solicita por ajuda, assistindo-a em sua necessidade e redirecionando-a para os locais adequados à continuidade do tratamento.

MÉDICO REGULADOR

A regulação médica é de responsabilidade do profissional médico, que necessita ser capacitado para exercer essa função com qualidade, julgando e discernindo o grau presumido de urgência e prioridade de cada caso segundo as informações disponíveis. A seguir, destaca-se as funções realizadas pelo médico regulador:

- julgar e decidir sobre a gravidade de um caso que lhe está sendo comunicado via rádio ou telefone, estabelecendo uma gravidade presumida;
- enviar os recursos necessários ao atendimento, considerando as necessidades e ofertas disponíveis;

- monitorar e orientar o atendimento feito por outro profissional de saúde habilitado (médico intervencionista, enfermeiro, técnico ou auxiliar de enfermagem), por profissional da área de segurança ou bombeiro militar (no limite das competências desses profissionais) ou ainda, por leigo que se encontra no local da situação de urgência;
- definir e acionar o serviço de destino do paciente, informando-o sobre suas condições e previsão de chegada, sugerindo os meios necessários ao seu acolhimento;
- avaliar a necessidade ou não do envio de meios móveis de atenção. Em caso negativo, o médico explica o porquê de sua decisão ao demandante do socorro quanto a outras medidas a serem adotadas, por meio do aconselhamento médico;
- reconhecer que, como a atividade do médico regulador envolve o exercício da telemedicina, expõe-se a gravação contínua das comunicações, o correto preenchimento das fichas médicas de regulação, das fichas de atendimento médico, e o seguimento de protocolos institucionais consensuados e normatizados que definam os passos e as bases para a decisão do regulador;
- estabelecer claramente, em protocolo de regulação, os limites do TARM, o qual não pode, em hipótese alguma, substituir a prerrogativa de decisão médica e seus desdobramentos, sob pena de responsabilização posterior do médico regulador;
- definir e pactuar a implantação de protocolos de intervenção médica pré-hospitalar, garantindo perfeito entendimento entre o médico regulador e o intervencionista, quanto aos elementos de decisão e intervenção, objetividade nas comunicações e precisão nos encaminhamentos decorrentes;
- monitorar os atendimentos e as demandas pendentes, registrar sistematicamente os dados das regulações, pois frequentemente o médico regulador irá orientar o atendimento por radiotelefonia (sobretudo para os profissionais de enfermagem), os protocolos correspondentes deverão estar claramente constituídos e a autorização deverá estar assinada na ficha de regulação médica e na ficha de atendimento pré-hospitalar;
- saber com exatidão as capacidades/habilidades da sua equipe de forma a dominar as possibilidades de prescrição/orientação/intervenção e a fornecer dados que permitam viabilizar programas de capacitação/revisão que qualifiquem/habilitem os intervencionistas;
- submeter-se à capacitação específica e habilitação formal para a função de regulador e acumular, também, capacidade e experiência em assistência médica de urgência, inclusive na intervenção do pré-hospitalar móvel;
- participar de programa de educação permanente;
- velar para que todos os envolvidos na atenção pré-hospitalar observem, rigorosamente, a ética e o sigilo profissional, mesmo nas comunicações radiotelefônicas;
- manter-se nos limites do sigilo e da ética médica ao atuar como porta-voz em situações de interesse público.

Ao médico regulador também compete tomar decisões de gestão sobre os recursos de saúde disponíveis, possuindo delegação direta dos gestores municipais e estaduais para acionar tais recursos, de acordo com seu julgamento. Assim, o médico regulador deve:

- decidir sobre qual recurso deverá ser mobilizado frente a cada caso, procurando, entre as disponibilidades a resposta mais adequada a cada situação, advogando assim pela melhor resposta necessária a cada paciente, em cada situação sob o seu julgamento;
- decidir sobre o destino hospitalar ou ambulatorial dos pacientes atendidos no pré-hospitalar; não aceitando a inexistência de leitos vagos como argumento para não direcionar os pacientes para a melhor hierarquia disponível em termos de serviços de atenção de urgências, ou seja, garantir o cuidado, mesmo nas situações em que inexistam leitos vagos para a internação de pacientes (a chamada "vaga zero");
- deverá decidir o destino do paciente baseado na planilha de hierarquias pactuada e disponível para a região e nas informações periodicamente atualizadas sobre as condições de atendimento nos serviços de urgência, exercendo as prerrogativas de sua autoridade para alocar os pacientes dentro do sistema regional, comunicando sua decisão aos médicos assistentes das portas de urgência;
- o médico regulador de urgências deve regular as portas de urgência, considerando o acesso a leitos como uma segunda etapa que envolve a regulação médica das transferências inter-hospitalares, bem como das internações;
- acionar planos de atenção a desastres que estejam pactuados com os outros, frente à situações excepcionais, coordenando o conjunto da atenção médica de urgência;
- requisitar recursos públicos e privados em situações excepcionais, com pagamento ou contrapartida à *posteriori*, conforme pactuação a ser realizada com as autoridades competentes;
- exercer a autoridade de regulação pública das urgências sobre a atenção pré-hospitalar móvel privada, sempre que essa necessitar conduzir pacientes ao setor público, sendo o pré-hospi-

talar privado responsabilizado pelo transporte e atenção do paciente até o seu destino definitivo no Sistema;

- contar com acesso às demais centrais do complexo regulador, de forma que possa ter as informações necessárias e o poder de dirigir os pacientes para os locais mais adequados, em relação às suas necessidades.

O médico assistencialista que trabalha em pronto--socorro (PS) ou outro serviço de saúde, classificados como Unidades Fixas de APH, precisa conhecer o papel do médico regulador. O bom relacionamento do médico regulador com os médicos das portas de emergência ajudará na qualidade da assistência, mesmo que seja necessária a regulação com o critério de "vaga zero", a qual não pode ser vista como medida punitiva, mas como medida necessária e mais adequada ao paciente. O regulador deve fazer contatos no início do seu plantão com o coordenador de equipe dos hospitais referenciados e quando possível ou necessário realiza visitas aos PS e salas de emergência para melhor compreensão e relacionamento. Lembramos que em situações esporádicas como catástrofes ou falta de recurso médico disponível, esse profissional pode se dirigir ao local da ocorrência prestando atendimento e fazendo a regulação médica do local, sendo que na sua ausência todos os atendimentos devem ser gravados por uma central.

CLASSIFICAÇÃO DA AMBULÂNCIA E TRIPULAÇÃO NECESSÁRIA PARA ATENDIMENTO PRÉ-HOSPITALAR E TRANSPORTE DE PACIENTES

A portaria GM/MS n. 2048, além de definir a atenção às urgências e emergências, com a implantação das Centrais de Regulação Médica como medida para organização do fluxo na Rede de Atenção à Saúde, também classifica os tipos de viaturas conforme os profissionais que as tripulam. Classificação da ambulância e tripulação necessária para atendimento pré-hospitalar e transporte de pacientes:

- viatura tipo A – ambulância de transporte: veículo destinado ao transporte em decúbito horizontal de pacientes que não apresentam risco de morte, para remoções simples e de caráter eletivo como realização de exames complementares, transporte de pacientes com dificuldade de locomoção ou casos sociais. Tripulada apenas por motorista capacitado;
- viatura tipo B – ambulância de suporte básico: veículo destinado ao transporte inter-hospitalar de pacientes sem risco de morte, mas que necessitam de acompanhamento do profissional de saúde, por estarem com venóclise, oxigenioterapia, entre outros, e ao atendimento pré--hospitalar de pacientes com risco desconhecido, não classificado com potencial de necessitar

de intervenção de um profissional de saúde no local e/ou durante transporte até o serviço de destino. Tripulada por motorista e um técnico ou auxiliar de enfermagem capacitado;
- viatura tipo C – ambulância de resgate: veículo de atendimento de urgências pré-hospitalares de pacientes vítimas de acidentes ou pacientes clínicos em locais de difícil acesso, que necessitem de equipamentos de salvamento (terrestre aquático e em alturas). Tripulado por um motorista e dois profissionais treinados em salvamento;
- viatura tipo D – ambulância de suporte avançado: veículo destinado ao atendimento e transporte de pacientes com risco de morte conhecido em emergências pré-hospitalares e/ou de transporte inter-hospitalar que necessitam de cuidados médicos intensivos. Deve contar com os equipamentos médicos necessários para essa função como respirador, desfibrilador convencional e as medicações para utilização no atendimento de emergência no local ou durante o transporte. Tripulado por motorista, um médico e um enfermeiro;
- viatura tipo E– aeronave de transporte médico: aeronave de asa fixa ou rotativa utilizada para transporte inter-hospitalar de pacientes e aeronave de asa rotativa para ações de resgate, dotada de equipamentos médicos homologados pela Agência Nacional de Aviação Comercial (ANAC). A tripulação da saúde deve ter treinamento específico para a função e estar certificada pela ANAC como tripulante operador de equipamento especial. No Brasil, somente as aeronaves militares tem autorização para fazer resgate de vítimas com pouso em locais não homologados. Já as transferências inter-hospitalares devem ser de locais homologados para outro local homologado, conforme normas estabelecidas pela ANAC. Tripulado por piloto, um médico e um enfermeiro;
- viatura tipo F – embarcação de transporte, médico: veículo motorizado aquaviário, destinado ao transporte por via marítima ou fluvial. Precisa possuir os equipamentos médicos necessários à assistência de pacientes conforme sua gravidade. Tripuladas de acordo com sua classificação de viatura básica ou avançada;
- veículos de intervenção rápida – esses veículos, também chamados de veículos leves, veículos rápidos ou veículos de ligação médica são utilizados para transporte de médicos e enfermeiros com equipamentos que possibilitem oferecer suporte avançado de vida nas ambulâncias do tipos A, B, C e F. Tripulados por médico e um enfermeiro, tem como finalidade melhorar o tempo resposta em situações com risco de morte, tanto no atendimento primário como no apoio as demais viaturas de suporte básico. Essas viaturas não se destinam ao embarque e transporte de pacientes. Portanto, o embarque da vítima é feito em uma

viatura de suporte básico de vida, sendo o paciente atendido por médico e enfermeiro. Tripulado por motorista, um médico e um enfermeiro.

ETAPAS DO ATENDIMENTO PRÉ-HOSPITALAR

PEDIDO DE AJUDA E ACIONAMENTO

Por meio de um chamado, na maioria das vezes, por telefone a vítima de um agravo à saúde ou um solicitante pede ajuda através do telefone 192. Ele é atendido pelo TARM e regulado por um médico.

No Brasil, o telefone 192 é o número de emergência nacional para agravos de saúde, mas vários locais ainda não contam com o Serviço de Atendimento Móvel de Urgência (SAMU), sendo importante saber previamente o número de emergência local que pode ser do Corpo de Bombeiros por meio do número 193.

Ressalta-se que o chamado de ajuda é o primeiro elo da corrente de sobrevida. Precisa ser de amplamente divulgado e fácil de memorizar pela população. Os cidadãos necessitam ter conhecimento prévio sobre o serviço de emergência, compreendendo que responder as perguntas do TARM e do médico regulador se faz necessário para o envio do recurso adequado.

REGULAÇÃO E ACONSELHAMENTO MÉDICO

O TARM colhe informações básicas para o atendimento por meio de um questionário breve que dura por volta de 30 segundos a 1 minuto, após o médico recebe a ligação avaliando e presumindo a gravidade de cada caso, para o envio de recursos necessários. Caso o médico regulador decida que não se trata de um caso de urgência ou emergência ele realizará o aconselhamento médico. Algumas considerações sobre esse recurso devem ser destacadas:

- o médico regulador poderá orientar e aconselhar o paciente se não julgar necessário o envio de viaturas, podendo utilizar o aconselhamento médico como atendimento, acolhendo e transmitindo segurança ao solicitante nos casos que não caracterizar urgência ou emergência direcionando o paciente a rede básica de saúde ou outras unidades se julgar necessário;
- o médico regulador deve transmitir tranquilidade e segurança orientando ao solicitante ou ao paciente, se estiver consciente, a manter a calma e se manter na posição que ele se sentir mais confortável definindo as queixas enviando os recursos necessários com as hipóteses do agravo à saúde.

RECONHECIMENTO E AÇÕES DO MÉDICO REGULADOR EM CASOS DE VÍTIMAS COM DOR TORÁCICA

Solicitações de pedido de ajuda para pacientes com dor torácica sugestiva de síndrome coronária aguda de-

vem ter prioridade no envio da viatura, com a chegada o mais breve possível de um desfibrilador no local, sendo o desfibrilador externo automático (DEA) para o suporte básico ou a chegada da equipe do suporte avançado com o desfibrilador convencional.

O médico regulador deve valorizar a queixa do paciente com dor torácica de início súbito agudo ou recente, sendo a dor mais comum em aperto ou queimação de forte intensidade, acompanhada, muitas vezes, de palidez, náuseas e sensação de desmaio, podendo haver irradiação para o dorso, mandíbula e região epigástrica.

A recomendação é do envio do recurso com prioridade, pois não se tem como afastar a possibilidade de síndrome coronariana aguda pelo atendimento telefônico e 51% dos pacientes apresentam parada cardíaca por arritmia antes da chegada no hospital. Além das queixas o médico regulador deve perguntar sobre os antecedentes do paciente para avaliação do risco. O médico regulador pode orientar o paciente a tomar 2 comprimidos de 100 mg de ácido acetilsalicílico não tamponado antes da chegada da equipe no local , exceto em pacientes alérgicos ou com sangramento gastrointestinal ativo ou recente (classe IIa – nível de evidência C).

O serviço de emergência local avalia o risco e benefício da espera da chegada da ambulância, pois em vários locais como as metrópoles e áreas rurais o tempo resposta é muito alto e o transporte através de meios próprios para um pronto-socorro mais próximo, que possua um desfibrilador pode ser o melhor recurso. O transporte de um paciente com dor torácica em um veículo particular é considerado uma alternativa aceitável em um local onde um veículo de emergência demora mais do que 20 a 30 minutos.

RECONHECIMENTO E AÇÕES DO MÉDICO REGULADOR EM CASOS DE VÍTIMAS COM PARADA CARDIORRESPIRATÓRIA

Nos casos de solicitação para vítimas inconscientes o questionário deve ser rápido e objetivo para o reconhecimento de pessoas em parada cardíaca, as medidas iniciais de ressuscitação devem ser orientadas e o envio do recurso adequado o mais rápido possível.

Deve-se perguntar: a vítima está acordada? A vítima respira de forma normal, como quando está dormindo? Ou respira de forma estranha, agônica (*gasping*)?

Vítimas inconscientes, que não respiram de forma normal, o solicitante deve ser orientado a iniciar as compressões torácicas forte e rápido sem interrupções (*handsOnly*) (classe IIa – nível de evidência B) e a instalação de um DEA, assim que disponível no local e o envio de uma equipe, de preferência, de suporte avançado ou outra viatura equipada com o DEA que estiver mais próxima (classe IIa – nível de evidência C).

O médico regulador não deve pedir para o leigo checar pulso, pois esse procedimento requer treinamento adicional e o índice de erros é alto, dessa forma o médico regulador deve orientar o início das compressões torácicas por telefone se a vítima estiver inconsciente, sem respirar ou com respiração agônica. Pedir calma e informar que ambulância com o recurso necessário já está a caminho e que as manobras de ressuscitação não devem ser interrompidas até a chegada da ambulância no local. Se possível mantenha o solicitante na linha para orientações e informações complementares.

Nos casos clínicos em que a vítima está inconsciente, mas respira de forma normal como se estivesse dormindo o médico regulador deve enviar a equipe de suporte avançado e orientar a abertura das vias aéreas por meio da elevação da mandíbula com inclinação da cabeça para trás, a posição de recuperação em decúbito lateral pode ser considerada até a chegada da equipe no local.

- Despacho – o médico regulador envia os recursos necessários, respeitando a gravidade de cada caso e quando houver a necessidade de apoio de outros órgãos como Corpo de Bombeiros, para situações onde o salvamento e o combate a incêndio são necessários, polícia para a segurança da equipe quando a ocorrência exigir, dentre outros. Caso haja necessidade, o médico regulador pode pedir apoio a outras instituições como serviços de resgate privados ou públicos, considerando a gravidade da ocorrência e se o número de vítimas ultrapassarem a capacidade do serviço acionado primariamente;
- atendimento no local – ações necessárias para estabilização da vítima no local do atendimento devem demorar o menor tempo possível, seguindo os princípios do SME, o tempo passa rápido e os minutos perdidos com ações desnecessárias são preciosos e podem piorar as chances do paciente;
- regulação do hospital de referência – o médico regulador após interpretação dos dados da vítima, transmitidos pela equipe que o atendeu no local, através da comunicação com a central via rádio ou telefonia móvel, verifica o melhor recurso e a disponibilidade de vaga, determinando o serviço a ser encaminhado, comunicando as condições da vítima com tempo estimado da chegada ao hospital determinado. Dessa forma, preferencialmente, o contato deve ser feito de médico a médico por telefone ou rádio, nos casos graves e nos casos que avaliar necessário.

Não é necessário o contato prévio dos casos considerados rotineiros, em que a pactuação prévia da rede já determina a unidade de saúde como referência.

Nessa fase do atendimento, o conhecimento da rede hospitalar de referência é de extrema importância, assim como a disponibilidade de vagas e recursos disponíveis. O médico regulador deve encaminhar o paciente certo para o hospital certo quando possível.

- Transporte – tempo gasto durante o transporte entre o local e o hospital de referência deve ser o menor possível respeitando a segurança no deslocamento. O Código Nacional de Trânsito, inclusive com o limite de velocidade da via deve ser respeitados por ambulâncias. Todos os tripulantes da viatura devem utilizar o cinto de segurança, inclusive, no baú de atendimento durante todo o deslocamento. A maca deve estar fixa em trava apropriada e o paciente deve estar preso pelos cintos de segurança da mesma;
- entrega – consta na passagem do caso pela equipe de APH para equipe de emergência. Sendo uma das fases mais importantes, onde bom inter-relacionamento das equipes favorece o atendimento do paciente, passando informações relevantes do atendimento, que muitas vezes podem influenciar o prognóstico da vítima e não podem ser negligenciadas nesse momento;
- recuperação de materiais e limpeza da viatura – após a entrega do paciente, a equipe de APH deve se colocar à disposição, o mais rápido possível, podendo depender de liberação da maca e outros materiais, para deixar o hospital em condições de realizar outro atendimento.

INTER-RELACIONAMENTO DO PRONTO-SOCORRO E O APH

É importante o inter-relacionamento das equipes APH e PS em todas as suas fases do atendimento. Já no início de cada jornada de plantão ao receber a ligação da central de regulação o médico coordenador da equipe de PS deverá informar a situação do hospital e possíveis restrições determinadas por falta de recurso humano, materiais, equipamentos ou restrições de vagas. Desse modo, o médico regulador poderá evitar o transporte inadequado com prejuízos a vítima e desgaste das equipes envolvidas. Ressalta-se que, o socorro adequado é a "vítima certa para o hospital certo".

Na primeira fase do atendimento, ou seja, no acionamento, a central de regulação poderá fazer contato de ALERTA ao serem confirmadas a presença de uma ou mais vítimas potencialmente graves, com intuito de que a equipe inicie os preparativos para a recepção desses pacientes. Um exemplo a ser dado, é o caso em que há múltiplas vítimas. Esse preparo é vital, pois otimiza o atendimento, sendo fundamental no prognóstico das vítimas. O contato pode ser realizado por meio de telefone ou rádio, sendo esse último mais rápido e eficaz.

ATENDIMENTO PRÉ-HOSPITALAR

Diferente da equipe de atendimento dos serviços de resgate como o SAMU, que tem treinamento específico para atuar fora do hospital em condições adversas, qualquer médico, independente da especialidade, pode se deparar com uma situação de emergência. Salientamos que, o treinamento de suporte básico de vida (BLS) deve ser de conhecimento de todos os profissionais de saúde, principalmente, do profissional médico que, também necessita ter conhecimentos de suporte avançado de vida, considerando a ética profissional e independe da sua especialidade, já que faz parte da formação básica do médico.

Esse capítulo não tem como objetivo discutir protocolos de BLS ou de suporte avançado de vida, entretanto, ressalta as diferenças do atendimento pré-hospitalar enfatizando a segurança e as ações médicas necessárias na cena até a chegada da vítima ao hospital.

PASSO A PASSO DE AÇÕES AO SE DEPARAR COM UM ACIDENTE OU ATENDIMENTO FORA DO HOSPITAL

O atendimento à emergências em diversas situações pode ocorrer em diferentes locais, assim o profissional médico ao se deparar com tais emergências fora do hospital, necessita ser capaz de avaliar sua segurança, de sua equipe e, se possível, tornar a cena segura para o atendimento da vítima. Para tanto avalie os 3 S's:

1. segurança;
2. situação;
3. *scene* (cena).

Nesse momento, a preocupação deve ser com os seguintes fatos:

- sinalizar o local, jamais entrar em uma rodovia sem estar sinalizada, para que não seja uma segunda vítima. Em muitas ocorrências, a melhor ajuda é a sinalização adequada, considerando que, frequentemente, a sinalização pode salvar mais vidas. Durante o dia utilizar bandeiras, camisas, toalhas de cores fortes a 100 m da ocorrência, sem entrar na faixa de rolamento e durante a noite usar lanternas. Nunca parar o veículo sobre a faixa para sinalizar, pois são comuns outras colisões;
- só entrar na faixa de rolamento quando estiver certo de que a cena está segura;
- pedir ajuda pelo sistema de emergência local, informando sobre a cena, número de vítimas, a localização exata da ocorrência e recursos necessários (incêndio, queda em ribanceiras, etc.);
- estar sempre alerta com cabos elétricos. Quando houver colisões em postes, a empresa responsável pela eletricidade da região deve ser acionada o mais rápido possível. Não tocar os cabos e não ter contato com áreas que possam conduzir eletricidade;
- cuidado com locais de violência urbana, com vítimas de arma de fogo ou outras agressões. Nesse caso, o atendimento só poderá ser realizado quando os agressores não estiverem no local e de preferência com a chegada das forças de segurança;
- lembrar sempre de se identificar como médico assumindo a liderança até a chegada de ajuda;
- não retirar as vítimas do local sem imobilização, a não ser que exista risco iminente para a vítima como incêndio e outras colisões.

- entender a cinemática do trauma, as deformidades dos veículos, tipos de colisão, ausência de equipamentos de segurança, pois ajudam na suspeita e diagnóstico das lesões associadas;
- utilizar equipamentos de proteção individual como luvas cirúrgicas, óculos de proteção, coletes refletivos. Caso os equipamentos de proteção não estajm disponíveis, é necessário avaliar o risco. Considere a cena não segura em caso de risco pessoal, aguardando a chegada dos recursos necessários.

ATENDIMENTO DE PACIENTES CLÍNICOS APÓS RECONHECER A CENA COMO SEGURA

Em pacientes inconscientes estabeleça os elos da corrente da sobrevivência, solicite ajuda com DEA e, por meio do telefone 192 ou 193, peça o envio de uma equipe de primeira resposta, tenha certeza que a ajuda está a caminho com o desfibrilador, cheque o pulso carotídeo (não gaste mais que 10 segundos) e se ausente inicie as compressões torácicas, de forma rápida e forte, com os braços esticados com frequência de 100 a 120 compressões por minuto, comprimindo o tórax pelo menos 5 cm no máximo 6 cm, até a chegada de um DEA ou da equipe de suporte avançado com desfibrilador convencional. (classe I – nível de evidência C).

A qualidade da massagem cardíaca é de fundamental importância para o retorno à circulação espontânea (RCE) e tem ganhado ênfase nos *guidelines* internacionais. Destaca-se alguns pontos:

- evitar compressões com profundidade acima de 6 cm e permitir o retorno do tórax em cada compressão, otimizando o enchimento cardíaco (classe I – nível de evidência C);
- minimizar as pausas nas compressões antes e depois do choque aplicado pelo DEA (classe I – nível de evidência C);
- evitar ventilação excessiva (classe I – nível de evidência C).

As recomendações atuais estabelecem um limite superior de compressões torácicas de 120 por minuto, devido à evidência recente de que compressões acima dessa taxa estão relacionadas à qualidade inferior da massagem cardíaca (classe IIa – nível de evidência C).

Se não houver dispositivo para ventilação disponível ou não se há treinamento adequado, devs-se apenas manter as compressões torácicas (*handsOnly*) (classe IIa – nível de evidência C). Entretanto, se possuir dispositivo para ventilação ou optar por fazer ventilação boca a boca e é treinado, deve-se intercalar 30 compressões torácicas com 2 ventilações artificiais, até a chegada do DEA. Compressões, vias aéreas e ventilação – CAB (classe I – nível de evidência B).

Os atendimentos de parada cardíaca, sem trauma, têm maiores chances de reversão no local, já o transporte não deve acontecer se a vítima não retornar a circulação espontânea (ROSC), exceto em caso de risco para a equipe por questões de segurança ou nas situações onde recursos necessários para o Suporte Avançado de Vida não estejam disponíveis. Em nosso país, somente médicos podem constatar morte exceto em casos de morte evidente (rigidez cadavérica, decaptação, carbonização ou despostejamento), onde não devem ser iniciadas as manobras de ressuscitação.

Portanto, as equipes de suporte básico que iniciaram as manobras de ressuscitação cardíaca não podem interromper até ter um médico no local ou até a chegada da equipe em um serviço de saúde com médico.

Chegada do DEA

Com a chegada do DEA, as manobras de compressões torácicas não devem ser interrompidas, a não ser que tenha apenas um socorrista treinado que deve dar prioridade para instalação do DEA assim que o aparelho estiver disponível. O DEA deve ser ligado e as pás adesivas coladas na posição indicada. A pele deve estar seca, sem excesso de pêlos (deve ser realizada tricotomia) e se houver medicamentos transcutâneos colados na pele, devem ser retirados.

Após a conexão das pás adesivas, o DEA deverá comandar: "Afaste-se analisando". Nesse momento, as compressões torácicas devem ser interrompidas e ninguém pode tocar o paciente. Se o choque for indicado por meio de uma mensagem sonora, o botão de choque deve ser acionado, ao entregar o choque é importante se certificar de que todas as pessoas estão afastadas e e, então, deve-se aplicar o choque. Logo após, deve-se iniciar as compressões torácicas, sem retirar as pás adesivas, até novo comando do DEA, o qual acontecerá em 2 minutos. Se o choque não for indicado, o pulso carotídeo deverá ser checado por profissionais treinados não mais do que 10 segundos e se presente significa retorno a circulação espontânea (RCE), se ausente as compressões torácicas devem ser reiniciadas por um socorrista descansado, pois o paciente está parado em atividade elétrica sem pulso ou assistolia, neste instante, se o choque for indicado todo o procedimento deverá ser repetido.

O suporte avançado deve ser aguardado no local, porém nos casos em que não existe ou não está disponível, o médico regulador ou diretor do serviço de atendimento deve determinar o transporte, considerando que o suporte básico não pode interromper as manobras de ressuscitação ou constatar morte. O DEA não pode ser utilizado durante o transporte, pois os movimentos da viatura podem interferir na análise do ritmo, podendo causar erros no tratamento. Ressalta-se que, o ideal e o recomendado é que o suporte avançado chegue no local em apoio à equipe de suporte básico com tempo inferior a 20 minutos, de acordo com a portaria GM/MS n. 2048.

Chegada da equipe de suporte avançado

Com a chegada da equipe de suporte avançado o médico assume a liderança e certifica-se o tempo da parada cardíaca, se foi assistida ou não e se foram indicados choques do DEA.

As compressões torácicas não devem ser interrompidas, o ritmo cardíaco deve ser avaliado através do monitor cardíaco, com as pás convencionais ou acoplamento das pás adesivas no desfibrilador convencional, sendo que neste instante as compressões torácicas devem ser interrompidas, para a análise. Se o ritmo for fibrilação ventricular ou taquicardia ventricular sem pulso, o choque deverá ser entregue, sendo 360 J para os desfibriladores monofásicos e 200 J ou energia equivalente para os desfibriladores bifásicos.

A ventilação com máscara bolsa deve ser feita a quatro mãos e enquanto estiver sendo eficaz, ou seja, com elevação do tórax em cada ventilação deve ser mantida na proporção de 2 ventilações para cada 30 compressões torácicas (classe IIb – nível de evidência C). A partir do momento em que a ventilação não for eficaz ou se o médico for experiente no procedimento de intubação orotraqueal ou a equipe dispor de acessórios supra-glóticos para via aérea, o procedimento deverá ser realizado sem interromper as compressões torácicas ou após o RCE (classe IIb – nível de evidência C). A checagem da posição do tubo é por meio da ausculta e realizada em 5 pontos. Se possível, é sugerido do uso de capnografia ou ultrassonografia (classe I – nível de evidência A). Após a intubação ou passagem do acessório supra glótico com adequada ventilação, as compressões passam ser de forma assincrônica, sendo de 100 a 120 compressões por minuto e uma ventilação a cada 6 segundos (10 ventilações por minuto), com enriquecimento de oxigênio assim que possível. Usar a máxima fração inspirada de oxigênio possível durante as manobras de reanimação cardiopulmonar, deve-se instalar oxigênio no dispositivo insuflador com fluxo de 15 L/min.

A desfibrilação deve ser aplicada a cada dois minutos se o choque estiver indicado. Se o ritmo for organizado o pulso carotídeo deve ser checado sem gastar mais do que 10 segundos e, se ausente, o protocolo de atividade elétrica sem pulso deve ser iniciado pensando e agindo nas causas reversíveis nos 5 H's (hipóxia, hipovolemia, hiper e hipocalemia, hipotermia e hidrogênio elevado/acidose) e 5 T's (tensão tórax – pneumotórax, tamponamento cardíaco, tóxicos, trombose coronária, tromboembolismo pulmonar) dando prioridade no combate da hipoxemia e hipovolemia, sendo as causas mais comuns que podem ser tratadas no ambiente pré-hospitalar.

A assistolia é confirmada por meio do protocolo da linha reta, com a verificação das conexões dos eletrodos ou pás, aumentando o ganho do traçado e trocando a derivação. Esse protocolo é de grande relevância no APH e no transporte, pois a perda de conexão do monitor e as interferências durante o transporte podem provocar erros de interpretação, causando prejuízo ao paciente em PCR. Se confirmada a assistolia, como em AESP, inicia-se o protocolo fundamentado nos 5 H's e 5 T's, dando prioridade ao combate da hipoxemia e da hipovolemia, que são as causas mais comuns, as quais podem ser tratadas no ambiente pré-hospitalar.

Acesso venoso

O acesso venoso está indicado para o atendimento de pacientes durante a parada cardíaca, após a determinação do ritmo e a rápida desfibrilação, quando indicada, sem interromper as compressões torácicas de alta qualidade. Esse procedimento tem importância secundária em relação às compressões torácicas de alta qualidade e a desfibrilação imediata, considerando que não há aumento da sobrevida com alta hospitalar devido a essa intervenção.

Caracteriza-se pelo implante e manutenção de um cateter em uma veia periférica para a infusão de soluções hidroeletrolíticas e medicamentos. É um procedimento considerado não invasivo, o qual exige conhecimento anatômico, habilidade técnica e, orbigatoriamente, deve ser realizado por profissional de saúde do suporte básico ou avançado.

Se o acesso venoso periférico não for obtido rápida e eficazmente, é possível lançar mão de outras alternativas como via intraóssea e punção da veia jugular externa ou interna, sem prejuízo das manobras de ressuscitação e a administracão de medicações pela cânula traqueal. A recomendação em ordem de prioridade, durante situações extremas como a parada cardíaca é cateter venoso periférico, acesso intraósseo (classe IIa, nível de evidência C), acesso venoso central (classe IIb, nível de evidência C) e via endotraqueal (classe IIb ,nível de evidência B).

Punção venosa periférica

A punção de vasos pode ser realizada com uso de agulhas metálicas ou cateteres de plástico introduzidos sobre agulhas metálicas. A assepsia prévia é recomendada e os medicamentos a serem infundidos no cateter venoso periférico devem ser seguidos de infusão de 20 mL de água destilada ou soro fisiológico em bólus e elevação do membro para facilitar o fluxo do vaso periférico para a circulação central, sendo os locais de punção mais indicados para acesso venoso na urgência são as veias superficiais dos membros superiores.

Na grande maioria dos casos, essas veias periféricas são veias calibrosas, de fácil visualização, canulação e fixação; possuem poucas válvulas, têm um trajeto relativamente retilíneo e são de localização anatômica bastante constante. Por isso, são indicadas como primeira opção na obtenção do acesso periférico na emergência.

Na região cervical lateral, nos interessa a veia jugular externa. Ela é uma veia de médio a grosso calibre e superficial, sendo em determinadas situações a única opção de acesso vascular para punção.

Fístulas arteriovenosas e cateteres de longa permanência podem ser usados como acesso em situações de urgência pré-hospitalar, mas devem ser evitados, pois há grande possibilidade de infecção, podendo resultar na perda desses acessos.

Acesso intraósseo

O acesso intraósseo deve ser realizado se um acesso venoso periférico não estiver disponível. Pode ser utilizado em qualquer faixa etária e deve ser preferível à via endotraqueal devido a sua alta taxa de sucesso, facilidade em sua inserção (quando realizado um treinamento adequado) e, principalmente, por alcançar níveis plasmáticos adequados de medicação.

A inserção pode ser feita em 3 locais: esternal, tíbia proximal (tuberosidade) e tíbia distal (acima do tornozelo). A punção esternal não pode ser realizada em crianças abaixo dos 3 anos de idade considerando o risco de lesões cardíacas e de grandes vasos. Os dois dispositivos projetados mais conhecidos são o *Bone Injection Gun* - BIG e o EZ - IO. Essa técnica está cada vez mais utilizada no ambiente pré-hospitalar. Essa via é indicada inclusive em pacientes em choque e parada cardiorespiratória, sendo a única exceção nos recém-nascidos, quando o acesso pela veia umbilical deve ser preferencial. De acordo com o *Guidelines 2000 for Cardiopulmonary Ressuscitation and Emergency Cardiovascular Care* e o *Internacional Concensus on Science*, recomenda-se que o uso do acesso intraósseo seja estendido para todas as idades.

As complicações da infusão intraóssea ocorrem em cerca de 1% dos casos, entre elas a fratura, a síndrome de compartimento e a osteomielite.

Suas contraindicações são osteogênese imperfeita, osteoporose, fratura do membro, celulites e queimaduras infectadas. Lembrar que áreas queimadas não contraindicam punções venosas.

Acesso endotraqueal

O acesso endotraqueal é realizado através de tubo orotraqueal. O uso de dispositivos como a máscara laríngea e o tubo traqueal não permitem que façamos medicações endotraqueais.

Os medicamentos que podem ser administrados por via endotraqueal comumente usados em emergências são a vasopressina, atropina, naloxone, epinefrina (adrenalina), lidocaína. Uma regra minemônica que pode ser utilizada com as iniciais desses medicamentos: "VANEL".

Medicamentos a serem administrados durante a parada cardiorrespiratória

No atendimento de uma parada cardiorrespiratória não se conseguiu provar que o uso de drogas aumentou a sobrevida e a alta hospitalar, sendo que o uso de vasopressoras e antiarrítmicos devem ser utilizados sem comprometer as compressões torácicas de alta qualidade, sem retardar a análise do ritmo e a desfibrilação imediata quando indicada.

Devemos considerar que no ambiente pré-hospitalar e durante o transporte, as dificuldades para obter uma via de administração podem ser maiores, por contarmos com equipe reduzida para as ações que tem prioridade, existindo dificuldades do próprio local de atendimento como luminosidade, espaços confinados e a necessidade de iniciar o transporte.

Sendo assim, a prioridade das ações continua sendo as compressões torácicas de alta qualidade e a desfibrilação imediata quando indicada. Mas precisamos considerar a disponibilidade e a administração desses medicamentos no atendimento pré-hospitalar e no transporte, divididos em 2 grupos: drogas vasopressoras - a epinefrina - e drogas antiarrítmicas: amiodarona ou lidocaína.

Epinefrina

Dose de 1 mg, via endovenosa, intraóssea ou por via endotraqueal (tubo) se outras vias não estiverem disponíveis.

Em casos de ritmos não chocáveis, a epinefrina deve ser administrada assim que possível e repetida a cada 3 a 5 minutos. Para aqueles com ritmo chocáveis (FV ou TV sem pulso) não existe evidência suficiente sobre o melhor momento para administrar a medicação, uma vez que a desfibrilação é o objetivo principal do atendimento.

Se a epinefrina for utilizada por acesso venoso periférico em bólus de água destilada ou soro fisiológico de 20 mL, deve ser feito com elevação do membro para a medicação chegar até a circulação central (classe IIb – nível de evidência A).

Vasopressina

A vasopressina é uma droga vasoconstrictora não adrenérgica, mas que podem causar vasoconstricção coronária e renal. Estudos demonstraram que seu efeito não aumentou a sobrevida e a alta hospitalar comparado com a epinefrina.

Não há mais recomendação para uso dessa medicação como terapia vasopressora na parada cardíaca.

Drogas antiarrítmicas

Não existem evidências que as drogas antiarrítmicas administradas de forma rotineira, aumentaram a sobrevida com alta hospitalar em parada cardíaca. A amiodarona demonstrou pequeno benefício na admissão no hospital comparada com a lidocaína.

Amiodarona

Deve ser administrada na dose de 300 mg em bólus, por via endovenosa ou intraóssea, se a fibrilação ventricular ou taquicardia ventricular sem pulso for refratária

a compressões torácicas, desfibrilações (primeira e segunda) e após ter sido administrada drogas vasopressoras, ou seja, por volta da terceira análise do ritmo logo após o terceiro choque entregue ser indicado, podendo ser repetido 150 mg se a fibrilação ventricular ou taquicardia ventricular sem pulso for refratária, depois de 10 a 15 minutos da primeira dose de amiodarona (classe IIb nível de evidência B).

Lidocaína

Não demonstrou benefício comparada à amiodarona e não aumentou a alta hospitalar e a sobrevida, devendo ser utilizada nos casos de fibrilação ventricular e taquicardia ventricular sem pulso persistente, quando a amiodarona não estiver disponível.

A dose da lidocaína é de 1 a 1,5 mg/kg, podendo considerar uma dose adicional de 0,5 a 0,75 mg/kg se arritmia for persistente ao primeiro bôlus e pode ser repetida dose de 5 a 10 minutos, após a primeira dose se a arritmia for persistente, respeitando a dose máxima de 3 mg/kg por via endovenosa e intraóssea e pode ser administrado por via endotraqueal (tubo) considerando 2 a 2,5 vezes a dose endovenosa. (Classe IIb – Nível de Evidência B).

Naloxone

Em pacientes com parada respiratória ou *gasping*, mas que apresentem pulso, caso haja suspeita de intoxicação por opioide, o uso de naloxone intramuscular ou nasal é recomendado (Classe IIa opioide Nível de Evidência C) em adição aos cuidados de suporte básico de vida oferecidos à vítima no pré-hospitalar.

CUIDADOS PÓS-PARADA CARDÍACA NO APH E TRANSPORTE

Após o retorno da circulação espontânea (RCE) detectado pela presença de pulso carotídeo, devemos preparar o paciente para o transporte adequado e para o hospital correto, o qual tenha capacidade de realizar intervenções em pacientes com síndrome coronária aguda, com serviço de hemodinâmica de urgência em condições de realizar angioplastia coronária se indicada, cuidados neurológicos e terapêutica com hipotermia.

Após o RCE deve-se:

- tentar identificar e tratar as causas que levaram à parada cardíaca e prevenir recorrência;
- monitorar de forma contínua o ritmo cardíaco, estando preparado para intervir prontamente em caso de fibrilação ventricular ou taquicardia ventricular sem pulso, com desfibrilação imediata;
- aferir a pressão arterial do paciente e avaliar a necessidade de infusão de volume, se não houver sinais de hipervolemia e ou drogas vasoativas para manter a pressão arterial sistólica acima

de 90 mmHg ou PAM acima de 65 (classe IIb – nível de evidência C);

- verificar a posição e fixação do tubo orotraqueal;
- monitorar a saturação de oxigênio, mantendo-a por volta de 94%, evitando a hiperoxia;
- otimizar o mecanismo de ventilação, evitando a injúria pulmonar e monitorar a capnografia, mantendo a $PeTCO_2$ de 35 a 40 mmHg ou $PaCO_2$ de 40 a 45 mmHg, evitando hipocapnia causada, na maioria das vezes, por *overbagging*;
- identificar síndrome coronária aguda através de eletrocardiograma de 12 derivações;
- controle direcionado da temperatura iniciando resfriamento em ambiente hospitalar em todos os pacientes clínicos que retornaram a circulação espontânea comatosos, com o objetivo de manter a temperatura entre 32 e 36°C nos locais que dispõe de protocolo (classe I – nível de evidência B). Não utilizar infusão de soro gelado ou resfriamento no ambiente pré-hospitalar (classe III – nível de evidência A);
- considerar a manutenção de drogas antiarrítmicas se a causa da parada cardíaca for fibrilação ventricular ou taquicardia ventricular sem pulso para evitar recorrência, não deve ser utilizado de rotina;
- transportar o paciente de forma rápida e segura com destino certo e orientado pela central de regulação médica.

QUANDO INTERROMPER OS ESFORÇOS E DECLARAR MORTE

No Brasil, somente médicos podem interromper as manobras de ressuscitação e declarar óbito, exceto em situações que exista sinais de morte evidente como rigidez cadavérica, livores de hipóstase, decaptação ou carbonização. Portanto, equipes de suporte básico devem manter as manobras de RCP até a chegada da equipe de suporte avançado no local ou transportar para o pronto-socorro, mantendo as manobras de RCP até avaliação de um médico, apesar de não ser recomendado o transporte de pacientes sem pulso, nessa situação, faz-se necessário por conta da legislação brasileira.

A equipe de suporte avançado deve interromper as manobras de ressuscitação se o paciente apresentar ritmo de assistolia refratária a todas as intervenções que foram descritas acima. Não existe regra de quanto tempo devem ser mantidas as manobras de RCP e a equipe de suporte avançado deve considerar:

- o tempo de parada cardíaca e o tempo resposta da primeira equipe;
- se a parada cardíaca foi assistida ou não pelo solicitante;
- se foi iniciada manobras de RCP antes da chegada da equipe de primeira resposta;
- o ritmo inicial da parada cardíaca e se houve choque indicado;

- a existência de doenças prévias e outros dados que pode orientar a equipe em relação ao prognóstico e a continuidade ou não da manobras de RCP.

Recentemente, o uso da $EtCO_2$ foi incorporado como uma variável auxiliar na decisão de cessar os esforços de reanimação cardiopulmonar em pacientes intubados. A falha em atingir uma $EtCO_2$ de pelo menos 10 mmHg após 20 minutos de RCP é um indicativo de que não haverá retorno à circulação espontânea. (classe IIb – nível de evidência C).

ATENDIMENTO DE VÍTIMAS DE TRAUMA FORA DO HOSPITAL

CONCEITOS BÁSICOS

Salienta-se que a segurança, a situação e a cena precisam ser analisadas com rigor e apenas se o local estiver seguro é que o atendimento poderá ser iniciado:

- imobilizar a cabeça e mantenha a coluna cervical em posição neutra;
- abrir as vias aéreas por meio de manobras manuais (tração da mandíbula);
- avaliar se a vítima respira e adotar o protocolo de Suporte Básico de Vida. Seguir a sequência ABCDE. Estar atento para não perder tempo no local com vítimas com sinais de choque e TCE grave, pois pode-se fazer muito pouco fora do hospital;
- garantir acesso às vias aéreas (intubação, acessório supraglótico ou cricotireodeostomia), ventilar, descomprimir o pneumotórax, se necessário através de punção com agulha de grosso calibre, no segundo espaço intercostal na linha hemiclavicular. Ressalta-se que esses procedimentos só devem ser realizados por médicos treinados e com equipamento adequado;
- não atrasar o transporte se houver dificuldade no acesso venoso ou com imobilizações de extremidades;
- avaliar a pelve, pois fraturas instáveis de bacia podem ser causa de choque grave e a imobilização com técnica adequada ameniza o sangramento que pode se agravar durante o transporte;
- fazer o acesso venoso durante o transporte se for possível;
- avisar o hospital de referência sobre as condições das vítimas (seguir o protocolo do serviço de emergência local).

É importante lembrar que a primeira hora é chamada de *hora de ouro*, considerando que pouco pode ser feito no local às vítimas graves, a equipe não deve demorar mais que 10 minutos no local. A vítima necessita ser levada, o mais breve possível, para o hospital mais próximo e adequado.

"Vítima certa para o hospital certo", segundo as orientações da regulação médica.

ATENDIMENTO DE MÚLTIPLAS VÍTIMAS

Lembre-se que, em caso de múltiplas vítimas, não devemos iniciar a RCP nas vítimas sem pulso, de acordo com os protocolos de triagem como o START (simples triagem e tratamento rápido), é preciso conhecer e usar esses protocolos para salvar o maior número de vítimas possível, dando prioridade a vítimas graves, porém com chance de sobrevida. Essa triagem deve ser sempre realizada quando a ocorrência ultrapassar a capacidade de atendimento da equipe. São utilizados cartões que facilitam a identificação e a triagem das vítimas de acordo com a gravidade, definindo a prioridade do atendimento e transporte. Esse protocolo é dividido em cores:

- código vermelho para vítimas graves (prioridade I);
- código amarelo para vítimas intermediárias (prioridade II);
- código verde para vítimas leves (sem prioridade);
- código preto para vítimas inviáveis.

Mesmo que a capacidade no local supere a capacidade de atendimento e transporte, lonas com as cores do START devem definir as áreas de atendimento com os recursos médicos concentrados nas áreas vermelha e amarela.

CRITÉRIOS DE RESSUSCITAÇÃO CARDIOPULMONAR NO TRAUMA

Critérios de RCP, de acordo com o protocolo de atendimento de PCR do *Pre Hospital Trauma Life Suport* (PHTLS), o qual está baseado nos *Guidelines da National Association of EMS Physicians* (NAEMSP) *Standards and Clinical Practice Committee and the American College of Surgeons Committee on Trauma* publicados em 2003, diferem do paciente clínico, mesmo quando se trata de vítima única. A justificativa é o prognóstico, que é muito mais desfavorável no trauma do que no paciente clínico, quando atendido nos primeiros minutos. A maioria das vezes, a PCR ocorre em pacientes clínicos por arritmias cardíacas e causas respiratórias, as quais podem ser resolvidas ainda pelo local, já os pacientes em PCR por trauma apresentam, frequentemente, lesões incompatíveis com a vida, com morte imediata pelo local. Nesses casos, quando a morte é evidente por decaptação, carbonizados, dentre outras, torna-se importante preservar a cena, pois legalmente esse local é classificado como "cena de crime" e necessita ser periciado, e somente autoridade policial pode liberar o corpo quando a morte é evidente.

Ainda diferente do paciente clínico, a taxa de sobrevida no trauma é muito baixa por volta de 0 a 2,6%, sendo as tentativas de reanimação consideradas desnecessárias na maioria dos estudos, colocando em risco as equipes, desviando os recursos e diminuindo as chances de outras vítimas viáveis.

As tentativas de RCP podem ser suspensas ou não iniciadas em:

- pacientes sem pulso em apneia na chegada da equipe ao local em traumas fechados;
- sem pulso e sem sinais de vida, mesmo com ritmo cardíaco organizado, se a frequência cardíaca for menor de 40 bpm (AESP), em traumas penetrantes;
- em morte evidente;
- em múltiplas vítimas.

As manobras podem ser suspensas e o óbito declarado nos casos que a equipe presenciou a parada cardiorrespiratória e foi iniciado RCP no local e não houver sucesso, ou seja, retorno a circulação espontânea após 15 minutos de tentativas ou quando o recurso necessário (hospital) estiver mais de 15 minutos do local da ocorrência.

Se o transporte for indicado, as manobras de ressuscitação não devem ser interrompidas durante todo o transporte, pois muitas ações só poderão ser realizadas no hospital, na sala cirúrgica e com reposição de sangue.

Ressalta-se que essas recomendações estão no PHTLS e podem diferir de outros protocolos. As decisões de iniciar ou não a RCP podem ser consideradas caso a caso com profissionais médicos experientes e, ocorrendo dúvida, deve ser iniciada.

No Brasil, o suporte básico só pode decidir por não iniciar RCP nos casos de morte evidente e somente médicos podem decidir por não iniciar ou interromper as manobras de ressuscitação nas demais situações. Ainda se deve ressaltar que uma vez iniciada a RCP pela equipe do suporte básico só é possível interromper com a presença de um médico.

CONCLUSÃO

Conforme o apresentado nesse capítulo, é possível concluir a importância da competência do médico regulador, e o seu bom relacionamento com os médicos de porta da emergência como fator positivo para a qualidade da assistência.

O inter-relacionamento do pronto-socorro com as equipes de atendimento pré-hospitalar também é fundamental para o sucesso da assistência, possibilitando a boa execução de todas as etapas e protocolos instituídos pela regulação médica de urgências e emergências no Brasil.

BIBLIOGRAFIA CONSULTADA

- AHA Guidelines for Cardiolpulmonary Ressuscitation and Emergency Cardiovascular Care(ECC)–CPR Part 1 – Executive Summary. Circulation 2015; 132:S315-S367.
- AHA Guidelines for Cardiolpulmonary Ressuscitation and Emergency Cardiovascular Care(ECC)–CPR Part 5-Adult Basic Life Support. Circulation 2015;132:S414-S435.
- AHA Guidelines for Cardiolpulmonary Ressuscitation and Emergency Cardiovascular Care(ECC)–CPR Part 7-Adult Advanced Cardiovascular Life Support. Circulation 2015; 132:S444-S46.

- AHA Guidelines for Cardiolpulmonary Ressuscitation and Emergency Cardiovascular Care(ECC)–CPR Part 8-Post-Cardiac Arrest Care. Circulation 2015; 132:S465-S482.
- AHA Guidelines for Cardiolpulmonary Ressuscitation and Emergency Cardiovascular Care(ECC)–CPR Part 3-Ethical Issues. Circulation 2015; S383-S396.
- Atendimento Pré-hospitalar ao Traumatizado Básico e Avançado. PHTLS Pré-Hospital Trauma Life Support. Comitê do PHTLS da National Association of Emergency Medical Technicians (NAEMT) em cooperação com o Comitê de Trauma do Colégio Americano de Cirurgiões. 7ª edição. Rio de Janeiro: Elsevier, 2012.
- Braunwald E, Antman EM, Beasley JW, et al: ACC/AHA guidelines for the management of pacients with unstable angina and non-ST-segment elevation myocardial infarction. J Am Coll Cardiol 2000;36:970-1062.
- Lopez SLB, Fernandes RJ - Uma breve revisão do atendimento pré-hospitalar – Medicina de Ribeirão Preto out/dez - 1999;32:381-387.

- Eisenberg MJ, Topol EJ. Prehospital administration of aspirin in pacients with unstable angina and acute myocardial infarctation. Arch Intern Med. 1996;156:1506-1510.
- Freimark D, Matrtzky S, Leor J.Boyo V, Barbasch IM, Behar S.Hod H.Timing of apirin administration as deteminant of survival of pacients with acute myocardial infarction treated with trombolysis. Am J Cardiol. 2002;89:381-385.
- Nacional Association of EMS Physicians, American College of Surgeons Committee on Trauma: Termitation of resuscitation in prehospital traumatic cardiopulmonary arrest. J Am CollSurg 196:106–112.475.
- Nathan M. Mollberg, Stephen R. Wise, Kevin Berman, Saeed Chowdhry, Michelle Holevar, Ryan Sullivan, Amir Vafa. J Trauma. 2011;71: 997–1002.
- Parecer Número 14402/2004/ Conselho Regional de Medicina de São Paulo.
- Portaria 2048 do GM/MS de 5 de novembro de 2002.

Placa de ateroma no século XXI

11

Francisco Antonio Helfenstein Fonseca

DESTAQUES

- Revisar a prevalência e a mortalidade das doenças cardiovasculares no Brasil e no mundo.
- Compreender as bases fisiopatológicas dos principais eventos cardiovasculares, bem como identificar as hipóteses diagnósticas mais relevantes.
- Aplicar corretamente as opções terapêuticas indicadas para cada caso, de acordo com a etiologia da doença.

INTRODUÇÃO

De acordo com dados da Organização Mundial de Saúde (OMS), as doenças cardiovasculares, notadamente a doença isquêmica do coração (DIC) e o acidente vascular cerebral (AVC), correspondem a maior parte das mortes em todo o mundo, aproximadamente 14 milhões de mortes em 2012. No Brasil, a transição epidemiológica da doença cardiovascular está no quarto estágio, onde a principal causa de morte é a doença isquêmica do coração.

A figura 11.1 apresenta as principais causas de morte cardiovascular e revela o momento de transição epidemiológica, desde um excesso de mortes de causas infecciosas (Chagas, febre reumática, endocardites), passando por complicações da hipertensão arterial não controlada, até a mortalidade por DIC.

Enquanto a redução da pressão arterial (PA) reduz mortalidade por AVC, o que foi descrito em muitos países, o controle efetivo de múltiplos fatores de risco, em particular combinando redução dos níveis de colesterol e da pressão arterial, são grandes desafios que apenas as nações mais desenvolvidas conseguiram superar nas últimas décadas. No Brasil, dados recentes do estudo ELSA-Brasil mostram uma situação ainda mais preocupante, pois além de colesterol elevado e hipertensão arterial altamente prevalentes, há elevada taxa de componentes da síndrome metabólica, em particular de diabetes tipo 2.

ASPECTOS CLÍNICOS E DIAGNÓSTICO

BASES FISIOPATOLÓGICAS DOS EVENTOS CARDIOVASCULARES PRINCIPAIS

Os desfechos cardiovasculares principais, o infarto agudo do miocárdio (IAM) e o AVC isquêmico decorrem principalmente de ruptura de placa aterosclerótica ou de erosão superficial do endotélio vascular. Nos últimos anos, a presença de *vasa vasorum* mais desenvolvida junto aos sítios vasculares com aterosclerose tem sido notada e parece um novo caminho para que células inflamatórias alcancem a íntima vascular, via neovascularização.

A figura 11.2 mostra que para a erosão superficial do endotélio, geralmente associada com IAM sem supradesnível do segmento ST (IAMSSST) ou de angina instável, está associada ao aumento de atividade inflamatória associada ao diabetes, idade avançada e mulheres. Já a ruptura de placa se associa à oclusão total do vaso, portanto, relacionando-se com IAM com supradesnível do segmento ST (IAMCSST). Essa forma de complicação da placa aterosclerótica está mais relacionada ao aumento do conteúdo lipídico na placa, portanto, associada à hipercolesterolemia, além de estímulos inflamatórios e comprometimento da resposta imune.

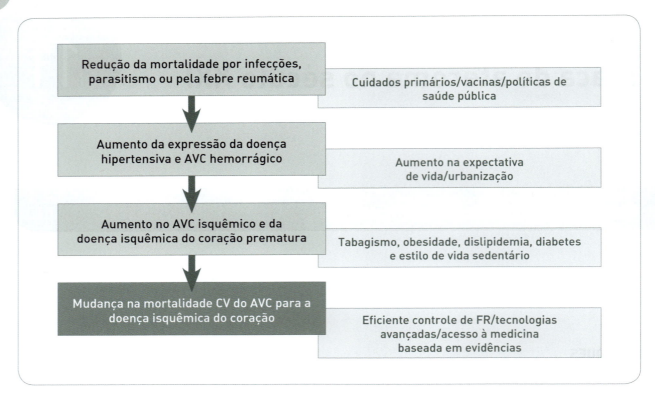

Figura 11.1. Transição epidemiológica da doença cardiovascular. No primeiro estágio a mortalidade cardiovascular está muito relacionada à infecções e parasitismo, como a doença de Chagas e doença reumática ou mesmo complicações valvares tardias. Com a urbanização e adoção de estilo sedentária ainda sem controle da hipertensão arterial, aumentam as complicações da doença hipertensiva, renais, cardíacas e, principalmente, cerebrovasculares. Após redução dos níveis da pressão arterial, a doença isquêmica do coração é identificada como principal causa de morte e apenas após o controle mais abrangente de fatores de risco ocorre mudança no estágio de transição, com o aparecimento das neoplasias como principal causa de morte.

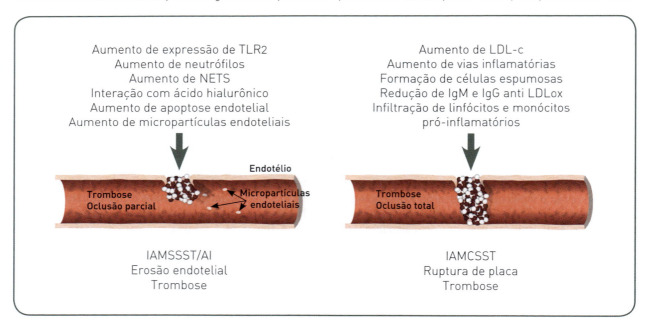

Figura 11.2. Duas vias preferenciais para as síndromes coronarianas agudas (SCA). Aumento de expressão dos receptores Toll Like tipo 2 (TLR2), especialmente em pacientes com diabetes ou síndrome metabólica está relacionado com aumento de liberação de microfilamentos pelos neutrófilos (NETS – neutrophil extracellular traps), bem como aumento do estresse do reticulo das células endoteliais e sua apoptose. Essas alterações estão associadas com erosão superficial do endotélio e SCA por IAMSSST ou angina instável (AI). Já o aumento do colesterol, de vias inflamatórias e redução da atividade imune protetora se associa com a formação de placa vulnerável e IAMCSST.

É interessante como os fatores de risco clássicos, como diabetes, hipertensão arterial, obesidade, tabagismo, doenças crônicas inflamatórias e, também, a baixa posição socioeconômica, estão associados à ativação de mecanismos lipídicos e inflamatórios (por aumento de estresse oxidativo ou de vias inflamatórias). Assim, está havendo uma mudança no modo de apresentação das síndromes coronarianas agudas, predominando maiores taxas de IAMSSST e menores de IAMCSSST, motivadas aparentemente ao maior uso de estatinas na prevenção primária da doença cardiovascular.

Hipótese lipídica e oxidativa da aterosclerose

O elo entre colesterol e mortalidade coronariana tem sido firmemente estabelecido em todas as faixas de idade com base em estudos observacionais, de base genética, ou de metanálises com estatinas. Outros componentes muito relevantes tem sido valorizados nos útlimos anos. Entre esses, a mudança do fenótipo da célula endotelial. De fato, com o avançar da idade, o endotélio vascular se torna muito mais pró-inflamatório, pró-oxidativo e vasoconstritor. Na presença de hipertensão arterial, diabetes ou outros fatores de risco, essa mudança de fenótipo da célula endotelial é mais precoce. Nesse cenário, o desbalanço entre a taxa de apoptose da célula endotelial e a mobilização de células progenitoras endoteliais parece contribuir para os desfechos trombóticos. A menor quantidade de células progenitoras endoteliais determinada por citometria de fluxo em pacientes coronarianos foi associada ao aumento de novos desfechos coronarianos, incluindo mortalidade cardiovascular.

Pacientes portadores do vírus da imunodeficiência adquirida (HIV+), nos dias atuais, têm apresentado altas taxas de complicações cardiovasculares. De forma interessante, observa-se desequilíbrio entre a quantidade de células progenitoras endoteliais e de micropartículas circulantes derivadas do endotélio vascular nesses pacientes, mesmo antes de terapia antirretroviral.

TRATAMENTO

Teoria inflamatória e papel da imunidade inata e adaptativa

Metanálise envolvendo 54 estudos prospectivos mostraram o forte elo entre os níveis de proteína C-reativa com mortalidade vascular e desfechos coronarianos. Além disso, o estudo JUPITER, envolvendo o tratamento com rosuvastatina de pacientes com níveis de LDL-c relativamente normais, mas com aumento da proteína C-reativa de alta sensibilidade ($\geq$ 2 mg/L), mostrou expressiva redução de desfechos cardiovasculares e de mortalidade total com o tratamento pela estatina, confirmando que a inflamação e o colesterol influenciam fortemente os desfechos cardiovasculares. Interessantemente, a magnitude da redução de eventos observada foi maior do que poderia ser predita com base apenas na redução de LDL-c obtida.

O papel de linfócitos nos desfechos cardiovasculares parece muito relevante. Na placa aterosclerótica, subtipos de linfócitos T de maior expressão inflamatória, como os que produzem interferon gama podem inibir a produção de tecido matricial que poderia circunscrever macrófagos com citoplasma rico em colesterol (células espumosas). Além disso, esses linfócitos T interagem com macrófagos levando a maior liberação de enzimas que clivam o colágeno matricial predispondo a placa à sua rupture e complicações. Porém, além do papel per se de linfócitos, outros marcadores inflamatórios como interleucinas 1-beta, interleucina 6, fator de necrose tumoral alfa, proteína C-reativa, fibrinogênio, etc., parecem também associados com eventos cardiovasculares e essas vias inflamatórias parecem deflagradas por múltiplos estímulos, com cristais de colesterol, neutrófilos com liberação de microfilamentos (NETS), alterações da pressão de arrasto hemodinâmico, ou mesmo a própria hipóxia tecidual.

Assim, cresce o interesse no estudo de estratégias terapêuticas anti-inflamatórias, como o uso do anticorpo monoclonal canakinumab (anti-interleucina 1-beta), ou de metotrexate, ambos sendo testados em estudos prospectivos e controlados de prevenção secundária da doença coronariana.

Outro campo de grande interesse atual é o da imunidade inata e adaptativa, pelo seu papel favorecendo ou inibindo a aterosclerose. Estudos experimentais iniciais mostraram que a célula B derivada de células esplênicas modula significativamente a aterosclerose. De fato, subtipos de linfócitos B parecem produzir IgM natural, capaz de neutralizar a LDL oxidada circulante, podendo modular a expansão de linfócitos T, enquanto outros linfócitos B e T parecem favorecer a aterogênese.

A relevância dos subtipos de linfócitos não parece restrita ao desenvolvimento da aterosclerose em longo prazo, mas à desestabilização aguda de placas ateroscleróticas já existentes, devido ao intenso estímulo de mobilização após infarto agudo do miocárdio. Nesse sentido, a colonização dessas lesões por linfócitos mobilizados após o infarto foi comprovado experimentalmente, sugerindo que o infarto acelera a aterosclerose e suas complicações.

Outro interessante aspecto, após tratamento da hipertensão arterial em humanos, observa-se recuperação da capacidade imune, com aumento nos títulos de anticorpos IgG anti LDL oxidada. Esses títulos de IgG anti LDL oxidada também se encontram diminuídos em pacientes com doença coronariana mais grave, enquanto títulos de interleucinas protetoras como interleucina 10 se encontram diminuídas na obesidade em associação a baixos títulos de IgG anti LDL oxidada.

Finalmente, outro componente de risco, só mais recentemente valorizado é a microbiota. Alguns grupos de bactérias parecem produzir substâncias relacionadas à doença coronariana a partir de alimentos como carnes e ovos na dieta. A trimetilamina (TMA) é um dos produtos identificados em estudo observacional e comprovado como tendo absorção intestinal e após passagem pelo fígado é convertida em uma forma oxidada (TMAO). Essa TMAO parece estar presente em placas ateroscleróticas e possui atividade quimiotática para monócitos.

CONCLUSÃO

A doença isquêmica do coração e o acidente vascular cerebral são as duas principais causas de morte em todo o mundo e têm como base fisiopatológica a ruptura da placa ou sua erosão. A placa formada se dá a partir de lipoproteínas modificadas e associa-se com disfunção endotelial. Fatores de risco clássicos deflagram maior atividade inflamatória e comprometem a resposta imunológica. A microbiota parece relacionada com diferenciação de linfócitos, comprometimento da resposta imune e produção de substâncias diretamente implicadas na aterogênese e desestabilização de placas.

BIBLIOGRAFIA CONSULTADA

- Brandão SA, Izar MC, Fischer SM, et al. Early increase in autoantibodies against human oxidized low-density lipoprotein in hypertensive patients after blood pressure control. Am J Hypertens 2010;23:208-14.
- Boekholdt SM, Hovingh GK, Mora S, et al. Very low levels of atherogenic lipoproteins and the risk for cardiovascular events: a meta-analysis of statin trials. J Am Coll Cardiol 2014;64:485-94.
- Caligiuri G, Nicoletti A, Poirier B, Hansson GK. Protective immunity against atherosclerosis carried by B cells of hypercholesterolemic mice. J Clin Invest 2002;109:745-53.
- Camici GG, Sudano I, Noll G, et al. Molecular pathways of aging and hypertension. Curr Opin Nephrol Hypertens 2009;18:134-711.
- Cholesterol Treatment Trialists' (CTT) Collaboration., Baigent C, Blackwell L, Emberson J, et al. Efficacy and safety of more intensive lowering of LDL cholesterol: a meta-analysis of data from 170,000 participants in 26 randomised trials. Lancet 2010;376:1670-81.
- Dutta P, Courties G, Wei Y, et al. Myocardial infarction accelerates atherosclerosis. Nature 2012;487:325-9.
- Ference BA, Yoo W, Alesh I, et al. Effect of long-term exposure to lower low-density lipoprotein cholesterol beginning early in life on the risk of coronary heart disease: a Mendelian randomization analysis. J Am Coll Cardiol 2012;60:2631-9.
- Fonseca HA, Fonseca FA, Monteiro AM, et al. Obesity modulates the immune response to oxidized LDL in hypertensive patients. Cell Biochem Biophys. 2013;67:1451-60.
- Fonseca FA, Izar MCO. Fisiopatologia das síndromes coronarianas agudas. Rev da Soc de Cardiologia do Est de SP 2016;26:74-77.

- Fonseca FA, Izar MCO. High-Sensitivity C-Reactive Protein and Cardiovascular Disease Across Countries and Ethnicities. Clinics 2016;71:235-42.
- Izar MC, Fonseca HA, Pinheiro LF, et al. Adaptive immunity is related to coronary artery disease severity after acute coronary syndrome in subjects with metabolic syndrome. Diab Vasc Dis Res 2013;10:32-9.
- Libby P. Mechanisms of acute coronary syndromes and their implications for therapy. N Engl J Med 2013;368:2004-13.
- Moreno PR. Vulnerable plaque: definition, diagnosis, and treatment. Cardiol Clin 2010;28:1-30.
- Perry HM, Bender TP, McNamara CA. B cell subsets in atherosclerosis. Front Immunol 2012;3:373.
- Prospective Studies Collaboration., Lewington S, Whitlock G, Clarke R, et al. Blood cholesterol and vascular mortality by age, sex, and blood pressure: a meta-analysis of individual data from 61 prospective studies with 55,000 vascular deaths. Lancet 2007;370:1829-39.
- Rak K, Rader DJ. Cardiovascular disease: the diet-microbe morbid union. Nature 2011;472:40-1.
- Ridker PM, Danielson E, Fonseca FA, et al. Rosuvastatin to prevent vascular events in men and women with elevated C-reactive protein. N Engl J Med 2008;359:2195-207.
- Ridker PM. From C-Reactive Protein to Interleukin-6 to Interleukin-1: Moving Upstream To Identify Novel Targets for Atheroprotection. Circ Res 2016;118:145-56.
- Ridker PM, MacFadyen JG, Fonseca FA, et al. Number needed to treat with rosuvastatin to prevent first cardiovascular events and death among men and women with low low-density lipoprotein cholesterol and elevated high-sensitivity C-reactive protein: justification for the use of statins in prevention: an intervention trial evaluating rosuvastatin (JUPITER). Circ Cardiovasc Qual Outcomes 2009;2:616-23.
- Schmidt MI, Duncan BB, Mill JG, et al. Cohort Profile: Longitudinal Study of Adult Health (ELSA-Brasil). Int J Epidemiol 2015;44:68-75.
- Silva EF, Fonseca FA, França CN, et al. Imbalance between endothelial progenitors cells and microparticles in HIV-infected patients naive for antiretroviral therapy. AIDS 2011;25:1595-601.
- Wang Z, Klipfell E, Bennett BJ, et al. Gut flora metabolism of phosphatidylcholine promotes cardiovascular disease. Nature 2011;472:57-63.
- Werner N, Nickenig G. Endothelial progenitor cells in health and atherosclerotic disease. Ann Med. 2007;39:82-90.
- Werner N, Kosiol S, Schiegl T, et al. Circulating endothelial progenitor cells and cardiovascular outcomes. N Engl J Med. 2005;353:999-1007.
- World Health Organization. Top 10 causes of mortality worldwide. http://www.who.int/mediacentre/factsheets/fs310/en/

Dislipidemia
Tratamento por metas ou por risco cardiovascular

Marcelo Chiara Bertolami

12

DESTAQUES

- Justificativa do uso da estratificação de risco cardiovascular para definição da estratégia de tratamento da dislipidemia.
- Discussão sobre o emprego de metas terapêuticas percentuais ou absolutas.
- Recomendações da Atualização da Diretriz Brasileira de Dislipidemias e Prevenção da Aterosclerose, 2017.
- O conhecimento das diretrizes e sua aplicação na prática clínica são de fundamental importância para o correto manejo das dislipidemias. Lembrando que as diretrizes devem servir como orientação para os clínicos, mas que cada caso, devido as suas características individuais, deve ter orientação personalizada.
- Auxílio aos clínicos na definição do melhor tratamento disponível para seus pacientes, com base nas evidências atuais.

INTRODUÇÃO

Diferentes diretrizes sobre dislipidemias, nacionais e internacionais, sugerem como deve ser o tratamento de acordo com o risco cardiovascular de cada indivíduo. Todas definem como indivíduos de mais alto risco os já portadores de doença aterosclerótica manifesta ou com evidências de comprometimento arterial significativo, mesmo sem manifestação clínica. Para os que não se enquadram nessas condições, recomendam os escores de risco, sendo que esses variam de acordo com o local e o risco da população envolvida. Assim:

- a diretriz europeia recomenda o SCORE, que é aplicado de forma diferente conforme o país apresente maior ou menor mortalidade por doenças cardiovasculares;
- as diretrizes americanas tradicionalmente recomendavam o escore de Framingham, mas em sua última edição, de 2013, utilizam o escore do POOLING PRO-

JECT, que resulta de vários estudos epidemiológicos, incluindo o de Framingham;
- as diretrizes brasileiras, pela falta de estudos nacionais, têm recomendado a estratificação de risco pelo escore de Framingham, embora não exista fator de correção para uso desse escore em nossa população.

ESTRATIFICAÇÃO DO RISCO CARDIOVASCULAR PARA PREVENÇÃO E TRATAMENTO DA ATEROSCLEROSE

Cerca da metade dos indivíduos que sofrem um evento coronário agudo, nunca apresentaram qualquer manifestação prévia. Além disso, em cerca da metade dos que nunca apresentaram sintomas e que sofrem o evento, a manifestação é a morte súbita. Assim, a identificação dos indivíduos assintomáticos, mas que estão mais predispostos ao aparecimento do evento, é fundamental para a adequada definição das metas terapêuticas individualizadas e especificação do tratamento.

A estimativa do risco de doença aterosclerótica resulta da somatória do risco associado a cada um dos fatores de risco mais a potenciação causada por sinergismos entre alguns desses fatores. Diante da complexidade dessas interações, a atribuição intuitiva do risco, frequentemente, resulta em sub ou superestimação dos casos de maior ou menor risco, respectivamente. Para contornar essa dificuldade, diversos algoritmos têm sido criados, baseados em análises de regressão de estudos populacionais, por meio dos quais a identificação do risco é substancialmente aprimorada. Dentre os diversos algoritmos existentes, a Atualização da Diretriz Brasileira de Dislipidemias e Prevenção da Aterosclerose 2017 recomenda a utilização do Escore de Risco Global de Framingham, que estima o risco de aparecimento nos próximos 10 anos de: infarto do miocárdio, acidente vascular encefálico, ou insuficiência cardíaca, fatais ou não fatais, ou insuficiência vascular periférica. Ele deve ser utilizado na avaliação inicial entre os indivíduos que não foram enquadrados nas condições de mais risco e seu aplicativo pode ser encontrado como: CALCULADORA ER 2017©.

METAS RELATIVAS OU ABSOLUTAS

Tradicionalmente, diferentes diretrizes recomendavam o LDL-c como meta principal de tratamento, fixando metas absolutas para ele, de acordo com a situação de risco cardiovascular em cada paciente. No entanto, a última diretriz americana quebrou esse paradigma e passou a sugerir o tratamento para redução percentual do LDL-c, de acordo com a situação de risco e sugerindo doses altas, moderadas ou baixas de estatinas, e estatinas específicas, conforme se devesse obter redução do LDL-c > 50%, entre 30 e 50% e > 30%. A justificativa para tal foi a de que não foram encontrados estudos clínicos randomizados com estatinas que especificassem metas absolutas de tratamento, mas sim, elas foram empregadas em doses maiores ou menores.

Essa postura gerou intensa discussão, sendo que a maior crítica a essa diretriz foi a de que ela não sugeria o acompanhamento do paciente após a prescrição inicial da estatina, e nem como atuar caso o paciente mantivesse taxas elevadas de LDL-c após a prescrição sugerida. Tais críticas levaram à publicação de novo documento em 2016, com a sugestão de como acompanhar os pacientes e o emprego de medicações além das estatinas para obtenção de metas absolutas de LDL-c.

A Diretriz Europeia, publicada em 2016, manteve metas absolutas de tratamento.

A Atualização da Diretriz Brasileira de Dislipidemias e Prevenção da Aterosclerose 2017 emprega os dois conceitos, posição justificada por:

- metas absolutas – estudos de intervenção mostram diminuição da taxa de desfechos cardiovasculares proporcionada pela redução do co-

lesterol plasmático, particularmente das taxas de LDL-c. Até o momento, não se identifica limiar abaixo do qual o tratamento hipolipemiante deixa de promover benefício cardiovascular. Exemplo: paciente de muito alto risco para o qual é prescrita estatina potente em dose alta e o LDL-c na reavaliação (após 30 dias ou mais do uso da estatina) se mostra ainda elevado, terá prescrição de outro medicamento (ezetimiba e, se necessário, inibidor da PCSK9) para atingir meta < 50 mg/dL.

- doses fixas (metas relativas) – esses estudos, entretanto, em sua maioria, não testaram diretamente o benefício de se alcançarem diferentes metas de LDL-c, mas avaliaram o resultado da prescrição de doses fixas de estatinas para pacientes com determinadas características. Exemplo: paciente de muito alto risco, virgem de estatina para o qual é prescrita estatina potente em dose alta. Na reavaliação, observa-se redução do LDL-c colesterol igual ou maior a 50% do valor inicial, com LDL-c de 35 mg/dL – a meta absoluta já foi atingida e deverá ser mantida a medicação em longo prazo.

CONCLUSÃO

O tratamento das dislipidemias deve ser estabelecido de acordo com o risco cardiovascular de cada paciente. As sugestões de metas em valores absolutos ou percentuais têm sido adotadas por diferentes diretrizes e a Atualização da Diretriz Brasileira de Dislipidemias e Prevenção da Aterosclerose 2017 sugere ambas as possibilidades, de acordo com a situação do indivíduo.

Tabela 12.1. Metas terapêuticas absolutas e redução porcentual do colesterol da lipoproteína de baixa densidade e do colesterol não HDL para pacientes com ou sem uso de estatinas			
Risco	Sem estatinas	Com estatinas	
	Redução (%)	Meta de LDL (mg/dL)	Meta de não HDL-c (mg/dL)
Muito alto	> 50	< 50	< 80
Alto	> 50	< 70	< 100
Intermediário	30-50	< 100	< 130
Baixo	> 30	< 130	< 160

BIBLIOGRAFIA CONSULTADA

- Catapano AL, Graham I, De Backer G. 2016 ESC/EAS Guidelines for the Management of Dyslipidaemias. The Task Force for the Management of Dyslipidaemias of the European Society of Cardiology (ESC) and European Atherosclerosis Society (EAS). European Heart Journal, 27 Agosto 2016.

- Faludi AA, Izar MCO, Saraiva JFK, Chacra APM, Bianco HT et al. Atualização da Diretriz Brasileira de Dislipidemias e Prevenção da Aterosclerose 2017. Arquivos Brasileiros de Cardiologia online – 109(1), Julho 2017.
- Lloyd-Jones DM, Morris PB, Ballantyne CM et al. 2016 ACC Expert Consensus Decision Pathway on the Role of Non-Statin Therapies for LDL-Cholesterol Lowering in the Management of Atherosclerotic Cardiovascular Disease Risk, Journal of the American College of Cardiology, 2016.
- Neil J. Stone, Jennifer Robinson, Alice H. Lichtenstein et al. 2013 ACC/AHA Guideline on the Treatment of Blood Cholesterol to Reduce Atherosclerotic Cardiovascular Risk in Adults. A Report of the American College of Cardiology/American Heart Association Task Force on Practice Guidelines published online November 12, 2013; Circulation.
- Xavier HT, Izar MC, Faria Neto J. R et al; Sociedade Brasileira de Cardiologia. V Diretriz Brasileira de Dislipidemias e Prevenção da Aterosclerose. Arq Bras Cardiol 201 Volume 101, Nº 4, Suplemento 1, Outubro 2013.

Diabetes mellitus e doença cardiovascular
Como evitar a tragédia

José Francisco Kerr Saraiva

DESTAQUES

- Apresentar as características e as relações existentes entre o diabetes mellitus e a doença cardiovascular.
- Atualizar as diretrizes e indicações para o manejo de pacientes com diabetes mellitus e risco cardiovascular.

INTRODUÇÃO

Reconhecido problema de saúde pública, o diabetes mellitus (DM) é uma das doenças de maior frequência em diversos países. Dados da Organização Mundial da Saúde (OMS) apontam que o DM se encontra entre as quatro principais causas de morte no mundo. No Brasil, as taxas de incidência vem crescendo progressivamente levando a uma condição elevada e precoce de morbimortalidade.

As atividades sedentárias aliado às mudanças de hábitos e padrões culturais onde o preparo de alimentos naturais deu lugar ao progressivo aumento na ingestão de produtos industrializados com alto teor calórico, resultaram no aumento das taxas de sobrepeso e obesidade, principal fator de risco para o desenvolvimento do diabetes. Dados do estudo ELSA realizado com trabalhadores de universidades brasileiras mostra números alarmantes não somente para sobrepeso e obesidade, mas também para o DM, cuja incidência ultrapassou a 20%.

ASPECTOS CLÍNICOS

Pacientes com DM tipo 2 apresentam um risco significativamente aumentado para o desenvolvimento de doença cardiovascular nas suas várias formas quando comparados a indivíduos não diabéticos (Figura 13.1).

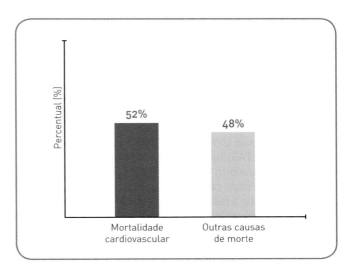

Figura 13.1. Mortalidade cardiovascular em pacientes com diabetes mellitus tipo 2.

A doença arterial coronariana é a principal causa de morte na população diabética e juntamente ao acidente vascular encefálico são responsáveis por 75 % das mortes nessa população. Desse modo, os indivíduos diabéticos são caracterizados como uma população de prevenção secundária quanto à abordagem de estratégias terapêuticas.

Avanços no conhecimento da fisiopatologia possibilitaram um melhor entendimento das relações entre diabetes e doença aterosclerótica. Entre os principais fatores que envolvem tal relação se destacam algumas peculiaridades relacionadas às placas ateroscleróticas, aos componentes lipídicos e a constante presença de marcadores inflamatórios da circulação, além das alterações diretas entre a hiperglicemia e o miocárdio.

Essa tríade, basicamente caracterizada pela inflamação, aumento da agregação plaquetária, além do adelgaçamento da cápsula fibrosa, acabam por proporcionar maior risco de rupturas, aliada ao aumento do núcleo lipídico aumentando a chance de estenose, são, em linhas gerais, os principais pilares fisiopatológicos da relação entre o diabetes e eventos coronarianos, principal causa de mortalidade prematura na população diabética. A progressão da doença guarda relação linear entre o tempo de duração do diabetes e o risco cardiovascular. Desde estágios precoces caracterizados pela intolerância à glicose, consequente à resistência à insulina, já se observam alterações vasculares como a disfunção endotelial e atividade inflamatória, presente em todos os estágios da progressão da doença aterosclerótica.

As dislipidemias são significativamente prevalentes em diabéticos ficando evidente associação entre doença aterosclerótica e níveis de colesterol e triglicérides no diabetes tipo 2. A dislipidemia no diabetes tipo 2 é caracterizada por níveis elevados de triglicérides, HDL-c baixo e LDL pequena e densa. As partículas de LDL pequenas e densas apesar de carregarem menos ésteres de colesterol, são muito numerosas, resultando no perfil lipídico com valores de LDL-c normais ou pouco. No diabetes, as LDL sofrem modificações estruturais que propiciam a formação de células espumosas. A resistência insulínica é fator primordial para o desenvolvimento da dislipidemia do diabetes tipo 2.

O estudo UKPDS demonstrou que para cada aumento de 1 mmol/L de LDL-c, houve um aumento do risco de doença coronariana de 57%. Para cada incremento positivo de 0,1 mmol/L nos níveis de HDL-c, houve uma diminuição de 15% no risco. Para cada incremento de 10 mmHg em PAS, houve um aumento de risco de 15%, e por cada aumento de 1% em HbA1c, houve um aumento de 11% no risco cardiovascular. Por outro lado, estudos mostram que a redução do colesterol tem diminuído significativamente o risco de doença arterial coronariana (DAC) em pacientes com e sem diabetes e quanto maior a redução, maior o benefício. A redução das taxas de LDL-c, particularmente pelo emprego de estatinas, é o que tem demonstrado mais benefícios na prevenção da doença cardiovascular nesses pacientes. Uma metanálise de 14 ensaios, incluindo 18.686 pacientes com diabetes, concluiu que o tratamento com estatinas reduz proporcionalmente a incidência de eventos vasculares em 20% para cada redução de 39 mg/dL de LDL-c em 5 anos e a redução é semelhante para eventos coronarianos maiores, acidente vascular cerebral (AVC) e a necessidade de revascularização. Recomenda-se para essa população de alto risco se manter o LDL-c abaixo de 70 mg/dL e naqueles diabéticos portadores de doença cardiovascular estabelecida a meta do LDL-c abaixo de 50 mg/dL.

Em relação à hipertensão arterial sua prevalência na população diabética atinge níveis alarmantes da ordem de 80%. Sua fisiopatologia é multifatorial e é um determinante importante dos riscos de complicações macrovasculares e microvasculares da diabetes tipo 2, proporcionando um elevado risco não somente ao aparelho cardiovascular, mas também renal guardando uma forte inter-relação entre lesões renais e o risco cardiovascular. Ressalte-se nesse contexto, a presença de doença renal no diabetes e sua relação com a doença cardiovascular.

Define-se como doença renal crônica por taxa de filtração glomerular < 60 mL/min. Além disso, a presença de albuminuria é um marcador de risco cardiovascular e, também, para a progressão da insuficiência renal crônica.

TRATAMENTO

Em relação ao controle da hipertensão arterial uma metanálise envolvendo 73.913 pacientes hipertensos e diabéticos mostrou que a redução intensiva da pressão arterial diminuiu significativamente as taxas de acidente vascular encefálico em 39%.

Diante dessas evidências, a Diretriz Brasileira Conjunta da SBC/SBD/SBEN recomenda que em indivíduos diabéticos, os valores de pressão arterial para PA sistólica e diastólica sejam respectivamente < 130 mmHg e < 80 mmHg, se bem tolerados pelo paciente.

Em relação ao controle glicêmico as diretrizes europeias, americanas e brasileiras para o tratamento do diabetes recomendam que em indivíduos adultos com DM tipo 1 ou 2, sem uma expectativa de vida reduzida ou com prejuízo cognitivo grave, a meta recomendada para o controle glicêmico é uma HbA1c em torno de 7%. De acordo com os referidos documentos, a primeira opção de intervenção farmacológica deve se dar com a metformina. Em relação à associação de fármacos com a metformina, pode-se utilizar como opção qualquer classe de fármacos. É fundamental lembrar que mudanças do estilo de vida como prática regular de exercícios físicos, redução de peso, dieta com baixo teor calórico e abandono do tabagismo representam ações fundamentais na prevenção das complicações e progressão do diabetes. O tratamento farmacológico deve sempre ser realizado em cima das recomendações de mudança de estilo de vida. Essa abordagem deve se dar sobre múltiplos fatores de risco onde se destacam o adequado controle glicêmico, redução do colesterol e controle da hipertensão arterial.

Dados do estudo STENO (Figura 13.2) caracterizam bem a importância da abordagem multifatorial sobre o controle de fatores de risco e consequente redução de eventos cardiovasculares em uma população de alto risco. Além do que cabe ao clínico, aliar ao controle adequado da glicemia aspectos relacionados à segurança cardiovascular dos medicamentos antidiabéticos.

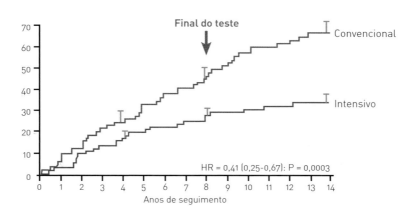

- O estudo STENO comparou o controle intensivo de colesterol, pressão arterial e glicemia *versus* controle convencional
- Em 13 anos de seguimento, o controle intensivo reduziu significativamente os eventos cardiovasculares

Figura 13.2. Estratégias terapêuticas no diabetes mellitus tipo 2.

CONCLUSÃO

Em conclusão, o diabetes mellitus representa hoje uma grave ameaça à população, dadas não somente por suas proporções epidêmicas, mas também por suas complicações vasculares, sendo uma das principais causas de morte a doença coronariana. Mudanças do estilo de vida associadas às estratégias terapêuticas que permitam controle adequado da glicemia, hipertensão e dislipidemias propiciam a prevenção de complicações do DM2, resultando não somente numa melhor qualidade de vida, mas também de uma maior sobrevida nessa população de muito alto risco.

BIBLIOGRAFIA CONSULTADA

- Bertoluci M, Faludi A, Izar MC, Moreira R, Schaan B, Valerio C, Chacra A,Bertolami M, Betti R, Vencio S,Turatti L, Fonseca F, Saraiva J, Malachias M, Bianco H, Salles J, Hohl A,Lima E, Miname M, Zanella M, Lamounier R, Sá J, Amodeo C, Pires A, Santos R. A Consensus Statement from Brazilian Diabetes Society, Brazilian Cardiology Society and Brazilian Endocrinology and Metabolism Society 2017.
- Gaede P et al Effect of a multifactorial intervention on mortality in type 2 diabetes N Engl J Med 2008;358:580-91.
- Garber AJ, Abrahamson MJ, Barzilay JI et al Consensus Statement by the American Association of Clinical Endocrinologists and American College of Endocrinology on the Comprehensive Type 2 Diabetes Management Algorithm – 2017 Executive Summary. Endocr Pract. 2017 Jan 17. doi: 10.4158/EP161682.CS. [Epub ahead of print].
- Kearney PM, Blackwell L, Collins R et al. Efficacy of cholesterol-lowering therapy in 18,686 people with diabetes in 14 randomised trials of statins: a meta-analysis. Lancet 2008 January 12;371(9607):117-25.
- Piepoli MF, Hoes AW, Agewall S et al 2016 European Guidelines on cardiovascular disease prevention in clinical practice: The Sixth Joint Task Force of the European Society of Cardiology and Other Societies on Cardiovascular Disease Prevention in Clinical Practice (constituted by representatives of 10 societies and by invited experts) Developed with the special contribution of the European Association for Cardiovascular Prevention & Rehabilitation (EACPR). Eur Heart J (2016);37(29):2315-2381.

Fatores de risco associado ao infarto agudo do miocárdio e acidente vascular cerebral

O que precisamos saber?

Francisco Flávio Costa Filho • Diandro Marinho Mota
Gustavo B.F. Oliveira • Álvaro Avezum

14

DESTAQUES

- Destacar a relevância de estudos epidemiológicos observacionais que demonstram correlações contínuas positivas entre risco de doença arterial coronária e morte por AVE.
- Ressaltar o elevado número de pacientes afetados por uma doença cardiovascular que apresenta pelo menos um fator de risco cardiovascular clássico: idade, gênero, hereditariedade, hipertensão, dislipidemia, diabetes, tabagismo, sedentarismo, entre outros.

INTRODUÇÃO

Do ponto de vista epidemiológico, são chamadas de "fatores de risco" as circunstâncias do ambiente, hábitos ou características das pessoas, herdadas ou adquiridas, que lhe conferem uma maior probabilidade de acometimento, imediato ou futuro, por um dano à saúde. Portanto, esse termo não está apenas restrito às doenças cardiovasculares (DCV), mas pode ser utilizado para outros grupos de doenças (oncológicas, infecciosas, ou degenerativas, por exemplo).

Foi no grupo de DCV, entretanto, que a epidemiologia clínica mais avançou nas últimas décadas. Até meados do século passado, pouco se sabia sobre que fatores estariam associados ao desenvolvimento de uma doença cardiovascular. Após as primeiras publicações do Framingham Heart Study, na década de 1960, observou-se a importância dos fatores de risco para a ocorrência das DCV. Desde então, outros estudos epidemiológicos como INTERHEART e INTERSTROKE foram desenvolvidos em múltiplas regiões geográficas com a finalidade de definir, claramente, o risco atribuível populacional dos fatores de risco tradicionais que alicerçam a prevenção em medicina cardiovascular.

CONTRIBUIÇÕES DE ESTUDOS EPIDEMIOLÓGICOS CONTEMPORÂNEOS EM ESCALA GLOBARL

ESTUDO INTERHEART

Até o início desse século, havia um paradoxo na compreensão dos fatores de risco cardiovascular. Apesar de 80% dos eventos cardiovasculares ocorrerem em países de baixo ou intermediário desenvolvimento econômico, todo o conhecimento sobre os fatores de risco havia sido derivado de coortes locais, com pouca representatividade étnica e cultural, em países desenvolvidos, como o estudo realizado na pequena cidade de Framingham, no estado de Massachusetts, EUA.

O estudo caso-controle INTERHEART se propôs a avaliar fatores de risco associados à ocorrência do primeiro episódio de infarto agudo do miocárdio (IAM) em diferentes regiões do mundo. Foram avaliados 15.152 casos de IAM e 14.820 controles de 52 países da Ásia, Europa, Oriente Médio, África, Austrália, América do Norte e América do Sul. Nove fatores de risco, facilmente avaliados e potencialmente modificáveis, foram identificados como responsáveis por mais de 90% do risco atribuível populacional para o primeiro IAM: tabagismo, dislipidemia, diabetes, obesidade abdominal, fatores psicossociais, consumo diário de frutas e verduras, uso regular de álcool e atividade física (Figura 14.1).

A participação brasileira neste estudo caso-controle permitiu o conhecimento do impacto de cada fator de risco identificado para a ocorrência de IAM em nossa população, sendo possível a comparação com outros países da América do Sul (Tabela 14.1).

Estudo INTERSTROKE

Recentemente, o estudo INTERSTROKE avaliou a importância de fatores de risco modificáveis para a ocorrência do primeiro episódio de um acidente vascular encefálico (AVE) em diferentes regiões geográficas e etnias.

Entre janeiro de 2007 e agosto de 2015, foram recrutados 13.447 casos de AVE (10.388 AVE isquêmicos e 3.059 AVE hemorrágicos) e 14.472 controles, em 32 países. História prévia de hipertensão, sedentarismo, dislipidemia, dieta não saudável (pouco ou nenhum

Fatores de risco	Sexo	Controle (%)	Caso (%)	Razão de chance (IC 99%)	RAP (IC 99%)
Tabagismo	F	9.3	20,1	2,86 (2,36-3.48)	15,8% (12,9-19,3)
	M	33.0	53,1	3.05 (2,78-3.33)	44,0% (40,9-47,2)
Diabetes	F	7,9	25,5	4,26 (3,51-5,18)	19,1% (16,8-21,7)
	M	7,4	16,2	2,67 (2,36-3,02)	10,1% (8,9-11,4)
Hipertensão	F	28,3	53,0	2,95 (2,57-3,39)	35,8% (32,1-39,6)
	M	29,7	34,6	2,32 (2,12-2,53)	19,5% (17,7-21,5)
Obesidade abdominal	F	33,3	45,6	2,26 (1,90-2,68)	35% (28,9-43,6)
	M	33,3	46,5	2,24 (2,03-2,47)	32,1% (28,0-36,5)
Índice psicossocial	F	-	-	3,49 (2,41-5,04)	40,0% (28,6-52,6)
	M	-	-	2,58 (2,11-3,14)	25,3% (18,2-34,0)
Frutas e verduras	F	50,3	39,4	0,58 (0,48-0,71)	17,8% (12,9-24,1)
	M	39,6	34,7	0,74 (0,66-0,83)	10,3% (6,9-15,2)
Exercício físico	F	16,5	9,3	0,48 (0,39-0,59)	37,3% (26,1-50,0)
	M	20,3	15,8	0,77 (0,69-0,85)	22,9% (16,9-30,2)
Etilismo	F	11,2	6,3	0,41 (0,32-0,53)	46,9% (34,3-60,0)
	M	29,1	29,6	0,88 (0,81-0,96)	10,5% (6,1-17,5)
Razão ApoB e ApoA1	F	14,1	27,0	4,42 (3,43-5,60)	52,1% (44,0-60,2)
	M	21,9	35,5	3,76 (3,23-4,38)	53,8% (48,3-59,2)

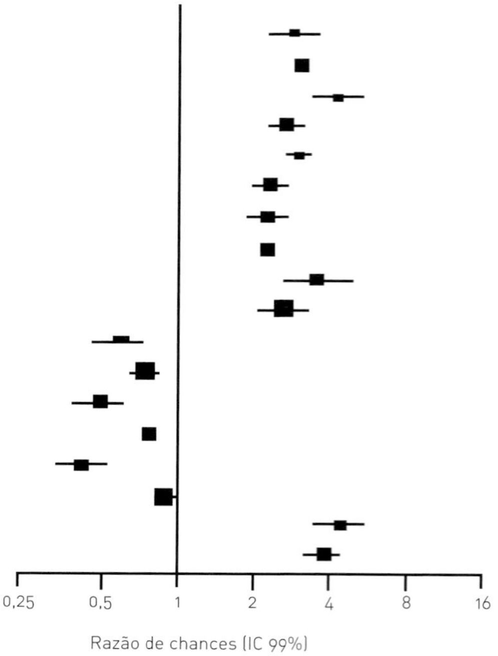

IC: Intervalo de confiança; RAP: Risco atribuível populacional.

Figura 14.1. Associação dos fatores de risco com infarto agudo do miocárdio em homens e mulheres após ajuste para idade, sexo e região geográfica.

Adaptado de: Yusuf et al.

Tabela 14.1. Razão de chances de infarto agudo do miocárdio e risco atribuível populacional por país na América do Sul (INTERHEART Latin America)

Fator de risco	Argentina		Brasil		Chile		Colômbia	
	OR (95%IC)	RAP (95%IC)	OR (95%IC)	RAP (95%IC)	OR (95%IC)	RAP (95%IC)	OR (95%IC)	RAP (95%IC)
ApoB/ApoA-1*	5,52 (2,8-10,7)	67,6 (51-80,7)	3,3 (1,9-5,8)	57,0 (38,6-73,4)	2,05 (1,4-3,0)	35,2 (19,0-55,8)	2,49 (1,4-4,3)	37,4 (14,2-68,4)
Tabagismo$^{\mu}$	2,33 (1,5-3,7)	42,9 (27,9-93,0)	2,4 (1,7-3,4)	40,3 (28,9-52,8)	3,10 (2,3-4,2)	42,0 (33,2-51,4)	1,44 (1,0-2,0)	19,8 (7,2-43,7)
Diabetes	2,73 (1,5-5,1)	13,1 (7,5-21,9)	4,2 (2,5-7,1)	17,0 (12,2-23,1)	2,0 (1,4-2,9)	10,8 (6,1-18,3)	1,74 (1,1-2,7)	7,4 (3,3-15,8)

Continua >>

>> Continuação

Tabela 14.1. Razão de chances de infarto agudo do miocárdio e risco atribuível populacional por país na América do Sul (INTERHEART Latin America)

Fator de risco	Argentina		Brasil		Chile		Colômbia	
	OR (95%IC)	RAP (95%IC)	OR (95%IC)	RAP (95%IC)	OR (95%IC)	RAP (95%IC)	OR (95%IC)	RAP (95%IC)
Hipertensão arterial	2,62 (1,7-4,1)	33,4 (22,7-62,0)	4,4 (3,0-6,3)	43,2 (35,4-51,4)	2,86 (2,1-3,9)	32,0 (24,5-40,8)	2,27 (1,6-3,2)	25,5 (17,3-36,0)
Cintura abdominal	4,22 (2,3-7,8)	58,1 (37-66,0)	2,5 (1,4-4,6)	51,0 (27,2-74,4)	1,26 (0,8-1,9)	16,6 (2,4-61,2)	4,16 (2,7-6,5)	53,5 (38,9-67,5)
Depressão	1,12 (0,7-1,7)	4,0 (0,1-66,9)	1,4 (1-2,2)	10,1 (3,7-24,7)	0,95 (0,7-1,3)	-2,2 (-13,0-8,7)	1,21 (0,9-1,7)	6,2 (0,9-32,5)
Estresse¥	4,17 (1,5-11,3)	41,7 (19,1-68,4)	8,0 (3,7-17,3)	43,8 (25-64,7)	2,19 (1,3-2,8)	12,0 (2,3-44,1)	1,87 (1,1-3,3)	15,4 (2,0-62,3)
Atividade física regular	0,46 (0,3-0,8)	47,5 (26,3-69,7)	0,8 (0,5-1,3)	18,3 (2,3-68,1)	0,82 (0,6-1,2)	14,7 (2,6-52,3)	0,75 (0,5-1,1)	20,4 (4,8-56,5)
Álcool	0,85 (0,6-1,3)	7,8 (0,4-62,9)	0,7 (0,4-1)	27,6 (12-51,8)	1,20 (0,8-1,7)	-16,0 (-50-18,4)	0,92 (0,6-1,5)	6,5 (0,0-97,1)
Frutas e vegetais£	1,10 (0,7-1,9)	-6,7 (-34-20,2)	0,7 (0,4-1)	4,95 (2,2-12,2)	0,54 (0,4-0,8)	12,1 (6,1-18,1)	0,84 (0,6-1,3)	4,8 (-2,8-12,4)

OR: Odds Ratio: Razão de chances; RAP: risco atribuível populacional; IC: Intervalo de confiança.

*Primeiro vs terceiro tercil; μ Nunca vs atual; ¥ Nunca vs persistente; £ Consumo diário.

Adaptado de: INTERHEART Latin America. Circulation, 2007.

consumo diário de verduras, legumes e frutas), obesidade abdominal, fatores psicossociais, tabagismo, causas cardíacas, etilismo e diabetes estiveram associados aos dois tipos de AVE.

Esses fatores são responsáveis por 90% do risco atribuível populacional para o primeiro AVE (Tabela 14.2).

Com o exposto acima, percebe-se que o IAM e o AVE compartilham fatores de risco potencialmente modificáveis e que são responsáveis por mais de 90% desses eventos cardiovasculares. Os estudos descritos possibilitam adequada intervenção clínica tanto em prevenção primária quanto secundária, com grande potencial de redução do ônus das doenças cardiovasculares nas diversas sociedades.

FATORES DE RISCO TRADICIONAIS

Estima-se que 90% dos pacientes afetados por uma doença cardiovascular (DCV) apresenta pelo menos um fator de risco cardiovascular clássico, que serão detalhados a seguir.

Alguns fatores de risco já estão consagrados na literatura e têm comprovada importância clínica tanto por serem marcadores de risco para um evento cardiovascular futuro (idade, sexo, história familiar), como também por serem alvos potenciais para intervenção na prevenção primária e secundária (hipertensão arterial, dislipidemia, tabagismo, diabetes, obesidade, etilismo, sedentarismo, estresse), conforme ilustrado na figura 14.2.

IDADE E GÊNERO

A idade isoladamente já mostra associação significante com o aumento no risco de desenvolver uma DCV. Em uma coorte com mais de 3,6 milhões de pessoas acima de 40 anos de idade, a prevalência de alguma doença vascular (avaliada por auto relato) aumentou mais do que o dobro a cada década de vida.

Apesar de ainda não estar muito bem compreendido, o sexo masculino por si só está mais associado ao risco de desenvolver doença isquêmica cardíaca.

HISTÓRIA FAMILIAR

História familiar é um fator de risco independente para a ocorrência de doença isquêmica coronariana, particularmente entre indivíduos jovens.

Apesar disso, mesmo nesses sujeitos com algum grau de carga genética para DCV, a influência do ambiente pode potencializar o risco herdado ou minimizá-lo.

Recente estudo avaliou a influência de aspectos genéticos (parente em primeiro grau com IAM e estudo de polimorfismo genético classificado como de elevado risco) e estilo de vida no surgimento de doença coronariana. Entre os 55.685 indivíduos avaliados, observou-se uma incidência de eventos coronarianos 91% maior entre aqueles com elevado risco genético, comparando-os com os de baixo risco genético. Hábito de vida saudável (não ser tabagista, não ser obeso, dieta saudável e realizar atividade física), esteve associado à redução no risco de eventos em relação aos indivíduos com maus hábitos, independentemente do risco genético. Entre aqueles considerados como de elevado risco genético, a adoção de estilo de vida saudável esteve associada à redução de aproximadamente 50% no risco relativo de doença coronária quando comparados aos com semelhante risco genético, porém que se expuseram a maus hábitos de vida.

Tabela 14.2. Fatores de risco para todos os AVE de acordo com a idade						
	Controles		Todos casos de AVE			
	≤ 55 anos (N=4.234)	>55 anos (N=9.238)	≤ 55 anos (N= 4.216)		>55 anos (N= 9.231)	
			OR (IC 99%)	RAP (IC 99%)	OR (IC 99%)	RAP (IC 99%)
História de HAS ou PA ≥140x90 mmHg	1.334/4.234 (31,5%)	5.045/9.238 (54,6%)	4,51 (3,77-5,41)	49,7% (46,0-53,4)	2,55 (2,27-2,85)	46,0% (42,2-49,8)
Tabagismo	1.242/4.231 (29,4%)	1.775/9.234 (19,2%)	1,66 (1,36–2,02)	16,3% (11,6–22,3)	1,70 (1,47-1,97)	10,9% (8,6-13,7)
Razão cintura-quadril T2 vs T1 T3 vs T1 T2 +T3 vs T1	1.386/4.133 (33,5%) 1.203/4.133 (29,1%) –	3.087/8.983 (34,4%) 3.107/8.983 (34,6%) –	1,42 (1,15–1,75) 1,56 (1,23–1,98) –	– – 23,5% (15,2-34,5)	1,16 (1,01-1,33) 1-39 (1,20-1,62) –	– – 16,0% (9,7-25,2)
Dieta, escores mAHEI T2 vs T1 T3 vs T1 T1 + T2 vs T3	1.460/4.234 (34,5%) 1.313/4.234 (31,0%) –	3.118/9.238 (33,8%) 3.132/9.238 (33,9%) –	0,78 (0,64–0,95) 0,68 (0,55–0,86) –	– 16,4% (7,9-30,9)	0,76 (0,67-0,87) 0,56 (0,48-0,64) –	– 26,5% (20,9-33,0)
Atividade física regular	688/4232 (16,3%)	1510/9231 (16,4%)	0,60 (0,45–0,80)	35,3% (21,0-52,8)	0,60 (0,50-0,72)	35,9% (26,4-46,7)
Diabetes ou Hb glic ≥6,5%	727/4.229 (17,2%)	2230/9233 (24,2%)	1,29 (1,04–1,61)	5,6% (2,5-12,1)	1,14 (1,01–1,30)	3,6% (1,4–8,8)
Consumo de álcool Baixo ou moderado Elevado consumo episódico	– 797/4.229 (18,8%) 231/4.229 (5,5%)	– 1.349/9.230 (14,6%) 471/9.230 (5,1%)	– 1,27 (1,03-1,56) 2,20 (1,49-3,23)	– 10,9% (6,1-18,7)	1,09 (0,94-1,27) 2,14 (1,54-2,96)	4,1% (1,7-9,4)
Fatores psicossociais			2,36 (1,60-3,50)	22,8% (14,8-33,3)	2,06 (1,59-2,68)	15,3% (10,5-21,8)
Causas cardíacas	73/4.234 (1,7%)	595/9.238 (6,4%)	4,56 (2,81-7,41)	4,9% (3,8-6,3)	2,94 (2,45-3,53)	10,8% (9,4-12,4)
Razão ApoB/ApoA1 T2 vs T1 T3 vs T1 T2 + T3 vs T1	1.219/3.702 (32,9%) 1.275/3.702 (34,4%) –	2.831/8.224 (34,4%) 2.655/8.224 (32,3%) –	1,30 (1,06-1,60) 2,01 (1,62-2,49) –	– 30,8% (22,6-40,5)	1,28 (1,13-1,46) 1,79 (1,56-2,05) –	– 25,6% (20,1-31,9)
Composto de RAP para todos os 10 FR				92,2% (88,8-94,6)		90,0% (87,3-92,1)

AVE: Acidente vasculr encefálico; HAS: Hipertensão arterial sistêmica; vs: versus; Dieta mAHEI= Índice de Dieta Saudável Modificado; Hb glic: Hemoglobina glicada; RAP: Risco atribuível populacional; FR= fator de risco; OR (Odds Ratio):Razão de chances; IC: Intervalo de confiança; T = Tercentil.

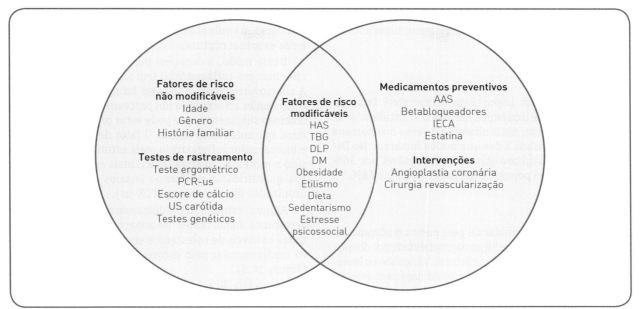

PCR-us: Proteína C Reativa ultra sensível; US= ultra sonografia; HAS= hipertensão arterial; TBG= tabagismo; DLP= dislipidemia; DM= diabetes; AAS= ácido acetil salicílico; IECA= inibidor da enzima conversora de angiotensina.

Figura 14.2. Os fatores de risco podem ser divididos entre aqueles que são úteis para predizer risco e outros que são alvos úteis para reduzir o risco.
Adaptado de: Gaziano et al.

HIPERTENSÃO

A hipertensão é um dos principais fatores de risco para o surgimento de DCV. No estudo INTERHEART, a HAS esteve relacionada a 18% do risco atribuível populacional para o surgimento do primeiro IAM.

Analisando o *ranking* dos 30 principais fatores de risco globais para anos de vida perdidos ajustados por incapacidade DALY (do inglês *Disability Adjusted Life of Years*), apresentado nas últimas três publicações do Global Burden Diseases (1990, 2005 e 2015), a HAS saiu do terceiro lugar, no início dessa série, e tornou-se a primeira causa em 2005, mantendo-se nesse posto em 2015. Desse modo, a HAS é considerada o principal fator de risco controlável para morbimortalidade cardiovascular.

Apesar do consenso sobre esse fator de risco cardiovascular, a meta pressórica a ser atingida ainda é motivo de muita discussão. Baseada em evidências, a publicação americana atualizada do Eighth Joint National Committee (JNC 8) trouxe alguns valores divergentes de publicações anteriores, assim como de publicações de outras sociedades de cardiologia.

Não obstante, estudos epidemiológicos observacionais demonstram correlações contínuas positivas entre risco de doença arterial coronária e morte por AVE com valores de PA sistólica ou diastólica a partir de 115 x 75 mmHg. Apesar disso, quando os dados são plotados em escalas lineares padrão (em vez de logarítmicas), observa-se que os riscos de morte por doença arterial coronária ou AVE aumentam não de modo linear, e sim, curvilínea, com o aumento da PA sistólica, sendo o incremento mais significante com valores > 140 mmHg.

DISLIPIDEMIA

O papel da dislipidemia como fator de risco associado ao surgimento de doença coronariana também já está bem estabelecido. No estudo INTERHEART, a dislipidemia (definida como aumento da razão apo B/apo A1) foi responsável por 49 % do risco atribuível populacional para o primeiro IAM.

Por outro lado, assim como na hipertensão, ainda há controvérsias entre as diferentes sociedades de especialidades quanto aos níveis alvo e limiar para início da terapêutica farmacológica, principalmente, na prevenção primária.

DIABETES

Resistência à insulina, hiperinsulinemia e elevados níveis glicêmicos são associados à doença cardiovascular. No INTERHEART, o diabete melito (DM) foi associado a 10% do risco atribuível populacional para o primeiro IAM.

A estimativa do risco de mortalidade total entre os diabéticos é comparada com a mortalidade total associada aos pacientes que já apresentaram IAM.

Além disso, o DM está associado a outros fatores de risco para doenças cardiovasculares como obesidade, HAS, dislipidemia, hipertrigliceridemia, elevação dos níveis de fibrinogênio.

Diretrizes recomendam o tratamento agressivo dos fatores de risco tradicionais (dislipidemia, hipertensão) entre os diabéticos.

Tabagismo

Tabagismo é um importante e reversível fator de risco para doença isquêmica cardíaca. A incidência de IAM eleva-se 6 vezes em mulheres e 3 vezes nos homens tabagistas comparada à dos que nunca fumaram. No INTERHEART, o tabagismo ativo foi responsável por 36% do risco atribuível populacional para o primeiro IAM.

Sedentarismo

A atividade física regular de pelo menos moderada intensidade tem efeito na redução da mortalidade por doença isquêmica cardíaca e mortalidade total. Vários são os benefícios da atividade física para redução do risco cardiovascular: elevação do HDL colesterol, redução da pressão arterial, diminuir a resistência à insulina, e redução do peso.

No estudo INTERHEART, o sedentarismo esteve associado a 12% do risco atribuível populacional para o primeiro IAM.

Obesidade

A obesidade (índice de massa corporal > 30) é uma condição muito prevalente na sociedade contemporânea. Antigamente um problema exclusivo de países desenvolvidos, atualmente também é epidêmica em países com baixo e intermediário desenvolvimento econômico, como o Brasil.

A obesidade está associada a uma série de outros fatores de risco cardiovascular como diabetes, redução do HDL, hipertrigliceridemia, intolerância à glicose e resistência à insulina, *cluster* conhecido como síndrome metabólica.

FATORES DE RISCO EMERGENTES

Além dos fatores de risco tradicionais, mencionamos que pelo menos 10% dos eventos cardiovasculares ocorrem em indivíduos sem identificação ou documentação de nenhum destes. De fato, há uma linha de pesquisa que investiga novos fatores de risco ou marcadores de risco para DCV. Estes são chamados de "fatores de risco emergentes", divididos didaticamente em cinco áreas:
- marcadores inflamatórios;
- homocisteína;
- marcadores relacionados à trombose e fibrinólise;
- métodos de imagem para diagnóstico precoce de aterosclerose;
- marcadores genéticos.

Marcador inflamatório - proteína C reativa ultrassensível

Nos últimos 20 anos, evidências experimentais e clínicas identificaram que o processo inflamatório crônico desempenha um importante papel na aterogênese, assim como, na vulnerabilidade da placa de aterosclerose e sua eventual ruptura.

Desse modo, a dosagem periférica de proteínas ou citocinas pró-inflamatórias tem sido objeto de estudos. A controvérsia atual é se esses biomarcadores inflamatórios estão associados a um processo aterosclerótico silencioso subjacente, que pode estar presente em indivíduos aparentemente sadios. O fator de risco emergente e biomarcador inflamatório mais estudado nas DCV tem sido a proteína C reativa (PCR), mais especificamente a sua quantificação utilizando ensaios laboratoriais padronizados ultrassensíveis (PCR-us).

Alguns estudos têm demonstrado que a PCR-us acrescenta importantes informações prognósticas em todos os níveis de colesterol e em todos os níveis de risco cardiovascular pelo escore de risco de Framingham (Figura 14.3).

A Diretriz Brasileira de Dislipidemia e Prevenção

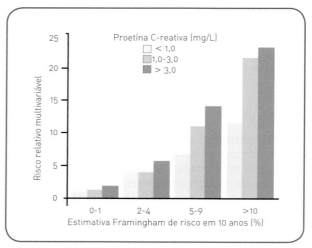

Figura 14.3. Risco relativo multivariável ajustado de doença cardiovascular de acordo com os níveis de proteína C-reativa e a estimativa de risco pelo escore de Framingham 10 anos.
Adaptado de: Ricker et al.

em Aterosclerose não recomenda a dosagem rotineira da PCR-us. Porém, essa diretriz sugere que, naqueles classificados pelo escore de Framingham como risco intermediário ou com história familiar de doença aterosclerótica, a dosagem do PCR-us pode ser realizada.

Em uma revisão sistemática, a Força Tarefa dos Serviços de Prevenção dos EUA concluiu que há forte evidência indicando que a PCR-us está associada a eventos cardiovasculares e moderada evidência de que a adição do PCR-us em modelos de escore de risco global nos indivíduos de risco intermediário melhora a estratificação. Porém, apesar disso, ressalta que ainda não há evidência suficiente de que a redução de níveis de PCR-us reduza a incidência de eventos cardiovasculares.

A Diretriz Canadense de Tratamento de Dislipidemias recomenda a dosagem do PCR-us em homens com mais de 50 anos e mulheres com mais de 60 anos, com risco calculado inicialmente pelo Escore de Framingham como intermediário (10 a 20% de eventos em 10 anos), que ainda não estão em uso de estatina por terem LDL-c menor que 135 mg/dL. Nesse grupo de pacientes, aqueles que apresentassem PCR-us elevado poderiam se beneficiar da introdução de estatina.

Dessa forma, observa-se que, apesar de ser inquestionável o papel da inflamação em todo o processo aterotrombótico, a utilização de seu biomarcador sistêmico mais estudado, PCR-us, ainda não ocupa espaço como ferramenta rotineira na estratificação do risco cardiovascular.

HOMOCISTEÍNA

A homocisteína é um aminoácido com radical sulfidrila, derivado da desmetilação da metionina da dieta.

Pacientes com defeitos hereditários raros no metabolismo da metionina podem desenvolver hiper-homocisteinemia grave (níveis plasmáticos acima de 100 mcgmol/L) e têm risco elevado de evento aterotrombótico assim como trombose venosa.

Os mecanismos ainda são incertos, mas provavelmente estão associados à disfunção endotelial, oxidação acelerada do LDL-c, e ativação plaquetária.

Na população em geral, elevação leve a moderada (aproximadamente 15 mcgmol/L) de homocisteína está associada à baixa ingesta de ácido fólico na dieta.

A dosagem da homocisteína para avaliação de risco cardiovascular de rotina é controversa e as atuais diretrizes não a recomendam. De fato, isso reflete os efeitos modestos dos estudos que, mesmo reduzindo os níveis de homocisteína com suplementação de ácido fólico e vitamina B, não promoveram redução de eventos cardiovasculares.

O estudo HOPE-2 (*Heart Outcomes Prevention Evaluation* 2) avaliou o efeito da suplementação diária de 2,5 mg de ácido fólico, 50 mg de vitamina B6 e 1 mg de vitamina B12 *versus* placebo em 5.522 indivíduos diabéticos ou portadores prévios de DCV (infarto, AVE ou doença arterial periférica). Esse estudo randomizado, duplo cego, multicêntrico, internacional, do qual o Brasil também participou, mostrou que, apesar do grupo de intervenção ter reduzido em média 2,4 mcgmol/L o nível sérico de homocisteína, não houve diferença na incidência de desfechos cardiovasculares em comparação ao grupo que recebeu placebo.

MARCADORES DE TROMBOSE

Fibrinogênio

A compreensão da fisiopatologia da aterotrombose tornou evidente a interligação entre doença cardiovascular, inflamação e a trombose. Distúrbios de hipercoagulabilidade, de agregação plaquetária e hipofibrinólise aumentam o risco individual de evento vascular.

Nesse contexto, o fibrinogênio, uma proteína de fase aguda, precursora da fibrina, tem papel chave na cascata de coagulação e trombogênese.

Está consolidado que o nível de fibrinogênio se associa positivamente à idade, obesidade, tabagismo, diabetes, nível de colesterol LDL, e inversamente ao HDL-c, consumo moderado de álcool e atividade física. Em estudos recentes, se confirmou a relação linear entre o fibrinogênio sérico e o risco de doença cardiovascular.

Apesar dessa consistência de dados, a utilização do fibrinogênio na prática demonstrou ter uso limitado devido à falta de padronização laboratorial de dosagem e por ter pequena consistência analítica de mensuração entre os laboratórios. Dessa forma, a dosagem de fibrinogênio na avaliação do risco cardiovascular na prática clínica ainda não está indicada.

Assim como o fibrinogênio, outros marcadores de trombose e fibrinólise como o dímero-D e a enzima ativadora do plasminogênio do tipo t-PA e seus inibidores endógenos, principalmente o PAI-1, ainda não foram demonstradas como testes diagnósticos úteis na predição do risco cardiovascular, portanto suas mensurações estão restritas ao ambiente de pesquisa.

MÉTODOS DE IMAGEM NA AVALIAÇÃO DO RISCO CARDIOVASCULAR

Espessura médio-intimal arterial

A espessura médio-intimal (EMI) da artéria carótida comum e da artéria femoral está relacionada com o processo de aterosclerose em virtude de sua associação com fatores de risco conhecidos para a doença cardiovascular. Em estudos populacionais com adultos, uma relação positiva, porém moderada, entre a EMI carotídea e aterosclerose coronariana foi observada. EMI carotídea aumentada também esteve relacionada com aumento gradativo do risco de eventos cardiovasculares futuros, porém a magnitude desta relação foi reduzida quando fatores de risco tradicionais foram analisados conjuntamente.

Em 2012, foi realizada uma metanálise para investigar a relação entre a progressão da EMI carotídea e desfechos clínicos em 36.984 pacientes de 16 estudos que foram submetidos à análise da EMI da carótida ao menos duas vezes, com um seguimento médio de sete anos. Foi observada uma correlação significativa entre EMI carotídea e eventos cardiovasculares, porém sem associação significativa entre progressão da EMI e um desfecho combinado de IAM, AVE e morte cardiovascular. Em virtude desse achado, parece não haver importância na realização seriada de medidas da EMI da carótida.

Placa arterial intraluminal também pode ser detectada por ultrassonografia durante a medida da EMI da carótida. Indivíduos com aumento da EMI carotídea e presença de placa arterial apresentam maior risco de desenvolver doença arterial coronária (DAC).

Escore de cálcio coronariano

Um grande número de estudos com pacientes assintomáticos vem sendo realizado para avaliar a capacidade do escore de cálcio coronariano (ECC) estimar prognóstico da DCV. Seja de forma isolada, como um complemento ao escore de risco de Framingham (ERF) ou em associação com outros fatores de risco, como a dosagem da proteína C-reativa.

Há ampla evidência de que a pontuação do ECC tem valor prognóstico em indivíduos assintomáticos, especialmente entre aqueles com risco intermediário para DCV. Em um estudo com 5.635 pacientes assintomáticos com risco baixo a intermediário entre 30 e 76 anos, acompanhados por três anos, houve 224 eventos cardíacos confirmados (morte, IAM, cirurgia cardíaca ou intervenção coronária percutânea). Aos 37 meses de seguimento, a presença de qualquer ECC no início do estudo (pontuação superior a 0) foi associada a uma taxa significativamente maior de eventos em homens (6,1 *versus* 0,4% para aqueles sem qualquer ECC) e mulheres (3,3 *versus* 1,0%).

Uma metanálise de quatro grandes estudos demonstrou um risco relativo de morte ou IAM de 2,1 para uma pontuação de ECC de 1 a 100 em comparação com uma pontuação de 0. As estimativas de risco relativo para os escores mais elevados ECC variou de 3 a 17, o que pode ter sido uma consequência de diferenças na metodologia dos estudos.

O valor preditivo do ECC também foi demonstrado em um estudo de mais de 10 mil pacientes assintomáticos submetidos tanto à avaliação dos fatores de risco cardiovasculares quanto à pontuação do ECC. A pontuação do ECC foi um preditor independente de mortalidade por qualquer causa após o ajuste para a história familiar, dislipidemia, hipertensão, tabagismo e diabetes. Usando o NCEP/ATP modelo III [*The Framingham risk score and the modified version of this score from the National Cholesterol Education Program/AdultTreatment Panel III (NCEP/ATP III)*], a mortalidade de cinco anos variou de acordo com a pontuação de ECC (de menos de 10 para mais de 1.000) de 0,9 a 3,9%, 1,1 a 9,0%, e 2,0 a 12,2% nos subgrupos de Framingham de baixo, intermediário e alto risco, respectivamente.

Diante dos dados expostos, conclui-se que a realização do ECC é sugerida para avaliação de risco cardiovascular em adultos assintomáticos, selecionados em risco intermediário pelo ERF e NCEP/ATP modelo III, quando se espera que o resultado seja importante para subsidiar alterações no manejo do paciente baseada na reclassificação para um grupo maior ou menor de risco cardiovascular. A medida do ECC é contraindicada em pacientes com baixo (menos de 6% de risco em 10 anos) ou alto (mais de 20% de risco em 10 anos) risco de DAC, conforme estabelecido pelo ERF e NCEP/ATP modelo III.

A medida seriada do ECC não é recomendada para monitorar a progressão ou regressão da doença, visto que a utilidade de tal abordagem é desconhecida.

Marcadores genéticos

Vários *loci* genéticos que afetam o risco de desenvolvimento de DAC foram investigados em diversos estudos, com uma metanálise de 63.746 indivíduos com DAC e 130.681 controles, observando-se 46 polimorfismos de nucleotídeo único (SNPs) em todo o genoma, significativamente associados com um risco aumentado de DAC.

Um polimorfismo específico no gene que codifica a proteína de ativação de 5-lipoxigenase (FLAP) tem sido associado com um aumento de duas vezes no risco de IAM e AVE. Um inibidor da FLAP reduziu tanto os níveis séricos de proteína C-reativa quanto os de outros biomarcadores de risco em pacientes que sofreram IAM.

Embora marcadores genéticos individuais estejam associados com doenças cardiovasculares, o seu efeito agregado sobre fatores de risco tradicionais ainda não foi estabelecida. Um escore de risco genético criado a partir de 101 SNPs associados com DCV não melhorou a discriminação ou reclassificação de risco após ajuste para fatores tradicionais em uma coorte de mais de 19.000 mulheres brancas .

Embora a pesquisa em fatores de risco não tradicionais e marcadores genéticos para doenças cardiovasculares seja importante, a prática clínica e as políticas públicas de saúde devem continuar seus esforços no sentido de controlar os fatores de risco tradicionais. Desse modo se vislumbra a redução do ônus que as doenças cardiovasculares causam e irão causar nos próximos anos na população, principalmente dos países de baixa e média renda per capita.

ESCORES PARA ESTIMATIVA DE RISCO CARDIOVASCULAR

Na ausência, portanto, de um exame único factível e ideal que permitisse identificar que sujeitos, aparentemente sadios, teriam um evento cardiovascular no futuro, trabalha-se com probabilidades. As atuais diretrizes de prevenção de doença cardiovascular recomendam que indivíduos com maior probabilidade para eventos adversos no futuro deverão ter metas mais rigorosas de controle de fatores risco.

Ao longo das últimas 3 décadas, vários modelos de predição de risco para doença coronária, doença cerebrovascular e cardiovascular geral foram propostos. Todos realizam a predição de risco através da análise da presença de fatores de risco tradicionais (idade, sexo, tabagismo, hipertensão arterial sistêmica, diabetes) associada a determinadas medidas laboratoriais (colesterol total, LDL-c, HDL-c), e alguns com PCR ultrassensível.

Assim, modelos de predição de risco permitem uma análise global, aumentando o valor probabilístico para determinado evento. O uso desses modelos é útil em uma abordagem individual, pois diante de um paciente com um elevado risco, metas mais rigorosas são ajustadas e, ciente do seu risco futuro, o paciente pode se ver mais motivado a alcançá-las. Além disso, em uma abordagem coletiva, conhecer a estratificação de risco de uma determinada população permite o planejamento de medidas de saúde pública, assim como a orientação para a alocação de recursos.

BIBLIOGRAFIA CONSULTADA

- Bots ML, Baldassarre D, Simon A, de Groot E, O'Leary DH, Riley W, Kastelein JJ, Grobbee DE. Carotid intima-media thickness and coronary atherosclerosis: weak or strong relations? Eur Heart J. 2007;28(4):398.
- Buckley DI, Fu R, Freeman M, Rogers K, Helfand M. C-reactive protein as a risk factor for coronary heart disease: a systematic review and meta-analyses for the U.S. Preventive Services Task Force. Ann Intern Med. 2009;151(7):483.
- Canto JG, Kiefe CI, Rogers WJ, Peterson ED, Frederick PD, French WJ, et al. NRMI Investigators. Number of coronary heart disease risk factors and mortality in patients with first myocardial infarction. JAMA. 2011;306(19):2120-7.
- Conroy RM, Pyö¨ra¨la¨ K, Fitzgerald AP, Sans S, Menotti A, De Backer G, et al. Estimation of ten-year risk of fatal cardiovascular disease in Europe: the SCORE project. Eur Heart J 2003;24:987–1003.
- Danesh J, Lewington S, Thompson SG, et al. Fibrinogen Studies Collaboration: Plasma fibrinogen level and the risk of major cardiovascular diseases and nonvascular mortality: An individual meta-analysis. JAMA 2005;294:1799.
- Deloukas P, Kanoni S, Willenborg C, Farrall M, Assimes TL, et al. Large-scale association analysis identifies new risk loci for coronary artery disease. Nat Genet. 2013;45(1):25.
- Gaziano MJ, Manson JE, Ridker PM. Primary and Secondary Prevention in Coronary Artery Disease. In Lybby P, Bonow RO, Mann DL, Zipes DP, eds Braunwald's heart disease: a textbook of cardiovascular medicine. Philadelphia: Saunders-Elsevier; 2008:1119.
- GBD 2015 Mortality and Causes of Death Collaborators. Global, regional, and national life expectancy, all-cause mortality, and cause-specific mortality for 249 causes of death, 1980-2015: a systematic analysis for the Global Burden of Disease Study 2015. Lancet. 2016;388(10053):1459-544.
- Genest J, McPherson R, Frohlich J, Anderson T, Campbell N, Carpentier A et al. 2009 Canadian Cardiovascular Society/Canadian guidelines for the diagnosis and treatment of dyslipidemia and prevention of cardiovascular disease in the adult - 2009 recommendations. Can J Cardiol. 2009;25(10):567.
- Goff Jr DC, Lloyd-Jones DM, Bennett G, et al. 2013 ACC/AHA Guideline on the Assessment of Cardiovascular Risk A Report of the American College of Cardiology/American Heart Association Task Force on Practice Guidelines. Circulation 2013 DOI: 10.1161/01.cir.0000437741.48606.98.
- Greenland P, Bonow RO, Brundage BH,et all. ACCF/AHA 2007 clinical expert consensus document on coronary artery calcium scoring by computed tomography in global cardiovascular risk assessment and in evaluation of patients with chest pain: a report of the American College of Cardiology Foundation Clinical Expert Consensus Task Force (ACCF/AHA Writing Committee to Update the 2000 Expert Consensus Document on Electron Beam Computed Tomography) developed in collaboration with the Society of Atherosclerosis Imaging and Prevention and the Society of Cardiovascular Computed Tomography J Am Coll Cardiol. 2007;49(3):378.
- Hakonarson H, Thorvaldsson S, Helgadottir A, et al. Effects of a 5-lipoxygenase-activating protein inhibitor on biomarkers associated with risk of myocardial infarction: a randomized trial. JAMA. 2005;293(18):2245.
- James PA, Oparil S, Carter BL, Cushman WC, Dennison-Himmelfarb C, Handler J, et al. 2014 evidence-based guideline for the management of high blood pressure in adults: report from the panel members appointed to the Eighth Joint National Committee (JNC 8). JAMA. 2014;311(5):507-20.
- Kappert K, Böhm M, Schmieder R, et al. Impact of sex on cardiovascular outcome in patients at high cardiovascular risk: analysis of the Telmisartan Randomized Assessment Study in ACE-Intolerant Subjects With Cardiovascular Disease (TRANSCEND) and the Ongoing Telmisartan Alone and in Combination With Ramipril Global End Point Trial (ONTARGET). Circulation 2012; 126:934.
- Khera AV, Emdin CA, Drake I, Natarajan P, Bick AG, Cook NR, et al. Genetic Risk, Adherence to a Healthy Lifestyle, and Coronary Disease. NEJM 2016;375(24):2349-2358.
- Khot UN, Khot MB, Bajzer CT, Sapp SK, Ohman EM, Brener SJ, et al. Prevalence of conventional risk factors in patients with coronary heart disease. JAMA. 2003;290(7):898.
- Kondos GT, Hoff JA, Sevrukov A, Daviglus ML, Garside DB, Devries SS, Chomka EV, Liu K. Electron-beam tomography coronary artery calcium and cardiac events: a 37-month follow-up of 5635 initially asymptomatic low- to intermediate-risk adults. Circulation. 2003;107(20):2571.
- Lanas F, Avezum A, Bautista LE, Diaz R, Luna M, Islam S, et al. Risk factors for acute myocardial infarction in Latin America: the INTERHEART Latin American study. Circulation. 2007 Mar 6;115(9):1067-74.
- Lewington S, Clarke R, Qizilbash N, Peto R, Collins R; Prospective Studies Collaboration. Age-specific relevance of usual blood pressure to vascular mortality: A meta-analysis of individual data for one million adults in 61 prospective studies. Lancet. 2002;360(9349):1903-13.
- Libby P. Inflammation in atherosclerosis. Nature. 2002;420(6917):868.
- Lim SS, Vos T, Flaxman AD, Danaei G, Shibuya K, Adair-Rohani H, et al. A comparative risk assessment of burden of disease and injury attributable to 67 risk factors and risk factor clusters in 21 regions, 1990-2010: a systematic analysis for the Global Burden of Disease Study 2010. Lancet. 2012;380(9859):2224-60.
- Lorenz MW, Polak JF, Kavousi M, Mathiesen EB, Völzke H, Tuomainen TP, Sander D, Plichart M, Catapano AL, Robertson CM, Kiechl S, Rundek T, Desvarieux M, Lind L, Schmid C, DasMahapatra P, Gao L, Ziegelbauer K, Bots ML, Thompson SG, PROG-IMT Study Group. Carotid intima-media thickness progression to predict cardiovascular events in the general population (the PROG-IMT collaborative project): a meta-analysis of individual participant data. Lancet. 2012 Jun;379(9831):2053-62.
- O'Donnell MJ, Chin SL, Rangarajan S, Xavier D, Liu L, Zhang H, et al.; INTERSTROKE investigators. Global and regional effects of potentially modifiable risk factors associated with acute stroke in 32 countries (INTERSTROKE): a case-control study. Lancet. 2016;388(10046):761-75.
- Paynter NP, Chasman DI, ParéG, Buring JE, Cook NR, Miletich JP, Ridker PM. Association between a literature-based genetic risk score and cardiovascular events in women. JAMA. 2010;303(7):631.

- Pereira MG. Epidemiologia Teoria e Prática. Rio de Janeiro: Guanabara Koogan; 2005: p 483-512
- Perk J, De Backer G, Gohlke H, Graham I, Reiner Z, Verschuren WMM, et al. European Guidelines on cardiovascular disease prevention in clinical practice (version 2012). The Fifth Joint Task Force of the European Society of Cardiology and Other Societies on Cardiovascular Disease Prevention in Clinical Practice (constituted by representatives of nine societies and by invited experts). Eur Heart J 2012;33:1635–1701.
- Peter W. F. Wilson, Ralph B. D'Agostino, Daniel Levy, Albert M. Belanger, Halit Silbershatz and William B. Kannel. Prediction of Coronary Heart Disease Using Risk Factor Categories. Circulation. 1998;97:1837-1847
- Pletcher MJ, Tice JA, Pignone M, Browner WS. Using the coronary artery calcium score to predict coronary heart disease events: a systematic review and meta-analysis. Arch Intern Med. 2004;164(12):1285.
- Ridker PM, Clinical applications of C-reactive protein for cardiovascular disease detection and prevention. Circulation 2003;107:363.
- Ridker PM, Libby P. Risk Factors in Atherothrombosis Disease. In Lybby P, Bonow RO, Mann DL, Zipes DP, eds Braunwald's heart disease: a textbook of cardiovascular medicine. Philadelphia: Saunders-Elsevier; 2008:1003.
- Ridker PM, Rifai N, Rose L, Buring JE, Cook NR. Comparison of C-Reactive Protein and Low-density Lipoprotein Cholesterol level in the prediction of First Cardiovascular Events. N Engl J Med 2002;347(20):1557-65.
- Savji N, Rockman CB, Skolnick AH, et al. Association between advanced age and vascular disease in different arterial territories: a population database of over 3.6 million subjects. J Am Coll Cardiol 2013; 61:1736.
- Shaw LJ, Raggi P, Schisterman E, Berman DS, Callister TQ. Prognostic value of cardiac risk factors and coronary artery calcium screening for all-cause mortality. Radiology. 2003;228(3):826.
- The Heart Outcomes Prevention Evaluation (HOPE) 2 Investigators. Homocysteine Lowering with Folic Acid and B Vitamins in Vascular Disease. N Engl J Med 2006;354;1567.
- Vaccaro O, Eberly LE, Neaton JD, et al. Impact of diabetes and previous myocardial infarction on long-term survival: 25-year mortality follow-up of primary screenees of the Multiple Risk Factor Intervention Trial. Arch Intern Med 2004; 164:1438.
- Victor RG, Kaplan NM. Systemic hypertension: mechanisms and diagnosis. In: Libby P, Bonow R, Mann D, Zipes D. Braunwald's Heart Disease. A Textbook of Cardiovascular Medicine. 8th ed. Philadelphia: Saunders; 2008. p. 1027-48.
- Xavier H. T., Izar M. C., Faria Neto J. R., Assad M. H., Rocha V. Z., Sposito A. C., et al. Sociedade Brasileira de Cardiologia. V Diretriz Brasileira de Dislipidemias e Prevenção da Aterosclerose. Arq Bras Cardiol 2013.
- Yusuf S, Hawken S, Ounpuu S, Dans T, Avezum A, Lanas F, et al.; INTERHEART Study Investigators. Effect of potentially modifiable risk factors associated with myocardial infarction in 52 countries (the INTERHEART study): case-control study. Lancet. 2004;364(9438):937-52.

Prevenção primária da doença cardiovascular

Do estilo de vida ao tratamento medicamentoso

15

Alexandre Anderson de Sousa Munhoz Soares • Andrei Carvalho Sposito

DESTAQUES

- Doença cardiovascular como maior causa de mortalidade no mundo com primeira apresentação fatal em grande parcela dos casos tendo a prevenção primária papel fundamental na sua redução.
- Mudança dos mecanismos fisiopatogênicos das síndromes coronarianas agudas com o tratamento atual associado ao conceito de paciente vulnerável.
- Uso de escores de risco globais para a estimativa de risco cardiovascular, suas limitações e vantagens.
- Recomendações nutricionais e de atividade física como estratégias universais de redução de risco cardiovascular.
- O benefício das estatinas na prevenção primária das doenças cardiovasculares nas populações identificadas como de elevado risco cardiovascular.

INTRODUÇÃO

O século XX foi considerado o século das doenças cardiovasculares no mundo pelo grande aumento da incidência de mortes por doença isquêmica do coração. Nos Estados Unidos, no início do século as mortes atribuíveis a doenças do coração eram menos de 20 mil mortes/ano, chegando a 760 mil na década de 1980, seguido por um platô e leve queda a partir de 1980. Dados da Organização Mundial de Saúde (OMS) mostram que a doença isquêmica do coração, seguida pelo acidente vascular encefálico (AVE), continuam sendo as maiores causa de morte no mundo com 8,8 milhões de mortes em 2015, um aumento de 2 milhões desde 2000. O projeto MONICA/OMS demonstrou que 50% das mortes por eventos coronarianos ocorrem em 28 dias após os sintomas, sendo 50% dessas na primeira hora. Assim, o desafio para redução dessa mortalidade está na prevenção primária.

ASPECTOS CLÍNICOS

A despeito da redução da incidência de mortes por infarto do miocárdio (IM), essa redução tem sido particularmente observada nos IM com supradesnivelamento do segmento ST. Essa manifestação está fortemente associada ao modelo tradicional da aterogênese quando placas ateroscleróticas com grande núcleo lipídico, capa fibrosa fina e remodelamento positivo ou excêntrico decorre de um milieu inflamatório. A alta densidade de macrófagos produzindo metaloproteinases de matriz (MMP) gera ruptura da capa fibrosa e desse modo, exposição de fator tecidual e formação de trombo oclusivo coronariano. Esse modelo está fundamentalmente relacionado à hipercolesterolemia.

Estudos de tomografia de coerência óptica (OCT) e anatomopatológicos demonstraram que o modelo alternativo inicialmente responsável por 20 a 25% dos casos fatais de SCA, tem se tornado progressivamente mais frequente. Nesse, placas com pouco acúmulo lipídico mas escassez de colágeno tipo IV e remodelamento negativo sofrem erosão superficial por apoptose das células endoteliais. A exposição intimal promove com menor intensidade trombose e suboclusão coronariana. Essa fisiopatogenia se associa à resistência à insulina e tem, portanto, seu aumento de prevalência pela epidemia de síndrome metabólica em todo o mundo.

Assim, além do controle dos fatores de risco tradicionais como hipercolesterolemia, hipertensão tabagismo, uma atenção maior deve ser dada a prevenção e controle da obesidade particularmente na sua forma visceral.

Novos métodos de imagem têm permitido caracterizar com maior precisão placas ateroscleróticas com fenótipo instável. No entanto, como a doença aterosclerótica é sistêmica e não há tratamento local direcionável à placa vulnerável, a forma mais eficaz de contenção da doença aterosclerótica é o tratamento extensivo e prolongado dos fatores de risco. Essa é a base do conceito de paciente vulnerável.

DIAGNÓSTICO

As dificuldades na prevenção primária no paciente vulnerável ou de alto risco na prática clínica começam com a definição de alto risco. Por exemplo, como se pode estimar o risco cardiovascular de um homem, 58 anos, assintomático, sedentário, sem história de tabagismo ou familiar de doença coronária, pressão arterial 130x80 mmHg, IMC 32 kg/m^2, circunferência abdominal 112 cm, teste ergométrico e ECG normais, glicemia 82 mg/dL, triglicérides 150 mg/dL, HDL-C 51mg/dL, LDL 150mg/dL? Esse mesmo questionamento foi feito a 2.056 médicos em diversos países, três continentes, e no melhor cenário apenas 47% dos cardiologistas responderam em concordância com escore de risco de Framingham, i.e., risco intermediário. Além disso, não houve diferença entre aqueles com mais ou menos de 20 anos de experiência. Portanto, a presunção é certamente o pior método na estimativa do risco cardiovascular, apesar de persistir sendo o método mais usado.

Diversos biomarcadores têm sido investigados como forma de aprimorar a estratificação de risco cardiovascular. No entanto, isoladamente, nossa expectativa do valor preditivo desses biomarcadores tende a ser hiperdimensionado. Além disso, como esperado nas doenças multicausais, vários conjuntos de fatores de risco podem resultar em manifestações clínicas semelhantes da aterosclerose, tornando improvável a exclusão do risco a partir de um único biomarcador. Dessa forma, é consensual em todo mundo que um escore de risco global deva ser utilizado para quantificar o risco cardiovascular e assim definir a estratégia terapêutica.

A maior limitação que temos com esses escores é a falta de validação ou melhor de um escore delineado com base na população brasileira. Para estimar o risco de falso negativo com os escores disponíveis, 6 diferentes escores em pacientes admitidos com IM em um hospital terciário, nesses pacientes com óbvio alto risco a identificação pelos escores ocorreu somente entre 6 e 40%.

A diretriz de 2013 do American College of Cardiology/American Heart Association (ACC/AHA) recomenda a calculadora de risco de eventos por doença aterosclerótica (ASCVD): AVE, IM não fatal, morte por doença arterial coronarina (DAC) ou AVE em 10 anos. Foi desenvolvida a partir de uma maior variedade de etnias e, por isso, tende a ser mais extrapolável que as precedentes. A ASCVD também propõem uma avaliação de risco em toda a vida naqueles indivíduos entre 20 e 59. Essa análise é particularmente útil na prevenção primária em indivíduos jovens cuja idade determina um baixo risco em 10 anos independentemente da magnitude do fator de risco que ele apresente. Ainda assim, há controvérsia mesmo entre americanos e a National Lipid Association (NLA) recentemente propôs a utilização do escore de risco de Framingham ATP III.

A European Society of Cardiology (ESC) recomenda o sistema SCORE com calibração para os países de alto ou baixo risco para cálculo de risco em 10 anos de evento aterosclerótico fatal (IM, AVE, doença arterial periférica ou morte súbita). No Brasil, a V Diretriz Brasileira de Dislipidemias recomenda o Escore de Risco Global de Framingham de IM, AVE, insuficiência vascular periférica ou insuficiência cardíaca em 10 anos. Todas as quatro diretrizes definem populações específicas de alto risco havendo concordância quanto à doença aterosclerótica manifesta e diabetes mellitus (DM). Há sugestão em cada uma de fatores para reclassificação de risco aprimorando a estratificação inicial.

TRATAMENTO

Recomendações de hábitos de vida são aplicáveis a população geral devendo ser aplicadas de forma intensiva no alto risco. Com relação a nutrição, algumas recomendações permanecem de 1952 até hoje, como restringir peso corporal e evitar excesso de calorias. Outras perderam importância como limite de ingesta de colesterol. A ênfase atual é na restrição de "calorias vazias", ou seja, carboidratos e gordura trans, com pouco ou nenhum valor nutriente. A redução do consumo de gorduras saturadas compõem uma dieta saudável, mas trabalhos recentes questionam seu papel e alertam quanto substituição por óleos vegetais ricos em ácido linoleico.

A forma de fazer recomendações nutricionais também é um desafio. Enquanto ACC/AHA focam em fazer recomendações de padrões alimentares como Dietary Aproaches to Stop Hypertension (DASH) ou dieta AHA, outras diretrizes como as holandesas fazem recomendações bem detalhadas. Mesmo assim, frases simples como "ingerir uma porção de peixe por semana" são vagas e com pouco significado, se algum. A composição nutricional varia drasticamente conforme a espécie de peixe e a forma de preparo. Esses desafios reforçam a necessidade de uma estratégia multidisciplinar para orientação do paciente.

O epidemiologista Jerry Morris iniciou o entendimento da relação entre atividade física e DAC estudando o serviço postal e a empresa do ônibus vermelho londrino. Em 1953, publicou seu primeiro estudo no qual cobradores e carteiros, fisicamente mais ativos no trabalho, tinham menor mortalidade por DAC do que motoristas e telefonistas dos correios. Em 1973, solidificou sua tese mostrando que trabalhadores que realizavam atividades físicas vigorosas em seu tempo de lazer tinham menor incidência de DAC.

Hoje evidências sólidas de coortes totalizando mais de 400 mil participantes confirmam que mulheres e homens mais ativos fisicamente possuem mediana de redução de risco de doenças cardiovasculares de 40 e 30%, respectivamente. Existe efeito dose-resposta proporcional às calorias gastas por semana. Por outro lado, inexiste estudo intervencionista com amostra adequada para avaliar a magnitude do benefício em eventos e a segurança na prevenção primária. Por ora, a recomendação é pelo menos 2h30min por semana de atividade aeróbica moderada ou 1h15min de intensa para obter benefício.

Além disso, pacientes com risco cardiovascular elevado devem receber terapêutica medicamentosa associada. A relação direta entre nível colesterol plasmático e mortalidade cardiovascular está extensivamente documentada independentemente de gênero, faixa etária ou pressão arterial. Consistentemente, o uso de estatinas em prevenção primária apresenta benefício indiscutível; metanálise com 170 mil participantes mostra que para cada 39 mg/dL de redução de LDL-c por 1 ano, há redução de 20% na mortalidade por DAC sem evidência de um limiar mínimo.

As estatinas apresentam como efeitos adversos a miopatia e o aumento na incidência DM. Assim, a lógica da ACC/AHA de 2013 para definir o valor de risco de ASCVD em 10 anos acima do qual uma dose alta de estatina seria indicada em prevenção primária levou em conta o JUPITER que encontrou: redução de risco relativo de 45% de ASCVD com estatina em dose alta em 10 anos e um número necessário para prejudicar (NNH) em relação a DM de 332/ano. Assim, projetando graficamente o número necessário para prevenir (NNT) um ASCVD e o risco de ASCVD, o NNT fica menor do que NNH a partir de 7,5% de risco em 10 anos.

O último grande ensaio clínico com estatinas em prevenção primária concluído foi o HOPE-3, que mostrou benefício de dose moderada mesmo no risco intermediário (incidência de ASCVD 1%/ano). Essa é a população de maior desafio para individualizar quem realmente vai se beneficiar. Fatores agravantes de risco nessa população sugeridos pelas quatro diretrizes: história familiar de DAC precoce, escore de cálcio coronário e proteína C reativa. No entanto, podem ser considerados ainda: alterações graves em um dos fatores de risco clássicos, risco em toda a vida, síndrome metabólica, lipoproteína(a), microalbuminúria e índice tornozelo-braquial.

A diretriz 2013 ACC/AHA considera uma dose fixa de estatina para quatro grupos: doença cardiovascular e menos de 75 anos (dose alta), LDL-C ≥ 190 mg/dL e mais de 21 anos (dose alta), diabéticos de 40 a 75 anos (dose alta risco ≥ 7,5% e moderada demais) e prevenção primária de 40 a 75 anos com risco elevado sem diabetes (dose alta ou moderada risco ≥ 7,5% e considerar dose moderada no risco 5 a 7,5%). Duras críticas surgiram contra a abolição das metas de LDL-c e se intensificaram após ensaios com outras drogas no cenário de prevenção

secundária que mostraram benefício com redução maiores dos níveis de LDL-c: IMPROVE-IT e FOURIER.

Nas outras 3 diretrizes, a decisão é feita em etapas. Primeiro, identificação de populações de alto risco de inerente eventos cardiovascular. As três indicam: doença cardiovascular, DM, doença renal crônica e hipercolesterolemia grave. Segundo, cálculo de risco global, variando de acordo com a diretriz. Terceiro, avaliação de fatores agravantes para possível reclassificação do risco. Por último, definição de meta de LDL-c para ser atingida com doses variáveis de estatinas, dose de primeira escolha. A diretriz brasileira, semelhante a europeia e a da NLA, define como meta de alto risco LDL-c < 70 mg/dL, risco intermediários LDL-c < 100 mg/dL e individualizada para baixo risco. Esses valores podem ser revistos após os resultados do IMPROVE-IT e FOURIER.

BILBIOGRAFIA CONSULTADA

- Arbab-Zadeh A, Nakano M, Virmani R, Fuster V. Acute coronary events. Circulation. 2012;125(9):1147-56.
- Baena CP, Chowdhury R, Schio NA, Sabbag AE, Jr., Guarita-Souza LC, Olandoski M, et al. Ischaemic heart disease deaths in Brazil: current trends, regional disparities and future projections. Heart. 2013;99(18):1359-64.
- Baigent C, Blackwell L, Emberson J, Holland LE, Reith C, Bhala N, et al. Efficacy and safety of more intensive lowering of LDL cholesterol: a meta-analysis of data from 170,000 participants in 26 randomised trials. Lancet. 2010;376(9753):1670-81.
- Cannon CP, Blazing MA, Giugliano RP, McCagg A, White JA, Theroux P, et al. Ezetimibe Added to Statin Therapy after Acute Coronary Syndromes. New England Journal of Medicine. 2015;372(25):2387-97.
- Catapano AL, Graham I, De Backer G, Wiklund O, Chapman MJ, Drexel H, et al. 2016 ESC/EAS Guidelines for the Management of Dyslipidaemias. European heart journal. 2016;37(39):2999-3058.
- Eckel RH, Jakicic JM, Ard JD, de Jesus JM, Houston Miller N, Hubbard VS, et al. 2013 AHA/ACC guideline on lifestyle management to reduce cardiovascular risk: a report of the American College of Cardiology/American Heart Association Task Force on Practice Guidelines. Circulation. 2014;129(25 Suppl 2):S76-99.
- Go AS, Mozaffarian D, Roger VL, Benjamin EJ, Berry JD, Blaha MJ, et al. Heart disease and stroke statistics--2014 update: a report from the American Heart Association. Circulation. 2014;129(3):e28-e292.
- Goff DC, Jr., Lloyd-Jones DM, Bennett G, Coady S, D'Agostino RB, Gibbons R, et al. 2013 ACC/AHA guideline on the assessment of cardiovascular risk: a report of the American College of Cardiology/American Heart Association Task Force on Practice Guidelines. Circulation. 2014;129(25 Suppl 2):S49-73.
- HHS. U.S. Department of Health and Human Services and U.S. Department of Agriculture. 2015 – 2020 Dietary Guidelines for Americans. 2015. Available from: http://health.gov/dietaryguidelines/2015/guidelines/.
- Jacobson TA, Maki KC, Orringer CE, Jones PH, Kris-Etherton P, Sikand G, et al. National Lipid Association Recommendations for Patient-Centered Management of Dys-

- lipidemia: Part 2. Journal of Clinical Lipidology.9(6):S-1-S122.e1.
- Keys A. Human atherosclerosis and the diet. Circulation. 1952;5(1):115-8.
- Kromhout D, Spaaij CJ, de Goede J, Weggemans RM. The 2015 Dutch food-based dietary guidelines. European journal of clinical nutrition. 2016;70(8):869-78.
- Lewington S, Whitlock G, Clarke R, Sherliker P, Emberson J, Halsey J, et al. Blood cholesterol and vascular mortality by age, sex, and blood pressure: a meta-analysis of individual data from 61 prospective studies with 55,000 vascular deaths. Lancet. 2007;370(9602):1829-39.
- Libby P. Mechanisms of acute coronary syndromes. The New England journal of medicine. 2013;369(9):883-4.
- Morris JN, Chave SP, Adam C, Sirey C, Epstein L, Sheehan DJ. Vigorous exercise in leisure-time and the incidence of coronary heart-disease. Lancet. 1973;1(7799):333-9.
- Morris JN, Heady JA, Raffle PA, Roberts CG, Parks JW. Coronary heart-disease and physical activity of work. Lancet. 1953;265(6795):1053-7; contd.
- Sabatine MS, Giugliano RP, Keech AC, Honarpour N, Wiviott SD, Murphy SA, et al. Evolocumab and Clinical Outcomes in Patients with Cardiovascular Disease. New England Journal of Medicine. 2017;376(18):1713-22.
- Ramsden CE, Zamora D, Majchrzak-Hong S, Faurot KR, Broste SK, Frantz RP, et al. Re-evaluation of the traditional diet-heart hypothesis: analysis of recovered data from Minnesota Coronary Experiment (1968-73). BMJ. 2016;353:i1246.
- Rothman KJ. Causes. American journal of epidemiology. 1976;104(6):587-92.
- Scherr C, Figueiredo VN, Moura FA, Sposito AC. Not Simply a Matter of Fish Intake. Current vascular pharmacology. 2015;13(5):676-8.
- Shiroma EJ, Lee IM. Physical activity and cardiovascular health: lessons learned from epidemiological studies across age, gender, and race/ethnicity. Circulation. 2010;122(7):743-52.
- Sposito AC, Alvarenga BF, Alexandre AS, Araujo AL, Santos SN, Andrade JM, et al. Most of the patients presenting myocardial infarction would not be eligible for intensive lipid-lowering based on clinical algorithms or plasma C-reactive protein. Atherosclerosis. 2011;214(1):148-50.
- Sposito AC, Ramires JA, Jukema JW, Molina JC, da Silva PM, Ghadanfar MM, et al. Physicians' attitudes and adherence to use of risk scores for primary prevention of cardiovascular disease: cross-sectional survey in three world regions. Current medical research and opinion. 2009;25(5):1171-8.
- Stone NJ, Robinson JG, Lichtenstein AH, Bairey Merz CN, Blum CB, Eckel RH, et al. 2013 ACC/AHA guideline on the treatment of blood cholesterol to reduce atherosclerotic cardiovascular risk in adults: a report of the American College of Cardiology/American Heart Association Task Force on Practice Guidelines. Journal of the American College of Cardiology. 2014;63(25 Pt B):2889-934.
- Tunstall-Pedoe H, Kuulasmaa K, Amouyel P, Arveiler D, Rajakangas AM, Pajak A. Myocardial infarction and coronary deaths in the World Health Organization MONICA Project. Registration procedures, event rates, and case-fatality rates in 38 populations from 21 countries in four continents. Circulation. 1994;90(1):583-612.
- Tzoulaki I, Siontis KC, Evangelou E, Ioannidis JP. Bias in associations of emerging biomarkers with cardiovascular disease. JAMA internal medicine. 2013;173(8):664-71.
- Xavier HT, Izar MC, Faria Neto JR, Assad MH, Rocha VZ, Sposito AC, et al. V Diretriz Brasileira de Dislipidemias e Prevenção da Aterosclerose. Arquivos Brasileiros de Cardiologia. 2013;101:1-20.
- Yusuf S, Bosch J, Dagenais G, Zhu J, Xavier D, Liu L, et al. Cholesterol Lowering in Intermediate-Risk Persons without Cardiovascular Disease. New England Journal of Medicine. 2016;374(21):2021-31.

Caso clínico baseado em diretriz
Hipertensão na gravidez com pré-eclâmpsia

16

Fernando Nobre • Thiago Florentino Lascala

DESTAQUES

- Apresentar um caso clínico de gestante com hipertensão arterial, baseado nas principais diretrizer sobre hipertensão arterial na gravidez.
- Abordar aspectos importantes da hipertensão em pacientes grávidas com pré-eclâmpsia.

INTRODUÇÃO

As síndromes hipertensivas na gestação acarretam expressivas morbidade mortalidade e mortalidade tanto materna quanto fetal. Não existem informações precisas sobre a incidência de pré-eclâmpsia, porém estima-se que afete cerca de 4% das gestações. No Brasil, é relatada uma incidência de 1,5% para pré-eclâmpsia e de 0,6% para eclampsia. Cerca de 20 a 25% de todos os óbitos maternos na gestação relacionam-se à hipertensão arterial (HA).

APRESENTAÇÃO DO CASO

IDENTIFICAÇÃO

M.S.C., 25 anos, feminina, enfermeira, branca, natural de Ribeirão Preto e procedente de Santarém/PA; casada, sem filhos.

ANTECEDENTES PESSOAIS

G0 P0 A0. Medidas elevadas da pressão arterial há cerca de um ano. Refere ter realizado extensa investigação para HA secundária, que foi negativa. Negou outras doenças.

ANTECEDENTES FAMILIARES

Pai e mãe ambos hipertensos, com início em idade precoce (< 30 anos).

HÁBITOS

Negou tabagismo, etilismo, uso de drogas. Uso de medicamentos: valsartana 160 mg/dia, há um ano.

RELATO DO PRIMEIRO ATENDIMENTO

Paciente compareceu para primeira consulta em 03/06/2009.

QUEIXA E DURAÇÃO

Elevação da pressão arterial (PA) há um ano.

HISTÓRIA DA MOLÉSTIA ATUAL (HMA)

Refere medidas elevadas da PA no trabalho. Iniciou anti-hipertensivos, sem adequado controle da PA. Não realiza atividades físicas e não apresenta qualquer queixa cardiovascular.

Interrogatório sobre os diferentes aparelhos (IDA): nada digno de nota.

EXAME FÍSICO

- Peso: 59,1 kg;
- Índice de massa corporal (IMC): 21 kg/m^2;
- Circunferência abdominal: 77 cm;
- PA média no consultório de três medidas: 152x108 mmHg;
- Bom estado geral, corada, hidratada, afebril, anictérica;
- Pulmões limpos. Ausculta cardíaca e abdome sem alterações.

SOLICITAÇÃO DE EXAMES

Eletrocardiograma (ECG), sódio, potássio, creatinina, glicemia, ácido úrico, perfil lipídico, TSH. A paciente trouxe para a primeira consulta uma monitorização ambulatorial da pressão arterial (MAPA), realizada antes do início do tratamento com medicamento anti-hipertensivo, e uma ultrassonografia com *doppler* de artérias renais.

RESULTADO DOS EXAMES

- MAPA (pré-tratamento): 149/103 mmHg (média 24 h);
- US renal com *doppler*: normal;
- K: 4,5 mEq/dL;
- Urina rotina: normal;
- Hemograma: normal;
- Ácido úrico: 3,9 mg/dL;
- Glicemia: 98 mg/dL;
- TSH: 2,0;
- Colesterol total: 170 mg/dL;
- HDL: 40 mg/dL;
- Triglicérides: 103/mg/dL;
- LDL: 109 mg/dL;
- Na: 139 mEq/L;
- Cr: 0,9 mg/dL;
- ECG: ritmo sinusal, sem sobrecargas, sem anormalidades.

DIAGNÓSTICO E CONDUTA

DIAGNÓSTICO

Hipertensão arterial sistêmica (primária).

CONDUTA

Associado clortalidona 12,5 mg/dia e orientada a não engravidar (pelo uso da valsartana).

EVOLUÇÃO

09/09/2009: retorna sem queixas; PA: 126x89 mmHg ; 123x84 mmHg (média: 124x86 mmHg). Mantida com valsartana e clortalidona.

Não fez mais consultas até julho de 2012.

16/07/2012: 28 anos. Manifesta desejo de engravidar.

Condutas: suspenso o uso de valsartana. Mantida com alfametildopa 250 mg 12/12 horas.

Solicitada nova MAPA.

MAPA: média (período total): 133/94 mmHg; vigília: 131/94 mmHg; sono: 140/92 mmHg.

Após 1 semana: não tolerou a alfametildopa (por "sonolência"), que foi suspensa. Optado por iniciar, então pindolol 5 mg/dia.

03/09/2012: bem e sem queixas. PA: 120x82 mmHg, PA: 120x80 mmHg, PA (no consultório): 126x82 mmHg, PA (média): 122x82 mmHg; FC = 62 bpm.

26/12/2012: Gestante. Iniciou acompanhamento pré-natal, retornando para seguimento.

Reiniciou alfametildopa 500 mg 3x/d e manteve o pindolol 5 mg/d.

Evoluindo com novas elevações da PA: 143x101 mmHg; 141x104 mmHg. PA média: 142x102 mmHg.

07/01/2013: idade gestacional (IG): 26 semanas. MAPA: média da vigília: 153/108 mmHg. Sono: 153/108 mmHg.

21/01/2013: IG: 28 semanas. Evolui com aumento progressivo da PA e edemade membros inferiores. PA: 174x118 mmHg; 183x123 mmHg (média: 178x120 mmHg).

Conduta: nifedipina retard 20 mg 12/12 horas, alfametildopa 500 mg 3x/dia e pindolol 5 mg/dia.

22/01/2013: PA: 122x75 mmHg,123x77 mmHg (média: 122x76 mmHg). Conduta: manter o pré-natal e o controle da pressão arterial.

25/01/2013 (IG:28 semanas): PA: 157x103 mmHg; 148x104 mmHg (152x103 mmHg). Edema de membros inferiores +++ (em ++++). Proteinúria = 7,15 g/24 horas. Sofrimento fetal detectado em consulta com o obstetra a quem foi encaminhada de urgência.

Internação hospitalar imediata.

26/01/2013: Parto cesárea. Concepto: 780g.

Em uso de: pindolol 10 mg; Nifedipina Retard 20 mg 2x/dia. PA: 139x99 mmHg; 144x99 mmHg (média: 141,5x99 mmHg).

PRESCRIÇÃO E SEGUIMENTO

13/02/2013 (18 dias no puerpério): pindolol 10 mg/d; nifedipina 20 mg 2x/dia. PA: 128x82 mmHg; 126x80 mmHg (127x81 mmHg). Boa evolução, mãe e bebê.

11/07/2013 (5 meses pós-parto): mãe e criança com boa evolução; em uso apenas de pindolol 10 mg/dia. Mantendo PA: 138x88 mm Hg; 134x88 mmHg (média:136x88 mm Hg).

Filha com 5 meses, 4.700 g.

DIAGNÓSTICO FINAL

Hipertensão arterial crônica com pré-eclâmpsia (PE) sobreposta.

SEGUIMENTO EM LONGO PRAZO

Paciente e criança tiveram muito boa evolução e três anos após houve nova gravidez que se desenvolveu sem qualquer anormalidade, inclusive sem ocorrência de pré-eclâmpsia.

DISCUSSÃO

A ocorrência de hipertensão arterial pode se manifestar durante a gestação segundo a figura 16.1, que define as várias possibilidades de ocorrência.

As características de cada uma dessas situações estão expressas na tabela 16.1.

No caso em particular da pré-eclâmpsia alguns marcadores relacionados à gestante e ao pai devem ser considerados tanto para o possível diagnóstico e prognóstico (Tabela 16.2).

TRATAMENTO

OPÇÕES E DEFINIÇÃO DO TRATAMENTO ESCOLHIDO

A escolha dos medicamentos anti-hipertensivos depende da experiência do médico assistente da sua familiaridade com eles, mas fundamentalmente com seus possíveis efeitos colaterais, especialmente sobre o feto.

Diversas sociedades médicas estabeleceram em relação ao tratamento e metas de controle da HA na gravidez. As Tabelas 16.3 e 16.44 expressam essas informações.

O uso de inibidores da enzima de conversão da angiotensina e dos bloqueadores dos receptores da angiotensina II e do inibidor direto de renina é, absolutamente, contraindicado na gestação.

Atenolol e prazosin devem ser evitados. No Brasil, os medicamentos orais disponíveis e usualmente empregados são: metildopa, betabloqueadores (exceto atenolol, preferencialmente, pindolol), hidralazina e bloqueadores de canais de cálcio (nifedipina com estudos de segurança).

Com relação à continuidade do uso de medicamentos durante o período de lactação as VI Diretrizes Brasileiras de Hipertensão consideram as recomendações estabelecidas na tabela 16.5.

BIBLIOGRAFIA CONSULTADA

- VI Diretrizes Brasileiras de Hipertensão. Rev Bras Hipertens 2010; vol.17, no.1:1-69.
- VII Diretrizes Brasileiras de Hipertensão Arterial. Arq Bras Cardiol 2016; 107(3Supl.3):1-83.
- Amanda R. Vest, Leslie S. Cho. Hypertension in Pregnancy. Cardiol Clon 2012;30:407-423
- NHBPEP. Am J Obstet Gynecol 2000;183:S1-S22.

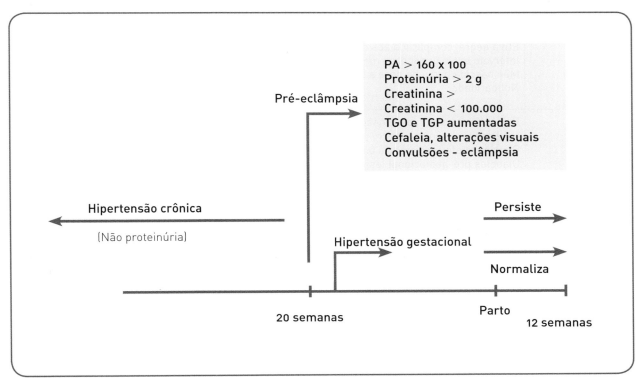

Figura 16.1. Possibilidades e características do aparecimento da hipertensão arterial na mulher grávida.

Tabela 16.1. Classificação de desordens hipertensivas na gravidez

		Frequência estimada
Hipertensão crônica	Pressão arterial ≥ 140/90 mmHg presente antes da gravidez, antes da 20ª semana de gestação ou persistente além do 42º dia pós-parto	1 a 5% de grávidas
Hipertensão gestacional	Hipertensão que (1) se desenvolve além da 20ª semana de gestação; (2) pode ser com ou sem proteinúria, mas não é associada com outras características de pré-eclâmpsia; e (3) normalmente se resolve com 42 dias após o parto	6 a 7% de grávidas
Pré-eclâmpsia/eclâmpsia	Hipertensão além da 20ª semana de gestação com > 300 mg de proteína em uma coleta de urina de 24 horas ou 30 mg/mol em uma amostra de urina. A eclâmpsia ocorre com convulsão de uma mulher grávida com pré-eclâmpsia	5 a 7% de grávidas
Pré-eclâmpsia sobreposta em hipertensão crônica	O início de características diagnósticas de pré-eclâmpsia em uma mulher com hipertensão crônica além da 20ª semana de gestação	20 a 25% de grávidas hipertensas

Dados do relatório do Grupo Nacional de Trabalho do Programa Nacional de Educação de Pressão Arterial sobre a pressão arterial elevada na gravidez. Am J Obstet. Gynecol. 2000; 183(1); S1-22; e Regitz-Zagarosek V. Blomstrom Lundqvist C, Borghi C, et al. Guias ESC no gerenciamento de doenças cardiovasculares durante a gravidez: a força-tarefa no gerenciamento de doenças cardiovasculares durante a gravidez da sociedade Europeia de cardiologia (ESC). Eur Heart J 2011; 32(24) 3147-97.

Tabela 16.2. Fatores de risco maternos, clínicos, fetais e paternais para a pré-eclâmpsia

Maternos	Idade da mãe > 40 anos Etnia negra, comparada aos outros grupos Intervalo entre gravidezes menor que 2 anos ou maior que 10 anos Mãe nascida pequena para a idade gestacional Nuliparidade
Clínicos	Pré-eclâmpsia ou hipertensão gestacional em uma gravidez anterior Hipertensão crônica Obesidade e/ou resistência à insulina Diabetes pré-gestacional (especialmente em complicações microvasculares) Doença renal crônica Trombofilia Lúpus eritematoso sistêmico Histórico de enxaqueca Uso de SSRIs além do primeiro trimestre Infecções maternas (por exemplo, periodontais)
Fetais	Multiparidade Doença trofoblástica gestacional Hidropsia fetal Triploidia
Paternais	Primeira gestação com o parceiro Gravidez seguindo a inseminação ou exposição ao esperma limitada Parceiro que foi pai de uma gravidez com pré-eclâmpsia em outra mulher

Tabela 16.3 Resumo das Diretrizes da Sociedade sobre o limiar de tratamento da pressão arterial e alvos

Guia	Limiar de tratamento (mmHg)	Alvo (mmHg)
Relatório NHBPEP do grupo de trabalho 2000	150-160 sistólico ou 100-10 diastólica	-
Boletim prático ACGOG 2001	150-160 sistólica ou 100-110 diastólica 160 sistólica ou 105-110 diastólica em pré eclampsia	-
Sociedade Europeia de Cardiologia 2011	140/90 se há um maior risco, senão 150/95	-
Sociedade de Obstetras e Ginecologistas do Canadá 2008	160/110	130 – 155/80-105 130-139/80-89 em co-morbidades
Sociedade de Obstetras e Ginecologistas da Austrália e Nova Zelândia 2008	170/110 em todos os casos 160/100 em hipertensão crônica 140-160/90-100 é prudente considerar tratamento	<160 em eclampsia
NICE 2010	150-159/100-109 (140/90 se há danos aos órgãos em hipertensão crônica)	<150/80-100, 140/90 se há dano aos órgãos

ACOG: Colégio Americano de Obstetras e Ginecologistas; HTN: hipertensão; NICE: Instituto Nacional para Saúde e Excelência Clínica.

Tabela 16.4. Drogas anti-hipertensivas na gravidez

Drogas	Risco fetal	Amamentação	Classe de risco*
Metildopa	Agente mais utilizado Mais longos dados de resultados fetais Evitar em mulheres com risco de depressão	Segura	B oral C intravenosa
Labetalol	Associado à restrição do crescimento intrauterino e bradicardia neonatal	Segura, mas observar a bradicardia neonatal	C
Atenolol, metoprolol	Associado com restrição do crescimento intrauterino, parto prematuro, hipoglicemia neonatal e bradicardia; evitar atenolol	Segura, mas observar a bradicardia neonatal	D atenolol C metoprolol
Nifedipina	Evitar preparação sublingual Bons dados seguros para preparação de liberação lenta	Segura	C
Amlodipina	Foi utilizada de forma efetiva, mas faltam dados seguros Bloqueadores de canais de cálcio são tocolíticos	Sem dados, evitar	C
Hidralazina	Associações potenciais incluem: hipospadias, trombocitopenia neonatal, síndromes, como a de lúpus	Segura	C
Hidroclorotiazida	Hipoglicemia neonatal trombocitopenia, anemia hemolítica e distúrbios do eletrólito maternal	Segura, mas pode evitar o volume de leite	B

Continua >>

>> Continuação

Tabela 16.4. Drogas anti-hipertensivas na gravidez

Drogas	Risco fetal	Amamentação	Classe de risco*
Medicamentos para evitar durante a gravidez			
Captopril, lisinopril	Oligo-hidrâmnios, restrição de crescimento intrauterino, hipocalvaria, displasia renal, anúria, hipotensão neonatal, contrações dos membros, morte	Sem dados, evitar	D (C para o primeiro trimestre)
Losartana, valsartana	Sem dados humanos, mas riscos de defeitos renais e cranianos potenciais, hipotensão neonatal e anúria	Sem dados, evitar	D (Losartana C primeiro trimestre)
Aliscireno	Dados de tetratogenicidade extrapolada de enzima conversora de angiotensina e bloqueadores de receptores de angiotensina, mas não foi demonstrado por estudos com animais	Sem dados, evitar	D (C primeiro trimestre)

ACE: enzima conversora de angiotensina; ARB: bloqueadores de receptores de angiotensina.
*Risco classe B: ou estudos reprodutivos com animais não demonstraram riscos fetais, mas não há qualquer estudo controlado com mulheres grávidas, ou os estudos reprodutivos com animais demonstraram efeito adverso que não foi confirmado em estudos controlados em mulheres no primeiro trimestre (e não há evidencia de risco em trimestres mais tardios). Risco classe C: ou os estudos em animais revelaram efeitos adversos nos fetos e não há estudos de controle em mulheres, ou estudos em mulheres não estão disponíveis. A droga só deve ser ministrada se há um benefício potencial que justifique o potencial risco para o feto. Risco classe D: não há evidências positivas para riscos fetais humanos, mas os benefícios para o uso em mulheres grávidas podem ser aceitáveis apesar do risco.
Dados de: Micromedex 2.0, corrigido do dia 1 de Outubro de 2011.
Adaptado de: Vest AR, Maroo A, Raymond RE. Gravidez e Doenças Cardíacas. Em Brian PG, Samir RK, Curtis MR, editores. Revisão do Conselho de Cardiologia Clínica, 2. ed. Philadelphia: Lippincott Williams & Wilkins; 2012; com permissões.

Tabela 16.5. Uso e segurança dos anti-hipertensivos no período da lactação

Medicamentos	Recomendação
Diuréticos: hidroclorotiazida, espironolactona Inibidores adrenérgicos: alfametildopa, propanolol Vasodilatadores: hidralazina, minoxidil Antagonistas dos canais de cálcio: verapamil, nifedipino, nitrendipino Inibidores de enzima conversora de angiotensina: benazapril, captopril, enalapril, quinadril	Seguros
Diuréticos: indapamida, furosemida, triantereno Inibidores adrenérgicos: aatenodol, bisoprolol, carvedilol, motoprolol Antagonistas dos canais de cálcio: anlodipino, isradipino, nisoldipino Inibidores de enzima conversora de angiotensina: fosinopril, lisinopril, ramipril Bloqueadores do receptor AT1: candesartana, olmesartana, telmisartana	Moderadamente seguros
Inibidores adrenérgico: reserpina, nadolol, prazosina, terazosina Inibidores da enzima conversora de angiotensina: fosinopril*, quinapril* Bloqueadores do receptor AT1: telmisartana*, valsartana	Potencialmente perigosos

*Uso no período perinatal.

Caso clínico baseado em diretriz
Risco cardiovascular

17

Ibraim Masciarelli Pinto • Roberto Andrés Gomez Douglas
Álvaro Avezum • Roberto Kalil Filho • Maria Cristina de Oliveira Izar

DESTAQUES

- A estratificação do risco cardiovascular deve ser feita em etapas.
- A atribuição arbitrária do risco cardiovascular frequentemente leva a super ou subestimativa do risco real.
- O aplicativo para cálculo do risco cardiovascular oferece um meio rápido e efetivo de atribuição de risco individual, metas terapêuticas e a escolha apropriada do tratamento para o seu alcance.
- Explanar sobre os grandes estudos de avaliação prognóstica, os quais, nos últimos anos, conferiram ao teste ergométrico extrema utilidade na estratificação de risco de várias doenças.

INTRODUÇÃO

Avaliar o risco cardiovascular muitas vezes pode parecer óbvio, no entanto, pode ser muito difícil quando dados de história clínica se entrelaçam com achados de exame físico e complementares em pacientes assintomáticos, podendo sub ou superestimar esse risco. As diretrizes que norteiam a prevenção cardiovascular se destinam a orientar medidas e terapêuticas eficazes, para aqueles casos que de fato merecem maior cuidado, por serem classificados como de maior risco cardiovascular ou não.

ASPECTOS CLÍNICOS

CEB, 56 anos, masculino, branco, natural de Santo André/SP, engenheiro mecânico, ateu. Procurou pelo médico preocupado, pois relata ser muito negligente com sua saúde e nunca se cuidou. Nega queixas específicas. Sempre foi magro, mas engordou um pouco nos últimos anos e por ter rotina muito estressante, não consegue se alimentar adequadamente, nem se dedicar à prática de exercícios físicos. Sabe ter colesterol alto, mas não controla e nem trata. Há muito tempo não afere sua pressão arterial (PA). Nega ser diabético e não fuma. Alimenta-se mal, com poucos vegetais e muita gordura. Consome aproximadamente 60 g de álcool aos finais de semana. Pai falecido aos 80 anos por acidente vascular cerebral (AVC) e pneumonia, e sua mãe com 76 anos de idade é hipertensa e diabética. Tem um irmão mais jovem (53 anos), hipertenso, tabagista e há 3 anos colocou *stent* na coronária.

Seu exame físico mostrava indivíduo em bom estado geral, eutrófico, com PA = 125x80 mmHg; FC = 84 bpm; IMC = 24,1 kg/m² e CA = 88 cm. Toda a propedêutica cardiovascular e respiratória era normal.

Os exames laboratoriais solicitados de rotina mostraram: glicemia de jejum = 88 mg/dL; Hb A1C = 5,2%; ureia= 35 mg/dL; creatinina = 1,0 mg/dL; K = 4,3; Na = 142; colesterol total = 236 mg/dL; Triglicérides = 250 mg/dL; VLDL-c (calculado) = 50 mg/dL; LDL-c = 150 mg/dL (calculado por Friedewald); HDL-c = 36 mg/dL;

colesterol não HDL = 200 mg/dL; ácido úrico = 4; e urina tipo I = normal.

Do ponto de vista cardiológico foram solicitados: eletrocardiograma (ECG) com ritmo sinusal e sem alterações; eco*doppler*: AE = 39; Ao = 35; Dd = 47; FE = 70%; SIV = 10 e PP = 9; índice de massa VE= 111g/m² (nL < 134 g/m²); teste de esforço: submáximo, assintomático e sem sinais de isquemia; e MAPA = normal nas 24 horas.

ESTRATIFICAÇÃO DO RISCO CARDIOVASCULAR

Trata-se de paciente que não apresenta manifestações clínicas de doença aterosclerótica cardiovascular, nem diabete melito, nem possui evidências de aterosclerose subclínica por exames diagnósticos, ou mesmo LDL-c > 190 mg/dL. Utilizando-se a calculadora de risco criada pelo Departamento de Aterosclerose da Sociedade Brasileira de Cardiologia, que segue as recomendações da Atualização da Diretriz Brasileira sobre Dislipidemias e Prevenção da Aterosclerose, deve-se calcular o risco cardiovascular desse paciente. A atribuição intuitiva de um risco cardiovascular sem a sua estimativa pode levar a subestimação ou superestimação do verdadeiro risco cardiovascular e consequente inadequação terapêutica. A estratificação de risco envolve 4 etapas. O aplicativo disponível para *tablet* ou *smartphone* pode ser obtido digitando-se: CALCULADORA ER 2017©.

Na etapa 1, avalia-se a presença de doença aterosclerótica significativa (coronária, cerebrovascular ou vascular periférica) com ou sem eventos clínicos, ou obstrução arterial ≥ 50% em qualquer território arterial. Sua presença configura situação de muito alto risco e o paciente não requer qualquer outra estratificação. Sua meta de LDL-c é < 50 mg/dL, se estiver usando estatinas, ou redução > 50%, se estiver sem hipolipemiante. O não HDL-c deverá ser < 80 mg/dL, sendo recomendadas estatinas de alta potência, como a rosuvastatina 20 a 40 mg ou atorvastatina 40 a 80 mg.

Segue-se para a etapa 2, caso o paciente não preencha os critérios da etapa 1. Nessa etapa, pesquisa-se a presença de diabete melito tipo 1 ou 2. Se afirmativo, devemos avaliar a presença de estratificadores de risco (ER) e de doença aterosclerótica subclínica (DASC). Se um desses fatores estiver presente, o paciente é considerado de alto risco, com metas de LDL-c < 70 mg/dL e não HDL-c < 100 mg/dL, se em uso de estatinas. Uma redução > 50% é proposta caso esteja sem tratamento hipolipemiante. Para esses pacientes são recomendadas estatinas de alta intensidade, como a rosuvastatina 20 a 40 mg ou atorvastatina 40 a 80 mg. Caso seja diabético, sem ER ou DASC, esse paciente é de risco intermediário, com meta de LDL-c e não HDL-c, respectivamente, < 100 e < 130 mg/dL, em uso de estatinas, ou redução de LDL-c de 30 a 50%, sendo recomendado o uso de estatinas de intensidade moderada (atorvastatina 10 a 20 mg, rosuvastatina 5 a 10 mg, pitavastatina 2 a 4 mg,

fluvastatina 80 mg, pravastatina 40 a 80 mg, sinvastatina 20 a 40 mg, ou ainda, lovastatina 40 mg. Na etapa 3, pesquisa-se a presença de aterosclerose subclínica, aneurisma de aorta abdominal, doença renal crônica ou LDL-c > 190 mg/dL. Na presença de um desses fatores, o paciente é de risco alto, devendo seguir as recomendações terapêuticas propostas na etapa 2.

Esse paciente, no entanto, não apresenta nenhuma dessas características, portanto, seu risco cardiovascular deve ser avaliado pelo escore global (etapa 4). São atribuídos pontos ao sexo, idade, pressão arterial sistólica (tratada ou não), fumo atual, valores de colesterol total e HDL-c, além de informar se o paciente usa estatinas. Em caso afirmativo, o valor de colesterol total é multiplicado por 1,43, coeficiente que assume uma redução média de colesterol com estatinas de aproximadamente 30%. Após inserir essas informações, o aplicativo calcula o escore de risco, que no caso desse paciente é intermediário, com meta de LDL-c < 100 mg/dL, não HDL-c < 130 mg/dL com estatinas, ou redução de pelo menos 30 a 50% no LDL-c se esse for > 100 mg/dL (Tabelas 17.1 e 17.2).

A Atualização da Diretriz não utiliza agravantes de risco. Assim, não leva em conta a história familiar de doença aterosclerótica prematura, mas propõe metas mais rigorosas nos indivíduos com eventos prévios.

No entanto, o risco cardiovascular é algo dinâmico. Se no acompanhamento desse paciente for feita pesquisa de aterosclerose subclínica, o que está recomendado para pacientes em risco intermediário, e for encontrada a presença de placa em carótidas, um escore de cálcio > 100 U Agatston, um índice tornozelo-braquial < 0,9, ou aneurisma abdominal, esse paciente passa a alto risco, com meta de LDL-c < 70 mg/dL. Se ele evoluir com diabete melito, sua meta poderá ser < 70 mg/dL, na presença de estratificadores de risco ou aterosclerose subclínica, dos quais a idade ,esse paciente já tem.

Quanto à estratificação do risco na hipertensão arterial, esse paciente possui pressões da MAPA normais, afastando o diagnóstico de hipertensão arterial. Sua estratificação de risco não se modifica por esse critério.

Tabela 17.1. Metas terapêuticas absolutas e redução percentual de LDL-c e não HDL-c para pacientes com ou sem uso de estatinas			
	Sem estatinas	Com estatinas	
Risco	Redução percentual (%)	Meta de LDL-c (mg/dL)	Meta de não HDL-c (mg/dL)
Muito alto	> 50	< 50	< 80
Alto	> 50	< 70	< 100
Intermediário	30 a 50	< 100	< 130
Baixo	> 30	< 130	< 160

Tabela 17.2. Intensidade do tratamento hipolipemiante			
	Intensidade do tratamento		
	Baixa	Moderada	Alta
Redução percentual de LDL-c esperada com dose diária (%)	< 30	30 a < 50	≥50
Exemplos (dose por dia)	Lovastatina (20 mg) Sinvastatina (10 mg) Pravastatina (10 a 20 mg) Fluvastatina (20 a 40 mg) Pitavastatina (1 mg)	Lovastatina (40 mg) Sinvastatina (20 a 40 mg) Pravastatina (40 a 80 mg) Fluvastatina (80 mg) Pitavastatina (2 a 4 mg) Atorvastatina (10 a 20 mg) Rosuvastatina (5 a 10 mg)	Atorvastatina (40 a 80 mg) Rosuvastatina (20 a 40 mg) Sinvastatina (40 mg) Sinvastatina (40 mg) + ezetimiba (10 mg)

ESTRATIFICAÇÃO DO RISCO CARDIOVASCULAR EM PACIENTES SEM TRATAMENTO HIPOLIPEMIANTE

RISCO MUITO ALTO

Indivíduos que apresentem doença aterosclerótica significativa (coronária, cerebrovascular, vascular periférica), com ou sem eventos clínicos ou obstrução > 50% em qualquer território arterial (grau de recomendação I, nível de evidência A).

ALTO RISCO

São considerados de alto risco, os indivíduos em prevenção primária:

- portadores de aterosclerose na forma subclínica documentada por metodologia diagnóstica: ultrassonografia de carótidas com presença de placa; índice tornozelo-braquial (ITB) < 0,9; escore de cálcio coronário (CAC) > 100 ou a presença de placas ateroscleróticas na angiotomografia de coronárias (angioCT);
- doença renal crônica definida por taxa de filtração glomerular < 60 mL/min e em fase não dialítica;
- aneurisma de aorta abdominal;
- aqueles com concentrações de LDL-c >190 mg/dL;
- presença de diabete melito tipo 1 ou 2, e com LDL-c entre 70 e 189 mg/dL e presença de ER ou DASC. Define-se ER e DASC no diabetes como:
  - estratificadores de risco: idade > 48 anos no homem e > 54 anos na mulher; tempo de diagnóstico do diabetes > 10 anos; história familiar de parente de primeiro grau com doença cardiovascular prematura (< 55 anos para homem e < 65 anos para mulher); tabagismo (pelo menos 1 cigarro no último mês); hipertensão arterial sistêmica; síndrome metabólica (de acordo com a International Diabetes Federation); presença de albuminúria > 30 mg/g de creatinina e/ou retinopatia; taxa de filtração glomerular < 60 mL/min;
  - doença aterosclerótica subclínica: ultrassonografia de carótidas com espessura íntima-média > 1,5 mm ou presença de placa; índice tornozelo braquial < 0,9; escore coronário de cálcio > 10; presença de placas ateroscleróticas na angiotomografia de coronárias;
- pacientes com LDL-c entre 70 a 189 mg/dL, do sexo masculino com calculado pelo Escore de Risco Global (ERG) > 20% e nas mulheres > 10%.

RISCO INTERMEDIÁRIO

Indivíduos com escore de risco global entre 5 e 20% no sexo masculino e entre 5 e 10% no sexo feminino (grau de recomendação I, nível de evidência A), ou ainda os diabéticos sem os critérios de DASC ou ER listados acima.

BAIXO RISCO

Pacientes do sexo masculino e feminino com risco em 10 anos < 5%, calculado pelo escore de risco global (grau de recomendação I, nível de evidência A).

ESTRATIFICAÇÃO DE RISCO EM PACIENTES EM USO DE ESTATINAS

Os escores de risco para avaliação do risco cardiovascular são utilizados na avaliação inicial, nos indivíduos que não se enquadram nas situações de alto e muito alto risco e que não estejam recebendo terapia modificadora de lipídeos. Porém, a Atualização da Diretriz propõe a utilização de um fator de correção para o colesterol total para o cálculo do escore de risco global em pacientes sob terapia hipolipemiante, multiplicando-se o valor do colesterol total 1,43, como utilizado em alguns ensaios clínicos que tomam por base uma redução média de 30% do colesterol total com estatinas. Esse valor foi derivado de estudos que compararam a eficácia de várias estatinas, nas doses utilizadas, e admitem uma redução média de LDL-c de aproximadamente 30% com o tratamento. Isso se aplica a maior parte dos pacientes que usam doses moderadas de estatinas. A utilização desse fator de correção tem limitações e pode subestimar o colesterol total basal nos pacientes utilizando estatinas potentes e em doses altas, ou combinações de fármacos, não considera a variabilidade na resposta individual ao tratamento, nem os efeitos do tempo de exposição ao tratamento na atenuação do risco. Porém, como o colesterol é classificado em faixas, o impacto do fator de correção é atenuado.

DIAGNÓSTICO

Baseado nos resultados iniciais, estabelece-se como diagnósticos: dislipidemia mista com HDL-c baixo, hipertrigliceridemia e elevação do colesterol não HDL (Tabela 17.3)

Tabela 17.3. Valores referenciais e de alvo terapêutico, conforme avaliação de risco cardiovascular estimado pelo médico solicitante do perfil lipídico para adultos > 20 anos			
Lípides	Com jejum (mg/dL)	Sem jejum (mg/dL)	Categoria referencial
Colesterol total	< 190	< 190	Desejável
HDL-c	> 40	> 40	Desejável
Triglicérides	< 150	< 175	Desejável
Categoria de risco			
LDL-c	< 130 < 100 < 70 < 50	< 130 < 100 < 70 < 50	Baixo Intermediário Alto Muito alto
Não HDL-c	< 160 < 130 < 100 < 80	< 160 < 130 < 100 < 80	Baixo Intermediário Alto Muito alto

Adaptado de: Faludi AA, et al. Arq Bras Cardiol. 2017 (no prelo).

TRATAMENTO

Como sugestão de tratamento, esse paciente pode receber além de orientações para adoção de um estilo de vida saudável, prescrição de estatina de intensidade moderada, reduzindo entre 30 e 50% o LDL-c, que deve levar ao alcance das metas de LDL-c e não HDL-c. Podem ser indicadas quaisquer das estatinas nas doses recomendadas na tabela 17.2. O tratamento é adequado e o risco deve ser reavaliado, verificando-se no seguimento a ocorrência de novos elementos que modifiquem seu risco global.

CONCLUSÃO

Para o caso clínico apresentado nesse capítulo, pode-se considerar a importância da anamnese, da avaliação dos exames físicos e complementares, entendendo que os resultados apresentados pelo paciente, ainda que assintomático, apontam para risco cardiovascular intermediário. Diagnosticado com dislipidemia mista, hipertrigliceridemia e elevação do LDL-c e do nãoHDL-c, recomenda-se a mudança no estilo de vida, bem como o uso de estatinas que podem colaborar para a redução percentual de LDL-c e não HDL-c.

Identificar o risco cardiovascular é uma tarefa que depende da avaliação de exames físicos e complementares, norteando-se por meio das diretrizes, que estabelecem medidas e terapêuticas eficazes.

BIBLIOGRAFIA CONSULTADA

- Catapano AL, Reiner Z, De Backer G, et al. ESC/EAS guidelines for the management of dyslipidaemias the task force for the management of dyslipidaemias of the European Society of Cardiology (ESC) and the European Atherosclerosis Society (EAS). Atherosclerosis 2011;217:3–46.
- Cholesterol Treatment Trialists' (CTT) Collaborators. Efficacy and safety of cholesterol lowering treatment: prospective meta-analysis of data from 90,056 participants in 14 randomised trials of statins [published corrections appear in Lance 2005;366:1358 and Lancet 2008;371:2084]. Lancet 2005;366:1267–78.
- D'Agostino RB, Vasan RS, Pencina MJ, et al. General Cardiovascular Risk Profile for Use in Primary Care The Framingham Heart Study. Circulation 2008;117: 743-753.
- Faludi AA, Izar MC, Saraiva JFK, Chacra APM, Bianco HT, et al. Atualização da Diretriz Brasileira de Dislipidemias e Prevenção da Aterosclerose 2017. Arq Bras Cardiol. 2017 (no prelo).
- Mosca L, Benjamin EJ, Berra K, et al. Effectiveness-based guidelines for the prevention of cardiovascular disease in women – 2010 update. A guideline from the American Heart Association. Circulation 2011;123:1243.
- Stone NJ, Robinson J, Lichtenstein AH, et al. Treatment of blood cholesterol to reduce atherosclerotic cardiovascular disease risk in adults: synopsis of the 2013 ACC/AHA cholesterol guideline. J. Am. Coll. Cardiol 2014;63:2889e2934.
- Xavier HT. Izar MC, Faria Neto JR, et al. V Diretriz Brasileira de Dislipidemias e Prevenção da Aterosclerose. Arq. Bras. Cardiol 2013;101(4Supl.1):1-22.

Caso clínico baseado em diretriz
Como usar a imagem para complementar a consulta

18

Ibraim Masciarelli Pinto • Mauricio Wajngarten
Roberto Andrés Gomez Douglas • Paola Emanuel Poggio Smanio

DESTAQUES

- Nesse capítulo se discute o emprego de exames de imagem baseado em diretrizes através da apresentação de um caso clínico real

INTRODUÇÃO

Alterações próprias do envelhecimento, ausência ou atipia de sintomas e concomitância de doenças (comorbidades) dificultam diagnósticos e avaliação do risco em idosos. Desse modo, os exames de imagem assumem um papel fundamental. Porém, apresentam problemas de realização e interpretação. De modo geral, perdem especificidade. Embora os critérios de interpretação de exames não se alterem com o envelhecimento, a definição de padrões de normalidade para os mais velhos é relativamente frágil.

As diretrizes constroem roteiros úteis para orientar as condutas diagnósticas e terapêuticas baseadas em evidencias. Contudo, os pacientes que encontramos na vida real são pouco representados nos grandes ensaios clínicos que norteiam as recomendações das diretrizes. Assim, a aplicação delas nos mais velhos se torna limitada.

ASPECTOS CLÍNICOS

Homem, 68 anos, branco, com história prévia de diabetes e hipertensão arterial devidamente tratadas e controladas (enalapril 20 mg/dia; sinvastatina 40 mg/dia; amlodipina 10 mg/dia; AAS 100 mg/dia; insulina 40 u/dia), além de apneia do sono em uso regular de CPAP.

Negava consumo de álcool, tabagismo e praticava caminhadas de 30 minutos diariamente, mas passou a apresentar cansaço progressivo de médios a pequenos esforços no último mês. Os dados relevantes do exame físico revelavam paciente eupneico, corado, com frequência cardíaca de 82 bpm, pressão arterial de 135/82 mmHg sentado e 125/76 mmHg em pé, pulsos normais, sopro sistólico +/4+ precordial, pulmões livres, sem visceromegalias ou edemas.

Os resultados mais relevantes dos exames iniciais mostravam depuração de creatinina de 44 mL/min, níveis de eletrólitos normais, glicohemoglobina de 7,8 e LDL-c de 106 mg/dL e microalbuminuria. O eletrocardiograma apresentava ritmo sinusal, bloqueio divisional anterossuperior e alterações difusas da repolarização ventricular. A radiografia de tórax mostrava aorta alongada, sem calcificação importante e parênquima pulmonar normal. O eco*doppler*cardiograma evidenciava átrio esquerdo aumentado discretamente, hipertrofia ventricular esquerda discreta, FEVE de 52%, sem alterações segmentares, fibrocalcificação sem repercussão da valva aórtica, disfunção diastólica do ventrículo esquerdo.

Cabia, portanto, esclarecer a causa da queixa para orientar a conduta em um paciente de alto risco.

DIAGNÓSTICO

Equivalente isquêmico e insuficiência cardíaca (IC) com fração de ejeção (FE) preservada eram as principais hipóteses. Ambas são mais frequentes entre idosos e são inter-relacionadas. Diretrizes preconizam a investigação de isquemia nessa situação, especialmente em diabéticos.

A avaliação da probabilidade de detecção de doença arterial coronária pré-teste isquêmico, bem como a recomendação da realização de exames não invasivos, devem considerar idade, gênero e os três critérios de caracterização do desconforto torácico, a saber:

- característica e duração sugestivas de angina;
- provocado por esforço ou *stress*;
- aliviado rapidamente por repouso ou nitrato (Figuras 18.1, 18.2 e 18.3).

O paciente em discussão, homem, com 68 anos, apresentava o segundo e o terceiro critérios. Isso indicava uma probabilidade de detecção de doença arterial coronária pré-teste de 72% (intermediária de 10 a 90% - Figura 18.1).

Diante dos achados clínicos disponíveis a conduta era indicar a realização de exames não invasivos para a avaliação diagnóstica e prognóstica (Figura 18.2).

Como o paciente era apto para realizar exercício e o eletrocardiograma (ECG) de repouso não apresentava alterações que dificultassem a interpretação do traçado ao esforço (Figura 18.3), optou-se pela realização de ECG de esforço.

O exame resultou em isquemia em baixa carga, sendo interrompido por cansaço acentuado. Definia-se,

portanto, através desse exame que o paciente, sem dor típica, com ECG inespecífico (como ocorre frequentemente em idosos) e sem alterações sugestivas de doença arterial coronária ao eco*doppler*cardiograma, apresentava um quadro de isquemia miocárdica de alto risco.

Diante disso, cabia avaliar a anatomia das artérias coronárias.

A angiotomocoronariografia pode realizar essa avaliação. Tem indicação no esclarecimento de casos duvidosos, com risco baixo ou intermediário, ou quando há discordância entre exames. O paciente em discussão não se incluía nesses contextos. Além disso, apesar da insuficiência renal era um candidato provável à revascularização coronária e, quando questionado, disse que concordaria com esse tratamento, se fosse indicado. Assim sendo, foi indicada cinecoronariografia (Figura 18.4).

Ressalte-se que a recomendação de cinecoronariografia é classe I para pacientes com sintomas isquêmicos limitantes apesar da medicação e que sejam candidatos a revascularização e classe II para definir extensão e gravidade da doença de pacientes cujas características clínicas e os resultados do teste ergométrico indicam alta probabilidade de doença arterial coronariana (DAC) severa e que sejam candidatos a revascularização.

Vale lembrar que para o uso de contraste nesse paciente com insuficiência renal moderada, recomenda-se hidratação e uso de contraste de baixa osmolaridade.

A cinecoronariografia foi realizada sem complicações e revelou quatro lesões obstrutivas importantes: descendente anterior proximal, circunflexa proximal e obstruções proximal e distal na coronária direita.

Foi indicada cirurgia de revascularização, após discussão pelo "Heart team".

Probabilidade pré-teste para a detecção de DAC pela cine em pacientes sintomáticos

BAIXA < 40%
INTERMEDIÁRIA 10 a 90%
ALTA > 90%

Parametros: sintomas, gênero idade

Idade (anos)	Critérios para a caracterização da dor torácica					
	1. Desconforto com características e duração sugestiva 2. Provocada por esforço ou *stress* 3. Aliviada rapidamente por repouso ou nitrato					
	Não anginosa 1 dos 3 critérios		Angina atípica 2 dos 3 critérios		Angina típica 3 dos 3 critérios	
	Homem	Mulher	Homem	Mulher	Homem	Mulher
30 a 39	4%	2%	34%	12%	76%	26%
40 a 49	13%	3%	51%	22%	87%	55%
50 a 59	20%	7%	65%	33%	93%	73%
60 a 69	27%	14%	72%	51%	94%	86%

Figura 18.1. Probabilidade pré-teste para a detecção de doença arterial coronária.

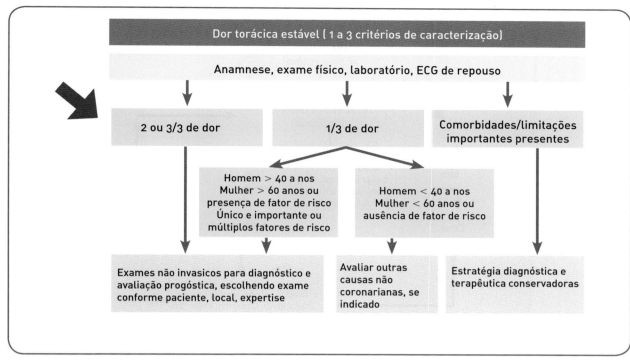

Figura 18.2. Indicação de exames para diagnóstico e avaliação de risco de doença arterial coronária.

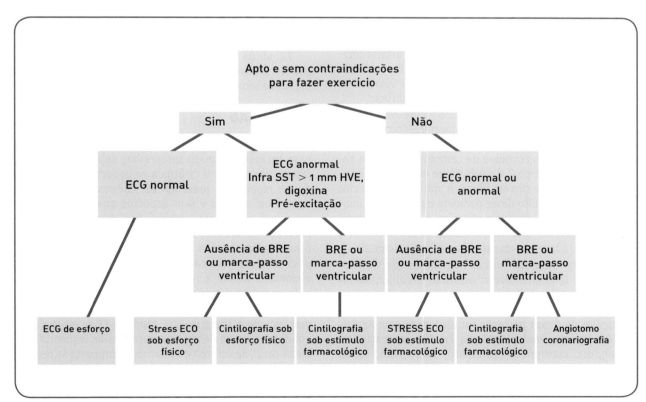

Figura 18.3. Critérios para a escolha do exame para a detecção de doença arterial coronária.

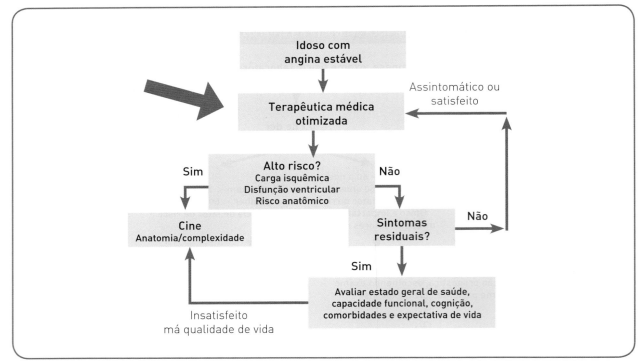

Figura 18.4. Roteiro de avaliação para orientação do tratamento de idoso com doença coronária estável sintomática.

TRATAMENTO

No tratamento cirúrgico é realizada a revascularização do miocárdio com a aplicação de enxerto de artéria torácica interna esquerda (mamária) para artéria descendente anterior da coronária esquerda e enxertos de veia safena aorto-coronária para coronária direita e circunflexa.

O tratamento clínico é imperioso, onde constam os cuidados não farmacológicos e os farmacológicos. A primeira categoria implica assumir dieta mais rigorosa e saudável quanto ao consumo de carboidratos, pois o paciente é diabético tipo 2 e ainda pobre em gordura saturada; hipocalórica e rica em fibras. A prática de exercícios físicos já era de hábito desse paciente e deve ser estimulada. Certamente, com essas atitudes, a perda de peso é uma consequência bem-vinda. Ainda, já era abstêmio e não fumava, o que traz enormes benefícios adicionais.

Do ponto de vista farmacológico, certos medicamentos são imprescindíveis: aspirina, betabloqueadores, estatinas de alta potência e inibidores da enzima conversora de angiotensina. Desse modo, a prescrição domiciliar de nosso paciente foi elaborada com Aspirina 100 mg/dia, enalapril 10 mg 2x/dia, atorvastatina 40 mg/dia, metoprolol (succinato) 50 mg/dia, sendo incrementada com a associação de anlodipina 10 mg/dia para atingir metas de pressão arterial, visto que seus níveis pressóricos classificados como pré-hipertensão, colocam-no em situação de alto risco, de acordo à 7ª Diretriz Brasileira de Hipertensão. Como se observa, foi substituída a sinvastatina por atorvastatina, em virtude da maior potência de redução de eventos cardiovasculares dessa última, e fortemente recomendada pelas diretrizes brasileira, europeia e americana para pacientes de muito alto risco e alto risco cardiovascular.

Foi ainda tratado seu diabetes tipo 2 com a associação de metformina 1.000 mg/dia e dapagliflozina 10 mg/dia e uma menor dose de insulina NPH.

CONCLUSÃO

É importante ressaltar que na tomada de decisão, para uma terapêutica mais apropriada, seja conservadora, intervencionista ou cirúrgica os aspectos clínicos que dizem respeito à presença de sintomas de isquemia típicos ou atípicos e seus aspectos quanto à limitação funcional ou caráter progressivo ou não. Ainda, a presença de diabete melito ou não; conhecimento da função ventricular; a detecção de isquemia e ainda se possível, determinar a viabilidade miocárdica. Com esses elementos e com a revelação da anatomia coronária, opta-se por qual caminho terapêutico prosseguir.

Nesse caso, há sintomas progressivos, associados à presença de diabete melito. Ainda, a FE se mostra adequada e no teste de esforço detectou-se isquemia com baixa carga de esforço e a anatomia coronária se revelou com comprometimento triarterial. Restou conhecer a presença de viabilidade miocárdica, o que muitas vezes, isso se torna problemático para elucidar, visto que, os exames de imagem com melhor acuidade diagnóstica ou *gold-standart* como a PET (*positron emission tomography*) são escassos e quase não disponíveis. Porém, através da cintilografia de perfusão miocárdica com tecnésio radioativo, mais acessível, pode-se inferir viabilidade, assim como no eco*doppler* com *stress* farmacológico (dobutamina), sendo esse último classe I no planejamento de revascularização. Ainda, a ressonância magnética cardiovascular, através da avaliação de realce tardio, tornou-se também classe I na avaliação de viabilidade miocárdica.

Mas, apesar dessas manobras diagnósticas preciosas, os dados clínicos simples como a normalidade do ecodopplercardiograma, quanto à sua normalidade da contratilidade segmentar, à inocência do ECG e à negação de infarto pregresso na história clínica, faz-se supor a ausência de miocárdio inviável, portanto, sem indicação precisa para a realização desses exames de imagem mais sofisticados e onerosos.

BIBLIOGRAFIA CONSULTADA

- Cesar LA, Ferreira JF, Armaganijan D, Gowdak LH, Mansur AP, Bodanese LC et al Guideline for Stable Coronary Artery Disease. Arq Bras Cardiol 2014;103(2Supl.2):1-59
- Faludi AA, Izar MC, Saraiva JFK, Chacra APM, Bianco HT, et al. Atualização da Diretriz Brasileira de Dislipidemias e Prevenção da Aterosclerose 2017. Arq Bras Cardiol. 2017 (no prelo).
- Malachias MVB, Souza WKSB, Plavnik FL, Rodrigues CIS, Brandão AA, Neves MFT et al. 7ª Diretriz Brasileira de Hipertensão Arterial. Arq Bras Cardiol. 2015;103 (Supl3):1-104.
- Simão AF, Précoma DB, Andrade JP, Correa Filho H, Saraiva JFK, Oliveira GMM et al. Sociedade Brasileira de Cardiologia. I Diretriz Brasileira de Prevenção Cardiovascular. Arq Bras Cardiol 2013:101(6Supl.2):1-63.
- Xavier HT, Izar MC, Faria Neto JR, Assad MH, Rocha VZ et al. V Diretriz Brasileira de Dislipidemias e Prevenção da Aterosclerose. Arq Bras Cardiol 2013;101(4Supl 1):1-20.

Conhecendo bem a hipertensão arterial
Conceito, epidemiologia, diagnóstico e classificação

19

Luiz Aparecido Bortolotto

DESTAQUES

- Descrever a apresentação clínica da hipertensão arterial, bem como sua prevalência epidemiológica.
- Identificar as formas de diagnosticar e classificar os tipos de hipertensão arterial.

INTRODUÇÃO

A hipertensão arterial é o principal fator de risco para a ocorrência de doenças cardiovasculares, tais como o infarto e o acidente vascular cerebral. Assim, o reconhecimento e diagnóstico da doença é fundamental para o tratamento precoce visando a redução das lesões de órgãos-alvo e das complicações associadas. Por isso, além da medida correta da pressão arterial com aparelhos e técnicas adequadas, a anamnese e exame físico orientados para as lesões de órgãos-alvo, fatores de risco associados e causas secundárias, são fundamentais para a avaliação do paciente hipertenso.

ASPECTOS CLÍNICOS

Historicamente, a identificação de uma condição clínica associada a um aumento de tensão na circulação arterial tem sido mencionada desde a China antiga, cerca de 2000 anos antes de Cristo. Nessa época, os registros do Imperador Amarelo mencionavam que "quando o pulso cardíaco batia vigorosamente e os impulsos arteriais bem prolongados, a doença correspondente levava o indivíduo a uma incapacidade de falar". No entanto, a primeira descrição da doença hipertensiva ocorreu em 1827, quando Richard Bright descreveu uma condição clínica, que ficou conhecida como Bright´s Disease, caracterizada por "endurecimento do pulso" associado com proteína coagulável na urina, edema, cardiomegalia e alterações renais. Com o advento dos apare-

lhos de aferição de pressão arterial (PA) desenvolvidos por Riva-Rocci e, posteriormente, por Korotkoff, começou-se a identificar as elevações dos valores que eram associadas a maiores complicações, mas a pressão diastólica era sempre considerada a mais perigosa, pois expressava um tônus arterial mais elevado, enquanto a pressão sistólica aumentada era considerada necessária para perfundir vasos estreitados pelo envelhecimento. Apenas após os estudos populacionais relacionando risco cardiovascular com níveis de pressão elevados tanto da pressão sistólica quanto diastólica, é que a hipertensão arterial começou a ser considerada uma condição clínica que exigia tratamento para o controle.

Atualmente, a hipertensão arterial sistêmica é considerada uma condição clínica multifatorial caracterizada por níveis elevados e sustentados de PA, associada frequentemente com alterações funcionais e/ou estruturais dos órgãos-alvo (coração, encéfalo, rins e vasos sanguíneos) e a alterações metabólicas, com consequente aumento do risco de eventos cardiovasculares fatais e não fatais.

É definida clinicamente pela elevação sustentada e persistente da PA a níveis ≥ 140 mmHg e/ou ≥ 90 mmHg.

EPIDEMIOLOGIA

A hipertensão arterial é a doença crônica não transmissível mais prevalente e o principal fator de risco responsável pelas mortes em todo o mundo. No Brasil, atinge em média um terço da população adulta, correspondendo a cerca de 36 milhões de pessoas. Estudo recente envolvendo cerca de 15.000 funcionários públicos de seis capitais brasileiras observou uma prevalência de 35.8%, sendo maior em homens do que mulheres (40 *versus* 32%). Com o envelhecimento há um aumento progressivo da prevalência da doença, atingindo 50% dos idosos entre 60 e 69 anos de idade e de 75% nos indivíduos acima de 70 anos de idade. Existe também maior prevalência da hipertensão arterial entre os afrodescendentes, podendo atingir até 49% dos indivíduos pertencentes a essa etnia. O impacto da PA é muito importante sobre as doenças cardiovasculares, sendo responsável por 80% dos acidentes vasculares cerebrais e 40% dos infartos, as principais causas de morte no Brasil. Além disso, as doenças hipertensivas são responsáveis por 13% da mortalidade por doenças cardiovasculares em nosso país. Deve ser lembrado também, que a hipertensão arterial tem impacto na ocorrência de doença renal crônica terminal, que aumenta conforme o grau de gravidade da hipertensão. A elevação da PA, ao lado do diabetes, são as maiores causas de insuficiência renal com indicação de diálise no Brasil. As taxas de conhecimento da doença variam de 22 a 77%, a de tratamento entre 11 a 77%, e a de controle de 10 a 35%, dependendo da população estudada.

DIAGNÓSTICO

A avaliação inicial do paciente hipertenso inclui a confirmação diagnóstica por meio da medida correta da PA, a suspeição e identificação de eventual causa secundária, a avaliação da presença de lesões de órgãos-alvo (coração, rins, cérebro e vasos) e doenças associadas, e a estratificação do risco cardiovascular associado. Para tanto, é importante dados de história clínica, incluindo sintomas presentes, tempo de doença conhecida, antecedentes pessoais e familiares, hábitos de vida, uso prévio de medicação. Também é importante um exame físico detalhado, com foco em alterações de possíveis lesões de órgãos-alvo, e a medida da PA por técnicas adequadas, conforme recomendações das VII Diretrizes Brasileiras de Hipertensão Arterial (DBHA), por meio de aparelhos validados. A medida correta da pressão exige alguns cuidados especiais descritos na tabela 19.1.

Em alguns casos específicos (Tabela 19.2) podem ser indicadas medidas de PA fora do consultório (monitorização ambulatorial de 24 horas – MPAPA ou medida residencial da pressão arterial-MRPA).

O fluxograma para o diagnóstico de hipertensão arterial conforme as VII DBHA está apresentado na figura 19.1. Note-se que o diagnóstico definitivo da hipertensão não necessariamente pode ser feito na primeira avaliação do paciente, podendo exigir outras consultas ou medidas fora do consultório para a confirmação diagnóstica.

É importante citar que o diagnóstico definitivo da hipertensão não necessariamente pode ser feito na primeira avaliação do paciente, podendo exigir outras consultas ou medidas fora do consultório para a confirmação diagnóstica.

Tabela 19.1. Procedimentos recomendados para a aferição da pressão arterial

Condições do paciente	Postura: sentado e braço posicionado na altura do tórax
	Circunstância: após 5 minutos de repouso, sem conversar, sem ter fumado ou ingerido café 30 minutos antes, com a bexiga esvaziada
Equipamento	Tamanho do manguito adequado à circunferência do braço
	Manômetro calibrado
Técnica	Número de leituras: pelo menos duas medidas com intervalo de 1 minuto entre as mesmas, obtendo-se a média
	Seguir as etapas para realização da medida conforme as recomendações das VII DBHA

Tabela 19.2. Indicações clínicas de medida da pressão arterial fora do consultório

Indicações para MAPA ou MRPA

1. Suspeita de hipertensão do avental branco:

  - HA estágio 1 no consultório

  - PA alta no consultório em indivíduos assintomáticos sem lesões de órgãos-alvo e com baixo risco cardiovascular total

2. Suspeita de hipertensão mascarada:

  - PA entre 130/85 e 139/89 mmHg no consultório

  - PA < 140/90 mmHg no consultório em indivíduos assintomáticos com lesão de órgãos-alvo ou com alto risco cardiovascular

3. Identificação do efeito avental branco em hipertensos

4. Grande variação de PA no consultório na mesma consulta ou em consultas diferentes

5. Hipotensão postural, pós-prandial, na sesta ou induzida por fármacos

6. PA elevada de consultório ou suspeita de pré-eclâmpsia em mulheres grávidas

7. Confirmação de hipertensão resistente

Indicações específicas para MAPA

1. Discordância importante entre a PA no consultório e em casa

2. Avaliação do descenso noturno

3. Suspeita de hipertensão ou falta de queda durante o sono – habitual em pessoas com apneia do sono, doença renal crônica ou diabetes

4. Avaliação da variabilidade da PA

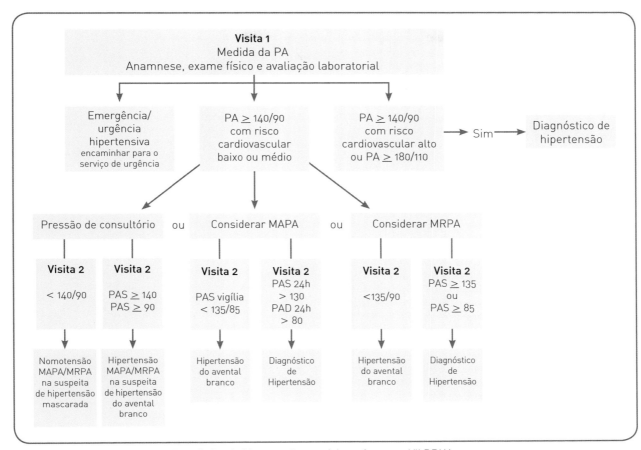

Figura 19.1. Fluxograma para o diagnóstico de hipertensão arterial, conforme as VII DBHA.

CLASSIFICAÇÃO

Os valores limites de PA considerados normais e anormais são arbitrários e baseados em estudos populacionais onde se associa o risco cardiovascular com esses valores de PA. Assim, os valores de PA que classificam os indivíduos adultos por meio de medidas casuais ou de consultório estão apresentados na tabela 19.3.

CONCLUSÃO

De acordo com as informações apresentadas nesse capítulo, é possível concluir sobre a importância do diagnóstico adequado e precoce da hipertensão arterial. Além disso, é também essencial que as formas corretas de aferição da pressão arterial sejam seguidas, pois auxiliam na classificação adequada da hipertensão.

Tabela 19.3. Classificação da PA de acordo com a medição casual ou no consultório a partir de 18 anos de idade

Classificação	PAS (mmHg)	PAD (mmHg)
Normal	≤ 120	≤ 80
Pré-hipertensão	121-139	81-89
Hipertensão estágio 1	140-159	90-99
Hipertensão estágio 2	160-179	100-109
Hipertensão estágio 3	≥ 180	≥ 110

BIBLIOGRAFIA CONSULTADA

- VII Diretrizes Brasileiras de Hipertensão Arterial. Arq Bras Cardiol 2017;107(3 Supl 3):1-83.
- Krieger EM, Lopes HF, Bortolotto LA, Consolim-Colombo FM, Giorgi DMA, de Lima JJG, Irigoyen MC, Drager LF. Hipertensão Arterial: bases fisiopatológicas e prática clínica. São Paulo, Editora Atheneu, 2013.
- Picon RV, Fuchs FD, Moreira LB, Riegel G, Fuchs SC. Trends in prevalence of hypertension in Brazil: a systematic review with metaanalysis. PLOS One. 2012;7(10):e482555.
- Staessen JA, Li Y, Hara A, Asayama K, Dolan E, O'Brien E. Blood pressure measurement Anno 2016. Am J Hypertens 2017;30:453-463.

Hipertensão secundária e resistente 20

Luciano Drager

DESTAQUES

- Descrever os conceitos e dados epidemiológicos da hipertensão arterial sistêmica (HAS) resistente.
- Identificar as formas disponíveis de tratamento da HAS resistente.
- Detalhar as formas de identificação da HAS secundária.

INTRODUÇÃO

A hipertensão arterial sistêmica (HAS) se trata de uma situação clínica em que o paciente não apresenta controle da pressão arterial. A relevância de se estudar esse tema está diretamente relacionada aos seus índices de prevalência na população. Nesse capítulo, serão apresentados dados epidemiológicos, formas de identificação e indicações de tratamento para HAS resistente e HAS secundária.

HIPERTENSÃO RESISTENTE

CONCEITO E DADOS EPIDEMIOLÓGICOS

A HAS resistente é definida clinicamente quando o paciente não consegue obter o controle da pressão arterial com tríplice terapia otimizada, incluindo um diurético, apesar de uma boa adesão ao tratamento. Ela também inclui situações clínicas em que se obtém o controle pressórico com 4 ou mais anti-hipertensivos em doses otimizadas.

Esse conceito, apesar de simples, requer uma cuidadosa avaliação do paciente hipertenso para confirmar a situação de resistência ao tratamento. Isso porque, esse diagnóstico na maioria das vezes não é confirmado durante o processo de avaliação do paciente hipertenso. Nesses casos, temos a pseudoresistência que é atribuída à vários fatores como:

- má adesão terapêutica;
- efeito jaleco branco;
- doses não otimizadas das medicações anti-hipertensivas;
- má técnica na medida da pressão arterial.

Em relação à prevalência, os dados ainda são conflitantes. Isso porque alguns estudos envolveram grandes coortes de pacientes, mas não realizaram a checagem de adesão medicamentosa ou não tiveram medidas realizadas fora do consultório para afastar o efeito do jaleco branco. Com essas limitações em mente, dados americanos sugerem que a prevalência da HAS resistente vem gradualmente aumentando nas últimas décadas (Figura 20.1), senso isso parcialmente explicada pela crescente epidemia de sobrepeso e obesidade. Atualmente, estima-se que cerca de 21% dos pacientes hipertensos sejam resistentes nos EUA.

No nosso meio, dados do estudo epidemiológico ELSA-Brasil sugerem que 11% de 4.116 pacientes hipertensos da coorte preenchiam o critério de resistência.

Mais recentemente, o conceito de hipertensão refratária vem ganhando destaque porque identifica um subgrupo de pacientes com hipertensão resistente que não obtém o controle pressórico à despeito do uso regular de 5 classes de anti-hipertensivos em doses otimizadas. Dessa forma, não devemos usar mais os termos de HAS resistente e refratária como sinônimos, mas identificar um subgrupo de maior risco dentro dos resistentes. São situações clínicas incomuns conforme sugerido pela figura 20.2.

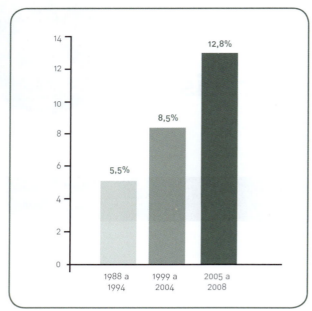

Figura 20.1. Prevalência de HAS resistente nos EUA.
Modificado de: Egan et al. Circulation. 2011;124:1046-58.

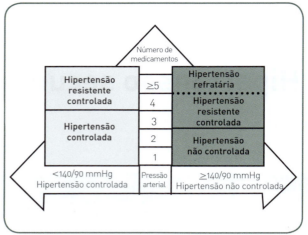

Figura 20.3. Classificação da HAS em resistente e refratária.
Modificado de: Dudenbostel et al. Hypertension. 2016;67:1085-92.

Tratamento do HAS resistente

Na abordagem da HAS resistente, após a confirmação do diagnóstico e a exclusão de causas secundárias de HAS (ver adiante), o HAS resistente primário precisará da adição da quarta medicação anti-hipertensiva. Entre as opções, a espironolactona tem ganhado crescente notoriedade. O estudo Pathway-2, pacientes hipertensos descontrolados que estavam em uso de diurético tipo tiazídico, inibidores ECA ou BRA e antagonistas dos canais de cálcio foram randomizados para receberem 3 anti-hipertensivos (espironolactona, bisoprolol e doxazosina) e placebo administrados por 12 semanas (cada tratamento) nos mesmos pacientes de forma randômica. Os autores encontraram que a espironolactona foi a medicação com maior eficácia em reduzir a pressão arterial e em alcançar o alvo terapêutico (Figura 20.4). Esse achado reforça a importância da retenção de sódio na hipertensão resistente. Obviamente, apesar de terem sido inferiores à espironolactona, podemos também utilizar simpatolíticos centrais ou de betabloqueadores ao esquema terapêutico. Se apesar dessas estratégias a pressão arterial se mantiver elevada, podemos considerar a adição de vasodilatadores diretos, como a hidralazina e minoxidil. Novos estudos, com destaque para um estudo multicêntrico brasileiro denominado (REHOT) estão em andamento para esclarecer as preferências de uso dos anti-hipertensivos em pacientes com HAS resistente.

Outros tratamentos para HAS resistente

Denervação renal

Entre os mecanismos de HAS, o aumento de atividade do sistema nervoso simpático tem sido destacado como um dos principais envolvidos. Particularmente, a atividade simpática renal, por exemplo, promove liberação de renina, retenção de sódio e aumento da volemia, e assim poderia contribuir para a HAS. Nesse sentido, a ablação de artéria renal por cateter de radiofrequência, foi de-

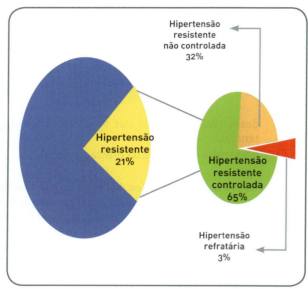

Figura 20.2. Estimativa de frequência da HAS refratária em relação à resistente e ao conjunto de hipertensos.
Modificado de: Dudenbostel et al. Hypertension. 2016;67:1085-92.

Dessa forma, a classificação da HAS ficaria da seguinte maneira (Figura 20.3).

É interessante notar, que além dos valores mais elevados da pressão arterial, os pacientes com HAS refratária apresentam as seguintes diferenças em relação aos pacientes com HAS resistente:
- são mais jovens;
- maior frequência de mulheres;
- maior frequência de insuficiência cardíaca;
- maior ativação simpática.

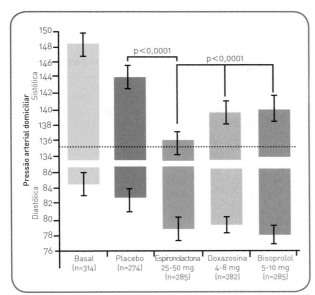

Figura 20.4. Comparação dos efeitos da espironolactona, doxazosina ou bisoprolol, como 4ª droga em pacientes com HAS resistente.
Modificado de: Williams et al. Lancet. 2015;386(10008):2059-68.

senvolvida para realizar denervação renal e diminuir a atividade simpática renal tanto aferente quanto eferente, consequentemente diminuindo os efeitos dessa atividade. Diversos estudos clínicos iniciais demonstraram resultados muito encorajadores, com diminuição significativa da pressão arterial, sem graves complicações do procedimento, em pacientes portadores de HAS resistente. Apesar desses resultados promissores, estudos mais recentes, tais como o Simplicity HTN-3, com casuística maior e com a utilização da monitorização ambulatorial de pressão arterial de 24 horas, melhor rastreamento de causas da resistência ao tratamento e uso de procedimento arteriográfico como tratamento "placebo" comparativo, colocaram em dúvida o real benefício da denervação renal no controle da pressão arterial de pacientes com HAS resistente. Outros estudos que se seguiram sugeriram que dar uma medicação anti-hipertensiva é superior à denervação renal na redução da pressão arterial. Novos estudos são necessários para definir se cateteres das novas gerações são mais eficazes e na determinação de quais os pacientes que mais podem se beneficiar da denervação renal. Nesse sentido, pacientes com HAS refratária pode ser o subgrupo que mais se beneficie de estratégias que reduzem atividade simpática.

Ativação barorreflexa

O outro tipo de tratamento intervencionista atua nos barorreceptores carotídeos por meio da estimulação elétricas dos barorreceptores por eletrodos implantados nas artérias carótidas e conectados a um aparelho inserido no subcutâneo do tórax do paciente, de forma semelhante a um implante de marca-passo. Os primeiros estudos experimentais e clínicos tem evidenciado redução significativa da pressão arterial por período prolongado, além de segurança do procedimento, No entanto, a exigência de um procedimento cirúrgico mais demorado por equipe treinada para o mesmo, além de custo elevado do dispositivo, ainda limita a aplicação clínica a poucos centros no mundo. No Brasil, esse tipo de tratamento ainda não está disponível. Outras formas de tratamento como anastomoses arteriovenosa de ilíacas ainda requerem confirmação de segurança e novos estudos.

HAS SECUNDÁRIA

Uma das formas de classificar a HAS é pela presença ou não de condições clínicas que podem contribuir para a elevação da pressão arterial. Desse modo, costuma-se classificar a HAS como primária (90 a 95% dos casos) quando nenhuma causa precisa explica a HAS. Usualmente, esse é o caso em que fatores genéticos (presença de polimorfismos envolvidos na hipertensão) e fatores ambientais que interagem para predispor o indivíduo a tornar-se hipertenso. Quando há uma causa bem definida, a HAS é dita secundária (5 a 10% dos casos). No entanto, a HAS secundária é mais frequente nos casos de HAS resistente. Em outras palavras, a HAS resistente torna-se assim na principal razão para investigarmos causas secundárias. A tabela 20.1 mostra as principais causas de hipertensão secundária os sinais indicativos e o rastreamento diagnóstico proposto e noções do tratamento.

Tabela 20.1. Achados que sugerem hipertensão arterial secundária

Achados	Suspeita diagnóstica	Estudo diagnósticos adicionais	Tratamentos possíveis
Ronco, sonolência diurna, presença de síndrome metabólica	Apneia obstrutiva do sono	Polissonografia/poligrafia noturna	Referir paciente ao especialista em sono: - CPAP para casos moderados a importantes - Considerar avanço mandibular para casos mais leves
Hipertensão resistente ao tratamento e/ou com hipocalemia e/ou com nódulo adrenal	Hiperaldosteronismo primário	Relação aldosterona/atividade de renina plasmática >30 com aldosterona sérica >15 (Figura 20.5)	Hiperplasia: espironolactona Adenoma: cirúrgico com adrenalectomia por via laparoscópica

Continua >>

>> Continuação

Tabela 20.1. Achados que sugerem hipertensão arterial secundária

Achados	Suspeita diagnóstica	Estudo diagnósticos adicionais	Tratamentos possíveis
Insuficiência renal, doença cardiovascular aterosclerótica, edema, ureia elevada, creatinina elevada, proteinúria/hematúria	Doença renal parenquimatosa	Taxa de filtração glomerular, ultrassonografia renal, pesquisa de microalbuminúria ou proteinúria	Tratamento da Doença renal parenquimatosa subjacente Uso de medicações nefroprotetoras
Sopro sistólico/diastólico abdominal (raro), edema pulmonar súbito, alteração de função renal por medicamentos que bloqueiam o sistema renina-angiotensina	Doença renovascular	Angiografia por ressonância magnética ou tomografia computadorizada, ultrassonografia com *doppler*, renograma, arteriografia renal *(Figura 20.6)*	Boa parte dos pacientes com HAS renovascular de origem aterosclerótica (90%) dos casos podem ser tratados com ajuste na medicação. Tratamento intervencionista com implante de stents (ou cirurgia na impossibilidade técnica ou nefrectomia nos casos de tamanho renal pequeno - usualmente < 7 cm) para pacientes com pacientes com HAS renovascular que permanecem não controlados à despeito da intensificação do tratamento clínico; edema agudo de repetição; presença de insuficiência cardíaca; piora progressiva da função rena
Pulsos em femorais reduzidos ou retardados, radiografias de tórax anormal	Coartação da aorta	*Doppler* ou tomografia computadorizada de aorta	Tratamento cirúrgico
Ganho de peso, fadiga, fraqueza, hirsutismo, amenorreia, face em "lua cheia", "corcova" dorsal, estrias purpúricas,obesidade central hipopotassemia	Síndrome de Cushing	Determinações cortisol urinário de 24 horas e cortisol matinal (8 horas) basal e 8 horas após administração de 1 mg de dexametasona às 24 horas	Referir paciente ao endocrinologista para tratamento específico dependendo da causa do Cushing
Hipertensão paroxística com cefaleia, sudorese e palpitações	Feocromocitoma	Determinações de catecolaminas e seus metabólitos (metanefrinas e ácido vanilmandélico) em sangue e urina	Tratamento cirúrgico após preparo com bloqueadores alfa-adrenérgicos seguidos por beta-bloqueadores
Fadiga, ganho de peso, perda de cabelo, hipertensão diastólica, fraqueza muscular	Hipotireoidismo	Determinações de T4 livre e TSH	Tratamento hipotireoidismo
Intolerância ao calor, perda de peso, palpitações, hipertensão sistólica, exoftalmia, tremores, taquicardia	Hipertireoidismo	Determinações de T4 livre e TSH	Tratamento hipertireoidismo
Litíase urinária, osteoporose, depressão, letargia, fraqueza muscular	Hiperparatireoidismo	Determinações de cálcio sérico e PTH	Tratamento hiperparatireoidismo
Cefaleia, fadiga, problemas visuais, aumento de mãos, pés e língua	Acromegalia	Determinação IGF1 e de hormônio do crescimento basal e durante teste de tolerância oral à glicose	Referir paciente ao endocrinologista para tratamento específico dependendo da causa da acromegalia

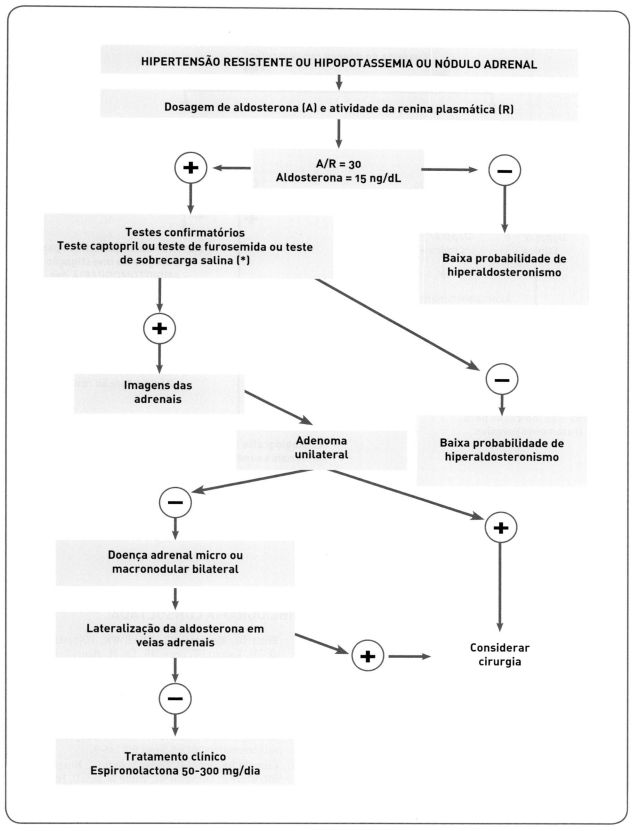

Figura 20.5. Proposta de investigação do hiperaldosteronismo primário.
Modificado de: Malachias MVB, Bortolotto LA, Drager LF, Borelli FAO, Lotaif LAD, Martins LC. 7th Brazilian Guideline of Arterial Hypertension: Chapter 12 - Secondary Arterial Hypertension. Arq Bras Cardiol. 2016;107(3 Suppl 3):67-74.

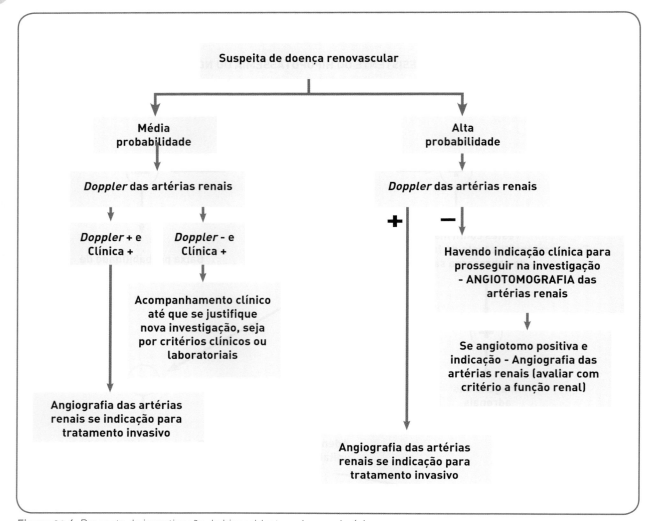

Figura 20.6. Proposta de investigação do hiperaldosteronismo primário.
Modificado de: Malachias MVB, Bortolotto LA, Drager LF, Borelli FAO, Lotaif LAD, Martins LC. 7th Brazilian Guideline of Arterial Hypertension: Chapter 12 - Secondary Arterial Hypertension. Arq Bras Cardiol. 2016;107(3 Suppl 3):67-74.

CONCLUSÃO

A importância da identificação correta e manejo adequado da HAS resistente e de causas secundárias da HAS tem potencial grande impacto na redução da morbimortalidade cardiovascular associada com essas condições. É importante notar, no entanto, que mesmo com o tratamento da causa que está envolvida na gênese da HAS, boa parte dos pacientes não deixa de ser hipertensa (embora vários pacientes possam apresentar melhora significativa na pressão arterial com redução do número de anti-hipertensivos em uso). Como perspectivas para essa área, a adoção de biomarcadores de risco e o desenvolvimento da farmacogenômica além de novos tratamentos e abordagens desses pacientes podem favorecer a aplicação da tão falada medicina personalizada, nessa importante área médica.

BIBLIOGRAFIA CONSULTADA

- Bhatt DL, Kandzari DE, O'Neill WW, D'Agostino R, Flack JM, Katzen BT, Leon MB, Liu M, Mauri L, Negoita M, Cohen SA, Oparil S, Rocha-Singh K, Townsend RR, Bakris GL; SYMPLICITY HTN-3 Investigators. A controlled trial of renal denervation for resistant hypertension. N Engl J Med 2014;370(15):1393-401.
- Briasoulis A, Bakris G. Efficacy of baroreflex activation therapy for the treatment of resistant hypertension. EuroIntervention 2013;9 Suppl R:R136-9.
- Calhoun DA, Jones D, Textor S, Goff DC, Murphy TP, Toto RD, White A, Cushman WC, White W, Sica D, Ferdinand K, Giles TD, Falkner B, Carey RM; American Heart Association Professional Education Committee. Resistant hypertension: diagnosis, evaluation, and treatment: a scientific statement from the American Heart Association Professional Education Committee of the Council for High Blood

- Pressure Research. Circulation 2008;117(25):e510-26.
- Dudenbostel T, Siddiqui M, Oparil S, Calhoun DA. Refractory Hypertension: A Novel Phenotype of Antihypertensive Treatment Failure. Hypertension 2016;67(6):1085-92.
- Egan BM, Zhao Y, Axon RN, Brzezinski WA, Ferdinand KC. Uncontrolled and apparent treatment resistant hypertension in the United States, 1988 to 2008. Circulation 2011;124(9):1046-58.
- Fagard RH.Resistant hypertension. Heart 2012;98(3):254-61.
- Lobo MD, Sobotka PA, Stanton A, Cockcroft JR, Sulke N, Dolan E, van der Giet M, Hoyer J, Furniss SS, Foran JP, Witkowski A, Januszewicz A, Schoors D, Tsioufis K, Rensing BJ, Scott B, Ng GA, Ott C, Schmieder RE; ROX CONTROL HTN Investigators. Central arteriovenous anastomosis for the treatment of patients with uncontrolled hypertension (the ROX CONTROL HTN study): a randomised controlled trial. Lancet. 2015;385(9978):1634-41. Erratum in: Lancet 2016;387(10019):648.
- Lotufo PA, Pereira AC, Vasconcellos PS, Santos IS, Mill JG, Bensenor IM. Resistant hypertension: risk factors, subclinical atherosclerosis, and comorbidities among adults-the Brazilian Longitudinal Study of Adult Health (ELSA-Brasil). J Clin Hypertens (Greenwich) 2015;17:74-80.
- Malachias MVB, Bortolotto LA, Drager LF, Borelli FAO, Lotaif LAD, Martins LC. 7th Brazilian Guideline of Arterial Hypertension: Chapter 12 - Secondary Arterial Hypertension. Arq Bras Cardiol 2016;107(3 Suppl 3):67-74.
- Oparil S, Schmieder RE. New approaches in the treatment of hypertension. Circ Res. 2015;116(6):1074-95.
- ReHOT Investigators, Krieger EM, Drager LF, Giorgi DM, Krieger JE, Pereira AC, Barreto-Filho JA, da Rocha Nogueira A, Mill JG. Resistant hypertension optimal treatment trial: a randomized controlled trial. Clin Cardiol 2014;37(1):1-6.
- Williams B, MacDonald TM, Morant S, Webb DJ, Sever P, McInnes G, Ford I, Cruickshank JK, Caulfield MJ, Salsbury J, Mackenzie I, Padmanabhan S, Brown MJ; British Hypertension Society's PATHWAY Studies Group. Spironolactone versus placebo, bisoprolol, and doxazosin to determine the optimal treatment for drug-resistant hypertension (PATHWAY-2): a randomised, double-blind, crossover trial. Lancet 2015;386(10008):2059-68.

Caso clínico baseado em diretriz
Hipertensão arterial

Décio Mion Jr. • Rui Póvoa • Juan Carlos Yugar Toledo

21

DESTAQUES

- Retomar as etapas de avaliação de um paciente com pressão arterial elevada, bem como as estratégias utilizadas.
- Apresentar um caso clínico ilustrativo de paciente com hipertensão arterial e discutir as opções para sua correta avaliação e seguimento.

INTRODUÇÃO

A avaliação de um paciente com elevação da pressão arterial (PA) inclui a confirmação do diagnóstico de hipertensão arterial (HA), a suspeição e a identificação de causas secundárias de HA, além da avaliação das lesões em órgãos-alvo e estratificação do risco cardiovascular. Comorbidades associadas também devem ser sempre investigadas.

Estratégias dessa avaliação incluem a adequada aferição da PA segundo recomendações padronizadas pelas diretrizes brasileiras de hipertensão arterial com utilização de equipamentos validados e periodicamente calibrados.

A PA fora do consultório também deve ser obtida por meio de medição residencial da pressão arterial (MRPA) ou da monitorização ambulatorial da pressão arterial de 24 horas (MAPA) observando as orientações das diretrizes brasileiras de MRPA e MAPA.

A obtenção de uma história clínica completa inclui investigação de antecedentes pessoais, familiares, vícios e hábitos. O exame físico deve incluir dados antropométricos como peso, altura, (para cálculo do índice de massa corporal – IMC) e circunferência abdominal. Deve ainda, englobar palpação e ausculta do coração, carótidas e pulsos periféricos e deve incluir uma estimativa do índice tornozelo-braquial (ITB) e o exame do fundo de olho.

Avaliações complementares laboratoriais e um eletrocardiograma devem ser solicitados para todos e, em alguns casos, exames específicos e de imagem podem ser solicitados quando necessários.

CASO CLÍNICO

IDENTIFICAÇÃO E QUEIXA PRINCIPAL

AJ, 59 anos, masculino, branco, casado, comerciante, procedente e natural de SP. Paciente atendido pela primeira vez há dois meses no pronto-socorro com quadro de intensa cefaleia.

HISTÓRIA CLÍNICA

Durante o atendimento foi constatada PA = 194/122 mmHg (sic), medicado com analgésicos e captopril 50 mg 2x/dia e atenolol 25 mg/dia. Nega dor torácica típica, dispneia, edemas, cianose, parestesias ou tonturas. Nega queixas respiratórias, digestivas e/ou urinárias.

Antecedentes pessoais e familiares

Ex-tabagista, parou de fumar há 3 anos. Fumava 40 cigarros/dia. Etilista, consome 3 latas de cerveja por dia. Inadequada adesão a tratamento farmacológico. Não tomou os medicamentos anti-hipertensivos nos últimos dois dias. Pai falecido de acidente vascular cerebral. Etilista consome três latas de cerveja por dia. Não faz restrição de sal.

Exame físico

Ao exame físico apresentou BEG, hidratado, corado, eupneico e afebril. Peso = 92 kg; altura = 158 cm; circunferência abdominal = 118 cm; IMC = 36,8 (Obesidade grau II). Outras variáveis:

- aparelho cardiovascular: Sem estase jugular. coração: Ictus normal, BRNF sem sopros ou B3, segunda bulha hiperfonética em foco aórtico (>+/4). FC= 82 bpm. PA= 178/106 mm Hg. Carótidas normais sem sopros
- aparelho respiratório: Pulmões: expandidos, murmúrio vesicular presente, sem ruídos adventícios.
- abdome: flácido, indolor, fígado e baço não palpáveis. Sem sopros.
- extremidades: pulsos presentes e normais.
- Sistema neurológico: Normal.

Após dois meses voltou trazendo os exames. Assintomático. Refere que passou muito bem com os medicamentos. Está aderente. Não conseguiu diminuir o sal e a cerveja. PA = 172/98 mmHg. Medicação em uso hidroclorotiazida 25 mg/dia, captopril 50 mg 2x/dia e atenolol 25 mg/dia.

Exames laboratoriais

- Glicemia de jejum = 124 mg/dL;
- Hemoglobina glicosilada = 6,3%;
- Ureia = 83 mg/dL;
- Creatinina = 1,2 mg/dL;
- MDRD = 65 mL/min;
- Na = 140 mEq/L;
- K = 4,1 mEq/L;
- Urina I = normal;
- TSH = 3,6 mIU/mL;
- Proteinúria = normal;
- Creatina kinase = 80 IU/L;
- Aspartato amino transferase (AST) = 32 IU/L;
- Alanina amino trasferase = 35 IU/L;
- Colesterol Total = 280 mg/dL;
- Triglicérides = 250 mg/dL;
- LDL-c = 192 mg/dL;
- HDL-c = 38 mg/dL.

Eletrocardiograma

Ritmo sinusal, FCM 82 bpm, Eixo de QRS $\geq$30 = 2 pontos, Onda P negativa V1 profundidade > 1,0 mm e duração > 0,04 s = 3 pontos (Critério Romhilt-Estes $\geq$5 pontos) Figura 21.1.

Ecocardiograma

Septo = 12 mm, parede posterior = 12 mm, DDVE = 56 mm, AE = 38, FE = 0,68, índice de massa do VE: 176,9 g/m^2 (nL < 105 homens, < 95 mulheres).

Foi medicado com valsartana 80 mg/dia, atorvastatina 20 mg/dia e anlodipina 10 mg/dia.

Evolução

Consulta	Sintomas	PA mmHg	Conduta
3ª	Assintomático após 2 meses de tratamento	168/96	MAPA HCT 25 mg, valsartana 80 mg, anlodipina 10 mg, atorvastatina 20 mg
4ª	Assintomático	150/92	HCT 50 mg, valsartana 80 mg, anlodipina 10 mg, atorvastatina 20 mg, metformina 1.500 mg
5ª	Ronco	150/90	Polissonografia – IAHP 46/h Indicado CPAP
6ª	Redução 5,5 kg após 5 meses (CPAP)	146/86	Valsartana 160 mg/dia, anlodipina 5 mg/dia, clortalidona 25 mg/dia, espironolactona 25 mg/dia, metformina 850 mg 3x/dia e rosuvastatina 20 mg/dia.
7ª	Emagrecimento de 8,5 kg após 8 meses (CPAP) Parou de ingerir bebida alcoólica	136/82	Valsartana 160 mg/dia, anlodipina 10 mg/dia, clortalidona 12,5 mg/dia, espironolactona 25 mg/dia, metformina 850 mg 2x/dia e rosuvastatina 20 mg/dia

Resultado - MAPA

Boa qualidade, tempo total de 22:52, 80 leituras bem-sucedidas, porcentagem de sucesso = 96%.

	PAS mmHg	PAD mmHg
Vigília	169	95
Sono	165	89
24 horas	167	93

Porcentagem de leituras acima do normal. Vigília PAS = 100% PAD 70%, Sono = 100% PAD 81%, 24 horas PAS 100% PAD 74%

Resultado polissonografia

- Eficiência do sono normal;
- Latência para o sono REM aumentada;
- Diminuição acentuada dos estágios do sono: 3 e 4 e REM, com consequente aumento dos estágios 1 e 2 do sono NREM;
- Índice de apneia/hipopneia acentuadamente aumentado (46/h) com predomínio de hipopneias obstrutivas, estando esses eventos respiratórios associados aos microdespertares e a dessaturação leve da oxi-hemoglobina;
- Presença de ronco moderado.

Discussão

Durante o primeiro atendimento médico o paciente relatou como manifestação inicial cefaleia e foram constatados valores pressóricos elevados, que motivaram intervenção terapêutica com analgésico e um anti-hipertensivo com curto período de início de ação. A seguir foi encaminhado para acompanhamento no ambulatório de hipertensão arterial da instituição.

Sabe-se que cefaleia é um sintoma que tem pouca relação com hipertensão arterial crônica em estágio 1 ou 2. Entretanto, elevação abrupta da PA e não o valor pressórico está relacionado com essa manifestação. As principais causas de cefaleia que cursam com elevação abrupta da PA são; feocromocitoma, crise hipertensiva sem encefalopatia, encefalopatia hipertensiva, pré-eclâmpsia, eclampsia e exposição agentes exógenos como cocaína, anfetaminas e outros estimulantes do SNC.

A avaliação inicial do paciente desse caso clínico no ambulatório de hipertensão arterial confirmou valores pressóricos elevados (PA 178 x 106 mmHg), compatíveis com hipertensão arterial estágio 2 (VII Diretriz Brasileira de Hipertensão) (Quadro 21.1).

O interrogatório complementar confirma etilismo moderado, ex-tabagismo (parou de fumar há 3 anos), consumo excessivo de sal, má adesão a mudança de estilo de vida e ao tratamento farmacológico.

Sabe-se que, independentemente do sexo, a ingestão excessiva de álcool aumenta o risco de hipertensão.

Contudo, metaanálise de 2012, incluindo 16 estudos com 33.904 homens e 19.372 mulheres verificou que a associação entre a ingestão leve e moderada de álcool e o risco de desenvolver hipertensão difere entre mulheres e homens. Em mulheres, existe uma possível associação em forma de J entre a quantidade de ingestão de álcool e o risco de desenvolver hipertensão, consumo leve a moderado diminui modestamente o risco de hipertensão, enquanto o consumo > 20 g/dia aumenta significativamente esse risco. Em homens, a relação entre álcool e risco de hipertensão arterial é linear até uma dose de 40 g/dia, quando ocorre um platô. Também, a exposição crônica ao álcool altera a produção de hormônios (estrogênio e testosterona) e, portanto, o efeito do álcool sobre o sistema cardiovascular envolve um mecanismo indireto do álcool associado à alteração da concentração hormonal que afeta a PA.

O consumo excessivo de sal é um dos principais fatores dietéticos relacionados a hipertensão arterial e se associa a elevadas taxas de eventos cardiovasculares e renais.

Nesse caso, também há relato de antecedente familiar de doença cerebrovascular (pai falecido de AVC). Esse histórico familiar é de fundamental importância para confirmar a participação genética na fisiopatogenia da hipertensão arterial e de desfechos cardiovasculares.

O exame físico - além da elevação dos valores pressóricos - identifica aumento da circunferência abdominal e obesidade grau II. Os exames complementares confirmam intolerância a glicose (pré-diabetes), hipercolesterolemia mista (hipercolesterolemia e hipertrigliceridemia) com HDL colesterol baixo, A presença de vários componentes da síndrome metabólica nesse paciente confirmam o diagnóstico.

A avaliação complementar de lesões em órgãos-alvo iniciada com eletrocardiografia convencional atestou a presença de sobrecarga ventricular esquerda pelo critério de Romhilt-Estes cuja pontuação foi 5 pontos. (Figura 21.1).

O resultado do ecocardiograma confirma o aumento de massa do ventrículo esquerdo com índice de massa do VE: 176,9 g/m^2 (normal < 115 para homens e < 95 para mulheres).

A estratificação de risco cardiovascular do paciente hipertenso é de fundamental importância para orientação terapêutica e avaliação prognóstica.

As informações obtidas na história clínica, exame físico e exames complementares deste caso confirmam a presença de vários fatores de risco cardiovascular como: sexo masculino, idade > 55 anos, antecedente familiar de doença cardiovascular prematura (pai teve acidente vascular cerebral), dislipidemia (hipercolesterolemia e hipertrigliceridemia), resistência insulínica, obesidade grau II com índice de massa corporal > 30 e cintura abdominal > 102 cm (todos componentes da síndrome metabólica) e ainda hipertrofia ventricular esquerda. Dessa forma, o risco cardiovascular estimado para o presente caso é considerado alto risco segundo a 7ª Diretriz Brasileira de Hipertensão (Quadro 21.2).

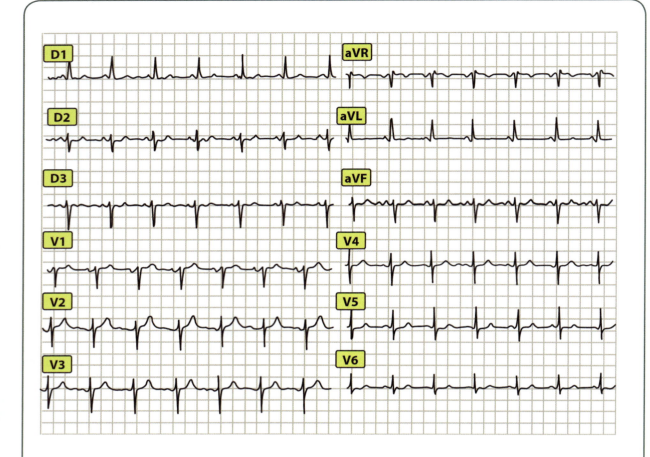

Figura 21.1. Critérios eletrocardiográficos para sobrecarga ventricular esquerda

Quadro 21.1. Classificação da PA de acordo com a medição casual ou no consultório a partir de 18 anos de idade		
Classificação	PAS (mmHg)	PAD (mmHg)
Normal	≤120	≤ 80
Pré-hipertensão	121-139	81-89
Hipertensão estágio 1	140-159	90-99
Hipertensão estágio 2	160-179	100-109
Hipertensão estágio 3	≥180	≥ 110

Quando a PAS e a PAD situam-se em categorias diferentes, a maior deve ser utilizada para classificação da PA
Considera-se hipertensão sistólica isolada se PAS ≥140 mmHg e PAD < 90 mmHg, devendo a mesma ser classificada em estágios 1,2 e 3

7ª Diretriz Brasileira de Hipertensão Arterial. Arq Bras Cardiol 2016; 107 (3 Supl.3):1-83

Quadro 21.2. Estratificação de risco no paciente hipertenso de acordo com fatores de risco adicionais, presença de lesão em órgão-alvo e de doença cardiovascular ou renal

	PAS 130-139 ou PAD 85-89	HAS Estágio 1 PAS 140-159 ou PAD 90-99	HAS Estágio 2 PAS 160-179 ou PAD 100-109	HAS Estágio 3 PAS ≥ 180 ou PAD ≥ 110
Sem fator de risco	Sem Risco Adicional	Risco Baixo	Risco Moderado	Risco Alto
1-2 fatores de risco	Risco Baixo	Risco Moderado	Risco Alto	Risco Alto
≥ 3 fatores de risco	Risco Moderado	Risco Alto	Risco Alto	Risco Alto
Presença de LOA, DCV, DRC ou DM	Risco Alto	Risco Alto	Risco Alto	Risco Alto

PAS: pressão arterial sistólica; PAD: pressão arterial diastólica; HAS: hipertensão arterial sistêmica; DCV: doença cardiovascular; DRC: doença renal crônica; DM: diabetes melito: LOA: lesão em órgão-alvo.
7ª Diretriz Brasileira de Hipertensão Arterial. Arq Bras Cardiol 2016; 107 (3 Supl.3):1-83.

Durante a segunda consulta, o paciente afirmava boa evolução, encontrava-se assintomático e informou estar aderente ao tratamento com captopril e atenolol. Entretanto, houve relato de incapacidade de mudança de estilo de vida (consumo excessivo de sal e ingestão de bebidas alcoólicas). Nesse ponto da evolução é necessário definir a meta pressórica a ser alcançada, obedecendo as recomendações da 7ª Diretriz Brasileira de Hipertensão (Quadro 21.3).

Quadro 21.3. Metas a serem atingidas em conformidade com as características individuais.

Categoria	Meta recomendada	Classe	Nível de evidência
Hipertensos estágios 1 e 2, com risco CV baixo e moderado e HA estágio 3	< 140/90	1	A
Hipertensos estágios 1 e 2 com risco CV alto	<130/80	1	A**

CV: cardiovascular; HA: hipertensão arterial. *Para pacientes com doenças coronarianas, a PA não deve ficar < 120/70 mmHg, particularmente com a diastólica abaixo de 60 mmHg pelo risco de hipoperfusão coronariana, lesão miocárdica e eventos cardiovasculares. **Para diabéticos, a classe de recomendação é IIB, nível de evidência B.
7ª Diretriz Brasileira de Hipertensão Arterial. Arq Bras Cardiol 2016; 107 (3 Supl.3):1-83.

A decisão terapêutica deve basear-se não apenas no nível da PA, mas considerar também a presença de FR, LOA e/ou DCV estabelecida.

Segundo a 7ª Diretriz Brasileira de Hipertensão, pacientes com hipertensão estágio 2 e alto risco cardiovascular, devem iniciar de imediato o tratamento farmacológico associado a terapia não medicamentosa. O alvo terapêutico para esse grupo de pacientes é PA < 130/80 mmHg. Vários estudos de tratamento anti-hipertensivo,

realizados com esse perfil de pacientes, demonstraram eficiente redução da PA e proteção cardiovascular.

O paciente retornou para terceira consulta com a PA não controlada 168/96 mmHg apesar do uso de dois anti-hipertensivos, um bloqueador do receptor AT1 e um bloqueador dos canais de cálcio, além de estatina. Nesse estado de evolução do presente caso clinico, a recomendação da 7ª Diretriz Brasileira de Hipertensão recomenda investigação de hipertensão do avental branco, pseudorresistência e análise das alterações do ciclo circadiano da PA Solicitado MAPA.

Retornou para quarta consulta assintomático com PA = 150/92 mmHg.

O resultado da monitorização ambulatorial da pressão arterial durante 24 horas mostrou-se anormal, com carga pressórica sistólica e diastólica em vigília e durante o sono e descenso noturno atenuado.

Para pacientes que não alcançam a meta pressórica com terapia combinada, a 7ª Diretriz Brasileira de Hipertensão recomenda associação de um terceiro fármaco anti-hipertensivo (Figura 21.2.).

Foi associado hidroclorotiazida 50 mg/dia e o esquema terapêutico incluía: valsartana 80 mg/dia, anlodipina 10 mg/dia, hidroclorotiazida 50 mg/dia, atorvastatina 20 mg/dia e metformina 500 3x/dia.

O paciente retornou para quinta consulta acompanhado pela esposa que comentou presença de sinais indicativos de apneia obstrutiva do sono e disfunção erétil. Permanecia com valores de PA acima dos valores preconizadas para pacientes de alto risco cardiovascular.

A investigação da síndrome da apneia/hipopneia obstrutiva do sono (SAHOS) como causa secundária de hipertensão arterial é imprescindível (Tabela 21.4).

A polissonografia foi solicitada e o resultado mostrou: índice de apneia/hipopnéia acentuadamente aumentado (46 eventos/h) com predomínio de hipopnéias obstrutivas, estando estes eventos respiratórios associados aos microdespertares e a dessaturação leve da oxi-hemoglobina. Foi indicada terapia com CPAP como coadjuvante da terapia anti-hipertensiva em uso.

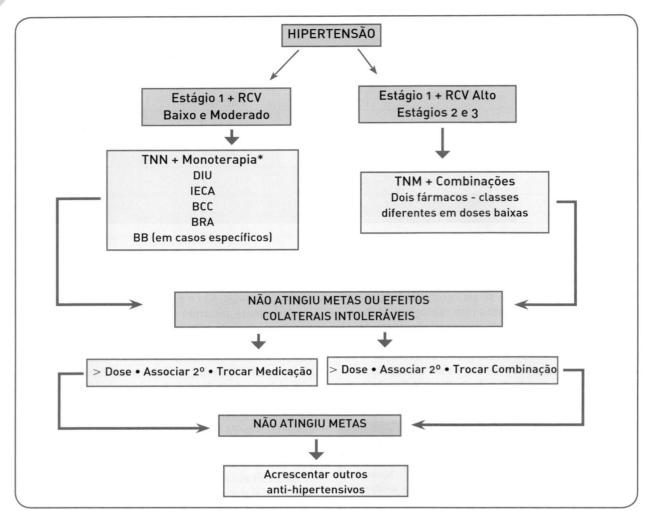

Figura 21.2. Fluxograma para o tratamento da hipertensão.
RCV: risco cardiovascular; TNM: tratamento não medicamentoso; DIU: diuréticos; IECA: inibidores da enzima de conversão da angiotensina; BCC: bloqueador dos canais de cálcio; BRA: bloqueador do receptor de angiotensina; BB: betabloqueadores
7ª Diretriz Brasileira de Hipertensão Arterial. Arq Bras Cardiol 2016; 107 (3 Supl.3):1-83.

A SAHOS, que se manifesta por obstruções recorrentes de vias aéreas superiores durante o sono, promove reduções na pressão intratorácica, hipóxia intermitente e fragmentação do sono. Evidências sugerem que a SAHOS está relacionada ao desenvolvimento de HA independentemente da obesidade. A prevalência da SAHOS em pacientes com HA é de 30 a 56%, alcançando 64 a 83% em pacientes com hipertensão arterial resistente (HAR). SAHOS contribui para as lesões em órgãos-alvo e acelera aterosclerose em hipertensos. Fatores de risco para SAHOS são idade, sexo masculino, obesidade e SM. A triagem pode ser realizada mediante aplicação do questionário de Berlim, no entanto tem pouco auxílio em pacientes com hipertensão resistente (HAR). Alterações no padrão do descenso noturno durante monitorização ambulatorial pressão arterial (MAPA) e a presença de indícios de distúrbios do sono são indicadores de SAHOS. O diagnóstico deve ser confirmado realizando-se polissonografia e ambiente hospitalar ou polissonografia residencial pelo achado de 5 ou mais episódios de apneia e/ou hipopneia por hora de sono (índice de apneia-hipopneia - IAH), um IAH ≥15 eventos/hora parece ter maior impacto na HA.

O tratamento de escolha para a SAHOS moderada ou importante é o uso da pressão positiva contínua (CPAP) em vias aéreas superiores durante o sono. Segundo meta-análises, o efeito da CPAP na redução da PA em hipertensos leves e moderados é limitado. Entretanto, em hipertensos resistentes com SAHOS uso de CPAP mostrou reduções significantes da PA. A perda de peso combinada à CPAP mostrou maior redução da PA do que cada intervenção isolada em obesos com SAHOS. Apesar de evidências testando diversas classes de anti-hipertensivos, não existem conclusões definitivas sobre a que seja preferencial para hipertensos com SAHOS. No entanto, em pacientes hipertensos resistentes em uso de três classes de anti-hipertensivos a adição de espironolactona mostrou-se eficaz e coadjuvante no tratamento da SAHOS.

O paciente retornou para sexta consulta cinco meses após uso de CPAP, com redução de peso (5,5 kg) PA 146/86 mmHg e medicação anti-hipertensiva substituída para: valsartana 160 mg/dia, anlodipina 5 mg/dia,

	Quadro 21.4. Síndrome da apneia/hipopneia obstrutiva do sono (SAHOS) como causa secundária de hipertensão arteria	
Achados clínicos	**Suspeita diagnóstica**	**Estudos adicionais**
Ronco, sonolência diurna, SM	SAHOS	Questionário de Berlim, polissonografia ou poligrafia residencial com 5 ou mais episódios de apneia e/ou hipopneia por hora de sono.
HAR e/ou com hipopotassemia (não obrigatória) e/ou com nódulo adrenal.	Hiperaldosteronismo primário (hiperplasia ou adenoma)	Determinações de aldosterona (> 15 ng/dL) e atividade/ concentração de renina plasmática; cálculo da relação aldostero-na/renina > 30. Testes confirmatórios (furosemida e captopril). Exames de imagem: TC com cortes finos ou RNM.
Edema, anorexia, fadiga, creatinina e ureia elevadas, alterações do sedimento urinário	Doença renal parenquima-tosa	Exame de urina, cálculo do RFG-e, US renal, pesquisa de albuminúria / proteinúria.
Sopro abdominal, EAP súbito, alteração da função renal por medicamentos que bloqueiam o SRAA.	Doença renovascular	US com Doppler renal e/ou renograma, angiografia por RNM ou TC, arteriografia renal.
Pulsos em femorais ausentes ou de amplitude diminuída, PA diminuída em membros inferiores, alterações na radiografia de tórax.	Coarctação de aorta	Ecocardiograma e/ou angiografia de tórax por TC.
Ganho de peso, diminuição da libido, fadiga, hirsutismo, amenorreia, "fácies em lua cheia", "giba dorsal", estrias purpúreas, obesidade central, hipopotassemia	Síndrome de Cushing (hiperplasia, adenoma e excesso de produção de ACTH)	Cortisol salivar, cortisol urinário livre de 24h e teste de supressão: cortisol matinal (8h) e 8h após administração de dexametasona (1 mg) às 24 h. RNM.
HA paroxística com cefaleia, sudorese e palpitações.	Feocromocitoma	Metanefrinas plasmáticas livres, catecolaminas séricas e metanefrinas urinárias. TC e RNM.
Fadiga, ganho de peso, perda de cabelo, HAD, fraqueza muscular.	Hipotireoidismo	TSH e T4 livre.
Intolerância ao calor, perda de peso, palpitações, exoftalmia, hipertermia, reflexos exaltados, tremores, taquicardia.	Hipertireoidismo	TSH e T4 livre.
Litíase urinária, osteoporose, depressão, letargia, fraqueza ou espasmos musculares, sede, poliúria	Hiperparatireoidismo (hiperplasia ou adenoma)	Cálcio sérico e PTH.
Cefaleia, fadiga, problemas visuais, aumento de mãos, pés e língua.	Acromegalia	IGF-1 e GH basal e durante teste de tolerância oral à glicose.

SAHOS: síndrome da apneia e hipopneia obstrutiva do sono; HAR: hipertensão arterial resistente; RFG-e: ritmo de filtração glomerular estimado; EAP: edema agudo de pulmão; SRAA: sistema renina-angiotensina-aldosterona; TC: tomografia computadorizada; ACTH: adrenocorticotropina; TSH: hormônio tireoestimulante; PTH: paratormônio; IGF-1: fator de crescimento insulina-símile tipo 1; GH: hormônio do crescimento.
7ª Diretriz Brasileira de Hipertensão Arterial. Arq Bras Cardiol 2016; 107 (3 Supl.3):1-83

clortalidona 25 mg/dia, espironolactona 25 mg/dia, metformina 850 mg 3x/dia e rosuvastatina 20 mg/dia.

Oito meses após uso de CPAP durante a sétima consulta verificou-se emagrecimento de 8,5 kg, PA 136/82 mmHg, suspensão de consumo de bebida alcoólica. Medicação em uso: valsartana 160 mg/dia, anlodipina 10 mg/dia, clortalidona 12,5 mg/dia, espironolactona 25 mg/dia, metformina 850 mg 2x/dia e rosuvastatina 20 mg/dia.

CONCLUSÃO

Trata-se de um caso clínico de paciente portador de HA estágio 2 secundária a SAHOS, que apresenta como comorbidade síndrome metabólica e alto risco cardiovascular. Apresentou boa evolução clínica após otimização terapêutica com 3 classes de anti-hipertensivos, espironolactona e uso de CPAP. Foram discutidos aspectos relacionados a classificação, estratificação de risco cardiovascular e metas pressóricas. A prevalência, o diagnóstico e o tratamento da síndrome da SAHOS foram abordados, enfatizando-se que a suspeição de causa secundária por SAHOS, que deve ser pesquisada em casos de dificuldade no controle da hipertesão arterial.

BIBLIOGRAFIA CONSULTADA

- [Evaluation of left ventricular structure and function]. Arq Bras Cardiol. 2009 Dec;93(6 Suppl 3):e265-73.
- Assarzadegan F, Asadollahi M, Hesami O, Aryani O, Mansouri B, Beladi moghadam N. Secondary headaches attributed to arterial hypertension. Iranian Journal of Neurology. 2013;12(3):106-10.
- Briasoulis A, Agarwal V, Messerli FH. Alcohol consumption and the risk of hypertension in men and women: a systematic review and meta-analysis. J Clin Hypertens (Greenwich). 2012 Nov;14(11):792-8.
- Chirinos JA, Gurubhagavatula I, Teff K, Rader DJ, Wadden TA, Townsend R, et al. CPAP, weight loss, or both for obstructive sleep apnea. N Engl J Med. 2014 Jun 12;370(24):2265-75.
- Cortelli P, Grimaldi D, Guaraldi P, Pierangeli G. Headache and hypertension. Neurological Sciences. [journal article]. 2004;25(3):s132-s4.
- Devereux RB, Alonso DR, Lutas EM, Gottlieb GJ, Campo E, Sachs I, et al. Echocardiographic assessment of left ventricular hypertrophy: comparison to necropsy findings. Am J Cardiol. 1986 Feb 15;57(6):450-8.
- Drager LF, Bortolotto LA, Krieger EM, Lorenzi-Filho G. Additive effects of obstructive sleep apnea and hypertension on early markers of carotid atherosclerosis. Hypertension. 2009 Jan;53(1):64-9.
- Drager LF, Genta PR, Pedrosa RP, Nerbass FB, Gonzaga CC, Krieger EM, et al. Characteristics and predictors of obstructive sleep apnea in patients with systemic hypertension. Am J Cardiol. 2010 Apr 15;105(8):1135-9.
- He FJ, MacGregor GA. Reducing population salt intake worldwide: from evidence to implementation. Prog Cardiovasc Dis. 2010 Mar-Apr;52(5):363-82.
- Malachias MVB, Andrea Araujo Brandao AA, Kaiser S, Moreira OF. 7th Brazilian Guideline of Arterial Hypertension: Chapter 5 - Therapeutic Decision and Targets. Arq Bras Cardiol. 2016 Sep;107(3 Suppl 3):25-9.
- Malachias MVB, Bortolotto LA, Drager LF, Borelli FAO, Lotaif LAD, Martins LC. 7th Brazilian Guideline of Arterial Hypertension: Chapter 12 - Secondary Arterial Hypertension. Arq Bras Cardiol. 2016 Sep;107(3 Suppl 3):67-74.
- Malachias MVB, Gomes MAM, Nobre F, Alessi A, Feitosa AD, Coelho EB. 7th Brazilian Guideline of Arterial Hypertension: Chapter 2 - Diagnosis and Classification. Arq Bras Cardiol. 2016 Sep;107(3 Suppl 3):7-13.
- Malachias MVB, Neves MF, Mion DJ, Silva GV, Lopes HF, Oigman W. 7th Brazilian Guideline of Arterial Hypertension: Chapter 3 - Clinical and Complementary Assessment. Arq Bras Cardiol. 2016 Sep;107(3 Suppl 3):18-24.
- Malachias MVB, Paulo Cesar Veiga Jardim PCVJ, Almeida FA, Lima EJ, Feitosa GS. 7th Brazilian Guideline of Arterial Hypertension: Chapter 7 - Pharmacological Treatment. Arq Bras Cardiol. 2016 Sep;107(3 Suppl 3):35-43.
- Malachias MVB, Povoa RMSJ, Nogueira AR, Souza D, Costa LS, Magalhaes ME. 7th Brazilian Guideline of Arterial Hypertension: Chapter Clinical and Complementary Assessment. Arq Bras Cardiol. 2016 Sep;107(3 Suppl 3):14-7.
- Murabito JM, Nam BH, D'Agostino RB, Sr., Lloyd-Jones DM, O'Donnell CJ, Wilson PW. Accuracy of offspring reports of parental cardiovascular disease history: the Framingham Offspring Study. Ann Intern Med. 2004 Mar 16;140(6):434-40.
- Pastore CA, Pinho JA, Pinho C, Samesima N, Pereira Filho HG, Kruse JC, et al. [Not Available]. Arq Bras Cardiol. 2016 Apr;106(4 Suppl 1):1-23.
- Pedrosa RP, Drager LF, Gonzaga CC, Sousa MG, de Paula LK, Amaro AC, et al. Obstructive sleep apnea: the most common secondary cause of hypertension associated with resistant hypertension. Hypertension. 2011 Nov;58(5):811-7.
- Peppard PE, Young T, Palta M, Skatrud J. Prospective study of the association between sleep-disordered breathing and hypertension. N Engl J Med. 2000 May 11;342(19):1378-84.
- Romhilt DW, Estes EH, Jr. A point-score system for the ECG diagnosis of left ventricular hypertrophy. Am Heart J. 1968 Jun;75(6):752-8.
- Sjostrom C, Lindberg E, Elmasry A, Hagg A, Svardsudd K, Janson C. Prevalence of sleep apnoea and snoring in hypertensive men: a population based study. Thorax. 2002 Jul;57(7):602-7.
- Sundstrom J, Arima H, Jackson R, Turnbull F, Rahimi K, Chalmers J, et al. Effects of blood pressure reduction in mild hypertension: a systematic review and meta-analysis. Ann Intern Med. 2015 Feb 03;162(3):184-91.
- Thomopoulos C, Parati G, Zanchetti A. Effects of blood pressure lowering on outcome incidence in hypertension. 1. Overview, meta-analyses, and meta-regression analyses of randomized trials. J Hypertens. 2014 Dec;32(12):2285-95.
- Zhao D, Qi Y, Zheng Z, Wang Y, Zhang XY, Li HJ, et al. Dietary factors associated with hypertension. Nat Rev Cardiol. 2011 Jul 05;8(8):456-65.
- Ziegler MG, Milic M, Sun P. Antihypertensive therapy for patients with obstructive sleep apnea. Curr Opin Nephrol Hypertens. 2011 Jan;20(1):50-5.

Prevenção secundária da doença cardiovascular
Do estilo de vida ao tratamento medicamentoso

Luiz Sérgio F. de Carvalho • Otavio Rizzi Coelho

DESTAQUES

- Reconhecer os riscos de novos eventos cardiovasculares e de morte em pacientes portadores de doença arterial coronária.
- Apresentar dados e resultados de estudos sobre a adequação do estilo de vida de pacientes com doença cardiovascular, como cessação de tabagismo e atividades físicas.
- Analisar resultados de estudos, visando à prevenção secundária da doença cardiovascular por meio do uso de medicamentos, como antiplaquetários/anticoagulantes, estatinas e betabloqueadores.

INTRODUÇÃO

A doença arterial coronária (DAC) compõe cerca de 15% de todas as causas de óbito no mundo e 31% dos óbitos em indivíduos entre 20 e 59 anos de idade no Brasil. Além disso, ao atingir uma população em plena fase produtiva, a DAC gera custos diretos para o sistema de saúde pública brasileiro da ordem de 11 bilhões de reais ao ano, e custos indiretos por perda de produção no trabalho de 17 bilhões de reais.

Nesse contexto, as doenças isquêmicas do coração consistem atualmente na mais potente causa de morbidade e de perda de produtividade na população adulta brasileira.

RISCO RESIDUAL E OBJETIVOS DA PREVENÇÃO SECUNDÁRIA NA DAC

Embora seja marcante a queda na letalidade por DAC atribuída à melhora na terapêutica, bem como à queda de 22% da mortalidade global nos últimos 25 anos (corrigida pelo envelhecimento populacional), os pacientes com DAC manifesta permanecem sob elevado risco de novos eventos cardiovasculares. O risco de morte cardiovascular ou recorrência do evento no primeiro ano após um episódio de síndrome coronariana aguda (SCA) é de cerca de 8 a 20%, ou seja, 20 vezes maior que pacientes de baixo risco e até 3 a 7 vezes maior que pacientes de alto risco pelos escores de risco tradicionais.

Em doentes crônicos, mesmo naqueles que estão em uso de estatinas em dose máxima tolerada e com adequado manejo e controle da glicemia, pressão arterial, dieta e sedentarismo, a redução máxima do risco absoluto é de 40-50%. No ensaio clínico COURAGE, esses pacientes crônicos permaneceram com um risco residual para IM e óbito próximo a 3% ao ano, mesmo com o melhor tratamento disponível.

Apesar do risco residual persistir elevado tanto em pacientes agudos como nos crônicos, é fundamental que todas as ferramentas disponíveis sejam utilizadas e as metas terapêuticas cumpridas. Afinal, mesmo quando esses pacientes recebem tratamento farmacológico ideal, o risco de eventos recorrentes aumenta gradualmente a cada característica adicional da síndrome metabólica. Portanto, o manejo ideal de cada um dos fatores de risco em pacientes com doença cardiovascular estabelecida compõe a mais eficiente maneira de minimizar o risco residual.

ESTILO DE VIDA

CESSAÇÃO DO TABAGISMO

O tabagismo é um dos principais fatores de risco para doença arterial coronariana, ceifando cerca de 3 milhões de vidas globalmente a cada ano. Um em cada quatro homens e um total de 933 milhões de pessoas são fumantes diários atualmente e meio bilhão de pessoas vivas hoje deverão morrer prematuramente por seu hábito de fumar, a menos que o cessem.

As doenças cardiovasculares atribuídas ao tabagismo são as principais causas de incapacidade entre os fumantes e compreendem cerca de 50% de todas as mortes relacionadas ao tabagismo. Em um estudo com mais de 20 milhões de pessoas-ano, observou-se maior incidência de infarto do miocárdio (IAM) e morte cardiovascular entre os fumantes, com risco médio 70% superior aos não fumantes. Mas esses números aumentam linearmente com o número de cigarros fumados por dia, até uma razão de risco de 390% para aqueles com mais elevada carga tabágica.

Por outro lado, a cessação do tabagismo é capaz de reverter o risco de novos eventos coronários. Após 2 a 10 anos de cessação, o risco se reduz pela metade, e após 10 anos, o risco de DAC manifesta se reduz a níveis comparáveis aos indivíduos que jamais fumaram.

ATIVIDADE FÍSICA ADEQUADA

Embora apenas 30 a 35% dos adultos pratiquem atividade física regularmente no Brasil, a última década assistiu a um grande avanço tanto em homens como em mulheres. Entretanto, entre os pacientes com doença cardiovascular estabelecida, ainda são muito baixos em nosso país os níveis de prescrição e adesão à prática de 30 a 60 minutos de exercício aeróbico de moderada intensidade por 5 a 7 vezes por semana.

Apesar da baixo nível de prescrição, existe um robusto arcabouço de evidências demonstrando a melhora na sobrevida e na qualidade de vida. Em 14 anos de seguimento, os pacientes cardiopatas que atingiam o limiar de 8 METS sobreviveram 2 vezes mais que os pacientes que atingiam menos de 5 METS durante a atividade física.[15]

TRATAMENTO MEDICAMENTOSO

ANTIPLAQUETÁRIOS/ANTICOAGULANTES

O uso de acido acetilsalicílico (AAS) em pacientes com doença cardiovascular estabelecida é a estratégia farmacológica mais custo-efetiva disponível. No contexto de prevenção secundária em pacientes crônicos com ou sem história de SCA, o uso de AAS está indicado dada a sua capacidade em reduzir a mortalidade em 15% (resultados de metanálise com 54.360 pacientes).

Para pacientes na fase aguda da SCA, dados dos estudos ISIS-2 e RISC já confirmaram o potencial do AAS em reduzir a mortalidade em 20% em 30 dias, junto com a redução de IM recorrente em 42% e redução de 55% no risco de oclusão de *stent*.

O uso de clopidogrel é também consagrado nas SCA após o estudo CURE, que demonstrou sua capacidade em reduzir o risco de eventos isquêmicos recorrentes em 20% no primeiro ano em pacientes em uso de AAS. Porém, agentes antiplaquetários inibidores da P2Y12 mais novos, como ticagrelor e prasugrel, têm ganhado espaço entre as prescrições. Com o estudo PLATO, a ticagrelor demonstrou superioridade em comparação com o clopidrogrel, sendo indicada preferência para o ticagrelor em pacientes com SCA tratados com *stent* convencional ou farmacológico. No mesmo grupo de pacientes, exceto aqueles cujo risco de sangramento foi mais elevado no estudo TRITON-TIMI 38 (idosos com mais de 74 anos, baixo peso [< 60 kg] e história de AVC/AIT), recomenda-se o uso preferencial de prasugrel sobre o clopidrogrel.

A duração da terapia antiplaquetária tem sido alvo de controvérsia. Resultados do estudo PEGASUS-TIMI 54 sugerem que a redução de 15% nas mortes cardiovasculares, IM e AVC com o uso de ticagrelor + AAS prolongado por 36 meses após SCA é contrabalanceada por um aumento na incidência de sangramentos em igual proporção. Por enquanto, ainda é considerado alvo manter a dupla inibição plaquetária durante 12 meses após SCA, sendo sempre recomendável ponderar a relação entre o risco de sangramento e o risco de eventos trombóticos caso a caso ao se discutir a manutenção mais prolongada ou a suspensão precoce da DAPT. Para pacientes com risco de sangramento muito elevado, a terapia com inibidores da P2Y12 pode ser suspensa após 1 a 3 meses para pacientes tratados com *stent* convencional e 6 meses para pacientes com *stent* farmacológico.

Mais recentemente, a rivaroxabana na dose 2,5 mg/dia combinada a um inibidor de P2Y12 tem sido implicada como equivalente ao AAS + inibidor P2Y12 em termos de benefício clínico e risco de sangramentos após o estudo GEMINI-ACS.

CONTROLE ADEQUADO DOS LÍPIDES

As estatinas estão entre as drogas mais prescritas em todo o mundo, refletindo seu papel fundamental na prevenção primária e secundária da doença aterosclerótica e a elevada prevalência dessa doença. A indicação das estatinas encontra-se solidificada com base em diversos ensaios clínicos randomizados (ECR) e metanálises, como o Cholesterol Treatment Trialists (CTT) Collaboration.

Entre 21 ECR comparando estatina com placebo com um total de 129.526 indivíduos seguidos por 4,8 anos, a redução de cada 40 mg/dL no LDL colesterol (LDL-c) atenuou em 12% a incidência de eventos cardiovasculares e em 20% as mortes por DAC. Além disso, as análises do CTT ainda demonstraram que a redução adicional do LDL-c com o uso de estatinas mais potentes apresenta efeito aditivo na prevenção de eventos cardiovasculares. A redução de mais 20 mg/dL nos níveis de LDL-c com o tratamento hipolipemiante mais intensivo foi capaz de diminuir em 19% na incidência de infarto do miocárdio não fatal, 31% de acidente vascular cerebral (AVC) isquêmico e em 28% a incidência de eventos cardiovasculares maiores combinados em 5 ECR com mais de 39.000 indivíduos.

De modo concordante, o uso de estatinas em pacientes com DAC parece estabilizar placas ateroscleróticas, podendo até produzir sua regressão volumétrica, com uma relação aproximadamente linear não apenas entre a redução do LDL-c e a taxa de eventos cardiovasculares, mas também entre o nível de LDL-c e a progressão do volume de ateroma em carótidas. Em paralelo, não somente a dose de estatina e a redução do LDL-c reduzem o risco cardiovascular, mas o tempo de uso das estatinas parece também ter papel central na redução do risco de morte por causas cardiovasculares e IM não fatal. No estudo WOSCPS, por exemplo, após 4 anos de seguimento, o número necessário a tratar (NNT) com pravastatina foi de 40:1, enquanto, após 16 anos, o NNT passou a ser 27:1.

Quanto às metas lipídicas, o cenário foi redesenhado após as publicações dos estudo IMPROVE-IT (com sinvastatina e ezetimiba), cujo de LDL-c foi de 50 mg/dL, e o estudo FOURIER (alirocumab, um inibidor de PCSK9), que atingiu níveis médios de LDL-c tão baixos quanto 38 mg/dL. Baseado na significativa e consistente redução de eventos coronários nos dois ensaios clínicos, hoje se considera razoável a meta de LDL-c menor que 50 mg/dL, porém não havendo razões em termos de segurança para se buscar alvos ainda menores seja por meio de dieta, estatinas, ezetimiba e inibidores de PCSK9.

Controle da pressão arterial

O controle da pressão arterial (PA) é uma das ferramentas mais robustas para redução do risco cardiovascular. A redução de 20 mmHg na PA sistólica é capaz de reduzir em 40% a mortalidade por DAC, em 50% a mortalidade por AVC, em 47% as mortes por IC, assim como em 45% as mortes por aneurisma de aorta. Entretanto, a hipertensão arterial persiste como o fator de risco mais comum e, devido ao controle populacional subótimo, permanece também como mais potente fator para perda de expectativa de vida.

Assim, a meta pressórica de 140 x 90 mmHg é recomendada para hipertensos estágios 1 e 2 com risco cardiovascular baixo e médio, bem como os hipertensos estágio 3. Já nos hipertensos, e comportamento limítrofe com risco cardiovascular alto, muito alto, ou com três ou mais fatores de risco e/ou DM e/ou síndrome metabólica e/ou lesão de órgão-alvo devem ter os níveis tensionais controlados até a meta de 130 x 80 mmHg. Para diabéticos, o nível de recomendação para esta meta é mais baixo. Já entre pacientes com doenças coronarianas, a PA não deve ficar < 120/70 mmHg, particularmente com a diastólica abaixo de 60 mmHg pelo risco de hipoperfusão coronariana, lesão miocárdica e eventos cardiovasculares.

Bloqueio do sistema renina-angiotensina aldosterona

O uso de inibidores da enzima conversora da angiotensina (iECA), de bloqueadores do receptor de angiotensina II (BRA) e de inibidores do receptor de aldosterona (eplerenone/espironolactona) são elementos essenciais na prevenção de remodelamento cardíaco e redução eventos coronários em pacientes com doença cardiovascular, especialmente naqueles com sinais clínicos de IC e/ou fração de ejeção < 40%. Em uma metanálise de 3 ECR com mais de 1.500 mortes em pacientes com IC, o uso de iECA reduziu em 26% a mortalidade global. Em uso grupo semelhante de pacientes, no estudo EPHESUS o eplerenone reduziu a mortalidade global em 31%.

Embora o uso de BRA produza resultado semelhante aos iECA (estudo VALIANT), o uso combinado das duas drogas não é recomendado (estudo ONTARGET). Em pacientes com história de SCA, mesmo naqueles sem disfunção ventricular grave, é recomendado o uso de iECA ou BRA.

Betabloqueadores

O uso de betabloqueadores (BB) tanto seletivos como não seletivos representa a segunda estratégia mais potente (atrás apenas das estatinas) para a redução da mortalidade em pacientes em prevenção secundária. Em uma metanálise com 20.312 pacientes, o uso de BB reduziu a mortalidade global em 21%.

Assim, é recomendável o uso dessas drogas em todos os pacientes com SCA que não apresentam contraindicação durante pelo menos 3 anos, sem preferência entre seletivos e não seletivos. Naqueles com sintomas clínicos de IC ou com fração de ejeção menor < 40%, porém, recomenda-se a manutenção em longo prazo exclusivamente de BB, como carvedilol, metoprolol e bisoprolol, pois essas drogas foram demonstradas como redutoras de mortalidade.

Controle adequado do diabetes

Apesar do robusto efeito do controle glicêmico sobre as complicações microvasculares em diabéticos, o benefício sobre a doença macrovascular permanecia como paradigma até anos recentes. Drogas como sulfonilureia e insulina, apesar de muito efetivas no controle glicêmico, têm limitações ao induzirem ganho ponderal e aumentarem o risco de hipoglicemia, dois fatores de risco de primeira grandeza para a piora de sintomas e prognóstico na IC e na DAC.

Essas drogas em conjunto com metformina foram testadas em diversos ensaios clínicos randomizados (ECR) comparando o controle glicêmico intensivo *versus* metas menos agressivas. Em uma metanálise com 13 ECR e 34.533 diabéticos, a despeito do risco de IM não fatal ser reduzido com o controle intensivo (RR, 0,85; CI de 95%, 0,74-0,96, P < 0,001), não houve mudança significativa da mortalidade por todas as causas (RR, 1,04; CI de 99%, 0,91-1,19) ou da mortalidade cardiovascular (RR, 1,11; CI de 95%, 0,86-1,43).

Por outro lado, com o advento de novas drogas, que permitem o controle glicêmico eficaz associado a redução de peso e risco mínimo de hipoglicemia, o paradigma do controle glicêmico sobre a doença cardiovascular foi quebrado. Dados dos estudos EMPAREG (empaglifozina) e LEADER (liraglutida) demonstraram que as novos hipoglicemiantes têm o potencial de reduzir novos eventos cardiovasculares em 14 a 22%, especialmente secundária a IC, e mortes por todas as causas em 10 a 15%. Assim, a nova recomendação da Associação Canadense de Diabetes é que se utilize metformina seguida de inibidores da SGLT2 precocemente no curso do DM, sendo razoável considerar a meta de hemoglobina glicosilada < 7,0% para pacientes com DAC, desde que seja considerado e evitado o risco de hipoglicemia.

ANGIOPLASTIA

A realização de angioplastia durante a SCA não anula o risco de novo evento coronário. Dados do estudo PROSPECT sugerem que a realização de angioplastia em 697 pacientes com SCA não evitou a ocorrência de eventos coronários em 20,4% em 3 anos, e metade de tais eventos ocorreu na artéria não culpada.

CONCLUSÃO

A prevenção secundária de pacientes com doença cardiovascular deve necessariamente incluir esforços máximos para manter uma prática regular de atividade física equilibrada com o ganho calórico dietético e visando manutenção do peso corporal ideal e índice de massa corpórea na faixa entre 20 e 25 kg/m², associados ao controle do tabagismo e consumo de baixo teor de colesterol e gorduras saturadas.

O uso de AAS está indicado para todos os pacientes que tolerem seu uso, sendo necessária a inclusão de um inibidor P2Y12 em pacientes com SCA recente e/ou *stent*. A meta de pressão arterial deve ser atendida conforme o grupo de risco, e anti-hipertensivos, como BB e iECA/BRA, devem ser preferidos. O LDL-c deve ser mantido abaixo de 50 mg/dL com o uso de estatinas e ezetimiba. O controle da glicemia deve ser feito preferencialmente com drogas de baixo risco de hipoglicemia e ganho ponderal (metformina e inibidores de SGLT2), se possível mantendo HbA1c < 7,0%.

BIBLIOGRAFIA CONSULTADA

- Azambuja MI, Foppa M, Maranhao MF, Achutti AC. Economic burden of severe cardiovascular diseases in Brazil: an estimate based on secondary data. Arquivos Brasileiros de Cardiologia 2008; 91(3): 148-55, 63-71.
- Baigent C, Blackwell L, Emberson J, et al. Efficacy and safety of more intensive lowering of LDL cholesterol: a meta-analysis of data from 170,000 participants in 26 randomised trials. Lancet 2010; 376(9753): 1670-81.
- Boden WE, O'Rourke RA, Teo KK, et al. Optimal medical therapy with or without PCI for stable coronary disease. N Engl J Med 2007; 356(15): 1503-16.
- Bonaca MP, Bhatt DL, Cohen M, et al. Long-term use of ticagrelor in patients with prior myocardial infarction. The New England Journal of Medicine 2015; 372(19): 1791-800.
- Boussageon R, Bejan-Angoulvant T, Saadatian-Elahi M, et al. Effect of intensive glucose lowering treatment on all cause mortality, cardiovascular death, and microvascular events in type 2 diabetes: meta-analysis of randomised controlled trials. BMJ 2011; 343: d4169.
- Cannon CP, Blazing MA, Giugliano RP, et al. Ezetimibe Added to Statin Therapy after Acute Coronary Syndromes. The New England Journal of Medicine 2015; 372(25): 2387-97.
- Cholesterol Treatment Trialists C, Baigent C, Blackwell L, et al. Efficacy and safety of more intensive lowering of LDL cholesterol: a meta-analysis of data from 170,000 participants in 26 randomised trials. Lancet 2010; 376(9753): 1670-81.
- Eckel RH, Jakicic JM, Ard JD, et al. 2013 AHA/ACC guideline on lifestyle management to reduce cardiovascular risk: a report of the American College of Cardiology/American Heart Association Task Force on Practice Guidelines. Circulation 2014; 129(25 Suppl 2): S76-99.
- Fielding JE. Smoking: health effects and control. The New England Journal of Medicine 1985; 313(8): 491-8.
- Flather MD, Yusuf S, Kober L, et al. Long-term ACE-inhibitor therapy in patients with heart failure or left-ventricular dysfunction: a systematic overview of data from individual patients. ACE-Inhibitor Myocardial Infarction Collaborative Group. Lancet 2000; 355(9215): 1575-81.
- Ford I, Murray H, Packard CJ, et al. Long-term follow-up of the West of Scotland Coronary Prevention Study. N Engl J Med 2007; 357(15): 1477-86.
- Fruchart JC, Sacks FM, Hermans MP, et al. The Residual Risk Reduction Initiative: a call to action to reduce residual vascular risk in dyslipidaemic patient. Diab Vasc Dis Res 2008; 5(4): 319-35.
- Global Burden of Diseases. Global, regional, and national age-sex specific all-cause and cause-specific mortality for 240 causes of death, 1990-2013: a systematic analysis for the Global Burden of Disease Study 2013. Lancet 2015; 385(9963): 117-71.
- Global Burden of Diseases. Smoking prevalence and attributable disease burden in 195 countries and territories, 1990-2015: a systematic analysis from the Global Burden of Disease Study 2015. Lancet 2017.
- Global Burden of Diseases. Global, regional, and national disability-adjusted life-years (DALYs) for 315 diseases and injuries and healthy life expectancy (HALE), 1990-2015: a systematic analysis for the Global Burden of Di-

sease Study 2015. Lancet 2016; 388(10053): 1603-58.

- Kenfield SA, Stampfer MJ, Rosner BA, Colditz GA. Smoking and smoking cessation in relation to mortality in women. Jama 2008; 299(17): 2037-47.
- Levine GN, Bates ER, Bittl JA, et al. 2016 ACC/AHA Guideline Focused Update on Duration of Dual Antiplatelet Therapy in Patients With Coronary Artery Disease: A Report of the American College of Cardiology/American Heart Association Task Force on Clinical Practice Guidelines: An Update of the 2011 ACCF/AHA/SCAI Guideline for Percutaneous Coronary Intervention, 2011 ACCF/AHA Guideline for Coronary Artery Bypass Graft Surgery, 2012 ACC/AHA/ACP/AATS/PCNA/SCAI/STS Guideline for the Diagnosis and Management of Patients With Stable Ischemic Heart Disease, 2013 ACCF/AHA Guideline for the Management of ST-Elevation Myocardial Infarction, 2014 AHA/ACC Guideline for the Management of Patients With Non-ST-Elevation Acute Coronary Syndromes, and 2014 ACC/AHA Guideline on Perioperative Cardiovascular Evaluation and Management of Patients Undergoing Noncardiac Surgery. Circulation 2016; 134(10): e123-55.
- Malachias MVB, Andrea Araujo Brandao AA, Kaiser S, Moreira OF. 7th Brazilian Guideline of Arterial Hypertension: Chapter 5 - Therapeutic Decision and Targets. Arquivos Brasileiros de Cardiologia 2016; 107(3 Suppl 3): 25-9.
- Marso SP, Daniels GH, Brown-Frandsen K, et al. Liraglutide and Cardiovascular Outcomes in Type 2 Diabetes. The New England Journal of Medicine 2016; 375(4): 311-22.
- Myers J, Prakash M, Froelicher V, Do D, Partington S, Atwood JE. Exercise capacity and mortality among men referred for exercise testing. The New England Journal of Medicine 2002; 346(11): 793-801.
- Nicholls SJ, Ballantyne CM, Barter PJ, et al. Effect of two intensive statin regimens on progression of coronary disease. N Engl J Med 2011; 365(22): 2078-87.
- Ohman EM, Roe MT, Steg PG, et al. Clinically significant bleeding with low-dose rivaroxaban versus aspirin, in addition to P2Y12 inhibition, in acute coronary syndromes (GEMINI-ACS-1): a double-blind, multicentre, randomised trial. Lancet 2017; 389(10081): 1799-808.
- Pharmacologic Management of Type 2 Diabetes: 2016 Interim Update. Canadian Journal of Diabetes 2016; 40(3): 193-5.
- Pitt B, White H, Nicolau J, et al. Eplerenone reduces mortality 30 days after randomization following acute myocardial infarction in patients with left ventricular systolic dysfunction and heart failure. Journal of the American College of Cardiology 2005; 46(3): 425-31.
- Price JF, Mowbray PI, Lee AJ, Rumley A, Lowe GD, Fowkes FG. Relationship between smoking and cardiovascular risk factors in the development of peripheral arterial disease and coronary artery disease: Edinburgh Artery Study. European Heart Journal 1999; 20(5): 344-53.
- Rahimi K, Emdin CA, MacMahon S. The epidemiology of blood pressure and its worldwide management. Circulation Research 2015; 116(6): 925-36.
- Randomised trial of intravenous streptokinase, oral aspirin, both, or neither among 17,187 cases of suspected acute myocardial infarction: ISIS-2. ISIS-2 (Second International Study of Infarct Survival) Collaborative Group. Lancet 1988; 2(8607): 349-60.
- Ribeiro AL, Duncan BB, Brant LC, Lotufo PA, Mill JG, Barreto SM. Cardiovascular Health in Brazil: Trends and Perspectives. Circulation 2016; 133(4): 422-33.
- Risk of myocardial infarction and death during treatment with low dose aspirin and intravenous heparin in men with unstable coronary artery disease. The RISC Group. Lancet 1990; 336(8719): 827-30.
- Sabatine MS, Giugliano RP, Keech AC, et al. Evolocumab and Clinical Outcomes in Patients with Cardiovascular Disease. The New England Journal of Medicine 2017; 376(18): 1713-22.
- Smith SC, Jr., Benjamin EJ, Bonow RO, et al. AHA/ACCF Secondary Prevention and Risk Reduction Therapy for Patients with Coronary and other Atherosclerotic Vascular Disease: 2011 update: a guideline from the American Heart Association and American College of Cardiology Foundation. Circulation 2011; 124(22): 2458-73.
- Sposito AC, Chapman MJ. Statin therapy in acute coronary syndromes: mechanistic insight into clinical benefit. Arterioscler Thromb Vasc Biol 2002; 22(10): 1524-34.
- Stone GW, Maehara A, Lansky AJ, et al. A prospective natural-history study of coronary atherosclerosis. The New England Journal of Medicine 2011; 364(3): 226-35.
- Wallentin L, Becker RC, Budaj A, et al. Ticagrelor versus clopidogrel in patients with acute coronary syndromes. The New England Journal of Medicine 2009; 361(11): 1045-57.
- Wiviott SD, Braunwald E, McCabe CH, et al. Prasugrel versus clopidogrel in patients with acute coronary syndromes. The New England Journal of Medicine 2007; 357(20): 2001-15.
- Yusuf S, Zhao F, Mehta SR, et al. Effects of clopidogrel in addition to aspirin in patients with acute coronary syndromes without ST-segment elevation. The New England Journal of Medicine 2001; 345(7): 494-502.
- Zinman B, Wanner C, Lachin JM, et al. Empagliflozin, Cardiovascular Outcomes, and Mortality in Type 2 Diabetes. The New England Journal of Medicine 2015; 373(22): 2117-28.

Doença arterial coronária crônica
Diagnóstico e estratificação de risco

23

Eduardo G. Lima • Cibele Larrosa Garzillo • Desidério Favarato
C. Alexandre W. Segre • Carlos V. Serrano Jr.

DESTAQUES

- Detalhar as diferentes formas de alcançar um diagnóstico preciso de doença arterial coronária crônica, descrevendo a sensibilidade e especificidade dos exames disponíveis, bem como suas probabilidades e indicações.
- Apontar as características a serem consideradas para realização da estratificação de risco da doença arterial coronária crônica.

INTRODUÇÃO

Apesar da queda da incidência e da mortalidade da doença arterial coronária, ela permanece uma das maiores causas de morte em todo o mundo. No Brasil, dados do DATASUS revelaram que a morte por doença isquêmica do coração no ano de 2012, em homens entre 35 e 74 anos foi de 136,05/100.000 (nono lugar do mundo), enquanto nos Estados Unidos no mesmo período, foi observado taxa de 128/100. Entre as mulheres brasileiras, essa taxa foi de 64,6/100.000 (sexto lugar do mundo), comparado com 63/100.000 nos Estados Unidos.

Além disso, ela ainda é importante enigma de saúde pública levando a incapacidade e redução da expectativa de vida. Assim, visto o impacto social dessa doença, justifica-se a abordagem do seu diagnóstico, bem como sua estratificação.

ASPECTOS CLÍNICOS E DIAGNÓSTICO

O diagnóstico de doença arterial coronária (DAC) crônica se baseia em avaliação clínica de sinais e sintomas associada a exames subsidiários não invasivos e invasivos. A importância de se estabelecer o diagnóstico se fundamenta não só nas implicações prognósticas relacionadas à presença da DAC, como também na necessidade de implementação de tratamento medicamentoso, imprescindível para redução de risco cardiovascular no contexto da prevenção secundária.

O sintoma-chave associado ao diagnóstico de DAC é a presença de dor ou desconforto torácico. A probabilidade da presença de DAC necessariamente se associa às características relacionadas à dor torácica. Ela é classicamente classificada de acordo com a presença dos seguintes critérios:

- desconforto retroesternal tipo aperto ou queimação e duração de poucos minutos;
- desencadeada por esforço físico ou *stress* emocional;
- melhora com repouso ou uso de nitratos dentro de minutos.

Quando presente três dos critérios, define-se angina típica (ou definitiva), na presença de dois critérios, angina atípica (ou provável) e, quando presente apenas 1 ou nenhum dos critérios, dor torácica não anginosa.

Em algumas populações, a DAC se manifesta com sintomas atípicos, principalmente nos idosos, diabéticos e mulheres.

A decisão por determinado exame subsidiário no contexto da investigação, bem como sua interpretação, baseia-se na classificação da dor torácica, e deve respeitar o teorema de Bayes, uma vez que a acurácia desses exames depende fundamentalmente da prevalência de DAC na população estudada, probabilidade pré-teste (Tabela 23.1). A

Tabela 23.2 descreve a probabilidade de DAC de acordo com as características da dor, em ambos os sexos, em diferentes faixas etárias. Grupos com probabilidade de DAC < 15% não necessitam de exame adicional (investigar outras etiologias e considerar possibilidade de insuficiência coronária funcional). Grupos com probabilidade 15 a 85% podem se submeter a métodos não invasivos anatômicos ou funcionais (Tabela 23.3). Grupos com probabilidade > 85% devem ser considerados como tendo diagnóstico de DAC, necessitando de estratificação de risco.

Em pacientes assintomáticos, não há indicação de exames de investigação de DAC.

ESTRATIFICAÇÃO DE RISCO

O objetivo da estratificação nos pacientes portadores de DAC é estabelecer o risco de eventos cardiovasculares anuais e identificar os pacientes de mais alto risco, que podem se beneficiar de estratégias intervencionistas. Os métodos utilizados para diagnóstico, por vezes se prestam para estratificação.

Considerando as implicações prognósticas da FEVE no contexto da DAC, um ecocardiograma transtorácico de repouso está indicado para todos os pacientes. Métodos funcionais não invasivos tradicionalmente são utilizados para estratificação. Em pacientes aptos à realização de esforço físico e com ECG interpretável, um teste ergométrico simples pode ser utilizado para estratificação de risco. Em casos inconclusivos, ou com ECG não interpretável, deve-se lançar mão das provas funcionais com imagem. Quando não for possível a realização de esforço físico, pode-se utilizar os métodos com *stress* farmacológico.

Estudos recentes têm atribuído também à avaliação anatômica essa prerrogativa prognóstica. O uso da angiotomografia computadorizada de artérias coronárias, no contexto da estratificação de risco, reserva-se às situações específicas: pacientes com resultados indeterminados de provas funcionais, naqueles incapazes de realizar provas funcionais com imagem e pacientes com risco intermediário a alto em provas funcionais como alternativa a cineangiocoronariografia (na impossibilidade técnica/recusa em fazê-la).

Tabela 23.1. Características dos exames comumente usados para diagnóstico de DAC

Diagnóstico de DAC		
	Sensibilidade (%)	Especificidade (%)
Teste ergométrico	45–50	85–90
Ecocardiografia com estresse físico	80–85	80–88
Cintilografia com estresse físico	73–92	63–87
Ecocardiografia com dobutamina	79–83	82–86
Ressonância de estresse com dobutamina	79–88	81–91
Ecocardiografia com estress vasodilatador	72–79	92–95
Cintilografia com estresse vasodilatador	90–91	75–84
Ressonância magnética com estresse vasodilatador	67–94	61–85
Angiotomografia computadorizada de artérias coronárias	95–99	64–83
PET com estresse vasodilatador	81–97	74–91

Tabela 23.2. Probabilidades pré-teste de doença arterial coronária em pacientes com dor torácica

Idade	Angina típica		Angina atípica		Dor não anginosa	
	Masculino	Feminino	Masculino	Feminino	Masculino	Feminino
30-39	59	28	29	10	18	5
40-49	69	37	38	14	25	8
50-59	77	47	49	20	34	12
60-69	84	58	59	28	44	17
70-79	89	68	69	37	54	24
>80	93	76	78	47	65	32

Tabela 23.3. Indicações para testes diagnósticos em pacientes sintomáticos com suspeita de doença arterial coronária estável						
	Baixa (< 15%)		Intermediária (15 a 85%)		Alta (> 85%)	
	CE	NR	CE	NR	CE	NR
Avaliação anatômica						
Cineangiocoronariografia	III	A	IIb	A	I	A
Angiotomografia computadorizada de artérias coronárias	III	C	IIa	A	III	B
Avaliação funcional						
Ecocardiograma de estresse	III	A	I	A	III	A
Cintilografia miocárdica	III	A	I	A	III	A
Ressonância magnética com estresse	III	C	I	A	III	B
PET com estresse vasodilatador	III	C	I	A	III	B
Avaliação combinada/híbrida						
	III	C	IIa	B	III	B

CE: Classe de evidência; NR: nível de recomendação; adaptado da diretriz da sociedade europeia de cardiologia de DAC estável.

A cineangiocoronariografia permanece como padrão-ouro na estratificação anatômica, particularmente indicada nos portadores de angina limitante ou pouco responsiva ao tratamento medicamentoso; assintomáticos ou com sintomas discretos, porém que se apresentam com alto risco de eventos em provas não invasivas; provas funcionais conflitantes; portadores de risco moderado em provas funcionais associado à presença de isquemia e FEVE < 50%; como exame inicial para portadores de DAC sobreviventes de morte súbita abortada ou apresentando arritmia ventricular; como exame inicial para aqueles com DAC estabelecida exibindo sinais/sintomas de insufuciência cardíaca.

Assim, os pacientes são classificados como alto, intermediário ou baixo risco, de acordo com os achados descritos na Tabela 23.4.

Ainda mais, a DAC crônica alterna períodos longos de estabilidade com períodos de atividade intensa em que há com piora no padrão de angina ou infarto agudo. Como a mudança no padrão é imprevisível há grande interesse na descoberta de marcadores de risco que sirvam como preditores de instabilização. Pesquisas com diversos marcadores vem sendo realizadas: a proteína C reativa é um marcador inflamatório e pode se associar à inflamação aguda da placa de ateroma – há dados consistentes que correlacionam elevações desse marcador com risco de eventos, mas não de maneira específica, já que muitos pacientes de alto risco apresentam valores de baixos de proteína C-reativa.

Do mesmo modo, marcadores de trombose como a homocisteína e o fibrinogênio e também marcadores relacionados à instabilização da placa como mieloperoxidase e metaloproteinases. Esses marcadores se elevam no infarto agudo, mas não há ainda dados consistentes que permitam seu uso para prever eventos futuros em pacientes estáveis. O peptídeo natriurético tipo B (BNP) é um marcador de insuficiência cardíaca e disfunção ventricular, mas há evidências de que possa ser usado como marcador de prognóstico em pacientes com doença coronária crônica. Previamente marcadores específicos de infarto, as troponinas T e I são consideradas, após o desenvolvimento de *kits* de alta sensibilidade como marcadores específicos do tecido cardíaco que podem ser determinadas inclusive em indivíduos saudáveis na população geral. A partir dessa mudança, tem-se estudado o valor prognóstico das troponinas como marcadores e há dados consistentes que mostram elevação desses marcadores associada à presença de DAC e também com desenvolvimento de insuficiência cardíaca e morte de causa cardiovascular. O exato mecanismo de liberação de troponinas na ausência de síndrome coronária aguda ainda não é perfeitamente entendido e apesar de haver evidências de correlação com prognóstico esses dados ainda não são definitivos e sua aplicação clínica ainda é limitada.

CONCLUSÃO

Conforme apontado nesse capítulo, é possível reconhecer a importância do diagnóstico preciso da doença arterial coronária crônica, em razão de sua prevalência no Brasil e no mundo.

Ainda, é possível concluir que, considerando o seu impacto social e para saúde pública, a estratificação de risco da doença arterial coronária crônica se faz extremamente essencial na prática médica.

BIBLIOGRAFIA CONSULTADA

- Cesar LA, Ferreira JF, Armaganijan D, et al. Guideline for stable coronary artery disease. Arq Bras Cardiol. 2014;103:1-56.

Tabela 23.4. Estratificação de risco

Alto risco (> 3%/ano de morte ou IAM)

1. Disfunção grave de VE (FEVE< 35%) não explicada por causas não isquêmicas

2. Alteração de perfusão em repouso ≥ 10% do miocárdio em pacientes sem antecedente de IAM

3. ECG de estresse com alterações tais como: infra de segmento ST ≥ 2mm com baixa carga ou persistindo durante a recuperação; supra de ST durante esforço ou TV/FV esforço induzida

4. Disfunção de VE induzida por esforço (FEVE de esforço < 45% ou queda da FEVE ≥ 10% no *stress*)

5. Déficit perfusional de esforço ≥ 10% do miocárdio ou alteração perfusional de vários segmentos sugerindo múltiplos territórios vasculares acometidos.

6. Dilatação do VE induzida por esforço

7. Alteração de mobilidade da parede ventricular induzida por esforço (envolvendo > 2 segmentos ou 2 leitos coronários)

8. Anormalidade de mobilidade segmentar com baixa dose de dobutamina (≤ 10 mcg/kg/min) ou com baixa FC (< 120 bpm)

9. Escore de cálcio >400U Agatston

10. Obstruções multiarteriais (≥ 70% de estenose) ou lesão em tronco de coronária esquerda (lesão ≥ 50%) em AngioCT de coronárias

Intermediário risco (1 a 3%/ano de morte ou IAM)

1. Disfunção de VE discreta a moderada (FEVE 35 a 49%) não explicada por causas não isquêmicas

2. Alteração de perfusão em repouso 5 a 9,9% do miocárdio em pacientes sem antecedente de IAM

3. Infra de segmento ST ≥ 1mm no esforço

4. Déficit perfusional de esforço 5 a 9,9% do miocárdio ou alteração perfusional de vários segmentos sugerindo 1 território vascular acometido, sem dilatação do VE

5. Alteração de mobilidade da parede ventricular induzida por esforço (envolvendo 1 a 2 segmentos e apenas um leito coronário)

6. Escore de cálcio coronário 100 a 399U Agatston

7. Obstrução uniarterial (≥ 70% de estenose) ou lesões moderadas (lesão 50 a 69%) em ≥ 2 artérias na AngioCT de coronárias

Baixo risco (<1%/ano de morte ou IAM)

1. Baixo escore no teste de esforço (escore ≥ 5) ou ausência de novas alterações de ST ou ausência de dor torácica esforço induzida em vigência de esforço máximo

2. Ausência ou pequena área de déficit perfusional em repouso ou stress (< 5% do miocárdio)

3. Ausência de déficit de mobilidade durante o stress

4. Escore de cálcio < 100U Agatston

5. Ausência de estenoses > 50% em angiotomografia computadorizada de artérias coronárias

---

- Fihn SD, Gardin JM, Abrams J, et al. 2012 ACCF/AHA/ACP/AATS/PCNA/SCAI/STS Guideline for the diagnosis and management of patients with stable ischemic heart disease: a report of the American College of Cardiology Foundation/American Heart Association task force on practice guidelines, and the American College of Physicians, American Association for Thoracic Surgery, Preventive Cardiovascular Nurses Association, Society for Cardiovascular Angiography and Interventions, and Society of Thoracic Surgeons. Circulation 2012;126:e354-471.
- Montalescot G, Sechtem U, Achenbach S, et al. 2013 ESC guidelines on the management of stable coronary artery disease: the Task Force on the management of stable coronary artery disease of the European Society of Cardiology. Eur Heart J. 2013;34:2949-3003.
- Ohman EM, Chronic stable angina. N Eng J Med. 2016;374:1167-76.
- Windecker S, Kolh P, Alfonso F, et al. 2014 ESC/EACTS Guidelines on myocardial revascularization: The Task Force on Myocardial Revascularization of the European Society of Cardiology (ESC) and the European Association for Cardio-Thoracic Surgery (EACTS)Developed with the special contribution of the European Association of Percutaneous Cardiovascular Interventions (EAPCI). Eur Heart J. 2014;35:2541-619.

Doença arterial coronariana crônica
Tratamento clínico otimizado

Ricardo Contesini Francisco • Cléa Simone S. S. Colombo • Nabil Ghorayeb

DESTAQUES

- Apresentar as diferentes ações que podem ser realizadas na busca pelo tratamento não medicamentoso da doença arterial coronariana crônica, como dieta, atividade física, entre outros.
- Descrever a ação, as indicações e as contraindicações das principais drogas aplicadas no tratamento da doença arterial coronária crônica.

INTRODUÇÃO

O tratamento clínico da doença arterial coronariana (DAC) crônica tem como objetivo o alívio e diminuição da recorrência de sintomas, como a angina, e a diminuição de eventos cardiovasculares, como recorrência de infarto agudo do miocárdio (IAM) e morte. As medidas devem evitar o desenvolvimento de aterosclerose e a disfunção ventricular esquerda, piora da isquemia e IAM. Posteriormente, o controle dos sintomas através de terapêuticas medicamentosas, controle dos fatores de risco, mudança do estilo de vida e tratamento invasivo no caso de falência do tratamento antianginoso.

TERAPIA NÃO MEDICAMENTOSA

TABAGISMO

A previsão é que o tabagismo seja responsável por 10 milhões de mortes anuais em todo o mundo a partir de 2030. Portanto, a cessação do tabagismo é essencial no tratamento da DAC crônica.

O tabagismo atua diretamente na fisiopatologia da DAC crônica. O uso intenso do tabaco prejudica a vasodilatação coronária por provocar disfunção endotelial, diminuição do fluxo de oxigênio, predispor à agregação plaquetária e formação de trombos e acelerar a progressão da placa aterosclerótica.

A abordagem deve ser farmacológica e psicológica e o maior impacto é a abordagem médica firme e continua desde a primeira consulta. Deve-se enfatizar o risco para o agravamento da DAC crônica, assim como a possibilidade de morte por outras causas. Os medicamentos disponíveis se baseiam em *patches* de nicotina, bupropiona e vareniciclina. Todas essas abordagens se apresentam com evidências melhores que o placebo em estudos dirigidos.

OBESIDADE E DIETA

A obesidade já é considerada uma endemia mundial. Estima-se que haja de mais de 300 milhões de obesos e de 1 bilhão de pessoas com sobrepeso.

A gordura visceral funciona como um órgão endócrino ativo e responsável pela liberação de ácidos graxos livres na corrente sanguínea, além de propiciar a hiperinsulinemia, resistência insulínica, hipertensão e dislipidemia.

O tratamento medicamentoso da obesidade não apresentou resultados animadores e a abordagem deve ser através da dieta e atividade física. O objetivo é atingir a meta de IMC abaixo de 25 kg/m^2 e circunferência abdominal menor que 102 cm para homens e 88 cm para mulheres.

A dieta a recomendada deve ser individualizada de acordo com as características e fatores do risco do indivíduo.

Basicamente, as orientações são:

- restringir calorias para evitar ganho de peso;
- incentivar consumo de frutas, vegetais, peixes, cereais, carne magra e produtos com baixo teor de gordura;
- reduzir níveis de gordura para menos de 30% das calorias ingeridas e desta, menos de 1/3 de gordura saturada;
- evitar produtos manufaturados com excesso de sódio e gordura;
- restringir o uso de sal para menos de 5 g/d;
- consumo de álcool limitado a 20 g/d para homens e 10 g/d para mulheres.

Tais ações visam o controle dos fatores de risco e, consequentemente, a estabilização da função endotelial, redução da progressão da placa aterosclerótica e melhora dos sintomas do paciente com DAC crônica.

Atividade física

A prática contínua de atividade física tem grande impacto na mortalidade geral e na terapêutica dos pacientes com DAC crônica: melhora a tolerância ao exercício e sensação de bem-estar, diminui necessidades de internações e revascularizações e diminui a taxa de mortalidade após evento cardiovascular. Esses benefícios ocorrem através de: melhora da função endotelial, redução da progressão de aterosclerose, redução de trombogênese, melhora de circulação coronária colateral e regulação do balanço autonômico simpático/vagal.

A atividade física deve ser realizada preferencialmente de forma supervisionada no caso dos indivíduos com isquemia comprovada no teste de esforço. Já nos pacientes sem evidência de isquemia, em uso de medicação otimizada, deve-se orientar uma prescrição de exercício com acompanhamento regular de seu médico.

A prescrição de exercícios deve ser realizada após a realização de teste ergométrico máximo na exaustão e orientada quanto à: frequência, intensidade, tipo e duração.

A frequência de realização deve ser diária ou pelo menos em cinco vezes na semana. Em pacientes com alta hospitalar recente, após evento coronário ou após revascularização, deve-se iniciar a prática com duas vezes por semana e aumentar a frequência, conforme o condicionamento físico.

O cálculo da intensidade se dá através da frequência cardíaca (FC), devendo se realizar exercício entre 60 e 85% da FC máxima atingida. Nos pacientes com comprovação isquêmica ao teste de esforço, a prática deve ser supervisionada.

A orientação de exercício misto é o ideal para o paciente com DAC crônica. O exercício resistido (de força) promove melhora evidente dos níveis glicêmicos, do tônus muscular e maior tolerância ao exercício. Já o exercício aeróbico propicia melhor vasodilatação e controle dos fatores de risco.

A duração dos exercícios aeróbicos devem ser de 50 a 90 minutos por sessão e em relação aos exercícios resistidos se deve orientar todos os grupos musculares uma vez por semana.

Atividade sexual

A atividade sexual pode provocar ansiedade (principalmente em indivíduos pós-evento cardiovascular), aumento da FC e pressão arterial (PA), liberação adrenérgica; todos esses fatores são potencialmente gatilhos para evento cardiovascular em pacientes com DAC crônica. No entanto, os últimos estudos demonstraram que pacientes com medicação otimizada não apresentam maior risco de evento durante o ato sexual.

Controle pressórico

A hipertensão aumenta o risco de evento cardiovascular em indivíduos portadores de DAC crônica. O controle pressórico através de medicação e mudança do estilo de vida deve ser estimulado nesses pacientes. Metanálises recentes demonstram que a cada 2 mmHg de queda da PA reduz o risco de evento cardiovascular em 7% e de acidente vascular cerebral (AVC) em 10% nos indivíduos com DAC crônica.

Controle glicêmico

Pacientes portadores de diabetes mellitus (DM) do tipo 2 e DAC crônica apresentam 75% maior chance de eventos cardiovasculares em 10 anos. Deve se incentivar a mudança de estilo de vida associada à medicação para se atingir níveis de HB1Ac em torno de 6,5%.

Controle lipídico

Valores elevados de LDL-c apresentam correlação com evento cardiovascular e morte nos indivíduos portadores de DAC crônica. O uso de medicação associado à mudança de estilo de vida pode reduzir o processo inflamatório, melhorar a função endotelial e, inclusive, reduzir aterosclerose. Os níveis de LDL-c devem atingir valores menores que 70 mg/dL ou, na impossibilidade de se atingir disto, reduções acima de 50% dos níveis iniciais devem ser almejadas. Os níveis de triglicérides também devem ser diminuídos para valores abaixo de 150 mg/dL.

TERAPIA MEDICAMENTOSA

O tratamento medicamentoso tem como objetivo o alívio e diminuição da recorrência de sintomas, como a angina, e a diminuição de eventos cardiovasculares, como recorrência de IAM e morte. Os efeitos dos medicamentos visam a melhora da perfusão miocárdica, a prevenção de ocorrência de trombose aguda e desenvolvimento de disfunção ventricular. Tais efeitos podem ser atingidos com drogas que agem promovendo melhora no desequilíbrio de oferta *versus* o consumo de oxigênio no miocárdio, na diminuição e estabilização da placa aterosclerótica e redução da inflamação e da atividade trombótica.

Como estratégia de tratamento para alívio imediato da angina são considerados medicamentos de "primeira linha" os nitratos de ação rápida, os betabloqueadores e os bloqueadores de canais de cálcio. Em caso de ausência de controle dos sintomas ou intolerância aos anteriores, deve-se associar ou, em alguns casos, substituir pelos de "segunda linha", sendo esses os nitratos de longa duração, ivabradina, nicorandil, ranolazina e trimetazidina. Para prevenção da recorrência de eventos, recomenda-se o uso de AAS, estatinas e inibidores da enzima de conversão da angiotensina (IECA) ou bloqueadores dos receptores de angiotensina II (BRA).

BETABLOQUEADORES (BB)

Diminuem a mortalidade e ocorrência de IAM não fatal em pacientes com IAM prévio.

Ação

Diminui demanda de oxigênio (O_2) no miocárdio, através da diminuição (de força) promove melhora evidente dos níveis glicêmicos, do tônus muscular e aumento do suprimento de O_2 devido ao aumento do tempo da diástole ventricular.

Indicações

Controle da angina, da HAS e do ritmo cardíaco.

Contraindicações

Bradicardia intensa, BAV de 2º grau ou avançado, doença do nó sinusal e asma grave. Precaução em diabéticos insulinodependentes.

Drogas disponíveis e doses diárias

Propranolol 40 a 160 mg, atenolol 50 a 200 mg, metoprolol 50 a 200 mg, bisoprolol 1 a 10 mg, carvedilol 6,25 a 25mg 2x dia, nebivolol 5 a 10 mg.

ANTAGONISTAS DOS CANAIS DE CÁLCIO (ACC)

Reduzem os sintomas de angina.

Ação

Diminui a demanda de O_2 no miocárdio, através da diminuição da pós-carga e, em alguns casos, diminuição do inotropismo e cronotropismo cardíaco, aumento do suprimento de O_2 devido à dilatação coronariana.

Indicações

É a droga de escolha no caso de vasoespasmo, controle dos sintomas, em conjunto com BB quando esse não é suficiente.

Contraindicações

Presença de insuficiência cardíaca ou sinais de disfunção ventricular.

Drogas disponíveis e doses diárias

- Dihidropiridínicos: nifedipina (utilizar o de ação lenta) 10 a 20 mg, anlodipina 5 a 10 mg, lacidipina 8 mg, lercadipina 10 a 20 mg;
- Fenilquilaminas: verapamil 80 a 480 mg;
- Benzotiazepina: diltiazem 120 a 360 mg.

NITRATOS

Aliviam sintomas e melhoram a tolerância ao esforço.

Ação

Age diretamente na musculatura lisa do vaso, levando à vasodilatação venosa (principalmente em pequenas doses), com consequente diminuição da pré-carga e pressão diastólica final ventricular, diminuindo o consumo de O_2; vasodilatação coronariana (mais intensa nas artérias epicárdicas grandes e colaterais).

Contraindicações

Hipotensão, uso prévio de inibidores da PDE-5 (sildenafil 24 horas e taldalafil 48 horas antes).

Drogas disponíveis e doses diárias

- Ação rápida: nitroglicerina 0,3 a 0,6 mg, dinitrato de isossorbida 5 mg e propatilnitrato 10 mg sublingual;
- Ação prolongada, via oral: dinitrato de isossorbida 10 a 40 mg, propatilnitrato 10 a 20 mg, mononitrato de isossorbida 20 a 50 mg.
- Transdérmico: nitroglicerina 5 a 10 mg.

Deve ser feito intervalo de 8 a 14 horas sem nitrato para evitar desenvolvimento de tolerância.

ANTIAGREGANTES PLAQUETÁRIOS

Têm efeito fundamental na inibição da resposta trombótica na ocorrência de ruptura de placa aterosclerótica.

ÁCIDO ACETILSALICÍLICO (AAS)

Diminui IAM não fatal, AVC e mortalidade cardiovascular. Estudos demonstraram que pacientes com angina estável em uso de AAS tiveram menos 37% eventos graves, 46% menos risco de desenvolver angina instável e 53% menos intervenção percutânea.

Ação

Bloqueio da formação de prostaglandinas (prostaciclina e tromboxano A2), inibindo ação trombótica plaquetária.

Indicação

Todos os pacientes com DAC.

Contraindicações

Sangramento ativo, alergia.

Drogas disponíveis e doses diárias

AAS 100 a 200 mg.

CLOPIDOGREL

Estudos demonstram eficácia estabelecida em prevenção secundária semelhante ao AAS.

Ação

É um tienopiridínico, inibe o receptor do difosfato de adenosina na superfície da plaqueta, diminui níveis de fibrinogênio e bloqueia parcialmente receptores GPIIb/IIIa.

Indicação

Nos casos de contraindicação absoluta do AAS.

Contraindicações

Sangramento ativo. Cuidados com uso de inibidores de bomba de prótons por redução da eficácia.

Drogas disponíveis e doses diárias

Clopidogrel 75 mg.

PRASUGREL E TICAGRELOR

Significante efeito na redução de eventos cardiovasculares, mas sem estudos na DAC estável.

INIBIDORES DA ENZIMA DE CONVERSÃO DA ANGIOTENSINA (IECA)

Diminuem mortalidade cardiovascular e por todas as causas, ocorrência de IAM não fatal, AVC, revascularização miocárdica e insuficiência cardíaca congestiva (ICC). Estudos como HOPE e EUROPA demonstraram queda de 22% em AVC e mortalidade por IAM.

Ação

Redução na concentração de substâncias relacionadas a atividade simpática e a mecanismos neuro-humorais e hemodinâmicos, levando a ação anti-inflamatória, anti-trombótica e de proteção endotelial. Promovem diminuição da PA e retorno venoso, progressão da aterosclerose, ruptura de placa, trombose e melhora na relação oferta/consumo de O_2.

Indicação

Indivíduos com fração de ejeção ≤ 40%, portadores de hipertensão arterial sistêmica (HAS), DM ou insuficiência renal crônica; e mesmo aqueles de baixo risco se não tiverem contraindicações.

Contraindicações

Hiperpotassemia, obstrução arterial renal bilateral e alergia.

Drogas disponíveis e doses diárias

Várias opções, como: captopril 25 a 150 mg, enalapril 5 a 20 mg, ramipril 2,5 a 10mg, perindopril 2 a 8 mg.

TRIMETAZIDINA

Em adição aos BB diminui isquemia no esforço. Sem estudos a longo prazo na DAC estável. Evidências de melhora da glicemia, hemoglobina (Hb) glicada e captação de glicose.

Ação

Modulador metabólico, preserva concentração intracelular de trifosfato de adenosina e fosfocreatina, mantendo O_2 residual estável, diminui acidose e acúmulo de radicais livres. Sem ação hemodinâmica, não altera FC e PA.

Indicação

Adjuvante em pacientes não controlados com a medicação inicial.

Contraindicações

Doenças neuromusculares, Parkinson.

Drogas disponíveis e doses diárias

Trimetazidina 35 mg 2x dia.

IVABRADINA

Diminui mortalidade cardiovascular e hospitalização por IAM e ICC.

Ação

Bloqueio seletivo dos canais "f" das células do nó sinoatrial, efeito bradicardizante com diminuição do consumo de O_2 no miocárdio sem alteração do inotropismo, nem da PA.

Indicação

Indivíduos com intolerância a BB, com FC > 60 bpm, sinusal.

Drogas disponíveis e doses diárias

Ivabradina 75 mg 2x dia.

RANOLAZINA

Utilizado para alívio dos sintomas, em adição a BB e ACC. Recentemente, aprovado como droga para DAC crônica pelo Food and Drug Administration (FDA). Estudos demonstram diminuição dos episódios de angina estável e uso de nitrato sublingual (TERISA), maior benefícios em diabéticos com altos níveis de HbA1. Porém, não diminui mortalidade e ocorrência de IAM.

Ação

Inibe seletivamente corrente transcelular de sódio, diminuindo cálcio intracelular e a isquemia. Não altera FC ou PA, mas pode diminuir arritmias.

Indicação

Adjuvante nos sintomas.

Contraindicações

Pacientes com síndrome do QT longo ou uso de drogas que aumentem o QTc. Precaução com uso de medicamentos inibidores do citocromo P3A4 (diltiazem, verapamil, macrolídeos, *grapefruit*), pois aumentam a concentração do fármaco.

Drogas disponíveis e doses diárias

Não disponível no Brasil.

NICORANDIL

O uso a longo prazo talvez estabilize a placa. Redução de 14% dos eventos cardiovasculares em portadores de DAC crônica. Não reduz sintomas. Aprovado na Europa mas não pelo FDA até o momento.

Ação

É um nitrato derivado da nicotinamida, causa dilatação coronariana e estimula canais de potássio ATP sensíveis.

Indicação

Tratamento e prevenção de angina a longo prazo, em adição aos BB e ACC.

Contraindicações

Indeterminado.

Drogas disponíveis e doses diárias

Não disponível no Brasil.

MALSIDOMINE

Doador de óxido nítrico, efeito similar ao dinitrato de isossorbida, ação anti-isquêmica.
Indisponível no Brasil.

VACINA CONTRA INFLUENZA

Diminui eventos cardiovasculares, re-hospitalizações e morte durante o período de maior ocorrência de gripe.

Ação

Prevenção de quadro infeccioso.

Indicação

Todos os pacientes com DAC crônica.

Contraindicações

Alergia.

Drogas disponíveis e doses diárias

Vacinação anual.

CONCLUSÃO

Conforme apresentado, deve-se ter sempre em mente as vantagens proporcionadas pelas medidas para o controle da DAC crônica, como a simples adoção de dieta adequada e prática de atividades físicas. Além disso, é de grande importância o conhecimento acerca dos medicamentos utilizados na DAC crônica, tanto para o controle de situações clínicas como para a prevenção de recorrência de eventos.

BIBLIOGRAFIA CONSULTADA

- Amanda GMR Sousa, Ari Timerman, J Eduardo MR Sousa. Tratado sobre Doença Arterial Coronariana. 1 ed. Rio de Janeiro: Atheneu, 2017.
- Cassar A, et al CHRONIC CORONARY ARTERY DISEASE Mayo Clin Proc. December 2009;84(12):1130-1146.
- Montalescot G, et al 2013 ESC guidelines on the management of stable coronary artery disease European Heart Journal 2013;34:2949–3003.
- Fihn et al. Stable Ischemic Heart Disease: Executive Summary JACC Vol. 60, 24, 2012 December 18, 2012:2564–603.

Intervenções coronárias percutâneas para o tratamento da doença coronária crônica

25

José de Ribamar Costa Junior • Amanda Guerra de Moraes Rego Sousa

DESTAQUES

- Compreender os marcadores prognósticos da doença coronária crônica (DAC), bem como as indicações de revascularização miocárdica.
- Descrever as intervenções coronárias percutânea e o seu papel na insuficiência coronária crônica.
- Identificar os tipos de stents utilizados nas intervenções coronárias percutâneas.

INTRODUÇÃO

Dentre as múltiplas possíveis causas de insuficiência coronária crônica, a doença aterosclerótica coronária (DAC) se destaca como a mais prevalente. A presença de estenose(s) no leito coronário resulta em desequilíbrio na oferta/consumo de oxigênio (O_2) pelos miócitos cardíacos.

Todos os pacientes com DAC estabelecida devem receber terapia medicamentosa otimizada conforme recomendado nas diretrizes, sendo essa medida comprovadamente eficaz em reduzir a progressão do processo aterosclerótico e prevenir a ocorrência de IAM e morte cardiovascular.

Embora a presença de obstruções no leito coronário esteja intimamente relacionada à gênese dessa patologia, um dos grandes debates da cardiologia contemporânea reside na questão de quais pacientes com insuficiência coronária crônica se beneficiariam de procedimentos de revascularização miocárdica e qual seria o momento ideal e o tipo de revascularização a ser oferecida (cirúrgica *versus* percutânea).

Esse debate, iniciado na década de 1980, foi reaquecido nos últimos anos com a publicação de alguns importantes ensaios clínicos randomizados, como o COURAGE (*Clinical Outcomes Utilizing Revascularization and AGressive drug Evaluation*), BARI-2D (*Bypass Angioplasty Revascularization Investigation type-2 Diabetes*) e FAME 2 (*FFR Guided Percutaneous Coronary Intervention (PCI) Plus Optimal Medical Treatment vs. Optimal Medical Treatment Alone in Patients with Stable Coronary Artery Disease*). De um modo geral, os três estudos apontaram para o fato de que em pacientes estáveis, de baixo/moderado risco clínico, a realização de intervenção coronária percutânea não se associa à redução de óbito e infarto do miocárdio quando comparados aqueles mantidos exclusivamente em tratamento medicamentoso otimizado (TMO). Contudo, nesses estudos, os indivíduos alocados desde o início para o tratamento coronário percutâneo obtiveram um melhor controle da sintomatologia anginosa, redução da carga isquêmica e necessidade de procedimentos de revascularização de urgência durante o seguimento de médio/longo prazo.

Entretanto, várias questões permanecem em aberto, como por exemplo:

- extrapolação desses resultados para pacientes não submetidos à cinecoronariografia, nas quais, portanto, se desconhece a anatomia coronária b (nos três estudos a randomização ocorreu somente após a definição da anatomia coronária);
- o papel das provas funcionais na tomada de conduta terapêutica;
- c) a necessidade de revascularização miocárdica em indivíduos oligossintomáticos, porém com carga isquêmica relevante.

Nesse capítulo, descreve-se os recentes avanços da cardiologia intervencionista no tratamento de pacientes com insuficiência coronária crônica, com base nas mais recentes evidências científicas e nas principais recomendações das diretrizes nacionais e internacionais sobre o assunto.

MARCADORES DE PROGNÓSTICO NA DAC ESTÁVEL

A severidade e o prognóstico da DAC estável podem ser determinados de diversas formas, sendo que todas elas fornecem informações que se complementam para a mais adequada estratificação de risco e decisão terapêutica.

Classicamente, a extensão anatômica da DAC aferida pela quantidade de vasos epicárdicos acometidos por estenoses importantes ($\geq 70\%$) e a avaliação fisiológica da carga isquêmica, representam os principais marcadores de prognóstico em pacientes com insuficiência coronária crônica.

A avaliação anatômica da DAC pode ser realizada de forma não invasiva, pela aferição do escore de cálcio e pela angiotomografia de coronária ou de forma invasiva, pela cinecoronariografia. Embora os métodos não invasivos sejam úteis em predizer a ocorrência de eventos cardíacos adversos, ambos são de limitado valor na tomada de decisão terapêutica na doença estável. Por outro lado, a despeito de seu caráter invasivo, a cinecoronariografia permanece como método padrão-ouro para determinar a severidade anatômica da DAC. Também por meio da cateterização cardíaca, é possível realizar avaliação funcional da estenose coronária, utilizando a reserva de fluxo coronária (FFR).

Desde a década de 1970, com a publicação do estudo CASS (*Coronary Artery Surgery Study*), estabeleceu-se a correlação entre o número de artérias coronárias com obstruções relevantes à angiografia e a incidência de eventos cardíacos adversos em pacientes com DAC estável. No estudo em questão, pacientes que possuíam lesões graves (70%) nos três vasos epicárdicos maiores (triarteriais) e aqueles com obstruções >50% no tronco da coronária esquerda (TCE), tiveram menor sobrevida quando mantidos exclusivamente em TMO quando comparados aos pacientes com as mesmas características submetidos à cirurgia de revascularização miocárdica.

O Registro CASS, que incluiu pacientes do estudo CASS que não foram randomizados, devido às características clínicas ou decisão médica, acompanhou por 12 anos pacientes com DAC estável mantidos em TMO. Pacientes que não possuíam obstruções importantes à cinecoronariografia tiveram sobrevida de 91% ao final do seguimento tardio, ao passo que os indivíduos com estenose grave em uma, duas e três artérias coronárias tiveram sobrevida de 74%, 59% e 40%, respectivamente.

Embora não haja correlação direta entre intensidade dos sintomas de angina e a extensão anatômica da DAC, a classe funcional do indivíduo bem como sua tolerância à atividades físicas têm se mostrado importantes marcadores de prognóstico na insuficiência coronária crônica. Estudo desenvolvido com mais de 8.000 pacientes com DAC estável demostrou que ao final de um seguimento médio de dois anos, pacientes com dor precordial limitante apresentaram maiores taxas de mortalidade quando comparados aqueles com pouca ou nenhuma limitação física (incremento na taxa de mortalidade de 27%, 61% e > 200% em indivíduos com limitação leve, moderada e grave, respectivamente).

A avaliação da insuficiência coronária crônica deve incluir também a detecção e quantificação da carga isquêmica, o que geralmente é feito de forma não invasiva, com teste de esforço físico com ou sem exames de imagem associados (por exemplo, teste de esteira, bicicleta, cintilografia de perfusão miocárdica, eco com estresse farmacológico, etc.) ou de forma invasiva, com avaliação da reserva de fluxo fracionada (FFR).

Avaliações *post hoc* de ensaios clínicos em pacientes com DAC estável tem apontado para um exponencial incremento na ocorrência de eventos cardíacos adversos, incluindo óbito e IAM, à medida que aumenta a carga isquêmica nas avalições funcionais não invasivas. Iskander e cols., em uma revisão com >12.000 pacientes com DAC estável avaliados com cintilografia do miocárdio, demostraram uma taxa de mortalidade anual bastante baixa (0,6%) entre os indivíduos com ausência de isquemia, ao passo que aqueles com exame alterado tinham incremento na mortalidade de até 12 vezes (7,4%). Esse incremento foi diretamente proporcional ao aumento da carga isquêmica.

Notavelmente, a realização de procedimentos de revascularização miocárdica em indivíduos com estenoses coronárias mas sem evidência de isquemia, parece não estar associada a nenhum benefício na redução de mortalidade/infarto. Legalery e cols., utilizando FFR, demostraram que a ICP em pacientes estáveis sem isquemia relevante (FFR $\geq 0,80$), associou-se a uma taxa de eventos cardíacos adversos de 11% ao final de um ano de seguimento comparada a 7% entre os indivíduos sem isquemia (FFR $\geq 0,80$) mantidos em TMO. Do mesmo modo, no estudo DEFER, pacientes com DAC estável, mas sem isquemia relevante ao FFR e que foram mantidos em TMO, tiveram numericamente menos óbito cardíaco/infarto quando comparados aqueles sem isquemia relevante (FFR negativo) submetidos à ICP, ao final de cinco anos de seguimento (3,3 *versus* 7,9%, p = 0,2).

Mais recentemente, o estudo FAME (*Fractional Flow Reserve Versus Angiography for Multivessel Evaluation*) avaliou 1.005 pacientes com doença coronária multiarterial, randomizando-os para ICP com base nos achados angiográficos (revascularização anatômica) *versus* ICP guiada pela presença de isquemia ao FFR (< 0,80). Ao final de um ano de seguimento clínico, o grupo tratado com base na presença de isquemia havia recebido menos *stents* (1,9 *versus* 2,7%, p < 0,001) e havia apresentado menos eventos cardíacos adversos maiores (13,2 *versus* 18,3%, p = 0,02). Digno de nota, o grupo guiado por FFR teve significativamente menos óbito/infarto (7,3 *versus* 11,1%, p = 0,04), confirmando a hipótese de que a realização de procedimentos de revascularização miocárdica guiados exclusivamente pela anatomia coronária, na ausência de isquemia, não reduzem eventos negativos além de resultar em incremento em custos ao sistema de saúde.

Por fim, além da avaliação anatômica e fisiológica, outros fatores tem papel relevante na determinação do prognóstico em pacientes com insuficiência coronária crônica, tais como função ventricular esquerda e extensão da doença aterosclerótica para outros territórios (por exemplo, território cerebral e vascular periférico).

INDICAÇÃO DE REVASCULARIZAÇÃO MIOCÁRDICA NA DAC ESTÁVEL

Os procedimentos de revascularização miocárdica (cirurgia ou ICP) em pacientes com insuficiência coronária crônica tem suas indicações baseadas na redução da sintomatologia e na melhora do prognóstico.

Em pacientes sintomáticos, tanto a CRM quanto a ICP demonstraram reduzir angina, aumentar tolerância a atividade física e melhorar a qualidade de vida. A realização de procedimentos de revascularização se associa também à redução da carga isquêmica. Os principais estudos que demonstraram os benefícios da revascularização guiada pela presença de isquemia foram o SWISSI I (*SWISs Silent Ischemia*), ACIP (*Asymptomatic Cardiac Ischemia Pilot*), COURAGE (subgrupo com medicina nuclear), BARI-2D (braço cirúrgico). Os estudos DEFER e FAME demonstraram ausência de benefícios dos procedimentos de revascularização em pacientes sem isquemia.

A realização de procedimentos de revascularização miocárdica pode também reduzir os chamados desfechos duros (óbito/IAM/ AVC), sobretudo em pacientes com DAC mais avançada. Por exemplo, no estudo BARI-2D, indivíduos com DAC mais extensa submetidos à cirúrgica de revascularização miocárdica associada a TMO tiveram, ao final de cinco anos de seguimento, significativamente menos óbito/IAM/AVC quando comparados aos pacientes submetidos exclusivamente a TMO (redução absoluta de 8,1%, p < 0,01).

A tabela 25.1 contém as principais indicações de procedimentos de revascularização miocárdica, visando melhorar prognóstico e/ou sintomatologia.

INTERVENÇÃO CORONÁRIA PERCUTÂNEA

HISTÓRICO

Há quase quatro décadas, mais precisamente no ano de 1977, surgia um método alternativo à cirurgia de revascularização do miocárdio: a angioplastia transluminal coronária. Essa técnica foi idealizada por Andreas Gruentzig, que utilizou um cateter-balão por ele concebido, para realizar a primeira dilatação em artéria coronária humana por via percutânea.

Inicialmente restrita a casos de baixa complexidade, tanto do ponto de vista clínico como anatômico, na atualidade as intervenções coronárias percutâneas (ICP) representam uma opção real e efetiva no tratamento

Tabela 25.1. Indicação para realização de revascularização em pacientes com DAC estável§			
Extensão da DAC estável (antômica e funcional)		**Classe de recomendação**	**Nível de evidência**
Para modificar prognóstico	TCE com estenose >50%*	I	A
	Qualquer lesão >50% na DA proximal*	IIa	B
	Bi ou tri-artérias com lesões > 50% e disfunçãoventricular esquerda (FE < 40%)	IIa	B
	Grande área de isquemia (> 10%)	IIa	B
	Artéria coronária derradeira com estenose > 50%	I	A
Para reduzir sintomas	Obstrução coronária > 70% com angina (ou equivalente anginoso), refratária ao tratamento medicamentoso	I	A

§ Modificado a partir da Diretriz Brasileira em Intervenção Coronária. Feres F e cols. Arq Bras Cardiol (no prelo).
*Nas estenoses entre 50% e 90% sugere-se teste não invasivo que documente presença de isquemia ou FFR<0,80.
TCE: tronco de coronária esquerda; DA: artéria descendente anterior; TMO: terapia medicamentosa otimizada; FFR: *fractional flow* reserve (ou reserva de fluxo fracionada); DAC: doença arterial coronária.

também de lesões complexas, incluindo pacientes multiarteriais, diabéticos e mesmo aqueles com lesões situadas no TCE, território até pouco tempo de domínio exclusivo da cirurgia.

A explicação para essa notável expansão nas indicações de ICP reside em um somatório de fatores, dentre os quais destacamos: aumento da experiência dos cardiologistas intervencionistas, aprimoramento progressivo das técnicas de intervenção percutânea, evolução da terapêutica farmacológica adjunta, sobretudo com o advento do regime anti-plaquetário duplo (AAS +tienopiridínico), e introdução de novos instrumentais, com ênfase para os *stents* coronários e mais recentemente para os *stents* farmacológicos.

Com o advento dos *stents* metálicos, conseguiu-se superar as principais limitações da intervenção com cateter-balão, que restringiam sua indicação nos cenários de maior complexidade. As endopróteses metálicas tornaram o procedimento percutâneo mais previsível, com taxas de sucesso imediato próximas a 100%. Além do mais, impedindo a retração elástica aguda e o remodelamento coronário negativo crônico, esses dispositivos praticamente eliminaram os dois principais mecanismos de reestenose após a ICP com cateter-balão.

Entretanto, o implante de *stents* resulta em dano à parede vascular, iniciando uma cascata reparatória visando a restaurar sua integridade. Em alguns casos, esta resposta cicatricial é excessiva, e resulta em reobstrução (reestenose) do vaso tratado, com recorrência dos sintomas anginosos, obscurecendo parcialmente os resultados da ICP.

Em 1999, Sousa e cols. introduziram os *stents* metálicos farmacológicos na prática intervencionista. Graças à liberação local de fármacos antiproliferativos, esses dispositivos minimizaram a resposta inflamatória cicatricial após a ICP, reduzindo assim a ocorrência de reestenose angiográfica e a necessidade de novos procedimentos de revascularização no seguimento previamente tratado. O marcante resultado desta nova tecnologia, com taxas de falência tardia em geral inferiores a 10%, mesmo nos cenários de maior complexidade, alavancou novamente a ICP, permitindo expandir sua indicação para cenários antes praticamente restritos à cirurgia de revascularização miocárdica.

Papel da ICP *versus* TMO isolada

Na década de 1980, dois estudos clínicos randomizados (ACME18 e RITA 2) compararam a ICP com cateter-balão à TMO, demonstrando benefício da estratégia invasiva no sentido de reduzir sintomas de angina e aumentar a tolerância à atividade física, porém sem afetar de maneira significativa sobrevida de pacientes com doença coronária estável.

Desde então vários outros estudos compararam as duas estratégias de tratamento, acompanhando a evolução tanto da terapia farmacológica quanto dos dispositivos utilizados nos procedimentos percutâneos. Dentre estes, três merecem destaque: COURAGE, BARI-2D e FAME 2.

Estudo COURAGE

O estudo COURAGE investigou se a ICP associada à TMO seria superior à TMO isolada em 2.287 pacientes com DAC estável. O objetivo primário da comparação foi a redução na ocorrência de óbito (por qualquer causa) e IAM, ao final de um período de 4,6 anos de seguimento. Foram excluídos deste estudo pacientes com angina CCS ≥ 3, com ICC classe funcional IV, anatomia coronária inadequada para ICP e aqueles que necessitassem algum procedimento de revascularização urgente. Conforme já comentado, o estudo não demonstrou diferença na sobrevida livre de óbito/IAM entre os dois grupos (18,5% no grupo TMO *versus* 19% no grupo ICP+TMO, p = 0,6). Entretanto, pacientes alocados para o tratamento invasivo obtiveram maior alívio na sintomatologia e melhora mais significativa na qualidade de vida sobretudo nos primeiros 24 a 36 meses após a randomização. Da mesma forma, a ICP foi mais eficaz em reduzir a carga isquêmica (redução de 33 *versus* 19% no grupo TMO, p < 0,01), em especial entre os pacientes com isquemia moderada/importante (> 10% da extensão miocárdica).

Embora se trata de estudo de grande relevância e um marco na cardiologia contemporânea, o COURAGE encerra algumas importantes críticas e limitações, dentre as quais destacamos:

- inclusão de uma população de baixo a moderado risco (menos de 10% dos pacientes avaliados foram realmente randomizados no estudo, sendo que 22% deles eram assintomáticos, apenas 33% possuíam lesão em DA proximal e a grande maioria apresentava função ventricular esquerda normal);
- randomização somente após definição da anatomia coronária, o que pode ter influenciado na exclusão dos pacientes de maior risco;
- elevada taxa de *cross-over* do grupo TMO para o grupo ICP + TMO (praticamente 1/3 da população alocada para TMO recebeu algum procedimento de revascularização durante o período de seguimento do estudo). Além disso, a utilização de *stents* farmacológicos foi baixa nesse estudo (< 10%).

BARI-2D

Esse estudo avaliou se a revascularização com ICP ou cirurgia (o método de revascularização a ser instituído era escolha do médico do paciente), associada à TMO, seria superior a TMO isolada em reduzir óbito (de qualquer causa) em pacientes diabéticos com DAC estável. Foram excluídos indivíduos com estenose relevante no tronco da coronária esquerda, aqueles com ICC classe funcional III/IV, os que necessitassem algum procedimento de revascularização urgente e os submetidos à cirurgia de revascularização no período de um ano antes da inclusão no estudo.

Ao final de cinco anos de seguimento, não se observou diferença na mortalidade entre os pacientes alocados para ICP +TMO *versus* TMO isolada (OR 0,5, IC95% -2,0 a 3,1, p = 0,97). O mesmo foi observado quanto ao IAM e ao AVC. Entretanto, 42% dos pacientes inicialmente alocados para tratamento medicamentoso necessitaram algum procedimento de revascularização durante a evolução. Também digno de nota, os pacientes considerados de mais alto risco para eventos cardiovasculares foram, por escolha de seus médicos, submetidos à cirurgia cardíaca no grupo randomizado para revascularização miocárdica. Teria havido benefício da ICP fossem os pacientes mais propensos a eventos cardiovasculares? Esta resposta não foi fornecida por este estudo. É importante observar enfatizar que o BARI-2D não foi um estudo desenhado para comparar as modalidades de revascularização.

FAME 2

Publicado em 2012 por De Bruyne e cols., o estudo FAME 2 propôs a avaliar pacientes com DAC estável randomizados para tratamento percutâneo com *stents* farmacológicos *versus* TMO. Para qualificarem-se para o estudo, os pacientes deveriam apresentar pelo menos uma estenose coronária com comprovada isquemia (FFR < 0,80), corrigindo assim uma das principais limitações do estudo COURAGE, que não exigia a documentação direta de isquemia pra inclusão. O objetico principal desse estudo foi comparar a ocorrência de óbito/IAM e revascularização de urgência entre os indivíduos com insuficiência coronária crônica tratados com ICP +TMO *versus* TMO exclusivamente.

Embora tenha sido desenhado para incluir 1.632 pacientes, o FAME 2 foi interrompido com 1.220 pacientes, por decisão do comitê de segurança do estudo, que observou aumento significativo do desfecho primário entre os pacientes alocados para TMO (12,7 *versus* 4,3%, p<0,001). Essa diferença se deu, sobretudo, à necessidade mais premente de revascularização miocárdica entre os pacientes inicialmente randomizados para TMO (11,1 *versus* 1,6%, p = 0,001). Digno de nota, 21% dessas revascularizações de urgência foram indicadas devido a quadro de infarto do miocárdio e 26,8% por angina instável com alteração da ECG. Faz-se necessário comentar que mais uma vez não houve diferença na taxa de mortalidade entre pacientes tratados com ICP + TMO *versus* TMO isolada. Recente publicação desse grupo demonstrou que ao final de 2 anos de acompanhamento clínico, manteve-se a superioridade da ICP+TMO *versus* TMO apenas na redução do desfecho primário (8,1 *versus* 19,5%, p < 0,001). Notavelmente, pacientes que durante a avaliação inicial não tiveram nenhuma lesão com FFR < 0,80 e, portanto, foram mantidos em tratamento clínico, tiveram baixa taxa de eventos (9%), confirmando a ausência de benefício em se revascularizar pacientes estáveis sem evidência sólida de isquemia miocárdica.

Metanálise

Recente metanálise incluindo 1.557 pacientes de três estudos randomizados (subestudo de medicina nuclear do COURAGE, FAME 2 e SWISSI II) que compraram ICP *versus* TMO isolada em pacientes com DAC estável e documentação de isquemia por meio de exames funcionais não invasivos (MIBI) e/ou invasivos (FFR), demonstraram que a opção pela estratégia de revascularização percutânea associou-se à redução de mortalidade ao final de 3 anos de seguimento (HR: 0,52; 95% IC: 0,30 to 0,92; p ¼ 0,02), sem heterogeneidade entre os estudos.

Em resumo, todos os estudos acima discutidos parecem apontar para o fato de que o elo central para se obter benefício na revascularização de pacientes com DAC estável é a presença e extensão da isquemia miocárdica. Com base nessa premissa foi desenhado e encontra-se em fase ativa de recrutamento o estudo ISCHEMIA (*Intenational Study of Comparative Health Effectiveness with Medical and Invasive Approaches*) que planeja incluir apenas pacientes com DAC estável e documentação de isquemia moderada a importante (provas funcionais não invasivas) para serem randomizados para revascularização miocárdica (cirurgia ou ICP, à escolha do clínico) ou TMO.

Entretanto, uma das principais limitações na comparação entre estratégias de revascularização e TMO na insuficiência coronária crônica, refere-se ao fato de que as abordagens são na grande maioria das vezes complementares e não antagônicas, atuando por distintos mecanismos de ação. Enquanto os procedimentos de revascularização em geral são indicados para as estenoses mais graves e limitantes do ponto de vista hemodinâmico, promovendo assim um rápido alívio da sintomatologia anginosa, o TMO é mais lento, visando a promover a estabilização do ateroma e redução do consumo de O_2 pelo miocárdio, levando ao pré-condicionamento isquêmico.

Assim sendo, parece claro que ambas as estratégias são sinérgicas, podendo a depender do caso, serem escolhidas como abordagem inicial ou durante a evolução do tratamento. A figura 25.1 mostra de forma simplificada, um algoritmo sugerido para decisão terapêutica em pacientes com DAC estável.

ICP *versus* cirurgia de revascularização miocárdica

Também na década de 1980, iniciaram-se os vários estudos comparando ICP à cirurgia de revascularização miocárdica como estratégias terapêuticas para pacientes com doença multiarterial.

Ainda na era da ICP com cateter-balão, dois estudos (EAST e BARI) demonstraram a superioridade da técnica cirúrgica sobre a percutânea no sentido de reduzir necessidade de novos procedimentos. Ambos os estudos porém demonstraram não haver vantagem de uma técnica sobre a outra no que tange à redução de óbito e infarto, exceção feita aos pacientes diabéticos, que no estudo BARI tiveram melhor sobrevida ao final de cinco anos quando tra-

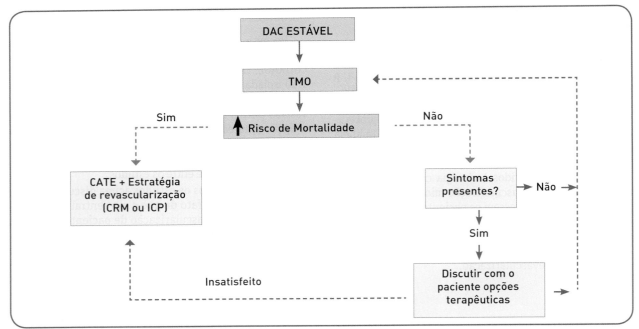

Figura 25.1. Algoritmo simplificado para condução clínica de pacientes com DAC estável

tados com cirurgia (80,6 versus 65,5%, p < 0,001), o que se manteve aos 10 anos de evolução (57,8 versus 45,5%, p=0,025). Nesses estudos ambas as técnicas foram eficazes em reduzir a sintomatologia de angina e os pacientes submetidos à ICP tiveram menor tempo de internação e melhores resultados agudos. A perda tardia dos resultados no grupo tratado de forma percutânea deveu-se sobretudo à reestenose, relativamente elevada após uso exclusivo do cateter-balão.

Nas décadas seguintes, com o advento dos *stents* e sobretudo da sua versão com fármaco, notou-se expressiva melhora nos resultados tardios, o que resultou em diversos outros estudos comparando as duas estratégias de revascularização. Dentre estes merecem destaque o ARTS (*the Arterial Revascularization Therapies Study*), MASS II (*the Medicine, Angioplasty, or Surgery Study*) e o SYNTAX, esse último já na era mais contemporânea da ICP, como ampla adoção dos *stents* farmacológicos. A seguir, apresenta-se esses três estudos em mais detalhes

ARTS

Este estudo randomizou 1.205 pacientes, a grande maioria com DAC estável, para revascularização miocárdica cirúrgica (n = 605) ou percutânea, com *stents* metálicos não farmacológicos (n = 600). Ao final de cinco anos de seguimento não houve diferença na taxa de mortalidade entre os dois grupos (8,0 com ICP versus 7,6% com cirurgia, p = 0,83), ainda que entre os diabéticos (n = 208) tenha havido um favorecimento numérico (sem significância estatística) para o procedimento cirúrgico (mortalidade da ICP 13,4 versus 8,3% da cirurgia, p = 0,27). Na população geral também não houve diferença relevante na ocorrência desfecho o combinado de óbito/IM/AVC (18,2% no grupo tratado com *stent* versus 14,9% no grupo cirúrgico, p = 0,14). Entretanto, mais uma vez a cirurgia se mostrou superior em reduzir a necessidade de novos procedimentos (8,8 versus 30,3%, p < 0,001).

MASS II

Estudo conduzido no Brasil, randomizou 611 pacientes com insuficiência coronária crônica e doença multiarterial para três estratégias de tratamento: TMO, ICP com *stent* metálico ou cirurgia de revascularização miocárdica. Ao contrário dos estudos da época, o MASS II incluiu uma população na época considerada de mais alto risco anatômico, sendo 60% dos pacientes triarteriais e 90% portadores de estenose relevante no 1/3 proximal da DA. Revascularização anatômica completa foi obtida em 74% dos pacientes do grupo cirúrgico e em apenas 41% dos pacientes tratados percutaneamente. Ao final de cinco anos de evolução, o desfecho primário representado pelo combinado de óbito, infarto com onda Q e angina refratária necessitando revascularização, ocorreu em 21,2% dos pacientes do grupo cirúrgico comparado a 32,7% do grupo ICP e 36% do grupo TMO (p < 0,0026). Na análise isolada de mortalidade não houve diferença significativa entre os três grupos. Entretanto, a cirurgia se mostrou mais efetiva em reduzir a necessidade urgente de procedimentos de revascularização (3,9 versus 9,4% no grupo TMO e 11,2% no grupo ICP, p < 0,021). Tanto a cirurgia quanto a ICP foram superiores na redução de infarto não fatal no período de seguimento (8,3% no grupo cirúrgico e 11,2% no grupo ICP versus 15,3% no grupo TMO, p < 0,001).

Posterior metanálise publicada por Daemen e cols., incluindo a população dos estudos ARTS, MASS II, SoS (*Stent or Surgery trial*) e ERACI II, demonstrou que ao final de cinco anos, a incidência cumulativa de óbito/IAM/AVC era similar entre as duas modalidades de revascularização (16,7 *versus* 16,9%), sendo a necessidade de nova revascularização significativamente menor entre os pacientes operados (7,9 *versus* 29%, p < 0,001).

SYNTAX

Pelo exposto, nota-se que a lacuna entre os dois métodos de revascularização vinha progressivamente sendo reduzida, restando a reestenose como principal limitação da ICP, em especial em populações de maior complexidade.

A introdução dos *stents* farmacológicos e sua marcante capacidade de reduzir a resposta proliferativa neointimal, fez com que no início da década passada houvesse uma marcante expansão nas indicações de ICP e novamente surgisse o debate sobre qual dos dois métodos de revascularização (cirurgia *versus* ICP) seria mais efetivo em pacientes multiarteriais, incluindo aqueles com lesões no TCE, usualmente excluídos dos estudos prévios.

Para tentar responder a esse questionamento, foi desenhado o estudo SYNTAX, que randomizou 1.800 pacientes triarteriais e/ou com obstrução no TCE para cirurgia de revascularização miocárdica ou ICP com *stents* farmacológicos liberadores de paclitaxel (Taxus, Boston Scientific, Natick, MA, EUA). O desfecho primário do estudo foi a ocorrência do combinado óbito/infarto/AVC/nova revascularização aos 12 meses de evolução. A despeito do uso de *stents* farmacológicos, a cirurgia mostrou-se mais efetiva em reduzir o desfecho primário combinado (12,4 *versus* 17,8%, p = 0,002), novamente devido a superioridade deste método em reduzir a necessidade de novos procedimentos de revascularização (5,9 *versus* 13,5%, p<0,001). Ao final de um ano, não houve diferença na ocorrência de óbito e infarto isoladamente e a ocorrência de AVC se mostrou mais frequente no grupo cirúrgico (2,2% *versus*. 0,03).

Recentemente foram publicados os resultados finais deste estudo, com seguimento de cinco anos dos pacientes incluídos. Ambos os grupos tiveram equivalentes taxas de óbito (11,4% no grupo cirúrgico *versus* 13,9% no grupo ICP; p = 0,10) e de AVC (3,7 *versus* 2,4%; p=0,09). Entretanto a cirurgia mostrou-se superior em reduzir a ocorrência de infarto não fatal (3,8 *versus* 9,7%; p < 0,0001) e novas revascularizações (13,7 *versus* 25,9%; p < 0,0001).

O estudo SYNTAX, dentre suas muitas relevantes contribuições, permitiu a criação de um escore para avaliação de risco ou gravidade angiográfica da população incluída, que foi categorizada em tercis, a saber: baixa complexidade (≤ 22), moderada complexidade (entre 23 e 32) e alta complexidade (≥33). Com base nesta estratificação percebeu-se que:
- a cirurgia mostrou-se superior à ICP nos grupos de moderada e alta complexidade anatômica;
- enquanto os resultados da ICP variavam de acordo com a complexidade anatômica abordada, a cirurgia demonstrou desempenho similar nos três tercis.

Recente publicação comparou a qualidade de vida e presença de angina entre os pacientes incluídos no estudo SYNTAX. No que tange à qualidade de vida, os pacientes de ambos os grupos apresentaram substancial e duradoura melhora desta variável ao longo do seguimento de cinco anos. Embora do ponto de vista estatístico, esse benefício tenha sido maior entre os pacientes submetidos à CRM, a diferença absoluta foi mínima entre as coortes, sendo mais apreciável entre os pacientes com maior escore SYNTAX, ou seja, nas anatomias mais complexas, nas quais a CRM mostrou-se mais eficaz em promover revascularização completa e duradoura.

TIPOS DE *STENTS* UTILIZADOS NA ICP CONTEMPORÂNEA

Conforme já previamente mencionado, os *stents* farmacológicos já demostraram ser superiores em relação à angioplastia com cateter-balão e com *stent* não farmacológico, sobretudo pela sua marcante capacidade em reduzir a necessidade de novas intervenções na lesão previamente tratada (reestenose). Entretanto, estudos mais contemporâneos e mesmo metanálise tem apontado também para um possível benefício destes dispositivos também em reduzir óbito e infarto, sobretudo em cenários de maior complexidade, como multiarteriais e TCE, nos quais a reestenose nem sempre é um evento de menor relevância.

Embora tenham atingido seu objetivo principal de maneira eficaz, com a redução da ocorrência da reestenose, a segurança dos *stents* farmacológicos de primeira geração (*Cypher com sirolimus e Taxus com paclitaxel*) foi questionada pela biocompatibilidade subótima do polímero e endotelização tardia do *stent* algo imperfeita, podendo, em alguns raros casos, resultar em tromboses tardias e muito tardias. Degradação inapropriada desses polímeros e alto peso molecular respondiam em parte pelos problemas.

Mais recentemente, uma nova geração de *stents* farmacológicos, com polímeros duráveis que geram mínima resposta inflamatória (Xience® Prime/Expedition, Promus® Element e Rezolute® Integrity) ou com polímeros bioabsorvíveis (Biomatrix, Nobori, Synergy, Orsiro) foi aprovada para uso clínico e atualmente praticamente substituíram completamente os *stents* farmacológicos de primeira geração. Vários estudos e metanálises tem apontado para um perfil de eficácia e segurança superior com esses novos dispositivos, quando comparados a todos os demais dispositivos utilizados em ICP.

Em recente metanálise comparando estratégias de revascularização (ICP e CRM) ao TMO em pacientes com DAC estável, na qual se levou em conta também o instrumental utilizado para realizar ICP (SNF *versus* SF de primeira geração *versus* SF de segunda geração), foram incluídos 100 ensaios clínicos e 93.553 pacientes. Nessa publicação, a realização de ICP com SF de segunda geração com everolimus demonstrou redução de 25%, 22% e 73% na ocorrência de óbito, óbito ou infarto e nova revascularização, respectivamente quando comparado ao TMO isolado. Resultado similar foi observado na comparação entre CRM e TMO. E na comparação entre estratégias de revascularização (CRM *versus* ICP), apenas os SF de segunda geração produziram benefícios semelhantes aos observados com a CRM nesta população.

Assim sendo, a recomendação mais atual é a de que, sempre que possível, se realize ICP com implante dessa nova geração de *stents* farmacológicos. Persiste como limitação ao uso desta tecnologia, a incapacidade do paciente em aderir à terapia anti-plaquetária dupla por tempo mais prolongado (pelo menos 6 meses).

RECOMENDAÇÕES ATUAIS PARA ABORDAGEM PERCUTÂNEA DE PACIENTES COM DAC ESTÁVEL

A tabela 25.2 sumariza as principais recomendações da Sociedade Brasileira de Cardiologia (SBC), bem como das Sociedade Europeia de Cardiologia (ESC)/Sociedade Europeia de Cirurgia Cardiotorácica (ESCS) e do Colégio Americano de Cardiologia (ACC)Associação Americana de Cardiologia (AHA) com relação à indicação de ICP na insuficiência coronária crônica.

CONCLUSÃO

Ao lidar com indivíduos portadores de DAC estável, o cardiologista deve pautar sua estratégia terapêutica na severidade da sintomatologia, na carga isquêmica, na ida-de do paciente, na tolerância à terapêutica antianginosa e na presença de outras comorbidades.

A opção inicial por estratificação invasiva (cinecoronariografia) e, quando cabível, um procedimento de revascularização, vai depender sobretudo da avaliação de risco do paciente, quanto à presença e extensão da carga isquêmica e intensidade da sintomatologia anginosa.

Certamente, a principal mensagem dos diversos ensaios clínicos realizados neste campo, é de que a estratégia inicial de TMO, com opção por revascularização quando esta for insuficiente, não implica em penalidade maior (óbito e infarto) para o paciente. Por outro lado, a adoção da TMO como estratégia inicial pode resultar em morosidade na redução da sintomatologia (o que nem sempre é obtido), necessidade mais frequente de visitas ao cardiologista, uso de maior quantidade de fármacos antianginosos e, não infrequentemente, *cross-over* para alguma estratégia de revascularização (30 a 50% das vezes, na evolução de médio prazo).

Nos próximos anos, espera-se melhora nos resultados da ICP no médio e longo prazo, com a ampla adoção dos *stents* farmacológicos de segunda geração e, sobretudo, pela mudança na postura da indicação de revascularização, com a incorporação do conceito de revascularização funcional (guiada por isquemia) na tomada de decisão da DAC estável. Para tal, a medição mais frequente da reserva de fluxo coronário (FFR) deverá ter um papel cada vez mais de destaque no laboratório de intervenção coronária.

BIBLIOGRAFIA CONSULTADA

* Abdallah MS, Wang K, Magnuson EA, Osnabrugge RL, Kappetein AP, Morice MC, Mohr FA, Serruys PW, Cohen DJ; SYNTAX Trial Investigators. Quality of Life After Surgery or DES in Patients With 3-Vessel or Left Main Disease. J Am Coll Cardiol. 2017 Apr 25;69(16):2039-2050.

Tabela 25.2. Recomendações para o tipo de revascularização (cirurgia ou ICP) em pacientes com DAC estável e anatomia favorável para ambos os procedimentos e baixo risco cirúrgico§				
	ICP/classe	Nível de evidência	CRM/ classe	Nível de evidência
Um ou dois vasos sem artéria coronária descendente anterior proximal	I	C	IIb	C
Um vaso com artéria coronária descendente anterior proximal	I	A	I	A
Dois vasos com artéria DA proximal	I	C	I	B
TCE com escore SYNTAX < 22	I	B	I	B
TCE com escore SYNTAX 23-32	I	B	I	B
TCE com escore SYNTAX > 32	III	B	I	B
Três vasos com escore SYNTAX < 22	I	B	I	A
Três vasos com escore SYNTAX 23-32	IIb	B	I	A
Três vasos com escore SYNTAX > 32	III	B	I	A

§ Modificado a partir da Diretriz Brasileira em Intervenção Coronária. Feres F e cols. Arq Bras Cardiol (no prelo).
TCE: tronco de coronária esquerda; DA: artéria descendente anterior; DAC:doença arterial coronária.

- BARI 2D Study Group, Frye RL, August P, Brooks MM, Hardison RM, Kelsey SF, MacGregor JM, Orchard TJ, Chaitman BR, Genuth SM, Goldberg SH, Hlatky MA, Jones TL, Molitch ME, Nesto RW, Sako EY, Sobel BE. A randomized trial of therapies for type 2 diabetes and coronary artery disease. N Engl J Med. 2009 Jun 11;360(24):2503-15.
- Bech GJW, De Bruyne B, Pijls NHJ, et al. Fractional flow reserve to etermine the appropriateness of angioplasty in moderate coronary stenosis: a randomized trial. Circulation 2001;103:2928–34.
- Boden WE, O'Rourke RA, Teo KK, Hartigan PM, Maron DJ, Kostuk WJ, Knudtson M, Dada M, Casperson P, Harris CL, Chaitman BR, Shaw L, Gosselin G, Nawaz S, Title LM, Gau G, Blaustein AS, Booth DC, Bates ER, Spertus JA, Berman DS, Mancini GB, Weintraub WS; COURAGE Trial Research Group. Optimal medical therapy with or without PCI for stable coronary disease. N Engl J Med. 2007 Apr 12;356(15):1503-16.
- Cesar LA, Ferreira JF, Armaganijan D, Gowdak LH, Mansur AP, Bodanese LC, et al. Diretriz de Doença Coronária Estável. Arq Bras Cardiol 2014; 103(2Supl.2): 1-59.
- Comparison of coronary bypass surgery with angioplasty in patients with multivessel disease. The Bypass Angioplasty Revascularization Investigation (BARI) Investigators. N Engl J Med. 1996 Jul 25;335(4):217-25.
- Coronary artery surgery study (CASS): a randomized trial of coronary artery bypass surgery. Survival data. Circulation. 1983 Nov;68(5):939-50.
- Daemen J, Boersma E, Flather M, Booth J, Stables R, Rodriguez A, Rodriguez-Granillo G, Hueb WA, Lemos PA, Serruys PW. Long-term safety and efficacy of percutaneous coronary intervention with stenting and coronary artery bypass surgery for multivessel coronary artery disease: a meta-analysis with 5-year patient-level data from the ARTS, ERACI-II, MASS-II, and SoS trials. Circulation. 2008 Sep 9;118(11):1146-54.
- De Bruyne B, Fearon WF, Pijls NH, Barbato E, Tonino P, Piroth Z, Jagic N, Mobius-Winckler S, Rioufol G, Witt N, Kala P, MacCarthy P, Engström T, Oldroyd K, Mavromatis K, Manoharan G, Verlee P, Frobert O, Curzen N, Johnson JB, Limacher A, Nüesch E, Jüni P; FAME 2 Trial Investigators. Fractional flow reserve-guided PCI for stable coronary artery disease. N Engl J Med. 2014 Sep 25;371(13):1208-17.
- De Bruyne B, Pijls NH, Kalesan B, Barbato E, Tonino PA, Piroth Z, Jagic N, Möbius-Winkler S, Rioufol G, Witt N, Kala P, MacCarthy P, Engström T, Oldroyd KG, Mavromatis K, Manoharan G, Verlee P, Frobert O, Curzen N, Johnson JB, Jüni P, Fearon WF; FAME 2 Trial Investigators. Fractional flow reserve-guided PCI versus medical therapy in stable coronary disease. N Engl J Med. 2012 Sep 13;367(11):991-1001.
- Detrano R, Guerci AD, Carr JJ, Bild DE, Burke G, Folsom AR, Liu K, Shea S, Szklo M, Bluemke DA, O'Leary DH, Tracy R, Watson K, Wong ND, Kronmal RA. Coronary calcium as a predictor of coronary events in four racial or ethnic groups. N Engl J Med. 2008 Mar 27;358(13):1336-45.
- Erne P, Schoenenberger AW, Zuber M, Burckhardt D, Kiowski W, Dubach P, Resink T, Pfisterer M. Effects of anti-ischaemic drug therapy in silent myocardial ischaemia type I: the Swiss Interventional Study on Silent Ischaemia type I (SWISSI I): a randomized, controlled pilot study. Eur Heart J. 2007 Sep;28(17):2110-7.
- Fihn SD, Gardin JM, Abrams J, Berra K, Blankenship JC, Dallas AP, Douglas PS, Foody JM, Gerber TC, Hinderliter AL, King SB 3rd, Kligfield PD, Krumholz HM, Kwong RY, Lim MJ, Linderbaum JA, Mack MJ, Munger MA, Prager RL, Sabik JF, Shaw LJ, Sikkema JD, Smith CR Jr, Smith SC Jr, Spertus JA, Williams SV; American College of Cardiology Foundation. 2012 ACCF/AHA/ACP/AATS/PCNA/SCAI/STS guideline for the diagnosis and management of patients with stable ischemic heart disease: executive summary: a report of the American College of Cardiology Foundation/American Heart Association task force on practice guidelines, and the American College of Physicians, American Association for Thoracic Surgery, Preventive Cardiovascular Nurses Association, Society for Cardiovascular Angiography and Interventions, and Society of Thoracic Surgeons. Circulation. 2012 Dec 18;126(25):3097-137.
- Gada H, Kirtane AJ, Kereiakes DJ, et al. Metaanalysis of trials on mortality after percutaneous coronary intervention compared with medical therapy in patients with stable coronary heart disease and objective evidence of myocardial ischemia. Am J Cardiol 2015;115:1194–9.
- Hachamovitch R, Hayes SW, Friedman JD, Cohen I, Berman DS. Comparison of the short-term survival benefit associated with revascularization compared with medical therapy in patients with no prior coronary artery disease undergoing stress myocardial perfusion single photon emission computed tomography. Circulation. 2003 Jun 17;107(23):2900-7.
- Henderson RA, Pocock SJ, Clayton TC, Knight R, Fox KA, Julian DG, Chamberlain DA; Second Randomized Intervention Treatment of Angina (RITA-2) Trial Participants. Seven-year outcome in the RITA-2 trial: coronary angioplasty versus medical therapy. J Am Coll Cardiol. 2003 Oct 1;42(7):1161-70.
- Hueb W, Lopes NH, Gersh BJ, Soares P, Machado LA, Jatene FB, Oliveira SA, Ramires JA. Five-year follow-up of the Medicine, Angioplasty, or Surgery Study (MASS II): a randomized controlled clinical trial of 3 therapeutic strategies for multivessel coronary artery disease. Circulation. 2007 Mar 6;115(9):1082-9.
- Influence of diabetes on 5-year mortality and morbidity in a randomized trial comparing CABG and PTCA in patients with multivessel disease: the Bypass Angioplasty Revascularization Investigation (BARI). Circulation. 1997 Sep 16;96(6):1761-9.
- Iskander S, Iskandrian AE. Risk assessment using single-photon emission computed tomographic technetium-99m sestamibi imaging. J Am Coll Cardiol. 1998 Jul;32(1):57-62.
- King SB 3rd, Lembo NJ, Weintraub WS, Kosinski AS, Barnhart HX, Kutner MH, Alazraki NP, Guyton RA, Zhao XQ. A randomized trial comparing coronary angioplasty with coronary bypass surgery. Emory Angioplasty versus Surgery Trial (EAST). N Engl J Med. 1994 Oct 20;331(16):1044-50.
- Legalery P1, Schiele F, Seronde MF, Meneveau N, Wei H, Didier K, Blonde MC, Caulfield F, Bassand JP. One-year outcome of patients submitted to routine fractional flow reserve assessment to determine the need for angioplasty. Eur Heart J. 2005 Dec;26(24):2623-9
- Meijboom WB, Van Mieghem CA, van Pelt N, Weustink A, Pugliese F, Mollet NR, Boersma E, Regar E, van Geuns RJ, de Jaegere PJ, Serruys PW, Krestin GP, de Feyter PJ. Comprehensive assessment of coronary artery stenoses: computed tomography coronary angiography versus conventional coronary angiography and correlation with fractional flow

- reserve in patients with stable angina. J Am Coll Cardiol. 2008 Aug 19;52(8):636-43.
- Mohr FW, Morice MC, Kappetein AP, Feldman TE, Ståhle E, Colombo A, Mack MJ, Holmes DR Jr, Morel MA, Van Dyck N, Houle VM, Dawkins KD, Serruys PW. Coronary artery bypass graft surgery versus percutaneous coronary intervention in patients with three-vessel disease and left main coronary disease: 5-year follow-up of the randomised, clinical SYNTAX trial. Lancet. 2013 Feb 23;381(9867):629-38.
- Mozaffarian D, Bryson CL, Spertus JA, McDonell MB, Fihn SD. Anginal symptoms consistently predict total mortality among outpatients with coronary artery disease. Am Heart J. 2003 Dec;146(6):1015-22.
- Parisi AF, Folland ED, Hartigan P. A comparison of angioplasty with medical therapy in the treatment of single-vessel coronary artery disease. Veterans Affairs ACME Investigators. N Engl J Med. 1992 Jan 2;326(1):10-6.
- Pijls NH, van Schaardenburgh P, Manoharan G, Boersma E, Bech JW, van't Veer M, Bär F, Hoorntje J, Koolen J, Wijns W, de Bruyne B. Percutaneous coronary intervention of functionally nonsignificant stenosis: 5-year follow-up of the DEFER Study. J Am Coll Cardiol. 2007 May 29;49(21):2105-11.
- Serruys PW, Morice MC, Kappetein AP, Colombo A, Holmes DR, Mack MJ, Ståhle E, Feldman TE, van den Brand M, Bass EJ, Van Dyck N, Leadley K, Dawkins KD, Mohr FW; SYNTAX Investigators. Percutaneous coronary intervention versus coronary-artery bypass grafting for severe coronary artery disease. N Engl J Med. 2009 Mar 5;360(10):961-72.
- Serruys PW, Unger F, Sousa JE, Jatene A, Bonnier HJ, Schönberger JP, Buller N, Bonser R, van den Brand MJ, van Herwerden LA, Morel MA, van Hout BA; Arterial Revascularization Therapies Study Group. Comparison of coronary-artery bypass surgery and stenting for the treatment of multivessel disease. N Engl J Med. 2001 Apr 12;344(15):1117-24.
- Shaw LJ, Berman DS, Maron DJ, Mancini GB, Hayes SW, Hartigan PM, Weintraub WS, O'Rourke RA, Dada M, Spertus JA, Chaitman BR, Friedman J, Slomka P, Heller GV, Germano G, Gosselin G, Berger P, Kostuk WJ, Schwartz RG, Knudtson M, Veledar E, Bates ER, McCallister B, Teo KK, Boden WE; COURAGE Investigators. Optimal medical therapy with or without percutaneous coronary intervention to reduce ischemic burden: results from the Clinical Outcomes Utilizing Revascularization and Aggressive Drug Evaluation (COURAGE) trial nuclear substudy. Circulation. 2008 Mar 11;117(10):1283-91.
- Sianos G, Morel MA, Kappetein AP, Morice MC, Colombo A, Dawkins K, van den Brand M, Van Dyck N, Russell ME, Mohr FW, Serruys PW. The SYNTAX Score: an angiographic tool grading the complexity of coronary artery disease. EuroIntervention. 2005 Aug;1(2):219-27.
- Sousa JE, Costa MA, Abizaid A, Abizaid AS, Feres F, Pinto IM, Seixas AC, Staico R, Mattos LA, Sousa AG, Falotico R, Jaeger J, Popma JJ, Serruys PW. Lack of neointimal proliferation after implantation of sirolimus-coated stents in human coronary arteries: a quantitative coronary angiography and three-dimensional intravascular ultrasound study. Circulation. 2001 Jan 16;103(2):192-5.
- Stone PH, Chaitman BR, McMahon RP, Andrews TC, MacCallum G, Sharaf B, Frishman W, Deanfield JE, Sopko G, Pratt C, Goldberg AD, Rogers WJ, Hill J, Proschan M, Pepine CJ, Bourassa MG, Conti CR. Asymptomatic Cardiac Ischemia Pilot (ACIP) Study. Relationship between exercise-induced and ambulatory ischemia in patients with stable coronary disease. Circulation. 1996 Oct 1;94(7):1537-44.
- The final 10-year follow-up results from the BARI randomized trial. J Am Coll Cardiol. 2007 Apr 17;49(15):1600-6.
- Tonino PA, De Bruyne B, Pijls NH, Siebert U, Ikeno F, van't Veer M, Klauss V, Manoharan G, Engstrøm T, Oldroyd KG, Ver Lee PN, MacCarthy PA, Fearon WF; FAME Study Investigators. Fractional flow reserve versus angiography for guiding percutaneous coronary intervention. N Engl J Med. 2009 Jan 15;360(3):213-24.
- Windecker S, Stortecky S, Stefanini GG, et al. Revascularisation versus medical treatment in patients with stable coronary artery disease: network meta-analysis. BMJ 2014;348: g3859.
- Windecker S1, Kolh P, Alfonso F, Collet JP, Cremer J, Falk V, Filippatos G, Hamm C, Head SJ, Jüni P, Kappetein AP, Kastrati A, Knuuti J, Landmesser U, Laufer G, Neumann FJ, Richter DJ, Schauerte P, Sousa Uva M, Stefanini GG, Taggart DP, Torracca L, Valgimigli M, Wijns W, Witkowski A. 2014 ESC/EACTS Guidelines on myocardial revascularization. EuroIntervention. 2015 Jan 22;10(9):1024-94.

26

Avaliação da dor torácica na sala de emergência

Elizabete Silva dos Santos • Luiz Minuzzo • Anderson Correa Ribeiro

DESTAQUES

- Descrever as unidades de dor torácica como estratégia de padronização de atendimentos aos pacientes acometidos.
- Detalhar as etapas de diagnóstico da dor torácica, desde a anamnese até os exames complementares.
- Definir as opções de abordagem da dor torácica, bem como a sistematização das condutas médicas.

INTRODUÇÃO

A dor torácica é um dos sintomas mais comuns de atendimento nas unidades de emergência, representando aproximadamente 12 milhões de pacientes vistos anualmente nos EUA, número que corresponde a cerca de 5% a 10% das consultas em pronto-socorro. E as síndromes coronárias agudas (SCA) são responsáveis por quase 1/5 das causas de dor torácica. Representa um desafio para o médico emergencista devido a ampla lista de diagnósticos diferenciais que incluem tanto doenças benignas, como doenças com risco iminente de morte.

Um modelo sistematizado de atendimento, utilizando-se de fluxogramas ou algoritmos, é crucial para o correto diagnóstico e para a classificação de risco da população com esse sintoma.

UNIDADES DE DOR TORÁCICA

As unidades de dor torácica (UDTs) foram criadas nos EUA na década de 1980 e constituem-se de uma estratégia operacional padronizada para o atendimento dos pacientes com dor torácica, dependendo da estrutura e das características assistenciais de cada instituição. As UDTs não necessitam de uma área física específica para a sua existência e, geralmente, funcionam dentro ou adjacente às unidades de emergência, exigindo médicos e uma equipe multidisciplinar treinada no atendimento das urgências e emergências cardiovasculares.

Os principais objetivos das UDTs são:

- priorizar o atendimento dos pacientes com dor torácica que procuram as unidades de emergência e a rápida realização de um eletrocardiograma;
- agilizar a identificação precoce das doenças com risco iminente de morte, principalmente o infarto agudo do miocárdio (IAM) com supradesnível do segmento ST, e o início do tratamento específico (redução do retardo intra-hospitalar e do tempo de internação);
- confirmar ou excluir em curto período de tempo e com segurança a suspeita de doenças com risco de morte por meio de protocolos acelerados, reduzindo as altas hospitalares inadvertidas e as internações desnecessárias;
- alta qualidade e eficiência do atendimento;
- redução dos custos hospitalares.

ASPECTOS CLÍNICOS

Os pacientes com dor torácica aguda devem passar rapidamente por atendimento médico, sendo primeiramente avaliados os sinais vitais (frequência cardíaca, pressão arterial e frequência respiratória) e as condições que implicam em risco imediato de morte como instabilidade hemodinâmica e insuficiência respiratória aguda.

Os pacientes com estabilidade clínica podem ser atendidos em consultório e, após caracterização minuciosa da dor, avaliação dos fatores de risco e exame físico atencioso, ser encaminhados prontamente para a realização de um ECG em até 10 minutos da admissão na unidade de emergência. Já os pacientes com instabilidade clínica devem ser levados à sala de emergência, onde o atendimento médico por meio de anamnese objetiva e do exame físico é feito concomitantemente com as medidas de suporte (monitorização cardíaca, oximetria de pulso e obtenção de acesso venoso) e a realização dos exames complementares iniciais como o ECG e a radiografia de tórax.

DIAGNÓSTICO

A anamnese detalhada da dor torácica é o instrumento básico e o mais relevante na formulação de uma hipótese diagnóstica que, somado ao exame físico e aos fatores de risco, permitirá a elaboração dos prováveis diagnósticos, definirá exames complementares mais pertinentes, evitando exames desnecessários ou alta hospitalar precoce nos casos com risco iminente de morte e, por fim, definirá a terapêutica adequada.

A anamnese da dor torácica deve ser realizada de forma detalhada, levando em consideração as suas características como:

- padrão (aperto, peso, queimação, dilacerante, pontadas, pleurítica);
- intensidade (leve, moderada, grave, notas de 1 a 10);
- localização (retroesternal, precordial, dorso, epigástrio);
- extensão (polpa digital, todo precórdio, difusa);

- irradiação (mandíbula, membros superiores, dorso);
- forma de aparecimento (início súbito, gradual, em "crescendo");
- duração (poucos segundos, minutos, horas, dias);
- fatores acompanhantes (náuseas, vômitos, diaforese, palidez, tontura, síncope, palpitações, dispneia, hemoptise, tosse, febre);
- fatores desencadeantes e de piora (esforço físico, estresse emocional, alimentação, posicional, palpação);
- fatores de alívio (repouso, nitratos, alimentação, posicional);
- evolução (único episódio, intermitente, contínua).

O conjunto dessas características e, não apenas uma delas isoladamente, associado ao exame físico e aos fatores de risco, permitirá a elaboração das hipóteses diagnósticas, a estimativa de suas probabilidades pré-testes, a escolha dos exames complementares e a terapêutica inicial.

CLASSIFICAÇÃO

O estudo CASS (*Coronary Artery Surgery Study*) apresentou uma classificação da dor torácica direcionada ao diagnóstico em pacientes com suspeita de doença arterial coronária, sendo possível classificar a dor torácica em quatro grupos distintos: definitivamente anginosa, provavelmente anginosa, provavelmente não anginosa e definitivamente não anginosa (Tabela 26.1).

DIAGNÓSTICO DIFERENCIAL

O diagnóstico diferencial da dor torácica abrange doenças cardiovasculares, pulmonares, gastrintestinais, musculoesqueléticas e até psiquiátricas. Na tabela 26.2 são apresentadas as principais causas de dor torácica no pronto-socorro.

Tabela 26.1. Classificação da dor torácica segundo o estudo CASS	
Classificação da dor	**Características da dor**
Definitivamente anginosa	Dor ou desconforto retroesternal ou precordial, geralmente precipitada pelo esforço físico, podendo ter irradiação para ombro, mandíbula ou face interna do braço, com duração de alguns minutos, e aliviada pelo repouso ou nitrato em menos de 10 minutos
Provavelmente anginosa	Tem a maioria, mas não todas as características da dor definitivamente anginosa (pode ser inteiramente típica sobre alguns aspectos)
Provavelmente não anginosa	Tem poucas características da dor definitivamente anginosa, não apresentando as demais (principalmente a relação com esforço)
Definitivamente não anginosa	Não tem nenhuma das características da dor anginosa, com aspectos evidentes de etiologia não cardíaca

CASS (Coronary Artery Surgery Study).

Tabela 26.2. Principais causas de dor torácica no pronto-socorro

Doenças cardíacas isquêmicas	Doenças gastrintestinais
Angina estável Angina instável* IAM sem supradesnivelamento do segmento ST* IAM com supradesnivelamento do segmento ST*	Doença ulcerosa péptica Colelitíase, colecistite Coledocolitíase, colangite Pancreatites aguda e crônica
Doenças cardíacas não isquêmicas	**Doenças da parede torácica**
Dissecção aguda da aorta* Doença cardíaca valvar Cardiomiopatia hipertrófica Pericardite Miocardite Cardiomiopatia induzida por estresse (Takotsubo)	Mialgia Costocondrite, síndrome de Tietze Lesões ósseas (fraturas, metástases) Doença discal cervical Fibromialgia Herpes-zóster e neuralgia pós-herpética
Doenças pleuropulmonares	**Doenças psiquiátricas**
Tromboembolismo pulmonar* Hipertensão pulmonar Pneumotórax hipertensivo*	Crise de pânico, transtorno de pânico Transtorno de ansiedade generalizada Depressão
Doenças cardíacas não isquêmicas	
Doença por refluxo gastroesofágico Espasmo esofágico Esofagite Ruptura esofágica e mediastinite*	

* Doenças com risco iminente de morte.

EXAMES COMPLEMENTARES

Com a história clínica obtida e o ECG realizado, o médico emergencista deve ser capaz de formular as hipóteses diagnósticas, estimar as probabilidades pré-teste e estratificar inicialmente o risco de eventos adversos em curto prazo. Com esses dados pode, então, decidir sobre os exames complementares adicionais a serem solicitados, a terapia a ser instituída e o local mais adequado para tratamento do paciente. Vale ressaltar que mais importante que obter o diagnóstico específico da etiologia da dor torácica na unidade de emergência, é afastar as condições com risco iminente de morte, principalmente as SCAs.

De uma forma geral, todos os pacientes com instabilidade clínica devem receber medidas de suporte o mais rápido possível, terapia adjuvante direcionada à hipótese diagnóstica e serem transferidos para uma unidade de terapia intensiva ou unidade coronária (no caso específico das SCAs). Os pacientes com alto risco de eventos adversos também são melhores acompanhados em um leito intensivo, reservando as UDTs para os pacientes com baixo ou intermediário risco enquanto se investiga a etiologia da dor torácica e a necessidade de internação hospitalar. Os pacientes com doenças que não apresentam risco de eventos desfavoráveis e que não necessitam de atendimento hospitalar devem receber alta e agendar acompanhamento ambulatorial.

De acordo com a I Diretriz de Dor Torácica da Sociedade Brasileira de Cardiologia, recomenda-se que todo paciente com dor torácica visto na sala de emergência deve ser submetido imediatamente a um ECG, o qual deve ser prontamente interpretado. Um novo ECG deve ser obtido no máximo três horas após o primeiro em pacientes com suspeita clínica de SCA ou qualquer doença cardiovascular aguda, mesmo que o ECG inicial tenha sido normal, ou a qualquer momento em caso de recorrência da dor torácica ou surgimento de instabilidade clínica. Devido à sua baixa sensibilidade para o diagnóstico de SCA, o ECG nunca deve ser o único exame complementar a ser utilizado para confirmar ou afastar o diagnóstico da doença, necessitando de outros testes simultâneos, como os marcadores de necrose miocárdica, monitor do segmento ST, ecocardiograma ou testes de estresse.

Os pacientes com SCA sem supra desnível do segmento ST que na admissão e durante o tempo de observação não apresentaram alterações eletrocardiográficas e dos marcadores de necrose miocárdica, constituem os de maior desafio para o médico emergencista. Esses pacientes com angina instável tratados inicialmente em UDTs requerem adequada estratificação de risco para se escolher a estratégia mais segura e custo-efetiva.

Aproximadamente de 6 a 15% dos pacientes com angina instável são considerados de baixo risco para eventos cardíacos adversos, com uma taxa de morte e de IAM menor que 1% em 30 dias. Por outro lado, cerca de 54% dos pacientes com angina instável têm um risco intermediário, com uma taxa de eventos adversos de 7%

no primeiro mês. Assim, a abordagem desses pacientes pode ter um substancial efeito tanto no custo hospitalar quanto nas complicações dessa doença cardíaca. É dentro desse contexto que os métodos diagnósticos não invasivos como o teste ergométrico, a ecocardiografia sob estresse, a cintilografia de perfusão miocárdica, a ressonância nuclear magnética cardiovascular e a angiotomografia computadorizada de coronárias, apresentam papel fundamental.

Teste ergométrico

O teste ergométrico é recomendado nas UDTs como exame complementar seguro em pacientes com SCA de baixo risco ou com dor torácica de etiologia a esclarecer, com o objetivo de investigar a isquemia induzida por estresse. Apresenta importante valor diagnóstico e prognóstico. É um exame simples, amplamente disponível, de baixo custo e de alto valor preditivo negativo (> 95%) para eventos cardíacos adversos.

As seguintes condições são pré-requisitos para garantir a segurança dos pacientes submetidos ao teste ergométrico nas unidades de emergência:

- exclusão de IAM por meio da análise dos marcadores de necrose miocárdica (troponina ou CK-MB) após 8 a 12 horas dos sintomas;
- ausência de alterações do ECG sugestivas de isquemia na admissão, durante a observação de 8 a 12 horas e imediatamente anterior ao teste ergométrico;
- ausência de sintomas e sinais sugestivos de isquemia miocárdica ou de insuficiência cardíaca durante a observação e no momento do início do teste ergométrico.

Após a realização do teste ergométrico, a interpretação do exame deve avaliar os sintomas desencadeados pelo esforço e as alterações do segmento ST. Deve-se levar em conta o tempo de aparecimento das alterações, a magnitude do desnível do segmento ST, o número de derivações acometidas, e a persistência dessas alterações, inclusive no período de recuperação. Outros fatores como a baixa capacidade funcional, a incompetência cronotrópica, o *deficit* inotrópico, a recuperação lenta da frequência cardíaca após a interrupção do esforço e a presença de arritmias ventriculares na fase de recuperação também tem reconhecido valor prognóstico, auxiliando na decisão clínica.

Apesar de sua importante contribuição nas UDTs, o teste ergométrico possui algumas limitações semelhantes às de sua indicação eletiva como a impossibilidade de realização do esforço físico (antecedente de acidente vascular encefálico com *deficit* motor, distúrbios neurológicos e musculoesqueléticos, e doença arterial periférica com claudicação intermitente), alterações do ECG de repouso que dificultam a sua interpretação (bloqueio do ramo esquerdo, infradesnivelamento do segmento ST

≥ 1 mm, síndrome da pré-excitação, marca-passo com estimulação ventricular e fibrilação atrial), e o uso de medicamentos como os betabloqueadores que impeçam o aumento da frequência cardíaca até o seu valor submáximo para determinada faixa etária. No caso dessas limitações, a escolha de métodos complementares de imagem é mais bem indicada.

Ecocardiografia

A ecocardiografia pode ser utilizada para avaliar a etiologia isquêmica em pacientes com dor torácica, para investigar isquemia induzida por estresse em pacientes em que foram excluídos o IAM e a isquemia em repouso, para avaliação prognóstica de pacientes com angina instável ou IAM, e na suspeita de complicações das SCAs.

Quando o miocárdio se torna isquêmico, rapidamente ocorre alteração na contratilidade do segmento acometido, o qual pode apresentar hipocinesia, acinesia ou discinesia. O uso da ecocardiografia como instrumento diagnóstico nas unidades de emergência, fundamenta-se no fato de que os distúrbios da contratilidade miocárdica segmentar precedem as alterações eletrocardiográficas e a angina durante a isquemia miocárdica. Outra vantagem é a identificação de outras etiologias de dor torácica como a dissecção aguda da aorta, o tromboembolismo pulmonar, a estenose aórtica, a cardiomiopatia hipertrófica e a pericardite.

Para pacientes com suspeita de SCA com ECG, não diagnóstico e na vigência de dor torácica, a visualização de alterações da contratilidade segmentar pela ecocardiografia geralmente confirma o diagnóstico. A ausência desses achados possui maior chance do sintoma não estar relacionado à doença arterial coronária. Se realizada em pacientes sem dor torácica no momento do exame, a sensibilidade para o diagnóstico de infarto do miocárdio (não podendo se distinguir entre isquemia, infarto agudo e infarto prévio) situa-se entre 70 a 95%, porém sendo baixa para infartos que acometem menos de 20% da espessura miocárdica e para a angina instável.

Outras indicações da ecocardiografia em repouso são a avaliação do risco de eventos adversos e o diagnóstico das complicações das SCAs. As principais variáveis associadas a um pior prognóstico são a gravidade da alteração da contratilidade miocárdica segmentar, a disfunção sistólica do ventrículo esquerdo (fração de ejeção < 40%) e o grau da insuficiência mitral. E as complicações mais comuns das SCAs são congestão pulmonar, insuficiência cardíaca, envolvimento do ventrículo direito, choque cardiogênico, aneurisma e pseudo aneurisma do ventrículo esquerdo, trombo, insuficiência mitral aguda, ruptura do músculo papilar, comunicação interventricular, ruptura da parede livre do ventrículo esquerdo, derrame pericárdico e tamponamento cardíaco.

Para pacientes com angina instável de riscos baixo e intermediário com ECG não diagnóstico e marcadores de necrose miocárdica normais, a pesquisa de isquemia por meio da ecocardiografia sob estresse pode identificar com alto valor preditivo negativo (> 95%) os pacientes que podem receber alta hospitalar. O estresse é realizado habitualmente com dobutamina após 24 horas da melhora da dor; mas, também pode ser feito com esforço físico (esteira e bicicleta ergométrica), vasodilatadores (dipiridamol ou adenosina) ou estimulação atrial transesofágica. Seu uso foi validado com baixo risco de complicações.

Recentemente, a ecocardiografia com contraste ultrassônico à base de microbolhas, que pode ser usada em repouso e sob estresse, tem mostrado melhora significativa da acurácia diagnóstica em pacientes com SCA. As microbolhas são formadas por envoltório protéico ou lipídico contendo gases de alto peso molecular em seu interior, comportando-se como hemácias, porém com a possibilidade de visualização ao ultrassom. Primeiramente, ao preencherem a cavidade do ventrículo esquerdo, as microbolhas permitem melhor delineamento das bordas endocárdicas e avaliação mais fidedigna das alterações da contratilidade segmentar e, posteriormente, ao chegarem na microcirculação coronária, possibilitam a avaliação da perfusão miocárdica.

As limitações ao uso da ecocardiografia incluem janela acústica ruim, indisponibilidade de operadores experientes para execução do exame em caráter de urgência e as contraindicações ao uso do estresse farmacológico pela dobutamina (angina instável de alto risco, angina no momento de início do exame, dissecção da aorta, aneurismas arteriais, cardiomiopatia hipertrófica obstrutiva, arritmias complexas e hipertensão arterial não controlada).

De acordo com a Sociedade Brasileira de Cardiologia, a ecocardiografia sob estresse, bem como a cintilografia de perfusão miocárdica, podem ser realizados antes da alta hospitalar nos casos em que o teste ergométrico foi inconclusivo ou na impossibilidade de realizá-lo.

Cintilografia de perfusão miocárdica

As anormalidades da perfusão miocárdica antecedem as alterações da contratilidade segmentar e eletrocardiográficas. Desse modo, a cintilografia de perfusão miocárdica é capaz de avaliar isquemia e infarto do miocárdio por meio do uso de radioisótopos (tálio-201) ou radiofármacos (sestamibi-99mTc) que se concentram no miocárdio proporcionalmente ao fluxo sanguíneo regional. A cintilografia de perfusão miocárdica também pode avaliar a função contrátil global e segmentar do ventrículo esquerdo por meio da sincronização do ECG às imagens de perfusão miocárdica pela técnica de *gated-SPECT*, acrescentando ao método tanto acurácia diagnóstica, quanto informações prognósticas.

Para avaliação da dor torácica na sala de emergência, podemos usar a cintilografia de perfusão miocárdica em repouso e sob estresse. A cintilografia de perfusão miocárdica em repouso está indicada nos pacientes com suspeita de SCA e ECG não diagnóstico com o objetivo de confirmar ou afastar precocemente esse diagnóstico. É importante frisar que a injeção do radiofármaco deverá ser feita preferencialmente na vigência da dor ou de acordo com a Sociedade Americana de Cardiologia Nuclear, até 2 horas após seu término, evitando possíveis perdas diagnósticas. Essa estratégia permite a rápida avaliação dos pacientes com suspeita de SCA, com sensibilidade entre 90 e 100% e valor preditivo negativo maior que 98%. Os pacientes com exame normal apresentam baixíssimo risco de eventos cardíacos adversos nos próximos meses, podendo ser liberados imediatamente das unidades de emergência com redução dos custos hospitalares.

Os pacientes que perderam a janela de administração do radiofármaco em repouso e que foram classificados como de risco baixo ou intermediário após um período de observação com ECG e marcadores de necrose miocárdica, podem realizar, como alternativa ao teste ergométrico, a cintilografia de perfusão miocárdica sob estresse e em repouso para investigar a isquemia induzida por estresse por meio de um método não invasivo. Assim como a ecocardiografia, os pacientes podem ser submetidos ao estresse físico ou farmacológico (dipiridamol, adenosina ou dobutamina), a depender das alterações no ECG de repouso e da capacidade de realizar o esforço físico.

A incapacidade de diferenciar infartos antigos de recentes é uma limitação do método em pacientes com história prévia de infarto, assim como a menor disponibilidade e o alto custo do exame.

Ressonância magnética cardiovascular

A ressonância nuclear magnética cardiovascular apresentou grandes progressos na avaliação da doença arterial coronária, sendo capaz de realizar em um único exame a pesquisa de isquemia, infarto e viabilidade do miocárdio, além de precisa análise da morfologia cardíaca, massa do ventrículo esquerdo, volumes ventriculares e funções global e segmentar de ambos os ventrículos.

A pesquisa de isquemia miocárdica pode ser feita pela ressonância nuclear magnética sob estresse com dobutamina, sendo um exame interpretado de maneira similar à ecocardiografia sob estresse ou, mais comumente, pela ressonância nuclear magnética de perfusão miocárdica com gadolínio e vasodilatadores (dipiridamol ou adenosina), tendo ambas as técnicas altas sensibilidade e especificidade, com alto valor preditivo negativo. A grande vantagem da ressonância nuclear magnética sobre os outros métodos funcionais está na ausência de radiação ionizante, na capacidade de identificação da obstrução microvascular (*no-reflow*) que está associada à pior prognóstico clínico e ao remodelamento do ventrículo esquerdo, e a técnica do realce tardio. Essa técnica é capaz de identificar com precisão áreas de infarto agudo (necrose de miócitos) e infarto crônico (fibrose miocárdica) com maior sensibilidade que os outros exames de imagem pela sua melhor resolução espacial (evidente na detecção de infartos subendocárdicos), podendo também identificar os segmentos com viabilidade miocárdica e a probabilidade de recuperação de suas funções contráteis com a revascularização.

A ressonância nuclear magnética cardiovascular pode ser indicada em pacientes de risco baixo ou intermediário como alternativa à cintilografia de perfusão miocárdica e à ecocardiografia sob estresse e, também, na avaliação de diagnósticos diferenciais das SCAs como a miocardite, a pericardite, a dissecção aguda da aorta, a cardiomiopatia hipertrófica e a cardiomiopatia de Takotsubo.

As principais contraindicações à sua realização são claustrofobia, uso de marca-passo, cardioversor desfibrilador implantável e ressincronizador cardíaco, clipes metálicos do sistema nervoso central, implante coclear e fixadores ortopédicos externos.

Angiotomografia computadorizada de coronárias

A angiotomografia de coronárias com múltiplos detectores é capaz, de forma não invasiva, de avaliar a anatomia coronária através de sua análise luminal e parietal, identificando a presença de placas ateroscleróticas e classificando o seu grau de estenose. Esse exame possui alta acurácia na identificação de estenoses coronárias significativas ($\geq 50\%$), apresentando elevados valores preditivos negativos e positivos, sendo hoje bem difundido em nosso meio, e fazendo parte da triagem de pacientes com dor torácica aguda nas unidades de emergência de hospitais de referência em cardiologia.

Além de fornecer dados sobre a anatomia coronária, a angiotomografia pode também analisar a função ventricular e o pericárdio, e por meio da utilização de protocolos de aquisição específicos (com maior dose de radiação ionizante e de contraste iodado), auxiliar no diagnóstico diferencial da dissecção aguda da aorta, do tromboembolismo pulmonar e de doenças pulmonares como o pneumotórax e a pneumonia.

O seu uso nas unidades de emergência está indicado como um dos métodos diagnósticos em pacientes com suspeita de SCA com ECG não diagnóstico e marcadores de necrose miocárdica normais, com as vantagens da rápida aquisição das imagens (cerca de 10 minutos) e de não precisar de tempo adicional após a estratificação de risco para a sua realização, já que não utiliza os estresses físico e farmacológico.

Contudo, apesar dos seus valores no diagnóstico e no prognóstico em curto e longo prazo (quando associada ao escore de cálcio), algumas considerações devem ser realizadas ao indicar este exame. A primeira limitação é o uso do contraste iodado, que pode causar reações alérgicas graves e nefrotoxicidade (maior risco em portadores de insuficiência renal crônica, idosos e diabéticos). Outro ponto negativo é a dose de radiação empregada, sendo que a angiotomografia com 64 detectores com modulação da dose utiliza quantidade aproximada a da cintilografia de perfusão miocárdica sob estresse e em repouso com o radiofármaco sestamibi-99mTc, porém, cerca de duas vezes mais que a cineangiocoronariografia diagnóstica.

Cineangiocoronariografia

A cineangiocoronariografia é considerada o padrão-ouro na avaliação da anatomia coronária e de lesões estenóticas obstrutivas, sendo fundamental para se decidir sobre o tratamento de revascularização miocárdica dos pacientes com SCA, seja por meio da intervenção coronária percutânea, seja pela cirurgia de revascularização miocárdica.

A cineangiocoronariografia associada à intervenção coronária percutânea primária está indicada no contexto do IAM com supradesnível do segmento ST ou bloqueio do ramo esquerdo presumivelmente novo nos pacientes com até 12 horas do início da dor torácica, tendo como meta porta-balão o tempo de 90 minutos.

No caso das SCAs sem supradesnível do segmento ST, a estratégia invasiva através da cineangiocoronariografia é a preferência naqueles pacientes estratificados como de intermediário ou alto risco, devendo ser realizada nas primeiras 24 a 48 horas do evento isquêmico. No caso de complicações como isquemia persistente ou recorrente, insuficiência cardíaca, choque cardiogênico, instabilidade hemodinâmica e/ou elétrica, o exame deve ser realizado imediatamente.

Já os pacientes que foram estratificados como de baixo risco, a cineangiocoronariografia deve ser indicada naqueles em que os exames diagnósticos não invasivos foram positivos para isquemia miocárdica, evidenciando um maior risco de eventos cardíacos adversos.

As complicações relacionadas ao exame de cineangiocoronariografia são pouco prevalentes e dependem da população estudada, tendo maior risco os pacientes idosos e com múltiplas comorbidades. As principais complicações são acidente vascular encefálico, infarto, arritmias e complicações vasculares (hematoma, pseudo aneurisma, fístula arteriovenosa, sangramento retroperitoneal, oclusão arterial e necessidade de cirurgia vascular). De modo geral, o procedimento deve sempre ser considerado quando os benefícios associados a sua realização forem maiores que os riscos e, por outro lado, evitado nos pacientes que recusam o procedimento ou não são candidatos ao tratamento de revascularização miocárdica.

TRATAMENTO

A sistematização das condutas médicas por meio de protocolos assistenciais, sejam elas diagnósticas ou terapêuticas, quando aplicadas de maneira lógica e coerente, resultam num poderoso e eficiente instrumento de otimização da qualidade e da relação custo benefício. É uma forma eficiente na assistência dos pacientes com dor torácica na sala de emergência por meio da utilização de algoritmos diagnósticos e de árvore de decisão clínica. Atualmente, esses atendimentos se baseiam em quatro pilares: anamnese e exame físico, ECG, marcadores de necrose miocárdica e testes provocativos de isquemia não invasivos.

Todos os protocolos ou modelos diagnósticos e de sistematização trazem um grande benefício para a prática médica emergencial e devem ser implantados em todas as salas de emergência, com ou sem UDT. Com as informações resultantes dessas análises, podemos fazer diagnósticos, estratificar o risco e propor tratamentos. São fluxogramas ou algoritmos diagnósticos e de condutas preconizados para pacientes com dor torácica na sala de emergência e que podem ser utilizados de acordo com a sua adequação às características assistenciais de cada instituição. As figuras 26.1 e 26.2 representam, respectivamente, algoritmos simples para a abordagem inicial da dor torácica no pronto-socorro e a abordagem da dor torácica não isquêmica.

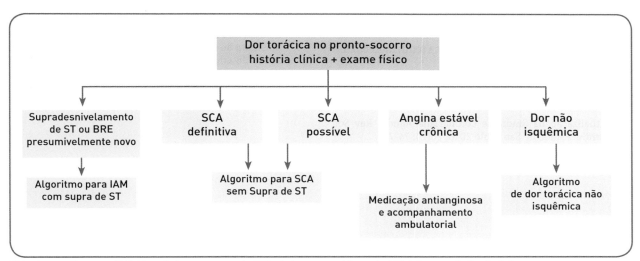

ECG: eletrocardiograma; BRE: bloqueio do ramo esquerdo; SCA: síndrome coronária aguda; IAM: infarto agudo do miocárdio.
Figura 26.1. Abordagem inicial da dor torácica no pronto-socorro.

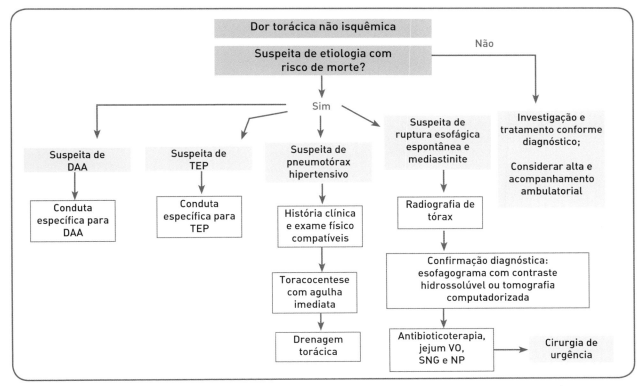

DAA: dissecção aguda da aorta; TEP: tromboembolismo pulmonar; VO: via oral; SNG: sondagem nasogástrica; NP: nutrição parenteral.
Figura 26.2. Abordagem da dor torácica não isquêmica.

CONCLUSÃO

Para a avaliação racional do paciente com dor torácica na sala de emergência é necessária rapidez na abordagem com triagem adequada envolvendo:

- sistematização com fluxogramas e/ou algoritmos;
- conduta imediata dos casos com risco iminente de morte reduzindo a morbidade e a mortalidade dos pacientes e segurança do profissional da emergência;
- liberação com segurança e mais imediata dos casos sem risco de morte imediata reduzindo os custos operacionais.

BIBLIOGRAFIA CONSULTADA

- Atualizacao na Síndrome Coronariana Aguda. Rev Soc Cardiol Estado de Sao Paulo 2016; 26(2): 74-7.
- Bassan R, Pimenta L, Leães PE, Timerman. Sociedade Brasileira de Cardiologia - I Diretriz de Dor Torácica na Sala de Emergência. Arquivos Brasileiros de Cardiologia 2002; 79 (supl II): 1-22.
- dos Santos ES, Trindade PHDM, Moreira HG. Tratado Dante Pazzanese de Emergências Cardiovasculares. São Paulo : Editora Atheneu, 2016.
- Minuzzo L. Estratégia Diagnóstica no Paciente com Dor Torácica: Como Conciliar Rapidez e Eficiência no Diagnóstico Diferencial? Revista da SOCESP 2009; 19 (2): 94-107.
- Nicolau JC, Timerman A, Marin-Neto JA, Piegas LS, Barbosa CJDG, Franci A, et al. Diretrizes da Sociedade Brasileira de Cardiologia sobre angina instável e infarto agudo do miocárdio sem supradesnível do segmento ST (II Edição, 2007) – atualização 2013/2014. Arq Bras Cardiol 2014; 102 (3 Supl.1):1-61.

Tromboembolismo pulmonar crônico

27

Paulo Pego Fernandes • Orival de Freitas Filho • Fábio B. Jatene

DESTAQUES

- A hipertensão pulmonar tromboembólica crônica (HPTEC) é o único tipo de hipertensão pulmonar potencialmente curável com procedimento cirúrgico, sendo uma complicação severa da embolia pulmonar aguda.
- Os fatores de riscos relacionados ao desenvolvimento da HPTEC são vários entre eles incluem fatores relacionados a embolia pulmonar aguda, condições clínicas, anormalidades da coagulação ou fibrinólise e fatores genéticos, sendo assim, muitos não são diretamente relacionados às trombofilias.
- Os sinais e sintomas mais comuns são dispneia aos esforços, tolerância diminuída aos exercícios, fadiga, angina e síncope apresentados pela HPTEC, sendo inespecíficos.

INTRODUÇÃO

A hipertensão pulmonar tromboembólica crônica (HPTEC) é definida como pressão de artéria pulmonar média maior de 25 mmHg, que é a única hipertensão pulmonar potencialmente curável com tratamento cirúrgico. Uma condição clínica causada por único ou múltiplos eventos de embolia pulmonar, tendo como consequência obstrução ou obliteração do leito vascular. Durante sua evolução, o trombo se transforma em um tecido organizado, aderente a parede arterial, reduzindo o leito arterial, aumentando a resistência vascular pulmonar, aumentado a pressão da artéria pulmonar e levando a falência da função ventricular direita. Existem vários tipos de hipertensão pulmonar que foram classificados em termos etiológicos, clínicos e recursos diagnósticos. Esse sistema de classificação sofreu inúmeras revisões e classificações, a mais recente realizada no *5th World Symposium on PH*, na cidade de Nice, França em 2013. Dentro desse sistema de classificação, os grupos 1, 3, 4 e 5 compreende a hipertensão pulmonar pré-capilar, enquanto a hipertensão pulmonar pós-capilar compreende o grupo 2, na qual comtempla a hipertensão venosa pulmonar devido a insuficiência cardíaca esquerda.

Portanto, o diagnóstico de HPTEC pode ser feito se, depois de 3 meses de tratamento com anticoagulação efetiva, com PAPm maior ou igual 25 mmHg e pressão capilar pulmonar em cunha menor de 15 mmHg, juntamente com pelo menos um defeito de perfusão não concordante com a ventilação na cintilografia pulmonar V/Q, angioTC dos vasos pulmonares ou arteriografia pulmonar.

EPIDEMIOLOGIA DA HPTEC

A incidência de HPTEC depois da embolia pulmonar aguda possui um variabilidade na literatura de 0,4 a 9,1%. Essa ampla variação das taxas de incidência se deve a diferenças de desenho de estudo, populações de pacientes heterogênicas, métodos e critérios de diagnósticos distintos e seguimento com tempos e métodos de avaliação diferentes. HPTEC é tida como uma doença rara com uma epidemiologia semelhante a

HAP. Existem obstáculos significativos para determinar a incidência e a prevalência da HPTEC, e possível que no passado foram subestimados. Paciente com HPTEC na maioria das vezes falta o evento causador identificável, pois embolia pulmonar aguda pode ser assintomática. Os sintomas iniciais podem ser inespecíficos ou inexistentes. Outros fatores obstrutivos são viés de referência e a possibilidade de HPTEC preexistente no momento da embolia pulmonar aguda. Nesse estudo asiático publicado em 2015 a incidência acumulativa da HPTEC após o primeiro evento de embolia pulmonar aguda foi de 0,8%, até o primeiro ano, 1,3% no segundo ano e 1,7% no terceiro ano. Não foram observados casos de HPTEC após o terceiro ano. Nesse estudo de metanálise mostra uma incidência global acumulada de HPTEC nos estudos incluídos de 2,3%. Esse número fornece uma melhor estimativa da incidência de HPTEC em um nível populacional, enquanto as incidências semelhantes a 3% nas categorias de sobreviventes podem ser relevantes para a prática clínica diária.

ASPECTOS CLÍNICOS

FATORES DE RISCO PARA HPTEC

Fatores de risco para o desenvolvimento de HPTEC foram identificados e essas condições clínicas predisponentes que proporcionam suporte para o modelo patogénico no entendimento da HPTEC, tem o evento tromboembólico prévio com um fator de risco para o desenvolvimento dessa condição. Fatores relacionados a embolia pulmonar aguda incluem a gravidade do quadro clínico inicial da embolia pulmonar aguda, embolia pulmonar idiopática e embolia pulmonar recorrente. Um grande e prospectivo do registro Internacional HPTEC foi demonstrado que 75% dos pacientes incluídos tinham história prévia de embolia pulmonar aguda. Embora um subconjunto de pacientes eventualmente diagnosticados com HPTEC não tenham história de doença tromboembólica, dados mais antigos sugerem que esses pacientes constituem uma minoria dos casos. Determinados estados hipercoagulabilidade confere um risco maior para o desenvolvimento de HPTEC, incluindo níveis elevados de fator VIII, anticoagulante lúpico, anticorpos antifosfolipídicos e fator V Leiden, enquanto que não há evidências que mostrem relação da HPTEC com deficiências de antitrombina, proteína C e proteína S. A história de malignidade aumenta o risco de desenvolver HPTEC, como a reposição de hormônios tireoidianos, embora não esteja claro se isso é devido às possíveis características protrombóticas associadas ao estado de hipotireoidismo ou um efeito direto da substituição dos hormônios tireoidianos. Uma predisposição genética para HPTEC não há, mas um caso foi relatado com mutações BMPR2. Algumas condições clínicas caracterizadas por elevado níveis de inflamação tem sido relacionadas a HPTEC, como a doença intestinal inflamatória e a osteomielite. Há uma relação entre condições inflamatórias e a não dissolução da embolo, que suportada por dados que sugerem que os marcadores inflamatórios são elevados em doentes com HPTEC em comparação com os controles. Outra situação clínica de risco e possuir cateter de longa permanência e marca-passo dentro das câmeras cardíacas, como também os *shunts* ventriculoatriais para drenar as hidrocefalias. PASP estimada elevado no ecocardiografia e defeitos perfusionais na cintilografia pulmonar no momento inicial da embolia pulmonar aguda, mostraram-se preditivos para o desenvolvimento da HPTEC, bem como aumento da relação da área ventricular direita com ventrículo esquerdo e níveis elevados de peptídeo natriurético tipo B.

FISIOPATOGENIA DA HPTEC

A manifestação inicial da HPTEC é uma embolia pulmonar aguda, que progride para uma hipertensão pulmonar com uma magnitude maior que a observada na fase aguda. Por outro lado, muitos desses pacientes não apresentam os sintomas de hipertensão pulmonar. HPTEC pode desenvolver vários meses ou anos depois de uma embolia pulmonar aguda em alguns casos podem ser silenciosa, apesar da anticoagulação continua, e na falta de novos sintomas ou novos eventos agudos. Lembrando dos fatores de risco predisponentes já relatados nesse artigo. Após uma embolia pulmonar aguda, a HPTEC irá ocorrer como consequência de eventos secundários dentro dos vasos pulmonares. Uma vez que a embolia pulmonar aguda não é resolvida, irá ocorrer organização e fibrose do trombo, levando a obstrução vascular pulmonar e aumento da pressão pulmonar. A vasculatura pulmonar expressa grandes quantidades de plasmina e a fibrinólise pode ser anormal pacientes que desenvolvem HPTEC, contribuindo para recanalização incompleta dos vasos arteriais pulmonares. A hipertensão pulmonar persistente causa hipertrofia da camada média e hiperplasia da camada íntima da artéria pulmonar, levando ao estreitamento do lúmen vascular, aumentando ainda mais a resistência vascular. A trombose microvascular ocorre em locais em que há ruptura da íntima.As vias metabólicas da prostaciclina são interrompidas em pacientes com hipertensão pulmonar crônica, resultando em vasoconstrição pulmonar, hipercoagulabilidade e hipertrofia do músculo liso. Lembrando, que o aumento da expressão de endotelina-1 causa intensa vasoconstrição pulmonar e potencialização do remodelamento vascular. Os vasos arteriais pulmonares distais ao êmbolo muitas vezes permanece inalterados enquanto a vasculatura "normal" demonstra evidência de remodelação. Esse paradoxo provavelmente ocorre porque os vasos pulmonares não afetados pelo trombo inicial são expostos a pressões arteriais pulmonares aumentadas, inciando as alterações microvasculares características da doença. Apesar de vários mecanismos fisiopatológicos terem sido propostos para explicar o desenvolvimento da HPTEC, ainda há dúvidas porque essa condição só ocorre em uma minoria de pacientes após embolia pulmonar aguda.

Apresentação clínica da HPTEC

Os sintomas e sinais mais comuns que os pacientes relatam, são: dispneia aos esforços, tolerância diminuída aos exercícios e fadiga, sendo uma sintomatologia comum para várias outras doenças cardiopulmonares. Não há nenhum conjunto de sinais e sintomas de HPTEC, e é isso que dificulta e torna um desafio o diagnóstico precoce dessa doença. Em alguns pacientes, os sintomas começam no momento de uma embolia pulmonar aguda e não conseguem resolver apesar da anticoagulação terapêutica, mas para a maioria o início dos sintomas é insidioso, com um intervalo assintomático entre o evento embólico agudo e o início dos sintomas relacionados a HPTEC que pode variar de alguns meses a vários anos. Durante a fase assintomática a doença está progredindo com aumento da resistência vascular pulmonar, com função ventricular direita preservada. A doença segue em progressão, levando à insuficiência ventricular direita desenvolvendo edema periférico, ascite, derrame pleural, derrame pericárdico e circulação colateral. No momento do diagnóstico os paciente apresentam uma classe funcional III ou IV, segundo a classificação da NYHA. O desafio de diagnosticar HPTEC foi destacado na análise do registro internacional prospectivo que revelou um retardo médio de 14,1 meses desde a apresentação inicial dos sintomas até o diagnóstico, levando à progressão da doença e atrasos terapêuticos. Os pacientes que são diagnosticados com embolia pulmonar aguda, mas mostram sinais de cronificação deve ser explorado para HPTEC. Sinais eletrocardiográficos de sobrecarga cardíaca direita incluindo onda P *pulmonale*, bloqueio do ramo direito, anormalidades da onda T e desvio do eixo direito.

DIAGNÓSTICO DA HPTEC

Na suspeita diagnóstica de HPTEC é necessário avaliação com cintilografia pulmonar de ventilação e perfusão que mostrará falhas segmentares de perfusão e o ecocardiografia transtorácica que mostrará dilatação das câmeras cardíacas direitas, insuficiência da valva tricúspide e PSAP estimada elevada. Após essa triagem inicial é necessário realizar exames confirmatórios como cateterismo cardíaco direito com medidas hemodinâmicas (PSAP, PDAP, PAPm, RVP, índice cardíaco, débito cardíaco, POAP e pressões do VD e AD) e métodos de imagem entre eles, arteriografia pulmonar, angioTC dos vasos pulmonares e ressonância magnética. Esses métodos ajudam no diagnóstico de HPTEC, como no diagnóstico diferencial.

Diagnóstico diferencial da HPTEC

A avaliação cuidadosa da imagem é importante porque a obstrução da artéria pulmonar não é sempre devido à HPTEC, existem outras causas como sarcoma da artéria pulmonar, mediastinite fibrosante, doença pulmonar veno-oclusiva, estenose da veia pulmonar, compressão vascular extrínseca, vasculite pulmonar de grandes vasos e estenose congênita de vasos pulmonares, esses são alguns dos diagnósticos diferenciais.

Analisaremos os diferentes métodos complementares que auxiliam no diagnóstico de HPTEC.

Cintilografia pulmonar

A cintilografia de ventilação e perfusão é a metodologia de imagem de escolha para exclusão de CTEPH. Uma varredura cintilográfica normal exclui efetivamente a CTEPH com uma sensibilidade de 90-100% e uma especificidade de 94 a 100%. O achado cardinal em embolia pulmonar é o de ventilação preservada e ausência de perfusão dentro de um segmento pulmonar. No entanto, é bem reconhecido que tal desigualdade cintilográfica pode ocorrer numa variedade de outras doenças, incluindo sarcoma de artéria pulmonar, vasculite, doença veno-oclusiva, mediastinite fibrosante e anomalias vasculares pulmonares congênitas.

Ecocardiografia

Para os pacientes com história clínica sugestiva de hipertensão pulmonar ou HPTEC, ou em investigação de dispneia de origem incerta, as diretrizes atuais recomendam a ecocardiografia como o primeiro passo diagnóstico. A ecocardiografia pode avaliar indiretamente a pressão arterial pulmonar, demonstrar outras evidências de hipertensão avaliar a função ventricular direita; essas avaliações incluem estimar a velocidade máxima da regurgitação valvar tricúspide, fazer o cálculo de gradientes de pressão atrioventricular e detecção de sinais indiretos de hipertensão pulmonar, tais como dilatação do ventrículo e átrio direito, contratilidade ventricular direita reduzida e anormalidades do fluxo de saída do ventrículo direito. A ecocardiografia tem baixa especificidade para CTEPH, mas é uma modalidade que é comumente utilizada em pacientes com doenças cardiopulmonares, muitas vezes, é primeiro que indica a presença de elevadas pressões arteriais pulmonares. A ecocardiografia pode avaliar indiretamente a pressão arterial pulmonar, demonstrar outras evidências de hipertensão. No entanto, esses achados podem estar ausentes nos estágios iniciais da doença e ecocardiografia mostrou não ter hipertensão pulmonar em até 10 a 31% dos casos.

Cateterização direita para avaliação hemodinâmica

Para confirmar o diagnóstico de hipertensão pulmonar e HPTEC em particular, o cateterismo cardíaco direito é obrigatório. A medida da pressão pulmonar de oclusão arterial (PAOP) é necessária para excluir a hipertensão pulmonar pós-capilar resultante das outras comorbidades. Como na HPTEC, as obstruções intravasculares podem confundir a correta estimativa da PAOP em alguns pacientes: a pressão diastólica final do ventrículo esquerdo, nesses pacientes, deve ser obtida por cateterismo ventricular esquerdo. As diretrizes recomendam uma avaliação hemodinâmica completa pelo cateterismo cardíaco direito, ressaltando a importância da resistência vascular pulmonar para avaliar o prognóstico e os riscos associados a tromboendarterectomia pulmonar.

Angiografia pulmonar por subtração digital (ASD)

A angiografia pulmonar por subtração digital ainda é considerada o padrão-ouro para a avaliação da vasos pulmonares, mas seu uso rotineiro para o diagnóstico de HPTEC está sendo desafiado por avanços da tecnologia não invasiva. Em um estudo de 24 pacientes, a angiografia por TC (ACT) superou a angiografia de subtração digital (ASD) para a detecção de HPTEC. A sensibilidade da angiografia de subtração digital variou de 66% para os ramos pulmonares principal e lobares e 76% no nível segmentar, em comparação com 100% para o angiografia por TC em níveis comparáveis. A DSA apresentou uma ligeira vantagem sobre o CTA ao descrever artérias subsegmentares (ASD 97%, ACT 80%), mas a especificidade de ambas as técnicas foi excelente (100%). No entanto, deve ser enfatizado que uma vantagem suprema da ASD é a capacidade de medir a hemodinâmica da arterial pulmonar durante o cateterismo cardíaco direito. Além disso, houve um ressurgimento do interesse angiografia tradicional, devido ao advento da angioplastia pulmonar por balão como uma opção de tratamento viável para pacientes selecionados com HPTEC que são inelegíveis para a cirurgia.

TRATAMENTO

Avaliação pré-operatória dos pacientes da HPTEC

Avaliação da operabilidade

Uma vez que o diagnóstico de HPTEC é confirmado, uma avaliação de operabilidade deve ser feita. Apesar da significativa morbidade e mortalidade associadas, HPTEC é potencialmente curável com a tromboendarterectomia pulmonar, portanto, todos os esforços devem ser feitos para garantir que os pacientes que beneficiam com o procedimento possam ser identificados.

O padrão de doença tromboembólica deve ser avaliado, quanto à sua acessibilidade. A localização e extensão da doença é avaliada em estudos de imagem. A doença oclusiva pulmonar foi classificada em quatro tipos, segundo o grupo de San Diego com base nos achados intraoperatórios:

- tipo 1 - trombo no ramo principal e artérias lombares pulmonares, aproximadamente 20% casos;
- tipo 2: espessamento intimal e fibrose, com ou sem trombo organizado proximal para artérias segmentares, aproximadamente 70% casos;
- tipo 3: fibrose e espessamento com ou sem trombo organizado, nos vasos arteriais segmentares

distais e subsegmentares, aproximadamente 10% casos;
- tipo 4: vasculopatia arteriolar distal microscópico intrínseco, sem trombo visível, ou doença periférica.

Essa classificação está atualmente para ser modificada e uma revisão será publicada em breve pelo grupo de San Diego. A doença tromboembólica de localização proximal dentro dos ramos arteriais, lobares ou segmentares pulmonares pode, em geral, ser removida cirurgicamente, enquanto a doença distal, confinada aos vasos pulmonares subsegmentais é mais difícil de dissecar e sua presença pode tornar um paciente inoperável. Geralmente, a tromboendarterectomia pulmonar mais eficaz para pacientes com doença tipo 1 ou 2, no entanto ,centros de referência experientes realizam tromboendarterectomia pulmonar na doença tipo 3 beneficiando esses grupo de pacientes, embora possa haver algum grau de hipertensão pulmonar residual. Vale ressaltar que a avaliação da operabilidade com base na distribuição da doença depende da habilidade e experiência do cirurgião.

Depois de avaliar a acessibilidade ao trombo é importante avaliar a gravidade do comprometimento hemodinâmico correlacionando com a carga da doença tromboembólica. O comprometimento hemodinâmico é avaliado por cateterismo cardíaco direito analisando os dados hemodinâmicos. A maioria dos pacientes avaliados para tromboendarterectomia pulmonar apresenta anormalidades hemodinâmicas significativas como hipertensão pulmonar e resistência vascular pulmonar elevadas. É importante confirmar o grau de concordância entre a carga tromboembólica e os achados hemodinâmicos, uma vez que o comprometimento hemodinâmico fora do padrão da doença pode indicar arteriopatia periférica, o que está associado a um resultado cirúrgico ruim. A extensão do comprometimento hemodinâmico também deve ser considerada, uma vez que o aumento do risco operatório foi relatado como sendo proporcional aos valores mais altos da resistência vascular pulmonar. A maior mortalidade é geralmente relatada em pacientes com resistência vascular pulmonar pré-operatório> 1.000-1.200 Dynas/seg/cm^{-5}. Um relatório da Universidade da Califórnia San Diego observou uma taxa de mortalidade de 4,1% em pacientes com resistência vascular pulmonar > 1.000 dinas/seg/cm^{-5} comparado a 1,6% nos pacientes com resistência vascular pulmonar <1.000 dinas/seg/cm^{-5}. Pacientes com resistências vascular pulmonar elevadas (> 1.500 dinas/seg/cm^{-5}) podem se beneficiar menos do procedimento cirúrgico e apresentar maior risco operatório, porém devem ser considerados para tromboendarterectomia pulmonar no contexto de doença acessível cirurgicamente, uma vez que o prognóstico desses pacientes sem o procedimento cirúrgico é muito ruim. Também foi demonstrado que o benefício pode ser alcançado em pacientes com HPTEC, mas sem comprometimento hemodinâmico em repouso. A cirurgia precoce nesses pacientes melhora os sintomas e pode prevenir o desenvolvimento de hipertensão pulmonar progressiva, justificando-se com as baixas taxas de morbidade e mortalidade relatadas nos centros com um volume cirúrgico elevado.

TÉCNICA OPERATÓRIA DA TROMBOENDARTERECTOMIA PULMONAR

A técnica padrão utilizada na maioria dos centros foi desenvolvida na Universidade da Califórnia em San Diego, EUA, o centro que tem a maior experiência mundial. O objetivo é retirar todo o material tromboembólico organizado e tecido fibroso dos vasos arteriais pulmonares, com redução concomitante da resistência vascular pulmonar e queda da pressão arterial pulmonar e melhorando hemodinâmica do ventrículo direito, como consequência alívio dos sintomas.

A esternotomia mediana é realizada, semelhante à cirurgia cardíaca convencional, para fornecer acesso a ambas as artérias pulmonares. No paciente é instituído a circulação extracorpórea (CEC) com canulação da aorta ascendente e das veias cavas superior e inferior. Para garantir um campo totalmente sem sangue dentro da circulação pulmonar, a necessidade de hipotermia profunda e com parada circulatória total. Necessita esfriamento do doente que é realizado após a instituição de CEC para proteger os órgãos vitais dos períodos de isquemia. O paciente é gradualmente esfriado a 16 a 15°C durante um período de 60 a 90 minutos para garantir um esfriamento uniforme. Uma vez que o paciente é esfriado, é feita arteriotomia pulmonar direita. O plano de endarterectomia deve ser cuidadosamente identificado de modo a não ser demasiado profundo, com o risco de perfuração, ou demasiado raso, o que pode resultar em dissecção incompleta. A parada circulatória total e feita em hipotérmica profunda que é iniciada quando o sangue impede a visualização do plano de dissecção, podendo fazer está parada circulatória total por um período máximo de 20 minutos por vez (limitado pelo risco de isquemia cerebral). Os períodos de parada circulatória total são alternados com períodos de reperfusão de 10 minutos. Após a conclusão do lado direito, o paciente é reperfundido, enquanto a arteriotomia é fechada, e então o procedimento é repetido do lado esquerdo. Após o termino da dissecção do trombo do lado esquerdo, faz o fechamento da arteriotomia esquerda, iniciando o aquecimento do paciente, de forma controlada, progressiva e homogenia, por um período de 90 minutos, dessa forma evita as complicações neurológicas.

OUTROS TRATAMENTOS PARA PACIENTES INELEGÍVEIS PARA TROMBOENDARTERECTOMIA PULMONAR

Tratamento medicamentoso

Uso de terapia médica orientada por PAH em pacientes não operáveis com CTEPH ou pacientes com PH persistente após PEA. Algumas séries de casos ou estudos não controlados forneceram evidências de melhora na capacidade de exercício e hemodinâmica com o uso de bosentana, epoprostenol, sildenafil e treprostinil.

O uso de sildenafil também foi avaliado em um estudo randomizado controlado por placebo, incluindo 19 pacientes com HP inoperável ou persistente após tromboendarterctomia pulmonar. O principal ponto foi avaliação a capacidade funcional após teste de caminhada de 6 minutos. Após 12 semanas de tratamento com sildenafil, houve melhora na hemodinâmica, mas não houve melhora na capacidade de exercício. Atualmente, o Riociguat é a única droga aprovada nos EUA e na Europa para o tratamento de HPTEC inoperável ou hipertensão pulmonar residual após tromboendarterectomia pulmonar (recomendação de classe I), com base nos resultados do estudo CHEST da fase III. Os efeitos adversos do fármaco incluem hipotensão, hemoptise, cefaleia e dispepsia. A medicação está contraindicado na gravidez devido a danos no feto e na insuficiência renal grave. As diretrizes atuais do ESC/ERS para o diagnóstico e tratamento da hipertensão pulmonar também dizem que o uso *off-label* de drogas aprovado para HAP pode ser considerado em pacientes sintomáticos que foram classificados como tendo doença inoperável por uma equipe de HPTEC, incluindo pelo menos um cirurgião experimentado em tromboendarterectomia pulmonar (recomendação de classe IIb). Por último, não há provas sólidas que apoiem a utilização dessas medicações antes da tromboendarterctomia pulmonar em doentes grave do ponto de vista hemodinâmico.

Angioplastia pulmonar por balão

A angioplastia pulmonar por balão é outra intervenção emergente para o tratamento de HPTEC segmentar e subsegmentar, que está ganhando popularidade. Esse procedimento utiliza a técnica padrão de angioplastia com balão para dilatar artérias pulmonares selecionadas. O objetivo principal é reabrir os vasos pulmonares ocluídos. Os resultados iniciais foram decepcionantes, com os pacientes que desenvolveram edema pulmonar de reperfusão e que necessitaram de ventilação mecânica. Houve preocupações sobre complicações como ruptura vascular e lesão pulmonar de reperfusão, bem como a falta de dados a longo prazo sobre os resultados após essa intervenção. Desde então, no Japão, a técnica foi melhorada, limitando a apenas 1 ou 2 segmentos vasculares de cada vez para as dilatações, usando balões menores e melhorando a pressão e o tempo de insuflação. Resultados mais recentes são encorajadores com melhora dos sintomas e dados hemodinâmicos, com incidência de apenas 2% de reperfusão de edema pulmonar e 10% de lesões na artéria pulmonar. Em média, são necessárias para cada paciente aproximadamente 5 sessões de angioplastia. A mortalidade do procedimento variou de 1,5 % nas series maiores e chegando até 10%. A angioplastia pulmonar está presente nas mais recentes diretrizes ESC/ERS para o diagnóstico e tratamento da hipertensão pulmonar, como recomendação de classe

IIb em pacientes inelegíveis para a tromboendarterctomia pulmonar.

RESULTADOS E PROGNÓSTICO DA TROMBOENDARTERCTOMIA PULMONAR

Os resultados do pós-operatório da tromboendarterctomia pulmonar realizados em centros dedicados a HPTEC, há uma melhora hemodinâmica imediata com queda da PAP e RVP, levando a um aumento do índice cardíaco.

Uma grande série de mil pacientes do grupo de San Diego-California relatou uma redução na pressão média de artéria pulmonar de 46,1 ± 11,4 para 28,1 ± 10,1 mmHg e uma redução da resistência vascular pulmonar de 861,2 ± 446,2 para 294,8 ± 204,2 dynas/seg/cm^{-5}. A melhoria das medidas hemodinâmicos se traduzem em benefícios funcionais para os pacientes. Os dados publicados demonstram melhora significativa das distâncias percorridas no teste de caminhada de 6 minutos e na classe funcional dos pacientes submetidos a tromboendarterectomia pulmonar.

O grupo britânico do Papworth Hospital mostrou uma melhora na distância percorrida do teste de caminhada de 6 minutos de 269 ± 119 para 392 ± 108m aos 12 meses após a tromboendarterectomia pulmonar; e a proporção de pacientes em classe funcional I ou II aumentou de 8,7% para 87,5% no mesmo período.

A mortalidade operatória da tromboendarterectomia pulmonar é muito baixa considerando a magnitude da intervenção. O UCSD, o centro mais experiente do mundo, relatou recentemente uma mortalidade intra-hospitalar de 2,2% nos seus últimos 500 casos consecutivos, destacando a importância da experiência para garantir bons resultados para os pacientes. O grupo britânico do Papworth Hospital tem um programa de acompanhamento dos pacientes operados por HPTEC e relataram uma sobrevida em 5 anos de 92,5%, mostrando um resultado a médio prazo excelente.

BIBLIOGRAFIA CONSULTADA

- Ali JM, Ng CY, Jenkins DP. Surgical treatment of chronic thromboembolic pulmonary hypertension. Minerva Pneumol 2017; 56:122-33.
- Caroline McCann et al, Imaging in pulmonary hypertension, part 2: large vessel diseases. Postgrad Med J 2012; 88:317e325.
- Caroline O'Connell et al, Chronic thromboembolic pulmonary hypertension.
- D. Gopalan et al , Chronic Thromboembolic Pulmonary Hypertension.Eur Respir Rev 2017; 26: 160108
- Dalia A. Banks et al, Pulmonary Endarterectomy: Part I. Pathophysiology, Clinical Manifestations, and Diagnostic Evaluation of Chronic Thromboembolic Pulmonary HypertensionSeminars in Cardiothoracic and Vascular Anesthesia 2014, Vol. 18(4) 319–330
- Dalia A. Banks et al, Pulmonary Endarterectomy: Part I. Pathophysiology, Clinical Manifestations, and Diagnostic Evaluation of Chronic Thromboembolic Pulmonary HypertensionSeminars in Cardiothoracic and Vascular Anesthesia 2014, Vol. 18(4) 319–330
- David P. Jenkins et al, Surgical treatment of chronic thromboembolic pulmonary hypertension. Eur Respir J 2013; 41: 735–742
- Ende-Verhaar YM, Cannegieter SC, Vonk Noordegraaf A, et al. Incidence of chronic thromboembolic pulmonary hypertension after acute pulmonary embolism: a contemporary view of the published literature. Eur Respir J 2017; 49: 1601792
- Galié et al, 2015 ESC/ERS Guidelines for the diagnosis and treatment of pulmonary hypertension European Heart Journal (2016) 37, 67–119.
- Guérin L, Couturaud F, Parent F, et al. Prevalence of chronic thromboembolic pulmonary hypertension after acute pulmonary embolism. Prevalence of CTEPH after pulmonary embolism. Thromb Haemost 2014; 112: 598–605.
- I Lang, Chronic thromboembolic pulmonary hypertension: a distinct disease entity. Eur Respir Rev 2015; 24:246-252
- Jenkins D, Madani M, Fadel E, et al. Pulmonary endarterectomy in the management of chronic thromboembolic pulmonary hypertension. Eur Respir Rev 2017; 26: 160111
- Kim et al.Chronic Thromboembolic Pulmonary Hypertension JACC Vol. 62, No. 25, Suppl D, 2013:D92–9
- Lang I, Meyer BC, Ogo T, et al. Balloon pulmonary angioplasty in chronic thromboembolic pulmonary hypertension. Eur Respir Rev 2017; 26: 160119
- Lang IM, Pesavento R, Bonderman D, et al. Risk factors and basic mechanisms of chronic thromboembolicpulmonary hypertension: a current understanding. Eur Respir J 2013; 41: 462–468.
- Marius M. Hoeper, Residual Pulmonary Hypertension After Pulmonary Endarterectomy The Fog Is Clearing Circulation. 2016; 133:1731-1733.
- Peter S. Marshall et al, Chronic Thromboembolic Pulmonary Hypertension.Clin Chest Med 34 (2013) 779–797
- Sarah Medrek et al, Epidemiology and pathophysiology of chronic thromboembolic pulmonary hypertension: risk factors and mechanism. MDCVJ | XII (4) 2016
- Simonneau G, Torbicki A, Dorfmüller P, et al. The pathophysiology of chronic
- Thromboembolic pulmonary hypertension. Eur Respir Rev 2017; 26: 160112
- Vikram Shenoy et al, Pulmonary Thromboendarterectomy for Chronic Thromboembolic Pulmonary Hypertension Anesthesiology 2014; 120:1255–61
- Yang et al. Incidence of CTEPH after acute PE, Journal of Thoracic Disease, Vol 7, No 11 November 2015

Síndrome coronariana aguda
Diagnóstico e estratificação de risco

28

Elizabete Silva dos Santos

DESTAQUES

- Descrever a síndrome coronariana aguda e as demais condições que ela engloba, como infarto agudo do miocárdio (IAM), supradesnível do segmento ST, IAM sem SST e angina estável.
- Apresentar as formas de diagnosticar a síndrome coronariana aguda, incluindo eletrocardiograma (ECG) no diagnóstico de IAM com SST e no diagnóstico de SCA sem SST.
- Definir as formas de estratificação de risco, incluindo os principais escores, no risco de IAM com SST e na SCA sem SST.

INTRODUÇÃO

A síndrome coronária aguda (SCA) engloba um grupo de entidades que incluem infarto agudo do miocárdio (IAM) com supradesnível do segmento ST (SST), IAM sem SST e angina instável (AI). Essas manifestações são motivos frequentes de atendimentos e de admissões nos departamentos de emergências, assim como são importantes causas de morbidade e de mortalidade no mundo. Dados epidemiológicos americanos relatam que mais de 12 milhões de pessoas têm doença arterial coronária (DAC) e mais de um milhão experimenta um infarto do miocárdio a cada ano, resultando em cerca de 466.000 mortes atribuídas à DAC.

DIAGNÓSTICO

Pacientes que se apresentam com SCA são diagnosticados como tendo IAM com SST, AI ou IAM sem SST. As duas últimas são condições clinicamente semelhantes, sendo que naqueles com IAM sem SST há elevação dos marcadores de necrose miocárdica na corrente sanguínea.

Ao chegar ao pronto-socorro, o paciente com dor torácica deverá ser categorizado, com base nos dados da história clínica, exame físico e eletrocardiograma (ECG),

em baixa, intermediária ou alta probabilidade dos sinais e sintomas representarem uma SCA secundária à DAC obstrutiva (Tabela 28.1).

A obtenção de história clínica detalhada das características da dor torácica auxilia muito no diagnóstico, sendo de grande importância a presença de fatores de risco para DAC, antecedente de infarto prévio e DAC já documentada. As características da dor torácica típica são: dor desencadeada por atividade física, de forte intensidade, que alivia ao repouso ou com uso de nitrato, associado à dispneia, náuseas e vômitos; irradiação para membro superior esquerdo, mandíbula ou dorso. Apesar dessa apresentação típica está presente em 75 a 85% dos pacientes com SCA e de aumentar substancialmente a probabilidade de DAC, a manifestação clínica também pode ser atípica, como: dispneia; síncope (7%); dor torácica atípica (facada [22%]; pleurítica [13%]; ou reproduzida pela palpação [7%]). Se esses sintomas atípicos apresentam clara relação com o exercício físico ou estresse emocional ou são aliviados imediatamente com o uso de nitrato, eles devem ser considerados equivalentes anginosos.

O exame físico em pacientes com SCA é frequentemente normal. Mas, a presença de doença vascular extra-

Tabela 28.1. Probabilidade dos sinais e sintomas representarem uma síndrome coronária aguda secundária a doença arterial coronária

Característica	Alta probabilidade	Probabilidade intermediária	Baixa probabilidade
História	Dor torácica ou no membro superior esquerdo ou desconforto como principal sintoma reproduzindo uma angina previamente documentada. História já conhecida de doença arterial coronária, incluindo infarto	Dor ou desconforto torácico ou no membro superior esquerdo como sintoma principal Idade > 70 anos Sexo masculino Diabete melito	Sintomas isquêmicos prováveis na ausência de qualquer característica de probabilidade intermediária Uso recente de cocaína
Exame físico	Regurgitação mitral transitória, hipotensão, diaforese, edema pulmonar ou estertores	Doença vascular extracardíaca	Desconforto torácico reproduzido pela palpação
Eletrocardiograma	Novo ou presumivelmente novo, desvio transitório do segmento ST (≥ 1 mm) ou inversão das ondas T em múltiplas derivações precordiais	Ondas Q fixas Depressão do segmento ST de 0,5 a 1 mm ou inversão das ondas T > 1 mm	Achatamento ou inversão das ondas T < 1 mm em derivações com ondas R dominantes. ECG normal.
Marcadores de necrose miocárdica	Elevação da troponina ou da CK-MB.	Normais	Normais

cardíaca como, por exemplo, doença arterial periférica, enfatiza a probabilidade para o diagnóstico de SCA. Menos de 20% dos pacientes apresentam alterações significativas na avaliação inicial. O exame físico deve também auxiliar no diagnóstico diferencial de dor torácica aguda: dissecção aguda da aorta, pericardite e estenose aórtica.

ECG NO DIAGNÓSTICO DE IAM COM SST

O IAM com SST é definido como elevação do segmento ST, com concavidade ou, na maioria das vezes, com convexidade superior em duas ou mais derivações contíguas de no mínimo 1 mm do ponto J, mas também pode ser medido a 60 ou 80 ms desse ponto. As alterações eletrocardiográficas analisadas nas diferentes derivações do ECG permitem, além do diagnóstico, localizar as áreas comprometidas e estimar qual é a artéria relacionada ao infarto.

No IAM de parede inferior, o vaso culpado pode ser a artéria coronária direita (80% dos casos) ou a artéria circunflexa. A elevação do segmento ST em D3 maior que em D2 ou a depressão do segmento ST maior que 1 mm em D1 e aVL sugerem envolvimento da artéria coronária direita (CD) (sensibilidade de 90% e especificidade de 71%). O achado adicional de elevação do segmento ST em V1 sugere oclusão proximal da artéria CD associada com infarto do ventrículo direito (VD). O envolvimento da artéria circunflexa é sugerido quando ocorre elevação do segmento ST em D2 maior que em D3 e ST isoelétrico ou elevado na derivação aVL (sensibilidade de 83% e especificidade de 96%). O infarto do VD ocorre em 25 a 50% dos pacientes com infarto da parede inferior, sendo associado a oclusão do segmento proximal da artéria coronária direita. O sinal eletrocardiográfico mais sensível é a elevação do segmento ST maior que 1 mm em V4R.

No infarto do miocárdio de parede anterior, a elevação do segmento ST nas derivações precordiais V1, V2 e V3 indica oclusão da artéria descendente anterior (DA). A elevação do segmento ST em V1, V2, V3 e aVL associada com depressão do ST maior que 1 mm em aVF indica oclusão proximal da DA (sensibilidade de 34% e especificidade de 98%). Também, na presença de IAM acometendo a parede anterior, o supradesnível do segmento ST em aVR > 0,5 mm correlaciona-se com a obstrução da porção proximal da DA. A elevação do segmento ST de V1 a V3 sem depressão significativa do segmento ST nas derivações inferiores sugere oclusão da DA na origem do primeiro ramo diagonal. A elevação do segmento ST em V1, V2 e V3 com aumento do segmento ST nas derivações inferiores sugere oclusão da DA distalmente da origem do primeiro ramo diagonal (sensibilidade de 66% e especificidade de 73%).

Quando é observado no ECG bloqueio de ramo, o diagnóstico de IAM pode ser dificultado, principalmente na presença de bloqueio de ramo esquerdo (BRE). Um indicador de IAM na presença de bloqueio de ramo é a mudança primária do segmento ST. Sgarbossa et al criaram critérios eletrocardiográficos para auxiliar na análise do IAM, em vigência de BRE. A presença de SST maior ou igual a 1 mm em concordância com o QRS/T recebe 5 pontos; a depressão do segmento ST maior ou igual a 1 mm em V1, V2 e V3 recebe 3 pontos; e o SST maior ou igual a 5 mm em discordância com o QRS/T recebe 2 pontos. Assim, para definição de IAM com SST associado ao BRE, é necessária a somatória de pelo menos 3 pontos. Infelizmente, a sensibilidade desses critérios é baixa, chegando a 20%.

ECG NO DIAGNÓSTICO DE SCA SEM SST

A presença de depressão do segmento ST é inicialmente considerada como diagnóstico de AI ou IAM sem SST, onde a distinção entre esses dois diagnósticos é baseada na detecção de elevação dos marcadores de necrose miocárdica. A presença de inversão das ondas T também pode indicar SCA sem SST. Em pacientes com suspeita de SCA, esse tipo de alteração eletrocardiográfica em derivações precordiais ≥ 2 mm sugere isquemia aguda, particularmente, em decorrência de estenose crítica da DA. Da mesma forma, ondas Q ≥ 0,04 segundos podem ser sugestivas de infarto prévio e indicar alta probabilidade de DAC significante.

MARCADORES DE NECROSE MIOCÁRDICA

Os marcadores de necrose miocárdica constituem uma importante ferramenta para o diagnóstico de SCA. As troponinas cardíacas são consideradas os mais específicos dos marcadores bioquímicos de injúria miocárdica, demonstrando superioridade no diagnóstico de infarto do miocárdio. Em particular, a troponina I e a T são identificadas, sendo associadas a uma sequência específica de aminonoácidos catalogados por genes diferentes daqueles que codificam a sequência de aminoácidos das isoformas do musculoesquelético, o que permitiu que anticorpos monoclonais de reatividade cruzada extremamente baixa pudessem ser desenvolvidos, facilitando o diagnóstico de infarto. Aparecem em uma fase precoce no soro depois do início dos sintomas (2 a 4 horas), com pico de 12 a 48 horas, permanecendo anormalmente elevada por 5 a 14 dias. Lesões envolvendo um maior número de vasos estão presentes em pacientes com troponina positiva em comparação com aqueles com troponina negativa. Da mesmo modo, desvio do segmento ST no ECG da admissão é significativamente mais presente em pacientes com troponina positiva.

A medida da CK-MB atividade se eleva em 4 a 6 horas após o início dos sintomas, com pico em 24 horas, normalizando-se entre 48 e 72 horas. Possui sensibilidade diagnóstica de 93% após 12 horas do início dos sintomas, porém é pouco sensível para o diagnóstico nas primeiras 6 horas de evolução. A análise quantitativa, por meio da dosagem da CK-MB massa aumentou a sensibilidade clínica e a especificidade analítica.

ESTRATIFICAÇÃO DE RISCO NO IAM COM SUPRADESNÍVEL DO SEGMENTO ST

Tanto a sobrevida em curto prazo quanto em longo prazo após o IAM com SST depende basicamente de três fatores: função ventricular esquerda em repouso, miocárdio residual potencialmente isquêmico e suscetibilidade a arritmias ventriculares graves. O mais importante desses fatores é o estado da função ventricular esquerda. O segundo fator mais importante é como a gravidade e a extensão das lesões obstrutivas no leito vascular coronariano que perfundem miocárdio viável afetam o risco de infarto recorrente, dano miocárdico adicional e arritmias ventriculares sérias. Portanto, a sobrevida depende da quantidade de miocárdio que se tornou necrótico e da quantidade sob risco de se tornar necrótico.

A estratificação de risco nessa população deve ser feita precocemente, no momento da admissão hospitalar, para desfechos adversos em curto prazo (< 30 dias ou intra-hospitalar) e tardios até a alta hospitalar para avaliar o prognóstico a longo tempo.

APRESENTAÇÃO INICIAL

Certos fatores demográficos e históricos estão associados ao pior prognóstico em pacientes com IAM com SST, incluindo sexo feminino, idade acima de 70 anos, história de diabete melito (DM), angina pectoris prévia e infarto do miocárdio prévio. O DM, em particular, parece conferir um aumento de três a quatro vezes no risco. Esses pacientes também experimentam um curso pós-infarto mais complicado, incluindo maior incidência de angina pós-infarto, maior extensão do infarto e insuficiência cardíaca. Maior classe Killip, frequência cardíaca elevada, pressão arterial sistólica baixa e infarto de parede anterior são os mais importantes preditores independentes de mortalidade precoce em estudos clínicos.

ELETROCARDIOGRAMA

Além de exercer um papel central no fluxo de tomada de decisão para o tratamento dos pacientes com IAM com SST com base na presença ou na ausência do SST, o ECG de 12 derivações traz informações prognósticas importantes. A mortalidade é maior em pacientes que experimentam infarto do miocárdio da parede anterior do que naqueles que experimentam infarto da parede inferior, mesmo quando corrigido pelo tamanho do infarto. Os pacientes cujos ECGs demonstram bloqueios cardíacos avançados e persistentes (bloqueio AV tipo II, de segundo grau ou de terceiro grau) ou novas anormalidades de condução intraventricular (bifascicular ou trifascicular) no curso de um IAM com SST, apresentam pior prognóstico que os pacientes sem essas anormalidades. A influência de altos graus de bloqueio atrioventricular é importante em pacientes com infarto do VD, pois tais pacientes têm um risco de mortalidade particularmente elevado.

ESCORES DE RISCO

O escore de risco TIMI (*Thrombolysis in Myocardial Infarction*) para IAM com SST relaciona a maioria das informações prognósticas oferecidas por um modelo de regressão logística e pode ser realizado à beira do leito. É provável que essa ferramenta de avaliação de risco seja clinicamente útil na triagem e na administração de fibrinolítico a pacientes com IAM com SST. O escore de risco TIMI prediz a mortalidade em 30 dias após admissão hospitalar de pacientes com IAM com SST (Tabela 28.2).

O escore GRACE (*Global Registry of Acute Coronary Events*), modelo de cálculo prognóstico de mortalidade 6 meses após a alta hospitalar, envolve todos os tipos de SCA, incluindo IAM com SST, IAM sem SST e angina instável. Inclui parâmetros clínicos coletados em tempo da alta hospitalar que predizem mortalidade em 6 meses e podem ter uma aplicabilidade mais larga em longo prazo. O escore de risco pós-alta hospitalar GRACE contém relevantes fatores prognósticos e discrimina sobreviventes de não sobreviventes em longo prazo (até quatro anos) em todos os subtipos de pacientes com SCA (Tabela 28.3).

CURSO HOSPITALAR

Um dos principais fatores prognósticos de mortalidade cardíaca após infarto é a função ventricular esquerda e, aquela, depende, diretamente, da gravidade da disfunção ventricular esquerda. Observa-se que a redução progressiva da fração de ejeção do ventrículo esquerdo acarreta grandes incrementos da mortalidade em longo prazo, considerando-se como pacientes de alto risco aqueles com fração de ejeção ventricular esquerda menor que 35%.

A isquemia recorrente e o reinfarto após IAM com SST na mesma localização do infarto índice ou em outra localização influenciam adversamente no prognóstico. Um prognóstico pobre provém da perda de miocárdio viável, com uma área resultante de infarto maior, criando ainda mais comprometimento na função ventricular esquerda.

A angina pós-infarto, que ocorre entre o 1º e o 14º dia após o evento, geralmente implica prognóstico menos favorável, pois ela indica a presença de miocárdio sob risco. Na atual era da revascularização agressiva, a angina pós-infarto frequentemente leva a intervenções precoces que tendem a melhorar o prognóstico, diminuir o impacto em longo prazo e a significância da angina precocemente após IAM com SST.

Portanto, a função ventricular esquerda em repouso é um excelente fator prognóstico de morte cardíaca, enquanto a isquemia induzida prediz efetivamente a recorrência de angina e de morte, de forma adicional à simples avaliação da função ventricular em repouso.

Tabela 28.2. Escore de risco TIMI para estratificação de risco e avaliação prognóstica em IAM com supradesnivelamento do segmento ST

IAM com supradesnível de ST	Pontos
Idade	
≥ 75 anos	3
65-74 anos	2
História de diabete, hipertensão ou angina	1
Exame físico	
PAS < 100 mmHg	3
FC > 100 bpm/min	2
Classe Killip IHV	2
Peso < 67 kg	1
Supradesnível do segmento ST anterior ou BCRE	1
Tempo para terapia de perfusão > 4 horas	1
Total	**14**

Soma do escore de risco	Percentagem de mortalidade em 30 dias
0	0,8
1	1,6
2	2,2
3	4,4
4	7,3
5	12
6	16
7	23
8	27
> 8	36

IAM: infarto agudo do miocárdio; PAS: pressão arterial sistólica; FC: frequência cardíaca; BCRE: bloqueio completo de ramo esquerdo.

ESTRATIFICAÇÃO DE RISCO NA SCA SEM SUPRADESNÍVEL DO SEGMENTO ST

A estratificação de risco, para a ocorrência de óbito ou eventos isquêmicos recorrentes na apresentação de pacientes com diagnóstico de SCA sem SST, deve ser realizada imediatamente por meio da análise de variáveis clínicas, eletrocardiográficas e laboratoriais.

Tabela 28.3. Escore de risco GRACE e nomograma para mortalidade por todas as causas após 6 meses da alta hospitalar

História clínica	Características encontradas na admissão		Características encontradas durante a hospitalização	
1) Idade em anos	4) Frequência cardíaca	(bpm)	7) Creatinina sérica	(mg/dl)
≤29..............................0	≤49,9..............................0		0-0,39..............................1	
30-39.............................0	50-69,9............................3		0,4-0,79...........................3	
40-49............................18	70-89,9............................9		0,8-1,19...........................5	
50-59............................30	90-109,9.........................14		1,2-1,59...........................7	
60-69............................55	110-149,9........................23		1,6-1,99...........................9	
70-79............................73	150-199,9........................35		2-3,99............................15	
80-89............................91	≥200.............................43		≥4...............................20	
≥90............................100				
	5) Pressão arterial sistólica (mmHg)		8) Elevação de enzimas	
2) História de ICC..... 24	≤79,9............................24		cardíacas.........................15	
	80-99,9..........................22			
3) História de IM............. 12	100-119,9........................18		9) Não submetido à ICP	
	120-139,9........................14		no hospital........ 14	
	140-159,9........................10			
	160-199,9.........................4			
	≥200..............................0			
	6) Depressão do segmento ST........11			

Pontos	Prognóstico de todas as causas de mortalidade em 6 meses após a alta
1) _____	
2) _____	
3) _____	
4) _____	
5) _____	
6) _____	
7) _____	
8) _____	

ICC: insuficiência cardíaca congestiva; bpm: batimentos por minuto; mmHg: milímetros de mercúrio; mg/dL: miligramas por decilitro; ICP: intervenção coronária percutânea; IM: infarto do miocárdio.

VARIÁVEIS CLÍNICAS

Vários fatores clínicos têm sido associados ao maior risco de eventos adversos em um paciente com dor torácica sugestiva de um evento isquêmico coronariano agudo, como avançar da idade, antecedente de diabete melito, revascularização miocárdica prévia, evidência de insuficiência cardíaca congestiva, desenvolvimento de angina refratária ou de repouso.

O avançar da idade é considerado uma variável de risco universal, pois está presente em praticamente todos os modelos de estratificação de risco. Pacientes idosos com DAC apresentam lesões coronárias mais graves, em comparação aos mais jovens e experimentam resultados mais desfavoráveis. Antecedente de DM em pacientes com SCA leva a uma mortalidade significativamente maior em 30 dias em comparação com os não diabéticos, havendo uma interação favorável com o tratamento instituído.

O tipo de procedimento de revascularização miocárdica prévio é um marcador da gravidade da DAC. Em pacientes submetidos à intervenção coronária percutânea, a DAC subjacente é menos acentuada. Naqueles com cirurgia de revascularização miocárdica, a presença de disfunção ventricular esquerda ou doença de múltiplos vasos é encontrada com mais constância. Consequentemente, pacientes submetidos à intervenção coronária percutânea apresentam prognóstico mais favorável.

Assim como nos pacientes com IAM com SST, naqueles com SCA sem SST, a presença de insuficiência cardíaca no momento da apresentação está associada com maior mortalidade. A presença e a gravidade da insuficiência cardíaca, mostrou ser uma variável independente de informação prognóstica, tanto a curto como a longo prazos. Pacientes com maior classe de Killip apresentam mais comumente depressão do segmento ST e elevação dos marcadores de necrose miocárdica.

Isquemia recorrente detectada durante a monitorização contínua do segmento ST pode refletir episódios de maior agregação plaquetária. Pacientes com angina instável e isquemia recorrente apresentam risco maior de infarto do miocárdio ou de morte.

Variáveis eletrocardiográficas

O ECG de 12 derivações na admissão, especificamente, quando presente o desvio do segmento ST (elevação transitória ou depressão do segmento ST), é um importante determinante do risco de morte ou de infarto do miocárdio. A procura do infradesnível do segmento ST ≥ 0,5 mm é uma maneira prática e de fácil detecção utilizada no departamento de emergência, sendo considerado isoladamente um marcador de pior prognóstico em análise independente. No registro TIMI (*Thrombolysis in Myocardial Infarction*) III de pacientes com AI e IAM sem SST, depressão recente de, pelo menos, 0,5 mm foi um determinante de resultados adversos. E o risco de eventos adversos se eleva de modo progressivo com a gravidade da depressão do segmento ST. Assim como, o novo BRE está associado ao elevado risco de morte ou infarto do miocárdio em longo prazo.

A depressão do segmento ST em pacientes com AI está associada, com maior frequência, à doença de múltiplos vasos ou estenose de tronco da artéria coronária esquerda. Também, o registro de alterações transitórias do segmento ST ≥ 0,5 mm, que ocorre durante um episódio de dor precordial, que é resolvido com repouso, sugere, de forma significativa, isquemia aguda e alta probabilidade de DAC mais grave.

Portanto, o ECG, isoladamente ou em associação com variáveis clínicas e/ou marcadores de injúria cardíaca, oferece uma valiosa informação prognóstica complementar em pacientes com SCA sem SST.

Troponinas cardíacas

A dosagem da troponina é considerada um importante indicador prognóstico, afetando não apenas decisões na triagem inicial no pronto-socorro, mas também na escolha do tratamento médico e na indicação de estratégia invasiva.

Vários estudos investigaram o risco de morte ou de infarto não fatal em diferentes períodos de seguimento após a apresentação clínica no serviço de emergência. Os pesquisadores do estudo *FRagmin during InStability in Coronary artery disease* (FRISC) observaram uma importante correlação entre a elevação da troponina e mortalidade em 5 meses. Stubs et al. mostraram uma tendência mais frequente de morte ou infarto entre pacientes com troponina positiva em relação àqueles com troponina negativa durante um seguimento de 3 anos (29 *versus* 17%, respectivamente; p = 0,07). Os investigadores do estudo TIMI IIIB encontraram um risco aumentado de morte em 42 dias entre pacientes com troponina positiva.

Portanto, a troponina cardíaca tem a habilidade de detectar necrose miocárdica na ausência de elevação do segmento ST e prever o risco de eventos adversos.

Modelos de estratificação de risco

O uso de modelos de estratificação de risco pode ser útil nas tomadas de decisão no que tange a opções terapêuticas em pacientes com suspeita de SCA.

Estratificação de risco de Braunwald

Na estratificação de risco de Braunwald, de forma objetiva, existe uma categorização dos pacientes, conforme os dados de um quadro, em alto, intermediário ou baixo risco, para ocorrência em curto prazo de morte ou infarto (reinfarto). Trata-se de um método simples, no qual a presença de uma determinada variável enquadraria o paciente em um grupo de risco específico: o paciente de risco intermediário não apresenta nenhuma característica do grupo de alto risco e o de baixo risco, nenhuma característica dos grupos intermediário ou alto risco para a ocorrência de morte ou eventos isquêmicos (Tabela 28.4).

Escore de risco TIMI

No escore de risco TIMI o composto de morte por todas as causas, infarto (ou reinfarto) ou revascularização miocárdica urgente por isquemia recorrente no período de 14 dias é analisado e sete variáveis são consideradas:

- idade ≥ 65 anos;
- antecedente de DAC com lesões obstrutivas ≥ 50%;
- uso de ácido acetilsalicílico nos últimos 7 dias;
- presença de três ou mais fatores de risco para DAC;
- dois ou mais episódios de angina em 24 horas;
- desvio do segmento ST ≥ 0,5 mm;
- elevação dos marcadores de necrose miocárdica. O escore é calculado, determinando-se o valor de 1 (um) quando uma variável está presente.

A simples soma aritmética do número de variáveis presentes constitui o escore de risco TIMI para cada paciente. Os pacientes são então categorizados em baixo (0 a 2 pontos), intermediário (3 ou 4 pontos) ou alto risco (5 a 7 pontos).

Modelo de risco GRACE

No escore de risco GRACE para mortalidade em 6 meses, nove variáveis prognósticas são identificadas, sendo o escore total de um determinado paciente obtido pela soma dos pontos de cada uma das nove variáveis do modelo:

- idade avançada;

Tabela 28.4. Risco de morte ou infarto do miocárdio não fatal a curto prazo em pacientes com angina instável ou infarto agudo do miocárdio sem supradesnivel do segmento ST

	Alto risco	Risco intermediário	Baixo risco
Variável prognóstica	Pelo menos, uma das características abaixo deve estar presente	Nenhuma característica de alto risco, mas com alguma das que se seguem	Nenhuma característica de risco intermediário ou alto risco, mas com alguma das que se seguem
História	Sintomas isquêmicos nas últimas 48 horas	Infarto prévio, doença cerebrovascular ou periférica ou cirurgia de RM; uso prévio de AAS	
Característica da dor	Dor prolongada (> 20 min) persistente em repouso	Dor prolongada (> 20 min) em repouso resolvida, mas com moderada ou alta probabilidade de DAC; angina em repouso (< 20 min ou aliviada com repouso ou nitrato sublingual)	Novo episódio de angina classe III ou IV da CCS nas duas últimas semanas com moderada ou alta probabilidade de DAC
Dados clínicos	Edema pulmonar mais comumente relacionado à isquemia; novo ou piora de sopro sistólico de regurgitação mitral ou estertores; hipotensão, bradicardia, taquicardia; Idade > 75 anos	Idade > 70 anos	
ECG	Angina de repouso com mudanças transitórias do segmento ST > 0,05 mV; bloqueio de ramo novo ou presumivelmente novo; TV sustentada	Inversão da onda T > 0,2 mV; ondas Q patológicas	Normal ou não alterado durante um episódio de desconforto torácico
Marcadores de necrose miocárdica	Marcadamente elevados (por exemplo: cTnI ou cTnT > 0,1 ng/mL)	Discretamente elevados (por exemplo: cTnI ou cTnT > 0,01 ng / mL, porém, < 0,1 ng/mL)	Normal

ECG: eletrocardiograma; min: minutos; mV: milivoltes; TV: taquicardia ventricular; cTnI: troponina I cardíaca; cTnT: troponina T cardíaca; CCS: Canadian Cardiovascular Society; ng/ml: nanogramas por mililitro; RM: revascularização miocárdica; AAS: ácido acetilsalicílico; DAC: doença arterial coronária.

Uma estimativa de risco, a curto prazo, de morte ou eventos isquêmicos recorrentes em angina instável é complexa, não podendo ser determinada unicamente com dados em um quadro. Mas, os dados deste quadro ilustram uma diretriz geral mais do que um algoritmo rígido.

- história prévia de infarto do miocárdio;
- história de insuficiência cardíaca;
- frequência cardíaca na admissão;
- baixa pressão sistólica na apresentação;
- níveis séricos elevados de creatinina;
- elevação dos biomarcadores de necrose miocárdica;
- depressão do segmento ST;
- não indicação de intervenção coronária percutânea no hospital. Com a contagem total obtida pela soma dos pontos auferidos, aplica-se a pontuação final a um nomograma de referência, mostrando o risco correspondente de morte em 6 meses (Tabela 28.5).

Escore de risco Dante Pazzanese

No escore de risco Dante Pazzanese as seguintes variáveis prognósticas são identificadas: aumento da idade em anos; história prévia de diabete melito; antecedente de acidente vascular cerebral; não utilização prévia de inibidor de enzima conversora da angiotensina; elevação da troponina I cardíaca; elevação da creatinina; depressão do segmento ST ≥ 0,5 mm. A escala de pontuação pode variar de 0 a 30 pontos e, após o somatório final, o escore do paciente é determinado, podendo o risco do evento combinado de morte por todas as causas ou infarto (reinfarto) em 30 dias, ser mostrado por meio de um gráfico. Os pacientes são categorizados, conforme a pontuação encontrada, em: muito baixo (até 5 pontos), baixo (6 a 10 pontos), intermediário (11 a 15 pontos) ou alto risco (16 a 30 pontos). Na tabela 28.5, observa-se a representação da pontuação do escore de risco Dante Pazzanese

CONCLUSÃO

A importância do diagnóstico correto da SCA está no fato de que muitos pacientes com dor torácica são admitidos sem diagnóstico definido, onde em apenas 30% dos casos há a confirmação posterior de SCA; isso eleva significativamente os custos relacionados à doença.

Tabela 28.5. Escore de risco Dante Pazzanese para SCA sem supradesnivelamento do segmento ST

História Clínica

1) Idade em anos <40..........0 40<50..........1 50<60..........2 60<70..........3 70<80..........4 80<90..........7 <90..........	2) Antecedente Diabete melito..........2 Acidente vascular cerebral.....4	3) Medicamento prévio Não utilização de IECA...1
4) Troponina I cardíaca e ECG • Sem elevação da troponina I cardíaca e sem depressão do segmento ST..........0 • Sem elevação da troponina I cardíaca e com depressão do segmento ST..........1 • Com elevação da troponina I cardíaca e sem depressão do segmento ST..........3 • Com elevação da troponina I cardíaca e com depressão do segmento ST..........4	5) Creatinina sérica (mg/dL) <1..........0 1<2.......... .....1 2<4..........4 <4.......... 10	Soma total dos pontos em cada ítem 1) _____ 2) _____ 3) _____ 4) _____ 5) _____ Escore de risco total _____ (0 a 30 pontos)

Probabilidade do evento combinado em 30 dias

Escore de risco DANTE

SCA: síndrome coronária aguda; IECA: inibidor da enzima conversora da angiotensina; ECG: eletrocardiograma.

Por outro lado, entre aqueles com dor torácica e que recebem alta do departamento de emergência, cerca de 2 a 13% apresentam um IAM não diagnosticado. Portanto, o diagnóstico de SCA representa um grande desafio, especialmente nos pacientes sem sintomatologia evidente e sem alterações eletrocardiográficas.

BIBLIOGRAFIA CONSULTADA

- Atualização na Síndrome Coronariana Aguda. Rev Soc Cardiol Estado de São Paulo. 2016;26(2):74-7.
- dos Santos ES, Trindade PHDM, Moreira HG. Tratado Dante Pazzanese de Emergências Cardiovasculares. São Paulo : Editora Atheneu, 2016.
- Nicolau JC, Timerman A, Marin-Neto JA, Piegas LS, Barbosa CJDG, Franci A, et al. Diretrizes da Sociedade Brasileira de Cardiologia sobre angina instável e infarto agudo do miocárdio sem supradesnível do segmento ST (II Edição, 2007) – atualização 2013/2014. Arq Bras Cardiol. 2014; 102 (3 Supl.1):1-61.
- Piegas LS, Timerman A, Feitosa GS, Nicolau JC, Mattos LAP, Andrade MD, et al. V Diretriz da Sociedade Brasileira de Cardiologia sobre Tratamento do Infarto Agudo do Miocárdio com Supradesnível do Segmento ST. Arq Bras Cardiol 2015;105(2):1-105.

Síndrome coronariana aguda sem elevação de segmento ST
Tratamento clínico

Ari Timerman

DESTAQUES

- Revisar as manifestações da síndrome coronariana aguda sem elevação de segmento ST.
- Identificar os diferentes escores utilizados para estratificação de risco da síndrome coronariana aguda sem elevação de segmento ST.
- Apresentar os diferentes tratamentos clínicos utilizados no manejo da síndrome coronariana aguda sem elevação de segmento ST.

INTRODUÇÃO

Nesse capítulo serão apresentadas as formas de manisfestação da síndrome coronariana aguda sem elevação de segmento ST. Ainda, serão detalhadas as maneiras de realizar a estratificação de risco, apresentando os principais escores disponíveis atualmente.

Por fim, os esquemas terapêuticos estão descritos detalhadamente, abrangendo desde medidas gerais e oxigênio e nitratos até os medicamentos indicados para cada caso.

ASPECTOS CLÍNICOS

A erosão ou a rotura da placa aterosclerótica são os mecanismos essenciais que disparam os eventos fisiopatológicos que se exteriorizam clinicamente, como angina instável e infarto agudo do miocárdio (IAM) com ou sem supradesnível do segmento ST. Os elementos figurados do sangue, bem como os fatores de coagulação, são expostos ao contato com o material subendotelial. Isso leva à ativação, à adesão e à agregação plaquetárias

e à geração acelerada de trombina, como mecanismos essenciais da trombose subsequente.

Diferentemente da síndrome coronária aguda (SCA) com supradesnível de ST, em que a abertura da artéria relacionada ao infarto por meio dos agentes fibrinolíticos ou de intervenção coronária percutânea primária (ICP) é o ponto básico da terapêutica, na SCA sem supradesnível de ST, são as medicações antitrombínicas e antiplaquetárias as prescrições essenciais em seu manejo. Nessa situação, os agentes fibrinolíticos não têm indicação, pois podem transformar uma obstrução parcial da luz arterial em total, por eventual hemorragia intraplaca.

DIAGNÓSTICO E ESTRATIFICAÇÃO DE RISCO

É fundamental a estratificação de risco desses pacientes, que tem finalidade prognóstica e terapêutica. As classificações de risco mais utilizadas são a de Braunwald, o escore de risco TIMI e mais recentemente o escore de risco Grace. A de Braunwald (Tabela 29.1) é pontual, isso é, basta ter um fator para colocá-la em situação de maior risco (por exemplo, idade acima de 75 anos), enquanto o escore TIMI (Tabela 29.2) é produto da soma de diferentes fatores. O escore Grace (Tabela 29.3) embora apresente excelente correlação clínica, necessita de uma equação própria para seu manuseio (www.outcomes.org/grace). A decisão final sobre a classificação de risco cabe ao médico assistente. Indica-se adotar o pior cenário oferecido por qualquer das formas de classificação.

Tabela 29.1. Estratificação de risco de morte ou infarto em pacientes com SCA sem supradesnível do segmento ST			
Características	Risco		
	Alto	Moderado	Baixo
História	Idade > 75 anos, dor progressiva, sintomas nas últimas 48 horas	Idade entre 70 e 75 anos, infarto prévio, doença vascular periférica, DM, cirurgia RM, uso prévio de AAS	
Dor precordial	Prolongada (> 20 min) em repouso	Prolongada (> 20 min), em repouso, mas com alívio espontâneo ou com uso de nitrato	Sintomas novos de angina classes III ou IV da CCS nas últimas 2 semanas sem dor em repouso prolongado (> 20 min)
Exame físico	Edema pulmonar, piora ou surgimento de sopro de IM, B3, hipotensão, bradicardia ou taquicardia		
ECG	Infradesnível do segmento ST > 0,5 mm (associado ou não com angina), bloqueio completo de ramo novo ou presumivelmente novo. Taquicardia ventricular sustentada	Inversão de onda T > 2 mm, ondas Q patológicas	Normal ou inalterado durante o episódio de dor
Marcadores bioquímicos*	Acentuadamente elevados	Elevação discreta	Normais

*TnT, TnI ou CK-MB (preferencialmente massa) elevados: acima do percentil 99; elevação discreta: acima do nível de detecção e inferior ao percentil 99; DM: diabetes melito; RM: revascularização do miocárdio; IM: insuficiência mitral; B3: terceira bulha; CCS: Canadian Cardiovascular Society.

Tabela 29.2. Escore de risco TIMI – AI/IAMSS-ST	
História	Pontuação
Idade > 65 anos	1
Três ou mais fatores de risco para DAC: HF, HAS, hipercolesterolemia, DM, fumante atual.	1
DAC conhecida (estenose de artéria coronária > 50% prévia)	1
Uso de AAS nos últimos 7 dias	1
Apresentação	
Desvios do segmento ST no ECG de apresentação	1
Sintomas anginosos graves (pelo menos 2 episódios de eventos anginosos nas últimas 24 horas)	1
Elevação sorológica dos marcadores cardíacos (CK-MB ou troponinas)	1
Escore de risco total	0 a 7

HF: história familiar; HAS: hipertensão arterial sistêmica; DM = diabetes melito.

Tabela 29.3. Escore Grace para prognóstico de mortalidade hospitalar				
Killip/Pontos	PAS/Pontos	FC/Pontos	Idade/Pontos	Creatinina/Pontos
I/0	≤80/58	≤50/0	≤30/0	0-0,39/1
II/ 20	80-99/53	50-69/3	30-39/8	0,40-0,79/4
III/39	100-119/43	70-89/9	40-49/25	0,80-1,19/7
IV/59	120-139/34	90-109/15	50-59/41	1,20-1,59/10
	140-159/24	110-149/24	60-69/58	1,60-1,99/13
	160-199/10	150-199/38	70-79/75	2,00-3,99/21
	≥200/0	≥200/46	80-89/91	≥4,00/28
			≥90/100	

PAS: pressão arterial sistólica; FC: frequência cardíaca.

OUTROS FATORES DE RISCO/PONTOS

Outros fatores de risco estão representados nas Tabelas 29.4 e 29.5.

Tabela 29.4. Outros fatores de risco por pontos	
PCR na admissão	39
Desvio segmento ST	28
↑ Marcador de necrose	14
Total possível de pontos: 1 a 372	

Tabela 29.5. Riscos de morte hospitalar por pontos		
Risco	Pontos	Morte hospitalar (%)
Baixo	1 a 108	< 1
Intermediário	109 a 140	1 a 3
Alto	140	> 3

TRATAMENTO

MEDIDAS GERAIS

Todo paciente com dor torácica suspeita de SCA deve ficar em observação em uma unidade de tratamento intensivo, com monitorização contínua do eletrocardiograma (ECG), da pressão arterial (PA) e da saturação de oxigênio. Deve-se garantir um acesso venoso com a canulação de uma veia. Deve-se obter a história clínica e um exame físico direcionados: fatores de risco para doença aterosclerótica analisados, avaliar as características da dor, exame cardiológico (sopros, bulhas acessórias), exame pulmonar (estertores) e palpação dos pulsos periféricos (diagnóstico diferencial com dissecção aguda da aorta). Deve-se obter um eletrocardiograma de 12 derivações (eventualmente com derivações acessórias quando se suspeita de acometimento da parede dorsal ou de ventrículo direito). Devem ser colhidas amostras

sanguíneas para se avaliar o perfil de coagulação, hemoglobina e plaquetas, além de marcadores de necrose miocárdica. O ecocardiograma transtorácico deve ser realizado no diagnóstico diferencial com outras doenças, quando houver suspeita clínica de doenças de aorta, doenças do pericárdio, embolia pulmonar e valvopatias e nos casos de complicações decorrentes da SCA, como a descompensação cardíaca aguda, associada ou não à comunicação interventricular ou insuficiência mitral.

OXIGÊNIO E NITRATOS

Na SCA ocorre desequilíbrio entre oferta e consumo de oxigênio (O_2) e de nutrientes nas células miocárdicas. O tratamento, portanto, consiste em aumentar a oferta e/ou reduzir o consumo desses elementos, além de aliviar os sintomas (como a dor), e tentar evitar ou reduzir as complicações e, quando instaladas, tratá-las.

A administração suplementar de oxigênio a 100% por meio de cateter intranasal é prática rotineira durante episódios de dor isquêmica prolongada em repouso, mas é particularmente útil em pacientes com cianose, desconforto respiratório, estertores pulmonares importantes, ou quando a saturação arterial de O_2 estiver abaixo de 90%.

Os benefícios terapêuticos dos nitratos estão relacionados aos seus efeitos na circulação periférica e coronária. Seu efeito vasodilatador periférico reduz o retorno venoso ao coração e o volume diastólico final do ventrículo esquerdo, reduzindo, com isso, o consumo de O_2 pelo miocárdio. Promovem vasodilatação e aumento da circulação colateral coronária e inibição da agregação plaquetária, além de aliviar a dor de origem isquêmica. Não existem estudos clínicos controlados que tenham testado os efeitos dos nitratos em desfechos clínicos e mortalidade na angina instável, embora seu uso seja universalmente aceito. Podem ser utilizados por via oral, transdérmica, sublingual e endovenosa, sendo as duas últimas vias as mais utilizadas. O tratamento é iniciado na sala de emergência, administrando-se o nitrato (mononitrato ou dinitrato de isossorbida) por via sublingual; caso não haja alívio rápido da dor, esses pacientes podem se beneficiar com a administração endovenosa de nitroglicerina.

Os nitratos estão contraindicados na presença de hipotensão arterial importante (PAS < 100 mmHg), infarto de ventrículo direito ou uso prévio de sildenafil ou similares nas últimas 24 horas. Devem ser também evitados em pacientes com significativas bradicardia ou taquicardia. O uso sublingual de nitroglicerina (0,4 mg/comp.), dinitrato de isossorbida (5 mg/comp.) ou mononitrato de isossorbida (5mg/comp.), não deve ultrapassar três comprimidos, separadas as administrações por intervalos de 5 minutos. A nitroglicerina EV é empregada na dose de 10 µg/min com incrementos de 10 µg a cada 5 minutos até se obter melhora sintomática ou redução da pressão arterial sistólica (PAS) em 10% no normotenso ou de 30% no previamente hipertenso (PAS atingindo 110 mmHg), ou então aumento da frequência cardíaca (> 10% da basal). Para se reduzir a tolerância que costuma ocorrer com esse medicamento, quando se estiver utilizando a via oral, podem ser empregadas doses menores e espaçadas (no mínimo 8 horas); já com a via endovenosa será necessário o incremento periódico das doses administradas. O tratamento endovenoso deverá ser mantido por 24 a 48 horas da última dor anginosa e sua suspensão deverá ser feita de forma gradual (Tabela 29.6).

Analgesia e sedação

A dor precordial e a ansiedade, comumente associadas e presentes nas SCA, geralmente, levam à hiperatividade do sistema nervoso simpático. Esse estado hiperadrenérgico, além de aumentar o consumo miocárdico de oxigênio, predispõe ao aparecimento de taquiarritmias atriais e ventriculares. Assim, recomenda-se a utilização de analgésicos potentes a pacientes com dor isquêmica, refratária à terapêutica antianginosa. O sulfato de morfina é considerado o analgésico de eleição, sendo administrado por via endovenosa, na dose de 1 a 5 mg quando a dor não for aliviada com o uso de nitrato sublingual, ou nos casos de recorrência da dor apesar da adequada terapêutica anti-isquêmica (Tabela 29.6). Se necessário essas doses podem ser repetidas em intervalos de 5 a 30 minutos, monitorando-se a pressão arterial. A adminis-

tração em pequenos incrementos tem por objetivo evitar efeitos adversos como hipotensão e depressão respiratória. Devem-se evitar derivados da morfina, a não ser em casos de hipersensibilidade a esta, quando então poderá ser substituída pelo sulfato de meperidina em doses fracionadas de 20 a 50 mg EV. O emprego de ansiolíticos não deve ser rotineiro, devendo ser reservado para situações especiais.

BETABLOQUEADORES ADRENÉRGICOS

Os betabloqueadores (BB) inibem competitivamente os efeitos das catecolaminas circulantes. Na angina instável seus benefícios estão relacionados à sua ação nos receptores beta-1. Diminuem a frequência cardíaca, a pressão arterial e a contratilidade miocárdica, provocando redução do consumo de oxigênio pelo miocárdio. Sua administração em pacientes com angina instável reduz a progressão para IAM. Recomenda-se o uso rotineiro de BB oral nos pacientes sem contraindicação, devendo-se iniciar sua utilização com o paciente estável, em doses pequenas, aumentando-se as mesmas gradualmente no sentido de se manter a frequência cardíaca ao redor de 60 bpm. No caso do paciente apresentar dor isquêmica persistente e/ou taquicardia (não compensatória de um quadro de insuficiência cardíaca), pode-se utilizar a formulação venosa. Os BB mais utilizados são o metoprolol e o atenolol (Tabela 29.7).

Não se deve administrar esses medicamentos a pacientes com frequência cardíaca abaixo de 50, PAS abaixo de 90 mmHg, bloqueio atrioventricular de alto grau, asma brônquica, insuficiência ventricular esquerda, angina vasoespástica e em usuários de cocaína. Durante a administração endovenosa deverão ser monitorados, cuidadosamente, a frequência cardíaca, a pressão arterial, o eletrocardiograma e a ausculta pulmonar.

Antagonistas dos canais de cálcio

Os antagonistas dos canais de cálcio reduzem a contratilidade miocárdica e vascular, a velocidade de condução atrioventricular e a atividade do nó sinusal. Em pacientes com comprometimento da função ventricular esquerda e/ou alterações na condução atrioventricular, esses medicamentos devem geralmente ser evitados.

Tabela 29.6. Nitratos e morfina nas SCA				
Fármaco	Classe	Via	Dose	Obs
Nitroglicerina	Nitrato	SL	0,4 mg até 3x	
Dinitrato de isossorbida	Nitrato	SL	5 mg até 3x	
Mononitrato de isossorbida	Nitrato	SL	5 mg até 3x	
Nitroglicerina	Nitrato	EV	10 a 200 mcg/min	Nitroglicerina 5 mL (25mg) + 245 mL de soro fisiológico
Morfina	Analgésico/Opioide	EV	1 a 5 mg	Morfina 1 mL (10mg) + 9 mL de água destilada

Tabela 29.7. Betabloqueadores e antagonistas dos canais de cálcio nas SCA				
Fármaco	Classe	Via	Dose	Observações
Metoprolol	Betabloqueador	EV	5 mg até 3x com intervalo de 5 minutos	Infusão em 2 minutos
Metoprolol	Betabloqueador	VO	25 a 100 mg a cada 12 horas	Iniciar 15 minutos após dose EV
Atenolol	Betabloqueador	EV	5 mg até 2x com intervalo de 5 minutos	Infusão em 2 minutos a cada 5 minutos
Atenolol	Betabloqueador	VO	25 a 50 mg a cada 12 horas	Iniciar 15 minutos após dose EV
Diltiazem	Antagonista do cálcio	VO	60 mg a cada 6 a 8 horas	
Verapamil	Antagonista do cálcio	VO	80a 120 mg a cada 8 horas	

Em casos de infarto do miocárdio sem supradesnível do segmento ST, existem evidências de que o diltiazem e o verapamil possam ter efeito protetor. Podem ser usados para tentar controlar sintomas isquêmicos refratários em pacientes já em uso de nitratos e BB em doses adequadas, ou em pacientes que não toleram o uso desses medicamentos (principalmente nos casos de contraindicação), ou ainda, nos casos de angina vasoespástica. Utiliza-se o diltiazen por via oral, 60 mg três a quatro vezes ao dia, o verapamil 80 a120 mg três vezes ao dia. Não se deve utilizar a nifedipina isoladamente (em especial a de ação rápida), pois aumenta a frequência cardíaca e o consumo de O_2 miocárdico; mas pode ser administrada na forma de ação prolongada, 10 a 20 mg três vezes ao dia, se o paciente já estiver fazendo uso de BB (Tabela 29.7).

AGENTES ANTIPLAQUETÁRIOS

Ácido acetil salicílico (AAS)

A trombose coronária tem papel de destaque no desencadeamento e na progressão dos quadros de SCA, sendo essencial o emprego de antitrombóticos no tratamento de pacientes com tais síndromes. O AAS é o antiplaquetário de excelência, devendo ser sempre prescrito, exceção a casos de alergia (única contraindicação absoluta); deve-se ter especial atenção nos casos de sangramento ativo, hemofilia e úlcera péptica ativa. O AAS bloqueia a formação de tromboxane A2 (substância vasoconstritora e pró-trombótica), interferindo no metabolismo do ácido araquidônico e inibindo a formação da ciclo-oxigenase 1, enzima fundamental ao processo de agregação plaquetária. Sua utilização se associa com redução de óbitos e/ou infartos não fatais. Com o emprego de doses baixas são raros os efeitos colaterais gastrointestinais. A dose inicial recomendada de 200 mg deve ser mastigada, sendo assim absorvida por intermédio da via sublingual, para que se obtenham rapidamente altos níveis sanguíneos de AAS, sendo a dose de manutenção em longo prazo de 100 mg/dia, embora doses tão baixas quanto 75 mg/dia sejam também consideradas efetivas (Tabela 29.8).

Derivados tienopiridínicos

A ticlopidina e o clopidogrel são os representantes dessa classe disponíveis comercialmente. Ambos são antagonistas da ativação plaquetária mediada pelo difosfato de adenosina (ADP), que age sobre o receptor P2Y12 plaquetário. Também reduzem o nível de fibrinogênio circulante e bloqueiam parcialmente os receptores de

Tabela 29.8. Antiplaquetários				
Fármaco	Classe	Via	Dose	Observações
AAS	Antiplaquetário	VO	75 a 200 mg a cada 24 horas	1ª dose: 200 mg
Clopidogrel	Antiplaquetário	VO	75 mg a cada 24 horas	1ª dose: 300 mg 600 mg, se angioplastia
Prasugrel	Antiplaquetário	VO	10 mg a cada 24 horas	1ª dose: 60 mg
Ticagrelor	Antiplaquetário	VO	90 mg a cada 12 horas	1ª dose: 180 mg
Abciximab	Inibidor GP IIb-IIIa	EV	Bolo: 0,25 mg/kg Infusão: 0,125 µg/kg por 12 horas	ICP planejada
Tirofiban	Inibidor GP IIb-IIIa	EV	0,4 µg/kg/min por 30 minutos Infusão: 0,1 µg/kg/min por 48 a 96 horas	

ICP: Intervenção coronária percutânea.

glicoproteína IIb/IIIa, dificultando sua ligação ao fibrinogênio e ao fator Von Willebrand. A ticlopidina tem início de ação entre 12 e 24 horas, na dose de 250 mg duas vezes ao dia e efeito pleno somente após alguns dias (o que limita seu uso no contexto da SCA), além de provocar mais efeitos colaterais (dores abdominais, náuseas, vômitos, neutropenia e/ou trombocitopenia), em comparação ao clopidogrel. A indicação inicial desses fármacos foi como substitutos preferenciais para o AAS, em casos de intolerância ou alergia a este. Entretanto, o maior benefício é a utilização em conjunto do clopidogrel com o AAS o mais precocemente possível nas SCA; essa associação reduz a incidência de eventos [óbito cardiovascular, IAM e acidente vascular cerebral (AVC)]. A dose recomendada de clopidogrel é de 300 mg como ataque e 75 mg/dia como manutenção. Há evidências de que, para pacientes tratados com intervenção coronária percutânea (ICP), a dose de ataque de clopidogrel de 600 mg possa ser mais benéfica. Quando a cinecoronariografia definir indicação de revascularização cirúrgica do miocárdio, o clopidogrel deve ser suspenso pelo menos 5 dias (e, idealmente, 7 dias) para reduzir o risco de sangramento grave. Em condições de emergência, deve-se recorrer à transfusão de plaquetas (Tabela 29.8).

O prasugrel, um novo tienopiridínico, é um pró-medicamento, que, como o clopidogrel, requer a conversão para um metabolito ativo antes de se ligar ao receptor P2Y12 plaquetário para proporcionar atividade antiplaquetária; a ligação à plaqueta desses dois medicamentos é definitiva. Parece que o prasugrel inibe a agregação plaquetária induzida pelo ADP mais rapidamente, mais consistentemente e em maior extensão que o clopidogrel. Sua dose de ataque é de 60 mg VO e de manutenção de 10 mg/dia associado ao AAS. Sua utilização promove redução de óbito cardiovascular, IAM não fatal ou AVC não fatal, quando comparado ao clopidogrel; entretanto, induz a mais sangramento. O benefício clínico líquido (eficácia-segurança) favorece o prasugrel menos em 3 subgrupos específicos de pacientes: aqueles que tiveram AVC ou ataque isquêmico transitório prévio; os com 75 anos ou mais; aqueles pesando menos de 60 kg (Tabela 29.8).

O ticagrelor é um novo medicamento, inibidor oral, reversível e de ação direta do receptor P2Y12 do ADP plaquetário, promovendo inibição plaquetária mais pronunciada e de início mais rápido que o clopidogrel. A dose de ataque de 180 mg seguida de 90 mg duas vezes ao dia reduziu óbito cardiovascular, IAM ou AVC e trombose de *stent* quando comparado com clopidogrel sem aumentar as taxas de sangramento.Com o uso de ticagrelor, ocorre maior incidência de pausas ventriculares acima de 3 segundos, dispneia, aumento do ácido úrico e da creatinina sérica (Tabela 29.8).

Antagonistas dos receptores glicoproteicos IIb/IIIa (iGP IIb/IIIa)

Esses medicamentos impedem a ligação do fibrinogênio aos receptores GP IIb/IIIa ativados, que constituem a via final e obrigatória da ativação plaquetária; com isso, ocorre o bloqueio da agregação plaquetária e da formação do trombo plaquetário. São utilizados em SCA de alto risco, pois reduzem eventos compostos de óbito, isquemia refratária e (re)IAM. Quando se planeja ICP no paciente, dá-se preferência à administração do abciximab, um anticorpo monoclonal que atua como bloqueador não competitivo e irreversível dos receptores de GP IIb/IIIa. A dose recomendada é de 0,25 mg/kg em bolo, seguida da administração de 0,125 µg/kg durante 12 horas. O tirofiban é um derivado sintético, não peptídeo, de molécula pequena, que age competitivamente no receptor celular IIb/IIIa, impedindo sua ligação ao fibrinogênio.A dose recomendada é de 0,4 µg/kg/min por 30 minutos, seguida da dose de manutenção de 0,1 µg/kg/min por 48 a 96 horas. Os bloqueadores GP IIb/IIIa tendem a aumentar o risco de hemorragia; a plaquetopenia é complicação rara, mas importante. Esses medicamentos devem ser utilizados conjuntamente com heparina não fracionada (HNF) ou com enoxaparina (Tabela 29.8).

OUTRAS TERAPIAS

Os inibidores da enzima de conversão da angiotensina (IECA) podem atenuar ou até mesmo prevenir o remodelamento ventricular por sua atuação favorável na otimização da atividade renínica e simpática, diminuindo a resistência vascular sistêmica; reduzem a incidência posterior de insuficiência cardíaca e de mortalidade em pacientes com doença arterial coronária. Na SCA sem supradesnivelamento do segmento ST, apesar de não haver a comprovação desse benefício, são utilizados pelo seu possível efeito anti-isquêmico, principalmente em pacientes de risco mais elevado, como nos com disfunção ventricular esquerda, hipertensão arterial ou diabete melito. Os bloqueadores dos receptores da angiotensina podem ser utilizados em substituição aos IECA nessas situações (Tabela 29.9).

O uso precoce de estatinas nas SCA sem supra de ST demonstrou redução de eventos isquêmicos recorrentes. Podem promover a estabilização da placa pelos chamados efeitos pleiotrópicos que incluem propriedades antiinflamatórias, antioxidantes, antiproliferativas celulares e anticoagulantes Não existe unanimidade de qual estatina possa ser utilizada e, portanto sinvastatina, atorvastatina e rosuvastatina podem ser igualmente contempladas (Tabela 29.10).

Antitrombínicos

A erosão ou a rotura da placa aterosclerótica põe em contato os elementos figurados do sangue e os fatores de coagulação com o material subendotelial levando à ativação, adesão e agregação plaquetária, e à geração acelerada de trombina, mecanismos essenciais da trombose subsequente localizada sobre a placa fendida. Esses dois mecanismos (plaquetário e trombínico) atuam

Tabela 29.9. Inibidores da ECA e bloqueadores dos receptores da angiotensina

Fármaco	Classe	Via	Dose
Captopril	Inibidor da ECA	VO	12,5 a 50 mg a cada 8 horas
Enalapril	Inibidor da ECA	VO	2,5 a 20 mg a cada 12 horas
Valsartana	Bloqueador do receptor da angiotensina	VO	4 a 320 mg a cada 24 horas
Losartana	Bloqueador do receptor da angiotensina	VO	25 a 100 mg a cada 24 horas

Tabela 29.10. Estatinas nas SCA

Fármaco	Classe	Via	Dose	Observações
Sinvastatina	Estatina	VO	10 a 80 mg a cada 24horas	À noite
Atorvastatina	Estatina	VO	10 a 40 mg a cada 24 horas	À noite
Rosuvastatina	Estatina	VO	10 a 20mg a cada 24 horas	À noite

de forma sinérgica, potenciando-se mutuamente para a manutenção e a ampliação do processo de trombose. Entre outros efeitos, a trombina (fator II ativado ou IIa) é um potente ativador plaquetário, além de, assim como o fator X ativado (Xa), ter importante participação na cascata de coagulação. Dessa forma, torna-se lógica a necessidade da concomitância à terapêutica antiplaquetária se utilizar um medicamento antitrombínico, sendo a substância padrão dessa categoria a HNF. O efeito anticoagulante da HNF é dependente de sua ligação específica à antitrombina. O complexo heparina-antitrombina permite o acoplamento simultâneo tanto à trombina como ao fator Xa, ficando esses assim neutralizados; a relação entre sua ação na inibição da trombina e do fator Xa é de 1:1. Na SCA sem supra de ST a dose de ataque é de 60 U/kg (máximo de 4.000 U); a dose de manutenção é de 12 U/kg/h (máximo de 1.000 U/h) no início da infusão, reajustada, quando necessário, para se manter um TTPa entre 50 e 70 segundos (ou 1,5 a 2 vezes o valor do controle laboratorial). Quando utilizada na SCA em associação com o AAS, reduz a incidência de óbito e IAM. Deve-se evitar sua utilização em pacientes que sofreram cirurgias cranianas, intraespinais ou oculares recentes, na presença de sangramento ativo, na plaquetopenia e na hipertensão arterial grave (Tabela 29.11).

A HNF pode ser despolimerizada por meio de vários processos físicos e químicos, de modo a se obter compostos também heterogêneos, porém de mais baixo peso molecular, que recebem o nome genérico de heparinas de baixo peso molecular (HBPM). As HBPM têm como característica comum, embora em grau variável, a capacidade de se ligar preferencialmente ao fator Xa (e menos ao fator IIa), inativando-o. Como a geração do fator Xa ocorre mais precocemente que a geração de trombina na cascata de coagulação, a inibição do fator Xa tem efeito mais profundo nas etapas mais tardias da coagulação, isso é, a inibição de pequenas quantidades de fator Xa pode prevenir a formação de trombina em escala muito maior. Essa característica lhes confere a singular capacidade de exercer efeito antitrombótico sem alterar substancialmente, a não ser em altas doses, os testes de coagulação usualmente empregados para monitorar o efeito terapêutico da HNF. Outra diferença marcante deriva do fato de as HBPM não se ligarem às proteínas plasmáticas, nem às superfícies celulares (plaquetas, macrófagos e osteoblastos) e ao endotélio de forma tão intensa como a HNF.

Dessa forma, a HBPM, quando administrada por via subcutânea, apresenta maior biodisponibilidade e meia vida, em relação à HNF, dispensando o controle de TTPa e

Tabela 29.11. Antitrombínicos nas SCA

Fármaco	Classe	Via	Dose	Observações
Heparina não fracionada	Antitrombínico	EV	Bolo: 60 U/kg Infusão: 12 U/kg/h	Corrigir pelo PTT (alvo: 50 a 70 segundos)
Enoxaparina	Antitrombínico	SC	1 mg/kg a cada 12 horas Idosos: 0,75 mg/kg a cada 12 horas Insuficiência renal: 1 mg/kg a cada 24 horas	Dose extra: 0,3 mg/kg IV pré-ICP quando última dose > 8 horas
Fondaparinux	Antitrombínico	SC	2,5 mg a cada 24 horas	Associar HNF quando ICP planejada

induzindo menos plaquetopenia. Das HBPM, a enoxaparina tem o perfil mais adequado, com maior relação anti-fatores Xa/IIa (3,9/1) comparada com as outras. Em ensaios clínicos em pacientes com SCA sem supra de ST de risco moderado, a enoxaparina foi a única a demonstrar superioridade em relação à HNF, com redução de óbito, IAM e recorrência de angina. A dose empregada é de 1 mg/kg de peso por dose, administrada por via subcutânea, duas vezes ao dia, por 3 dias. Em pacientes de risco elevado, a enoxaparina não é inferior à HNF, quando associada aos inibidores de GP IIb/IIIa em pacientes que se submetem a ICP precoce. Quando a terapêutica é consistente (utilizando apenas um das heparinas, ocorre benefício a favor da enoxaparina (redução das incidências de óbito ou de IAM aos 30 dias) com o mesmo nível de sangramento. No sentido de minimizar-se o problema de sangramento, a enoxaparina deve ter sua dose de manutenção diminuída em 25% (0,75 mg/kg de 12/12 horas) em idosos, e em 50% em pacientes com *clearance* de creatinina < 30 (1 mg 1x ao dia) (Tabela 29.11). Nos pacientes que receberam enoxaparina para tratamento de SCA sem supradesnível de ST e são enviados para ICP em até 8 horas após a última dose SC, não há necessidade de anticoagulação adicional. Naqueles que vão à ICP entre 8 e 12 horas, uma dose adicional de 0,3 mg/kg EV deve ser administrada imediatamente antes do procedimento. Assim, sugere-se manter a heparina inicialmente utilizada durante todo o período de heparinização, evitando-se o uso de enoxaparina e HNF concomitante ou alternadamente.

O fondaparinux é um novo medicamento sintético que se liga seletivamente à antitrombina III, promovendo inibição do fator Xa. Na dose de 2,5 mg/dia é utilizado na SCA sem supra de ST com efeitos benéficos em óbito, IAM ou isquemia refratária semelhantes à enoxaparina mas com menores taxas de sangramento. Entretanto, quando for submetido à ICP, o paciente deve receber dose suplementar de HNF, pois o fondaparinux isoladamente se associa com mais trombos no cateter e piores resultados na ICP (Tabela 29.9).

BIBLIOGRAFIA CONSULTADA

- Califf RM, Roe MT. Overview of management of non-ST-elevation ACS (NSTE-ACS). In Califf RM, Roe MT. ACS Essentials. Physicians Press. Sudbury. 2010;67-73.
- Cannon CP, Braunwald E. Unstable Angina and non-ST elevation Myocardial Infarction. In Libby P, Bonow RO, Mann DL, Zipes DP. Braunwald´s Heart Disease. 8th Edition. Saunders Philadelphia. 2008;1319-51.
- Coelho OR, Marsaro EA, Rossi Neto JM. Tratamento das Síndromes Coronárias Agudas sem supradesnivelamento do segmento ST: angina instável e infarto agudo do miocárdio sem supradesnivelamento do segmento ST. In Serrano CV, Timerman A, Stefanini E. Tratado de Cardiologia SOCESP 2ª Ed. Editora Manole: São Paulo. 2009;874-92.
- Granger CB, Goldberg RJ, Dabbous O et al. Predictors of Hospital Mortality in the Global Registry of Acute Coronary Events. Arch Intern Med. 2003;163:2345-2353.
- Nicolau JC, Timerman A, Piegas LS, Marin-Neto JA, Rassi A. Jr. Diretrizes da Sociedade Brasileira de Cardiologia sobre Angina Instável e Infarto Agudo do Miocárdio sem Supradesnível do Segmento ST (2014 in press).
- Serrano Junior, CV – Diretrizes Brasileiras de Antiagregantes Plaquetários e Anticoagulantes em Cardiologia. Arq Bras Cardiol. 2013;101(Supl.3):1-93.
- Theroux P, Cairns JA. Non-ST segment elevation acute coronary syndromes: unstable angina and non-ST segment elevation myocardial infarction. In. In Yusuf S, Cairns JA, Camm AJ, Fallen EL, Gersh BJ. Evidence-based cardiology. 3rd Edition Wiley-Blackwell Ltd Chichester, West Sussex UK. 2010;409-443.
- Timerman A., Heparinas nas Síndromes Miocárdicas Instáveis com e sem supradesnível do segmento ST. Rev Soc Cardiol. Estado de São Paulo. 2010;20(3):364-71.
- Timerman A & Albuquerque DC. Tratamento Farmacológico da Síndrome Coronária Aguda Sem supradesnivel do segmento ST. In Timerman A, Bertolami MC, Ferreira JFM. Manual de Cardiologia. 2ª Ed. Editora Atheneu: São Paulo. 2012;291-297.
- Timerman A. Síndrome Coronária Aguda sem Supradesnivelamento do segmento ST. In Timerman, Sousa AGMR. Condutas Terapêuticas do Instituto Dante Pazzanese de Cardiologia. 2ªEd. Editora Atheneu: São Paulo. 2015;259-273.

Síndrome coronariana aguda sem elevação de segmento ST
Tratamento intervencionista

Pedro A. Lemos

DESTAQUES

- Detalhar o uso da estratégia invasiva de tratamento da síndrome coronariana aguda (SCA) sem elevação de segmento ST, bem como da estratégia intervencionista.
- Apresentar dados obtidos por estudos que compararam as técnicas invasiva e intervencionista de tratamento da SCA sem elevação de segmento ST.

INTRODUÇÃO

As síndromes isquêmicas agudas sem supradesnivelamento do segmento ST são habitualmente desencadeadas por instabilização de placa aterosclerótica e formação local de trombo intracoronário suboclusivo, com consequente redução do fluxo coronariano. Nesse capítulo, aborda-se as principais evidência científicas relativas à utilização de técnicas de cardiologia invasiva e intervencionista para o tratamento de indivíduos com síndrome coronariana aguda.

ESTRATÉGIA INVASIVA DE TRATAMENTO

O impacto da estratégia invasiva (cineangiocoronariografia seguida por revascularização miocárdica) em comparação com uma estratégia conservadora, na qual somente pacientes refratários ao tratamento clínico e com evidência de isquemia miocárdica são tratados invasivamente, tem sido alvo de diversos estudos randomizados e não randomizados nos últimos anos. Uma metanálise recente analisou os resultados combinados de doze estudos, com um total de 9.650 pacientes incluídos. Comparada com uma estratégia seletiva, a abordagem de intervenção de rotina se associou a uma redução significativa do risco global de eventos combinados óbito e/ou infarto (odds ratio [OR] 0,86; intervalo de confiança de 95% [IC 95%] 0,77 a 0,96) durante um tempo médio de seguimento de 36 meses, primariamente relacionada a uma redução da taxa de infarto (OR 0,78; IC 95% 0,68 a 0,88). Notou-se também que a estratégia intervencionista rotineira implicou tanto em uma redução do risco de recorrência de angina (OR 0,55; IC 95% 0,49 a 0,62) quanto em diminuição da chance da necessidade de nova revascularização (OR 0,35; IC95% 0,30 a 0,39). Outras metanálises recentes reforçam a evidência de que a estratégia intervencionista de rotina não reduz a mortalidade, associando-se a redução do risco de infarto, angina refratária e re-hospitalização em pacientes com angina instável ou infarto sem supradesnivelamento do segmento ST, tanto no curto quanto no longo prazo.

É importante notar que diversos estudos têm demonstrado que o benefício do tratamento invasivo é diretamente proporcional ao risco basal do paciente com síndrome coronariana aguda. Os dados combinados dos estudos realizados na era pós-*stent* demonstraram que o tratamento invasivo reduz significativamente o risco de óbito ou reinfarto em 6 a 12 meses em pacientes com troponina positiva (RR 0,74; IC 95%: 0,59 a 0,94), porém não modifica o risco de eventos combinados em pacientes com troponina negativa (RR 0,82; IC 95%: 0,59 a 1,14). Um estudo, observou que o benefício do tratamento invasivo se concentrava primordialmente no subgrupo de pacientes com depressão do segmento ST e elevação de marcadores cardíacos.

Desse modo, recomendações atuais para a seleção de pacientes com síndrome coronariana aguda sem supradesnivelamento do segmento ST para tratamento invasivo precoce direcionam essa estratégia para pacientes com perfil de risco elevado, avaliado por meio de antecedentes clínicos, apresentação clínica, alterações eletrocardiográficas, alterações de marcadores de necrose miocárdica, resultados de testes não invasivos e escores de risco validados.

ESTRATÉGIA INTERVENCIONISTA DE TRATAMENTO

Para pacientes em que a estratégia intervencionista é considerada, resta ainda determinar o melhor momento para a realização do cateterismo. Se por um lado a realização da intervenção o mais cedo possível tem potencial de evitar complicações durante o tempo de espera até o início do tratamento, deve-se considerar que, por outro lado, o controle clínico previamente à intervenção, através da administração de agentes antiplaquetários e antitrombóticos, por exemplo, poderia potencializar os efeitos da intervenção coronária nesses pacientes, os quais frequentemente se apresentam com alta carga trombótica, instabilidade metabólica, pressórica e elétrica, dentre outras.

Pacientes com muito alto risco (por exemplo, pacientes com instabilidade hemodinâmica, ou sobreviventes de parada cardiorrespiratória) são frequentemente excluídos de ensaios randomizados, havendo poucos estudos para nortear a melhor conduta nesses casos. Entretanto, frequentemente se recomenda a realização imediata (nas primeiras 2 horas) de coronariografia nessa população.

Diversos estudos avaliaram o benefício da estratégia invasiva precoce (< 24 horas) em pacientes com síndrome coronária aguda. De modo geral, as evidências disponíveis apontam para seleção dessa estratégia para pacientes que apresentem características de mais alto risco, por exemplo, com elevação de marcadores cardíacos e/ou alterações dinâmicas do padrão eletrocardiográfico.

É importante notar que o tratamento intervencionista apresenta risco inerentes ao seu caráter invasivo. Notadamente, estudos clínicos sugerem que a realização de cateterismo cardíaco se associa a um aumento do risco de complicações hemorrágicas quando comparado a uma abordagem menos invasiva. Nesse contexto, estratégias que reduzam o risco de sangramento têm o potencial de ampliar ainda mais os benefícios da abordagem invasiva. O correto manejo de medicações antitrombóticas antes, durante e após o procedimento invasivo são fundamentais para evitar complicações hemorrágicas.

Além disso, estudos recentes demonstram que a utilização da via de acesso radial, em contraposição à via femoral, tem potencial para reduzir a incidência de complicações fatais e eventos hemorrágicos em pacientes com síndromes coronarianas agudas. Documentos recentes recomendam que a via radial seja preferida à via femoral em pacientes com coronariopatia aguda. Para tanto, faz-se necessário criar e manter um nível alto de especialização e proficiência naquela via de acesso para que seus benefícios sejam plenamente explicitados. Entretanto, deve-se assinalar que ao mesmo tempo que se tornam experientes na via radial, os serviços de cardiologia intervencionista devem sustentar um alto desempenho da via femoral, que não pode ser abandonada por ser a via de acesso preferencial (e muitas vezes única) para os pacientes que, com frequência, se apresentam no mais alto nível de risco cardiovascular, como aqueles necessitam suporte circulatório, que possuem revascularização cirúrgica prévia, ou com comprometimento vascular nos membros superiores.

CONCLUSÃO

Conforme apresentado nesse capítulo, a intervenção coronária percutânea apresenta potencial benefício, ao proporcionar resolução estenose luminal e estabilização do processo trombo-oclusivo. Entretanto, o tratamento invasivo também está associado a complicações e intercorrências, cujo risco deve ser cotejado frente aos eventuais benefícios.

BIBLIOGRAFIA CONSULTADA

- Amsterdam EA, Wenger NK, Brindis RG, Casey DE, Jr., Ganiats TG, Holmes DR, Jr., Jaffe AS, Jneid H, Kelly RF, Kontos MC, Levine GN, Liebson PR, Mukherjee D, Peterson ED, Sabatine MS, Smalling RW, Zieman SJ, Members AATF, Society for Cardiovascular A, Interventions and the Society of Thoracic S. 2014 AHA/ACC guideline for the management of patients with non-ST-elevation acute coronary syndromes: executive summary: a report of the American College of Cardiology/American Heart Association Task Force on Practice Guidelines. Circulation. 2014;130:2354-94.
- Bavry AA, Kumbhani DJ, Quiroz R, Ramchandani SR, Kenchaiah S and Antman EM. Invasive therapy along with glycoprotein IIb/IIIa inhibitors and intracoronary stents improves survival in non-ST-segment elevation acute coronary syndromes: a meta-analysis and review of the literature. Am J Cardiol. 2004;93:830-5.
- Diderholm E, Andren B, Frostfeldt G, Genberg M, Jernberg T, Lagerqvist B, Lindahl B, Venge P, Wallentin L and Fast Revascularisation during InStability in Coronary artery disease I. The prognostic and therapeutic implications of increased troponin T levels and ST depression in unstable coronary artery disease: the FRISC II invasive troponin T electrocardiogram substudy. Am Heart J. 2002;143:760-7.
- Elgendy IY, Kumbhani DJ, Mahmoud AN, Wen X, Bhatt DL and Bavry AA. Routine invasive versus selective invasive strategies for Non-ST-elevation acute coronary syndromes: An Updated meta-analysis of randomized trials. Catheter Cardiovasc Interv. 2016;88:765-774.
- Elgendy IY, Mahmoud AN, Wen X and Bavry AA. Meta-Analysis of Randomized Trials of Long-Term All-Cause Mortal-

ity in Patients With Non-ST-Elevation Acute Coronary Syndrome Managed With Routine Invasive Versus Selective Invasive Strategies. Am J Cardiol. 2017;119:560-564.

- Fanning JP, Nyong J, Scott IA, Aroney CN and Walters DL. Routine invasive strategies versus selective invasive strategies for unstable angina and non-ST elevation myocardial infarction in the stent era. Cochrane Database Syst Rev. 2016:CD004815.

- Hamon M, Pristipino C, Di Mario C, Nolan J, Ludwig J, Tubaro M, Sabate M, Mauri-Ferre J, Huber K, Niemela K, Haude M, Wijns W, Dudek D, Fajadet J, Kiemeneij F, European Association of Percutaneous Cardiovascular I, Working Group on Acute Cardiac Care of the European Society of C and Working Group on Thrombosis on the European Society of C. Consensus document on the radial approach in percutaneous cardiovascular interventions: position paper by the European Association of Percutaneous Cardiovascular Interventions and Working Groups on Acute Cardiac Care** and Thrombosis of the European Society of Cardiology. EuroIntervention. 2013;8:1242-51.

- Mehta SR, Granger CB, Boden WE, Steg PG, Bassand JP, Faxon DP, Afzal R, Chrolavicius S, Jolly SS, Widimsky P, Avezum A, Rupprecht HJ, Zhu J, Col J, Natarajan MK, Horsman C, Fox KA, Yusuf S and Investigators T. Early versus delayed invasive intervention in acute coronary syndromes. N Engl J Med. 2009;360:2165-75.

- Roffi M, Patrono C, Collet JP, Mueller C, Valgimigli M, Andreotti F, Bax JJ, Borger MA, Brotons C, Chew DP, Gencer B, Hasenfuss G, Kjeldsen K, Lancellotti P, Landmesser U, Mehilli J, Mukherjee D, Storey RF, Windecker S, Baumgartner H, Gaemperli O, Achenbach S, Agewall S, Badimon L, Baigent C, Bueno H, Bugiardini R, Carerj S, Casselman F, Cuisset T, Erol C, Fitzsimons D, Halle M, Hamm C, Hildick-Smith D, Huber K, Iliodromitis E, James S, Lewis BS, Lip GY, Piepoli MF, Richter D, Rosemann T, Sechtem U, Steg PG, Vrints C, Luis Zamorano J and Management of Acute Coronary Syndromes in Patients Presenting without Persistent STSEotESoC. 2015 ESC Guidelines for the management of acute coronary syndromes in patients presenting without persistent ST-segment elevation: Task Force for the Management of Acute Coronary Syndromes in Patients Presenting without Persistent ST-Segment Elevation of the European Society of Cardiology (ESC). Eur Heart J. 2016;37:267-315.

- Sorajja P, Gersh BJ, Cox DA, McLaughlin MG, Zimetbaum P, Costantini C, Stuckey T, Tcheng JE, Mehran R, Lansky AJ, Grines CL and Stone GW. Impact of delay to angioplasty in patients with acute coronary syndromes undergoing invasive management: analysis from the ACUITY (Acute Catheterization and Urgent Intervention Triage strategY) trial. J Am Coll Cardiol. 2010;55:1416-24.

- Valgimigli M, Gagnor A, Calabro P, Frigoli E, Leonardi S, Zaro T, Rubartelli P, Briguori C, Ando G, Repetto A, Limbruno U, Cortese B, Sganzerla P, Lupi A, Galli M, Colangelo S, Ierna S, Ausiello A, Presbitero P, Sardella G, Varbella F, Esposito G, Santarelli A, Tresoldi S, Nazzaro M, Zingarelli A, de Cesare N, Rigattieri S, Tosi P, Palmieri C, Brugaletta S, Rao SV, Heg D, Rothenbuhler M, Vranckx P, Juni P and Investigators M. Radial versus femoral access in patients with acute coronary syndromes undergoing invasive management: a randomised multicentre trial. Lancet. 2015;385:2465-76.

Síndrome coronariana aguda com elevação de segmento ST
Reperfusão coronária

Luiz Alberto Piva e Mattos • Dinaldo Cavalcanti de Oliveira

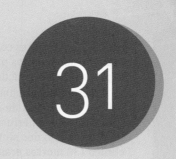

DESTAQUES

- Tratamento do infarto agudo do miocárdio com supradesnível do segmento ST.
- Estratégias de reperfusão coronária por meio de fármacos e com a utilização de cateter com a intervenção coronária percutânea primária (ICPP).
- Via de acesso, dispositivos intervencionistas (cateter balão e *stents* coronários) e farmacologia adjunta dedicada.

INTRODUÇÃO

Um milhão de pessoas experimentam um infarto agudo do miocárdio (IAM) anualmente, promotor de cerca de 370 mil mortes em decorrência da doença arterial coronária. No Brasil, 31% dos óbitos com causa confirmada estão relacionados às síndromes coronárias agudas.

De acordo com o DATASUS, foram registrados pouco mais de 50.000 internações hospitalares devido à ocorrência de infarto agudo do miocárdio no ano 2015 no Brasil. Desses, cerca de 7% foram submetidos à reperfusão coronária por meio da efetivação de uma angioplastia coronária primária com mortalidade hospitalar próxima de 7%. Os pacientes que não foram submetidos a uma terapia de reperfusão coronária exibiram o dobro de mortalidade (15%).

Nosso objetivo é informar as indicações, resultados e estratégias logísticas e terapêuticas relacionadas à promoção da reperfusão coronária em enfermos acometidos de IAM.

FUNDAMENTOS E MANIFESTAÇÃO CLÍNICA

Ao final dos anos 1980, o acúmulo de evidências e conhecimentos clínicos, eletrocardiográficos, patológicos, associado à comprovação por meio de exames de imagem, consolidou o conhecimento da fisiopatologia do IAM, qual seja, ruptura aguda ou subaguda de uma placa aterosclerótica intracoronária, motivando a formação aguda de um trombo intracoronário, associada a múltiplos gatilhos, promotora então de oclusão aguda de um dos vasos que compõem a circulação do músculo cardíaco, com interrupção total do fluxo coronário anterógrado normal as artérias coronárias.

Essa cadeia de acontecimentos é manifesta pela informação de dor retroesternal e/ou torácica, intensa, persistente, adicionada a outros sintomas (sudorese, vômitos, palidez, transmissão da dor para dorso, braços e mento), sem alívio com o repouso a qual, associada a evidência de alteração do segmento ST ao eletrocardiograma (supradesnível em mais de duas derivações contíguas) efetiva a confirmação clínica dessa síndrome.

REPERFUSÃO CORONÁRIA

Análise de múltiplos ensaios clínicos dotados de metodologia similar, ao final dos anos 1990, comprovou o benefício clínico da aplicação da reperfusão coronária. O método, qual seja, comparou a administração de fármacos promotores da dissolução de trombos vasculares, os fibrinolíticos (estreptoquinase e alteplase) *versus* o tratamento convencional aplicado a pacientes com IAM. A redução média de mortalidade ao final dos primeiros 30 dias de evolução foi expressiva, da ordem de 50%.

Esses ensaios também consolidaram conhecimentos válidos até os dias de hoje, senão vejamos: infartados submetidos à reperfusão coronária até as 6 primeiras horas do início dos sintomas, exibem o maior benefício clínico (30 mortes eram evitadas por mil pacientes tratados), e à medida que as horas avançam, entre o diagnóstico e a efetivação de uma reperfusão bem sucedida, esse gradiente de vantagem redutor de morte, se esmaie (20 mortes evitadas por mil pacientes tratados até as 12 primeiras horas), sendo próximo da nulidade quando ultrapassa as 12 horas e, principalmente, atinge as primeiras 24 horas do início das manifestações clínicas, sem a submissão à terapia de reperfusão coronária.

FIBRINOLÍTICOS

Os tipos de fibrinolíticos mais utilizados são demonstrados na tabela 31.1, enquanto as principais contraindicações e precauções para o uso desses medicamentos são apresentadas na tabela 31.2.

Os fibrinolíticos apresentam limitações quais sejam: limite em *plateau* para obtenção do reestabelecimento do fluxo anterógrado arterial, reperfusão incompleta (persistência de estenose coronária subjacente de grau severo), indução a ativação plaquetária, risco de reoclusão do vaso-alvo e sangramento cerebral e contraindicações ao tratamento decorrente do risco de hemorragia sistêmica (principalmente intracraniano).

Sua prescrição é válida sempre que a reperfusão coronária por meio de cateter (ICPP) não estiver disponível em retardo inferior a 180 minutos.

INTERVENÇÃO CORONÁRIA PERCUTÂNEA PRIMÁRIA

A estratégia de reperfusão por meio da submissão a ICPP é a mais efetiva e segura forma de reperfusão no IAM com supradesnivelamento do segmento ST ao eletrocardiograma.

A reperfusão por cateter é recomendada nas primeiras 12 horas dos sintomas na presença de supra de ST ou novo bloqueio de ramo esquerdo e após esse tempo quando há evidência clínica ou eletrocardiográfica de isquemia presente em evolução ou choque cardiogênico.

Esse método não exibe contraindicações clínicas. Contudo, o mesmo demanda a necessidade de apresentação do paciente em hospitais de porte terciário que ofereçam: uma sala de exames de hemodinâmica e intervenção cardiovascular (RX) apta, associado todos os demais equipamentos acessórios e equipe de cardiologistas intervencionistas treinados e disponíveis 24 horas, 7 dias por semana, de modo ininterrupto.

Essas premissas promovem o desafio da reperfusão coronária nos dias atuais, visto a necessidade de criação de sistemas logísticos apurados, treinados, sincronizados, dotados de muita rapidez no diagnóstico e/ou no transporte de infartados, até um centro hospitalar terciário apto a ofertar este tipo de tratamento.

MÉTODO E RESULTADOS CONSOLIDADOS

O método foi validado a partir da evolução da cardiologia intervencionista e o advento da angioplastia coronária com o cateter balão. Os primeiros relatos datam de 1983. O advento de notáveis avanços técnicos (*stents* coronários) e farmacológicos (inibidores da

Tabela 31.1. Diferentes tipos de fibrinolíticos, formas de administração e fármacos associados		
Agente	Tratamento	Terapia antitrombótica
SK	1,5 milhões UI em 100 mL de SG 5% ou SF 0,9% em 30-60 minutos	HNF ajustada ao peso por 48 horas ou enoxaparina por até 8 horas
tPA	1,5 mg EV em bólus, seguidos por 0,75 mg/kg em 30 minutos e, então, 0,50 mg/kg em 60 minutos A dose total não deve exceder 100 mg	HNF ajustada ao peso por 48 horas ou enoxaparina por até 8 dias
TNK-tPA	Bolo único: - 30 mg se menor que 60 kg - 35 mg se entre 60 kg e menor que 70 kg - 40 mg se entre 70 kg e menor que 80 kg - 45 mg se entre 70 kg e menor que 90 kg - 50 mg se maior que 90 kg de peso Em pacientes com mais de 75 anos, deve-se considerar o uso de metade da dose calculada de acordo com o peso*	HNF ajustada ao peso por 48 horas ou enoxaparina por até 8 dias
Aspirina e clopidogrel devem ser dados para todos desde que não haja contraindicação ao seu uso.		
*Após os resultados do estudo STREA, tem sido recomendada a utilização de metade da dose habitualmente calculada pelo peso em pacientes com idade superior a 75 anos que serão submetidos à administração de TNK-tPA.		

SK: estreptoquinase; SG: soro glicosado; SF: soro fisiológico; HNF: heparina não fracionada; tPA: alteplase; EV: via endovenosa; TNK-tPA: tenecteplase.

Tabela 31.2. Contraindicações a utilização de fibrinolíticos	
Contraindicações absolutas	**Contraindicações relativas**
Qualquer sangramento intracraniano prévio	História de AVC isquêmico a mais de 3 meses ou doenças intracranianas não listadas nas contraindicações absolutas
AVC isquêmico nos últimos 3 meses	Gravidez
Dano ou neoplasia no sistema nervoso central	Uso atual de antagonistas da vitamina K: quanto maior o INR, maior o risco de sangramento
Trauma significante na cabeça ou rosto nos últimos 3 meses	Sangramento interno recente, menos de 2 a 4 semanas
Sangramento ativo ou diátese hemorrágica (exceto menstruação	Ressuscitação cardiopulmonar traumática e prolongada ou cirurgia de grande porte a menos de 3 semanas
Qualquer lesão vascular cerebrel conhecida (malformação arteriovenosa)	Hipertensão arterial não controlada (pressão arterial sistólica > 180 mmHg ou diastólica > 110 mmHg)
Dissecção agudade aorta	Punções não compressíveis
Discrasia sanguínea	História de hipertensão arterial crônica importante e não controlada
	Úlcera péptica ativa
	Exposição prévia à estreptoquinase (somente para estreptoquinase)

AVC: acidente vascular cerebral; INR: International Normalized Ratio.

glicoproteína IIb/IIIa e dos inibidores do receptor da P2Y12) impulsionaram positivamente o método, tornando-se a referência para o tratamento do IAM em todos os centros de cardiologia do mundo, com cifras de sucesso no reestabelecimento do fluxo coronário anterógrado normal acima de 90% e taxas de mortalidade hospitalar inferior a 10%, incluso toda plêiade de risco envolvida nesse grupamento de enfermos. As principais diretrizes médicas do mundo, sejam norte-americana, europeia, asiáticas e brasileiras, rotulam o mesmo na mais elevada classificação, tanto clínica (classe I) como no nível de evidências médicas acumuladas (A).

Na ICPP o retardo para o tratamento (tempo porta-balão) deverá ser ≤ 90 minutos, idealmente ≤ 60 minutos, em hospitais com programa de ICP primária vigente (24 horas/7 dias). Nos casos de admissão de pacientes em centros que não dispoem de equipamentos e equipe médica apta, a estratégia escolhida é transferi-lo para outro centro onde será realizado esse procedimento. A perda de tempo entre a chegada do primeiro hospital até a abertura do vaso-alvo deverá ser ≤ 120 minutos. Nos casos nos quais antecipa-se que esse alvo não será atingido recomenda-se a consideração da estratégia farmacoinvasiva (administração de fibrinolítico).

O método consiste de utilização de uma sala dotada RX dedicada a esse tipo de procedimento. Por meio de um acesso arterial (punção da artéria radial ou femoral) uma cinecoronariografia completa é efetivada, com o objetivo de identificar o vaso-alvo relacionado à manifestação clínica e eletrocardiográfica vigente.

A cinecoronariografia promove a exclusão de pacientes para o tratamento (ICPP) em porcentual que varia de 2 a 10% por essas motivações: ausência de oclusão coronária comprovada, oclusão de ramos laterais coronários de hierarquia secundária ou terciária (pequena área de miocárdio em risco), considerações anatômicas que promovem maior risco do que benefício ao enfermo (tortuosidade extrema, calcificação coronária maciça, doença arterial coronária difusa e severa, estenoses complexas localizadas no tronco coronário esquerdo não protegido e oclusão de enxertos de veia safena degenerados).

Em metanálise reunindo 23 ensaios clínicos cotejando os dois métodos vigentes de reperfusão coronária, ICPP *versus* fibrinolíticos, a redução de mortalidade foi de 34% favorável a ICPP. A cada 100 pacientes submetidos à ICPP, 2 óbitos e 3 reinfartos foram evitados, se elevando para 5, quando da aferição clínica em 1 ano, associado a não ocorrência de 1 acidente vascular cerebral *versus* fibrinolítico.

Pesquisas analisaram pacientes infartados transferidos de um centro primário para submeterem-se a ICPP, um aumento do retardo para o tratamento (em média 60 a 90 minutos) será observado, com benefício sustentado na redução da mortalidade de 24% *versus* a fibrinólise.

FARMACOLOGIA DEDICADA E DISPOSITIVOS ADJUNTOS

Pacientes submetidos à ICPP, independente do tipo de *stent* coronário utilizado (farmacológico ou não) devem receber, preferencialmente, por período mínimo de 1 ano, dupla agregação plaquetária, composta de aspirina e um inibidor no receptor P2Y12 (ticagrelor, prasugrel ou clopidogrel). Em casos selecionados, nos quais se avalia o risco de sangramento versus o risco de trombose, a dupla agregação pode ser mantida além de 1 ano. Quando possível deve-se dar preferência ao ticagrelor (ataque: 180 mg/VO e manutenção 90 mg/VO/2x ao dia) ou prasugrel (ataque: 60 mg/VO e 10 mg/VO/1x ao dia) em relação ao clopidogrel (ataque: 300 a 600 mg/ VO e 75 mg/VO/1x ao dia). Essas recomendações descritas não estão simplesmente relacionadas à prevenção de trombose dos *stents*, mas devido o cenário clínico e a estratégia de tratamento individualizada que oferece o maior benefício ao paciente. Em situações de exceção, pacientes de altíssimo risco de sangramento ou em quem teve sangramento com risco de vida, a dupla agregação plaquetária poderá ser reduzida para 6 meses.

Um fármaco antitrombótico deverá ser prescrito durante o procedimento. A heparina não fracionada tem eficácia e segurança comprovada para ser utilizada na ICPP (70 a 100 UI/kg/IV). A heparina de baixo peso molecular pode ser utilizada como alternativa, mas não existem resultados consistentes que demonstrem redução de eventos clínicos em pacientes submetidos à ICP no IAMCST. Não deve ser realizada substituição das heparinas para o procedimento, pois promoverá aumento do risco de sangramento. A bivalirudina apresenta resultados conflitantes quanto à redução da mortalidade. Existe aumento da prevalência de trombose de *stents*, mas que parece ser atenuada com infusão continuada da droga. Há redução dos benefícios dessa droga com uso da via radial, dose menor de heparina não fracionada (70 *versus* 100 unidades/kg) e menor utilização dos inibidores do glicoproteína IIb/IIIa. O fondaparinux isolado não deve ser usado durante ICP.

Os inibidores da glicoproteína IIb/IIIa (abciximab e tirofiban) estão reservados para as situações angiográficas de falha ou dificuldade na reperfusão coronária mecânica, manifestas por ausência de fluxo coronário anterógrado persistente (*no/slow flow*), usualmente associado a elevada carga trombótica e/ou reperfusão coronária tardia (> 6 horas). O abciximab intravenoso mediante prescrição por kilo é o fármaco preferencial.

A utilização de *stents* coronários metálicos na vigência do infarto agudo do miocárdio com supradesnível do segmento ST oferece resultados superiores à utilização isolada do cateter-balão, seja em segurança imediata (redução das taxas de reoclusão e reinfarto coronárias) como no quesito eficácia tardia (redução das taxas de repetição de procedimentos adicionais de revascularização para o vaso-alvo).

Os *stents* farmacológicos de segunda geração (eluidos em everolimus, zotarolimus e/ou biolimus) reduziram o desfecho composto morte, reinfarto e revascularização da lesão alvo [HR 0,48 (0,31 - 0,72), p < 0,001] e trombose de *stent* [HR 0,76 (0,61 - 0,96), p < 0,02) quando comparados aos *stents* não farmacológicos. Portanto, na ICPP no IAMCST deve ser considerado o implante de *stent* farmacológico sempre que possível.

Não existem fundamentos para aspiração sistemática de trombo intracoronário precedendo a ICPP. Metanalise de 17 ensaios clínicos (20.960 pacientes) demonstrou não haver vantagem a favor da aspiração de trombo quanto ao desfecho combinado morte, reinfarto e trombose de *stent*.

VIA DE ACESSO ARTERIAL E ESTRATÉGIAS DE REVASCULARIZAÇÃO EM MULTIARTERIAS

Complicações hemorrágicas decorrentes da necessidade da utilização de acesso arterial para a efetivação da ICPP estão relacionadas ao uso de anticoagulantes e antiagregantes plaquetários.

Múltiplas pesquisas clínicas (RIVAL, RIFLE-STEACS, MATRIX e STEMI RADIAL; n = 19.238 pacientes) cotejando as duas vias de acesso (femoral *versus* radial) vigentes na prática da ICCP demonstraram redução do desfecho combinado morte, infarto, acidente vascular encefálico e sangramento não relacionado à cirurgia de revascularização do miocárdio, assim como o desfecho morte isolada (6 desfechos fatais evitados a cada 1.000 pacientes tratados). Em centros médicos os quais exibem equipe médica treinada (> 80% da ICP por meio de acesso transradial ou >75 ICPP/ano) a mesma deverá ser considerada como preferencial.

As diretrizes vigentes recomendam o tratamento emergencial apenas do vaso-alvo culpado pelo IAM. Pacientes portadores de doença arterial coronária múltipla (outras estenoses coronárias >=70%) são frequentes e compoem cerca de metade desse grupamento. Ensaios clínicos recentes revisaram essa questão, destacando-se o PRAMI (*Preventative Angioplasty in Acute Myocardial Infarction*), CvLPRIT (*Complete versus Lesion-only Primary PCI trial*), DANAMI 3 PRIMULTI (*Complete revascularisation versus treatment of the culprit lesion only in patients with ST-segment elevation myocardial infarction and multivessel disease*), PRAGUE 13 (*Multivessel Disease Diagnosed at the Time of PPCI for STEMI: Complete Revascularization Versus Conservative Strategy*) e DANAMI 3-PRIMULTI Substudy (*Primary PCI in Patients With ST-Elevation Myocardial Infarction and Multivessel Disease: Treatment of Culprit Lesion Only or Complete Revascularization*).

Uma compilação dos resultados dos estudos acima sugere que o tratamento da artéria não culpada com estenose grave pode ser realizado no momento da ICP primária ou de forma estagiada antes da alta hospitalar. Saliente-se que as características clínicas e angiográficas dessas estenoses associado aos riscos da carga de contraste iodado também devem ser considerados na tomada de decisão de qual é a estratégia ótima para determinado paciente. Um ensaio clínico multicêntrico internacional com o objetivo de aferir qual a melhor recomendação para prescrição da ICP nessa situação está em andamento (COMPLETE; n = 3.900 pacientes).

Na figura 31.1 ilustra os conceitos básicos da estratégia de reperfusão em pacientes com IAMCST.

CONCLUSÕES E RECOMENDAÇÕES

A reperfusão coronária é o tratamento preferencial para pacientes com diagnóstico de infarto agudo do miocárdio com supradesnível do segmento ST. O mesmo deve ser oferecido aos pacientes com até 12 horas após o início dos sintomas associado a confirmação eletrocardiográfica. Após as primeiras 12 horas, somente devem ser submetidos a esse tratamento pacientes com persistência da dor, alterações persistentes do eletrocardiograma ou evolução para choque cardiogênico. Não existe benefício após as primeiras 24 horas.

A prescrição de fibrinolítico intravenoso promove uma amplitude de atendimento muito mais abrangente que o método por cateter (ICPP) visto a facilidade na sua administração, contudo o método apresenta limitações na capacidade de obter reperfusão associado a risco de sangramento grave em populações de maior risco (idosos).

A ICPP é o método preferencial e consolidado para obtenção da reperfusão coronária, salvador de vidas, porém demanda uma logística apurada e desafiadora para a ampliação da sua utilização.

BIBLIOGRAFIA CONSULTADA

- Levine GN, Bates ER, Bittl JA, et al. 2016 ACC/AHA Guideline Focused Update on Duration of Dual Antiplatelet Therapy in Patients With Coronary Artery Disease A Report of the American College of Cardiology/American Heart Association Task Force on Clinical Practice Guidelines An Update of the 2011 ACCF/AHA/SCAI Guideline for Percutaneous Coronary Intervention, 2011 ACCF/AHA Guideline for Coronary Artery Bypass Graft Surgery, 2012 ACC/AHA/ACP/AATS/PCNA/SCAI/STS Guideline for the Diagnosis and Management of Patients With Stable Ischemic Heart Disease, 2013 ACCF/AHA Guideline for the Management of ST-Elevation Myocardial Infarction, 2014 AHA/ACC Guideline for the Management of Patients With Non–ST-Elevation Acute Coronary Syndromes, and 2014 ACC/AHA Guideline on Perioperative Cardiovascular Evaluation and Management of Patients Undergoing Noncardiac Surgery. Circulation. 2016;134:e123–e155.
- Levine GN, Bates ER, Blankenship JC, et al. 2011 ACCF/AHA/SCAI Guideline for Percutaneous Coronary Intervention A Report of the American College of Cardiology Foundation/American Heart Association Task Force on Practice Guidelines and the Society for Cardiovascular Angiography and Interventions. J Am Coll Cardiol 2011;58:e44–122.
- Levine GN, O'Gara PT, Bates ER, et al. 2015 ACC/AHA/

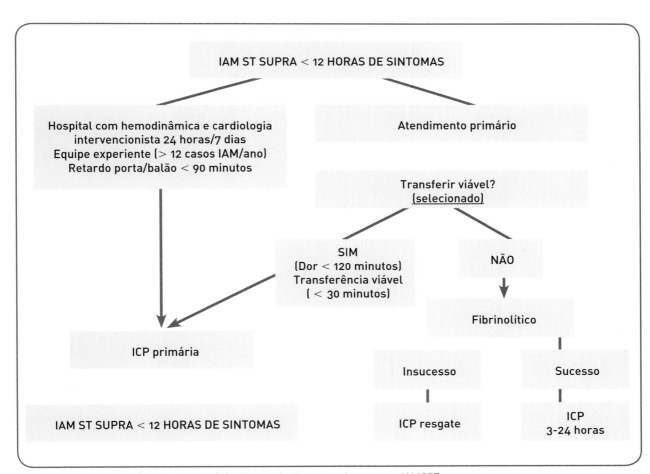

Figura 31.1. Conceitos básicos da estratégia de reperfusão em pacientes com IAMCST.

SCAI focused update on primary percutaneous coronary intervention for patients with ST-elevation myocardial infarction: an update of the 2011 ACCF/AHA/SCAI guideline for percutaneous coronary intervention and the 2013 ACCF/AHA guideline for the management of ST-elevation myocardial infarction: a report of the American College of Cardiology/American Heart Association Task Force on Clinical Practice Guidelines and the Society for Cardiovascular Angiography and Interventions. Circulation 2016;133:1135–1147.

- Lonborg J, Engstrøm T, Kelbæk H, et al. Fractional Flow Reserve–Guided Complete Revascularization Improves the Prognosis in Patients With ST-Segment–Elevation Myocardial Infarction and Severe Nonculprit Disease A DANAMI 3-PRIMULTI Substudy (Primary PCI in Patients With ST-Elevation Myocardial Infarction and Multivessel Disease: Treatment of Culprit Lesion Only or Complete Revascularization). Circ Cardiovasc Interv 2017;10:e004460.

- O'Gara FT, Kushner FG, Ascheim DD, et al. 2013 ACCF/AHA Guideline for the Management of ST-Elevation Myocardial InfarctionA Report of the American College of Cardiology Foundation/American Heart Association Task Force on Practice Guidelines. Circulation. 2013;127:e362-e425.

- Piegas LS, Timerman A, Feitosa GS, et al. V Diretriz da Sociedade Brasileira de Cardiologia sobre Tratamento do Infarto Agudo do Miocárdio com Supradesnivel do Segmento ST. Arq Bras Cardiol 2015;105(2);101-105.

- Steg PG, James SK, Atar D, et al. ESC Guidelines for the management of acute myocardial infarction in patients presenting with ST-segment elevation. Task Force on the management of ST-segment elevation acute myocardial infarction of the European Society of Cardiology (ESC). Eur Heart J 2012;33(20):2569-2619.

32

Síndrome coronariana aguda com elevação do segmento ST
Tratamento medicamentoso

José Carlos Nicolau • Remo Holanda de Mendonça Furtado

DESTAQUES

- O infarto zgudo do miocárdio com supradesnível de ST (IAMCSST) ainda representa elevada morbi-mortalidade, porém avanços no tratamento farmacológico foram decisivos nas últimas décadas para melhora do prognóstico desses pacientes a curto e médio prazos.
- O ponto chave desse tratamento é o uso de terapias antitrombóticas (fibrinolíticos, anticoagulantes, antiplaquetários), utilizadas desde a apresentação inicial, na sala de emergência, passando pela fase de hospitalização, até a alta hospitalar, com manutenção de alguns medicamentos no longo prazo a fim de prevenir fenômenos trombóticos recorrentes.
- Além da trombose, outro alvo terapêutico de suma importância diz respeito ao tratamento da disfunção ventricular esquerda, prevenindo o remodelamento reverso e, consequentemente, suas graves consequências, como arritmias ventriculares e insuficiência cardíaca.
- Por último, como a maioria dos IAMCSST são relacionados à doença cardiovascular aterosclerótica, é fundamental o tratamento dos fatores de risco, com destaque especial para a terapia redutora de colesterol LDL, principalmente as estatinas.

INTRODUÇÃO

Nas últimas três décadas, muitos avanços ocorreram no tratamento medicamentoso do infarto agudo do miocárdio com supradesnível do segmento ST (IAMCSST). Como consequência, a mortalidade hospitalar do IAMCSST, que girava em torno de 30% na década de 1960, hoje está ao redor 6% em locais com boa infraestrutura. No entanto, para que esse percentual seja alcançado, é fundamental a utilização correta e em tempo hábil de todas as estratégias farmacológicas reconhecidamente úteis, com ênfase na terapia de reperfusão (ou seja, aquela que visa à abertura do vaso culpado de maneira emergencial).

FIBRINOLÍTICOS

A princípio usados clinicamente no tratamento do hemotórax, os fibrinolíticos se estabeleceram na década de 1980 como medicamentos de enorme impacto dentro da cardiologia, fundamentalmente a partir da publicação dos grandes estudos randomizados GISSI-1 e ISIS-2. Esses estudos, de forma prospectiva, randomizada e duplo-cega, demonstraram em pacientes com IAMCSST redução de mortalidade de aproximadamente 25%. Deve ser enfatizado o caráter tempo-dependente do medicamento, de tal maneira que, quanto mais precoce seu uso, maiores as chances de reperfusão bem sucedida, e consequente maior impacto na redução da mortalidade. Existe inclusive evidência sugerindo que o uso do fibrinolíticos nas primeiras 3 horas do IAMCSST tem resultado semelhante ao uso da angioplastia primária.

Na escolha do fibrinolítico, além da disponibilidade, devem ser levados em conta a eficácia e o risco de sangramento. A tabela 32.1 mostra os três fibrinolíticos existentes no Brasil, com suas respectivas doses e particularidades.

O grande receio de uso do fibrinolítico é o risco de sangramento, incluindo hemorragia intracraniana.

Tabela 32.1. Doses dos fibrinolíticos utilizados no IAMCSST		
Medicação	**Dose**	**Observações**
Estreptoquinase	1.500.000 UI diluídos em 100 mL de soro fisiológico 0,9 %, EV, infundido em 1 hora	Pode causar hipotensão e anafilaxia Não repetir em menos de 1 ano Manter dois acessos venosos calibrosos
Tenecteplase (Metalyse®)	0,5 mg/kg em bólus EV (máximo de 50 mg)	Não necessita de bomba de infusão Fibrinolítico de escolha na trombólise pré-hospitalar
Alteplase (Actilyse®)	15 mg em bólus EV, seguido de infusão de 0,75 mg/kg (máximo de 50 mg) em 30 minutos e a seguir 0,5 mg/kg (máximo de 35 mg) em 1 hora	Também utilizado no AVC agudo (doses e critérios de exclusão diferentes do IAMCSST)

IAMCSST: infarto agudo do miocárdio com supradesnível do segmento ST; EV: via endovenosa; AVC: acidente vascular cerebral.

Apesar disso, é indiscutível que tal risco é compensado pelo benefício da redução na área de miocárdio em risco com a reperfusão precoce. No entanto, o candidato ideal à fibrinólise deve ser bem escolhido, a fim de que se consiga um bom equilíbrio entre risco e benefício. Idealmente, o fibrinolítico deve ser indicado nos pacientes que se apresentam com menos de 12 horas de início dos sintomas. Naqueles que se apresentam entre 12 e 24 horas, o fibrinolítico pode ser indicado em casos selecionados, como pacientes de baixo risco de sangramento que se apresentam com infartos extensos, sobretudo se acompanhados sintomas isquêmicos e supradesnível de ST persistentes. Após 24 horas, não existe qualquer benefício comprovado quanto à utilização do medicamento. Segundo ponto importante é excluir pacientes que têm risco aumentado para sangramento (sobretudo intracraniano) com a fibrinólise. A tabela 32.2 mostra os critérios de contraindicação para os fibrinolíticos. A figura 32.1 mostra um caso de IAMCSST tratado de maneira bem sucedida com fibrinolítico.

ANTIAGREGANTES PLAQUETÁRIOS

Também já está bem estabelecido atualmente o papel da dupla antiagregação plaquetária (DAP) com ácido acetilsalicílico (AAS) combinado a um bloqueador do receptor do ADP como tratamento essencial no IAMCSST. No estudo ISIS-2, foi demonstrada redução em torno de 23% na mortalidade com AAS em relação ao placebo (comparável à redução obtida com o fibrinolítico). Posteriormente, os estudos COMMIT e CLARITY demonstraram o benefício do clopidogrel associado ao AAS em pacientes tratados ou não com fibrinolíticos.

Por conta das diversas limitações do clopidogrel (demora no início de ação, interação com outros medicamentos, grande variabilidade de resposta, entre outros), dois novos medicamentos bloqueadores de ADP mais potentes e com perfil farmacocinético mais favorável (levando a muito menor variabilidade de resposta) foram desenvolvidos. No estudo TRITON, o prasugrel demonstrou redução do desfecho composto de reinfarto, acidente vascular cerebral (AVC) e morte cardiovascular em relação ao clopidogrel nos pacientes tratados com intervenção coronária percutânea (ICP) primária às custas de um aumento na incidência de sangramento maior, mas com benefício líquido favorável ao prasugrel. No subgrupo de pacientes com AVC ou ataque isquêmico transitório (AIT) prévios, o benefício líquido foi desfavorável, de modo que o prasugrel é contraindicado nestes pacientes. Já o ticagrelor, no estudo PLATO, também reduziu o desfecho composto de reinfarto, acidente vascular cerebral (AVC) e morte cardiovascular em relação ao clopidogrel, em pacientes com IAMCSST tratados com ICP primária, com redução inclusive de mortalidade cardiovascular. Do ponto de vista de segurança, sangramento maior teve incidência similar entre

Tabela 32.2. Critérios de contraindicação ao fibrinolítico	
Absolutos	**Relativos**
Sangramento ativo exceto menstruação Histórico de tumor, aneurisma ou malformação arteriovenosa intracraniana AVC isquêmico há menos de 1 ano AVC hemorrágico em qualquer época Suspeita de dissecção de aorta não descartada Hipertensão grave (PA sistólica > 180 mmHg ou PA diastólica > 110 mmHg) não controlada mesmo com farmacoterapia	Trauma craniano recente (< 1 mês) Cirurgia de médio a grande porte recente (< 1 mês) Úlcera péptica em atividade ou hemorragia digestiva recente (< 3 semanas) Uso prévio de anticoagulante Hipertensão grave (PA sistólica > 180 mmHg ou PA diastólica > 110 mmHg) controlada mesmo com farmacoterapia Gravidez Punção lombar recente (< 3 semanas)

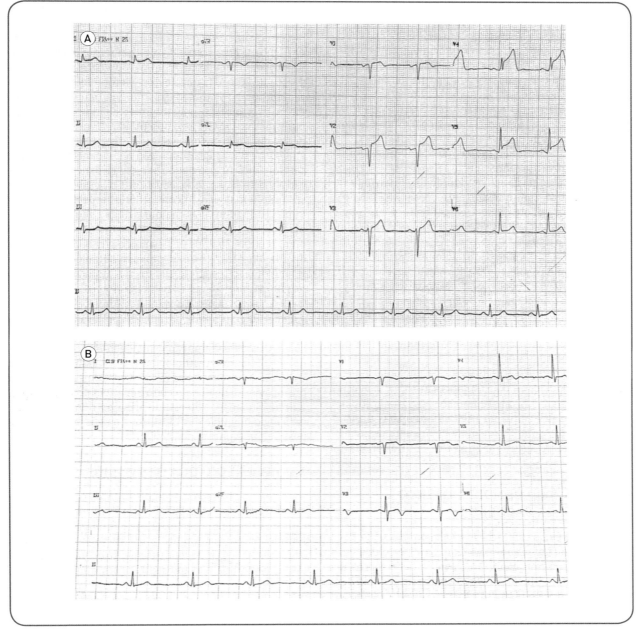

Figura 32.1. IAMCSST antes (A) e após (B) uso do fibrinolítico. Considera-se como reperfusão bem sucedida quando ocorre redução de mais de 50 % do supradesnível de ST medido na derivação em que ele é maior, neste caso, V4.

os grupos ticagrelor e clopidogrel, apesar de ter sido observado aumento de sangramento não relacionado à cirurgia de revascularização do miocárdio. O medicamento pode causar dispneia por conta de aumento nos níveis de adenosina, que costuma ter caráter transitório e benigno, mas que pode levou à suspensão do medicamento em 0,9% dos pacientes. Vale ressaltar que nenhum dos dois novos bloqueadores do ADP foi testado em pacientes recebendo fibrinólise, de modo que, nesta população, deve ser usado o clopidogrel. O estudo TREAT (NCT02298088), multicêntrico, internacional com coordenação nacional, ora em andamento, pretende dar uma resposta definitiva sobre o assunto.

Importante salientar que a dupla antiagregação plaquetária deve ser mantida por pelo menos um ano em pacientes com IAMCSST, sendo o AAS mantido indefinidamente.

Na sala de hemodinâmica e em casos selecionados (alta carga trombótica, ICP complicada), pode ser associado de forma intravenosa um inibidor da glicoproteína IIb/IIIa (abciximab e tirofiban disponíveis em nosso meio).

ANTICOAGULANTES

A fim de manter a patência da artéria culpada, a anticoagulação parenteral deve ser associada rotineiramente ao fibrinolítico e à dupla antiagragação plaquetária. O estudo EXTRACT comparou a heparina de baixo peso molecular (HBPM) enoxaparina subcutânea à heparina não fracionada (HNF) endovenosa em mais de 25 mil pacientes com IAMCSST e tratados com fibrinolíticos, e demonstrou significativa redução de desfechos trombóticos a favor da HBPM, independente do fibrinolítico utilizado. Houve aumento significativo na incidência de sangramento, mas o benefício líquido foi claramente favorável à HBPM. Ponto importante da enoxaparina é a necessidade de ajuste de dose em indivíduos com idade ≥ 75 anos ou com clearance de creatinina < 30 mL/min, a fim de reduzir o risco de sangramento. Já o estudo OASIS 6 testou o fondaparinux também no IAMCSST e demonstrou superioridade em relação a placebo e similaridade em relação à HNF, com bom perfil de segurança. Vale ressaltar que ele não foi comparado contra a HBPM nesta população, e que houve aumento de trombose de cateter nos indivíduos que foram submetidos a cateterismo, sendo o medicamento contra-indicado em pacientes submetidos à ICP primária. Por último, o estudo ATOLL não mostrou superioridade da enoxaparina endovenosa em relação à HNF no contexto da ICP primária.

A tabela 32.3 traz um resumo dos medicamentos antitrombóticos utilizados no IAMCSST com suas doses e precauções. A figura 32.2 resume de maneira esquemática o tratamento antitrombótico adjuvante à terapia de reperfusão.

PREVENÇÃO DO REMODELAMENTO VENTRICULAR ESQUERDO

A insuficiência cardíaca (IC) é a maior causa de hospitalização em indivíduos com mais de 65 anos no mundo, sendo a grande maioria dos casos decorrentes de cardiomiopatia isquêmica. Logo, pode-se deduzir que os sobreviventes do IAMCSST são fortes candidatos a desenvolver IC no longo prazo, com todos os seus impactos adversos em sobrevida e qualidade de vida.

As primeiras evidências de tratamento da disfunção do ventrículo esquerdo (VE) vêm dos estudos com inibidores da enzima conversora de angiotensina (IECA). O estudo SAVE demonstrou redução de mortalidade e internação por IC com o captopril em relação ao placebo, em pacientes assintomáticos com IAMCSST e fração de ejeção do VE (FEVE) inferior a 40%. Diversos outros estudos com IECA confirmaram tais resultados. Posteriormente, o estudo VALLIANT mostrou que o bloqueador de angiotensina 2 (BRA) valsartana é similar ao captopril nessa população. Assim sendo, o IECA é o medicamento de primeira escolha nessa situação, fundamentalmente pelo fator preço, mas o BRA é uma alternativa ao IECA nos pacientes intolerantes, sobretudo por tosse ou angioedema.

Já o betabloqueador, além do seu efeito protetor contra isquemia, reinfarto e arritmias, também tem benefício claramente demonstrado no tratamento da IC. Entretanto, essa classe de medicamentos deve ser utilizada com cuidado na fase mais precoce do IAMCSST. O estudo COMMIT, que testou metoprolol endovenoso seguido do mesmo medicamento via oral (100 mg 2x/dia) *versus* placebo, mostrou mortalidade similar entre os grupos no curto prazo pós-IAMCCST. Apesar do metoprolol diminuir de forma significativa arritmias graves, aumentou na mesma proporção a incidência de choque cardiogênico, o que negou seu efeito benéfico em relação à mortalidade. Isso mostra que o betabloqueio deve ser feito aos poucos e com cautela, especialmente naqueles indivíduos com maior risco de choque cardiogênico (Killip 2 ou mais, PA sistólica < 120 mmHg, FC > 110 bpm, idade > 70 anos ou tempo de recanalização maior do que 6 horas). No longo prazo, o betabloqueador tem grande impacto em redução de mortalidade, sobretudo nos indivíduos com FEVE reduzida.

Por fim, o bloqueio da aldosterona, molécula envolvida no eixo neuro-hormonal que leva à progressão da IC, é parte fundamental no tratamento de pacientes com IAMCSST e disfunção ventricular esquerda. O estudo EPHESUS, que testou eplerrenone versus placebo no IAMCSST apresentando FEVE < 40 %, foi interrompido precocemente devido ao claro benefício do uso de eplerenone. Subanálise do estudo principal demonstra o benefício do bloqueio da aldosterona o mais precocemente possível na evolução do IAMCSST.

TERAPIA REDUTORA DE LIPÍDIOS

A prevenção secundária dos eventos cardiovasculares é essencial no IAMCSST. Devido à natureza aterosclerótica da doença, as estatinas são fundamentais nesse sentido. Elas devem ser utilizadas em todos os indivíduos com IAMCSST, independentemente do valor inicial do LDL-c, desde que não apresentem contraindicação à sua utilização, ajustando-se a dose no sentido de manter o LDL-c <70 mg/dL. Caso não se atinja a meta com estatina, deve-se acrescentar ezetimiba e, em casos selecionados, um inibidor de PCSK9.

Vale lembrar que não existe, até o momento, comprovação definitiva de que haja efeito agudo da estatina, sendo a medicação importante no longo prazo. Apesar disso, sugerimos iniciá-la durante a internação a fim de garantir aderência após a alta.

Nos últimos cinco anos, surgiu uma nova classe de medicação, de uso injetável, com potência maior do que a das estatinas e excelente perfil de segurança no curto prazo, os inibidores da PCSK-9 (proteína responsável por degradar receptores de LDL hepáticos). Já houve resultados favoráveis em pacientes com doença coronária estável e, em breve, será publicado um grande estudo randomizado com um destes medicamentos em indivíduos pós-coronariopatia aguda.

Tabela 32.3. Terapia antritrombótica adjuvante no IAMCSST

Medicamento	Dose	Contraindicação	Observações
AAS	200 a 300 mg macerado (dose de ataque) seguido de manutenção de 100 mg/dia	Alergia ou hemorragia digestiva alta	Redução de mortalidade em relação ao placebo no estudo ISIS-2
Clopidogrel	Fibrinólise: dose de ataque de 300 mg se <75 anos; sem dose de ataque se 75 anos ou mais; ICP primária – dose de ataque de 600 mg; 300 mg se 75 anos ou mais ou risco aumentado para sangramento Manutenção: 75 mg 1x/dia	Sangramento importante ativo	Utilizar com cuidado em associação com inibidores de bomba de próton, principalmente esomeprazol e omeprazol. Ranitidina pode ser uma opção na proteção gástrica
Ticagrelor (Brilinta®)	Ataque de 180 mg seguido de 90 mg 2x/dia como manutenção	Evitar em pacientes com risco muito alto para sangramento e pacientes com tendência a bradicardia	Pode causar dispneia, geralmente transitória. Uso não aprovado como adjuvante ao fibrinolítico
Prasugrel (Effient®)	60 mg como dose de ataque seguido de 10 mg uma vez ao dia	Contraindicado em pacientes com AIT ou AVC prévia Cautela em pacientes com> 75 anos ou peso < 60 kg (sugere-se metade das doses)	Uso somente em casos que vão se submeter a ICP 1^{ria}
Heparina não-fracionada (HNF)	60 U/kg bolus seguido de 12 U/kg/h como infusão contínua (pós fibrinólise) Na ICP primária: 70 a 100 U/kg em bolus de acordo com o TCA (tempo de coagulação ativado), que deve ser mantido entre 250 e 300 segundos	Sangramento ativo Plaquetopenia < 100 mil	Controlar TTPa 6/6 h e manter relação de 1,5 a 2,0
Enoxaparina (Clexane®)	Na fibrinólise: 30 mg IV seguido de manutenção 1mg/kg SC 12 em 12 h Em idade> 75 anos: 0,75 mg/kg 12/12 h e evitar a dose de ataque Se clearance de Cr <30 mL/min – 1 mg/kg SC 1 vez/dia e evitar dose de ataque Se ClCr <15 mL/min ou dialítico – evitar (preferir a HNF) Na ICP primária: 0,5 mg/kg IV (ataque) associada ou não a inibidores da GP IIb/IIIa em substituição à HNF. Manter a dose de 1,0 mg/kd SC a cada 12 horas a critério clínico	Sangramento ativo	Plaquetopenia < 100 mil Evitar usar os dois tipos de heparina (HNF e enoxaparina) no mesmo paciente (aumenta risco de sangramento)
Fondaparinux (Arixtra®)	2,5 mg EV no primeiro dia seguido de 2,5 mg SC 1 vez ao dia	Sangramento ativo Plaquetopenia < 100 mil *Clearance* de Cr <30 mL/mi	Se paciente submetido a tratamento invasivo, deve receber HNF durante ICP

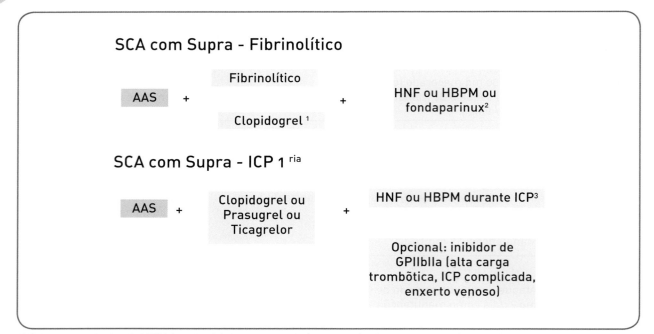

HNF: heparina não fracionada; HBPM: heparina de baixo peso molecular (enoxaparina); ICP: intervenção coronária percutânea; GpIIbIIIa: glicoproteína IIbIIIa.

Figura 32.2. Estratégia de tratamento antitrombótico no IAMCSST.

1) Deve ser usado na dose de 300 mg se <75 anos; se ≥ 75 anos, utilizar somente 75 mg; 2) esses medicamentos devem ser mantidos até o tratamento invasivo (ICP ou cirurgia de revascularização do miocárdio), até a alta ou por até 8 dias (para HNF, até 48 horas) HNF e enoxaparina têm recomendação classe I, fondaparinux classe IIa (Sociedade Brasileira de Cardiologia); e 3) HNF em bolus ajustada pelo TCA Classe I) ou enoxaparina 0,5 mg/kg EV (Classe IIa). Nessa situação, fondaparinux é classe III.

OUTROS TRATAMENTOS ADJUVANTES

Na sala de emergência, o paciente com IAMCSST se apresenta com muita dor e ansiedade, sendo necessário o controle desses sintomas, no sentido de reduzir o estresse simpático sobre o miocárdio. A morfina, na dose de 2 a 5 mg endovenoso, é um potente analgésico, com ação também ansiolítica. No entanto, existem ressalvas quanto à interação desse medicamento com os antiplaquetários, retardando o início de ação dos mesmos por interferência na absorção no trato gastrintestinal. Portanto, sugerimos usar com cautela, enquanto se associam outros tratamentos adjuvantes para controle da dor.

Os nitratos não demonstraram redução de mortalidade no IAMCSST, mas são excelentes medicamentos para controle da dor, especialmente em indivíduos hipertensos. São contraindicados na presença de infarto de ventrículo direito, PA sistólica inferior a 100 mmHg e uso recente (24 a 48 horas) de inibidores de fosfodiesterase 5 (como sildenafil e tadalafil).

O uso de oxigênio não tem demonstração de redução de isquemia devendo ser utilizado apenas se a saturação de O_2 estiver reduzida.

No longo prazo, é importante programar para os fumantes a cessação do tabagismo. Não existe evidência de segurança da reposição de nicotina ou da vareniclina na fase aguda do IAMCSST. Em todos os indivíduos, também deve ser proposta reabilitação cardíaca com exercício físico aeróbio, de preferência supervisionado, idealmente iniciando de 2 a 4 semanas após o IAMCSST.

BIBLIOGRAFIA CONSULTADA

- Chen ZM, Jiang LX, Chen YP, Xie JX, Pan HC, Peto R, Collins R, Liu LS. Addition of clopidogrel to aspirin in 45,852 patients with acute myocardial infarction: randomised placebo-controlled trial. Lancet. 2005;366:1607–21.
- Chen ZM, Pan HC, Chen YP et al. Early intravenous then oral metoprolol in 45,852 patients with acute myocardial infarction: randomised placebo-controlled trial. Lancet 2005; 366: 1622-1632.
- Dargie HJ. Effect of carvedilol on outcome after myocardial infarction in patients with left-ventricular dysfunction: the CAPRICORN randomised trial. Lancet 2001; 357: 1385-1390.
- Furtado RH, Giugliano RP, Strunz CM et al. Drug Interaction Between Clopidogrel and Ranitidine or Omeprazole in Stable Coronary Artery Disease: A Double-Blind, Double Dummy, Randomized Study. Am J Cardiovasc Drugs. 2016 Aug;16(4):275-84
- Giraldez RR, Nicolau JC, Corbalan R et al. Enoxaparin is superior to unfractionated heparin in patients with ST elevation myocardial infarction undergoing fibrinolysis regardless of the choice of lytic: an ExTRACT-TIMI 25 analysis. Eur Heart J. 2007; 28(13):1566-73.
- Gruppo Italiano per lo Studio della Streptochinasi nell'Infarto Miocardico (GISSI). Effectiveness of intravenous thrombolytic treatment in acute myocardial infarction. Lancet. 1986;1(8478):397-402.
- ISIS-2 (Second International Study of Infarct Survival) Collaborative Group. Randomised trial of intravenous streptokinase, oral aspirin, both, or neither among 17,187 cases of suspected acute myocardial infarction: ISIS-2. Lancet 1988; 2 (8607):349-60.

- Kontos MC, Diercks DB, Ho PM et al. Treatment and outcomes in patients with myocardial infarction treated with acute b-blocker therapy: results from the American College of Cardiology's NCDR(®). Am Heart J 2011; 161: 864-870.

- Lozano AM, Rollini F, Franchi F, Angiolillo DJ. Update on platelet glycoprotein IIb/IIIa inhibitors: recommendations for clinical practice. Ther Adv Cardiovasc Dis 2013; 7(4): 197 – 213.

- Nicolau JC, Bhatt DL, Roe MT et al. Concomitant proton-pump inhibitor use, platelet activity, and clinical outcomes in patients with acute coronary syndromes treated with prasugrel vs. clopidogrel and managed with- out revascularization: Insights from the TRILOGY ACS Trial. Am Heart J. 2015; 170:683-694.

- Nicolau JC, Furtado RHM. Estratégias anti-plaquetárias orais nas fases aguda e crônica das síndromes coronarianas agudas. Rev Soc Cardiol Estado de São Paulo 2016; 26(2):112-9.

- O´Gara PT, Kushner FG, Ascheim DD et al. 2013 ACCF/AHA Guideline for the Management of ST-Elevation Myocardial Infarction : A Report of the American College of Cardiology Foundation/American Heart Association Task Force on Practice Guidelines. Circulation 2013; 127: e362-e425.

- Pfeffer MA, Braunwald E, Moye LA et al. Effect of captopril on mortality and morbidity in patients with left ventricular dysfunction after myocardial infarction. Results of the survival and ventricular enlargement trial. The SAVE Investigators. N EnglJ Med 1992; 327: 669-677.

- Pfeffer MA, McMurray JJ, Velazquez EJ et al. Valsartan, captopril, or both in myocardial infarction complicated by heart failure, left ventricular dysfunction, or both. N Engl J Med 2003; 349: 1893-1906.

- Piegas LS, Timerman A, Feitosa GS et al. V Diretriz da Sociedade Brasileira de Cardiologia sobre Tratamento do Infarto Agudo do Miocárdio com Supradesnível do Segmento ST. Arq Bras Cardiol. 2015; 105(2):1-105.

- Pitt B, Remme W, Zannad F et al. Eplerenone, a selective aldosterone blocker, in patients with left ventricular dysfunction after myocardial infarction. N Engl J Med 2003; 348: 1309-1321.

- Sabatine MS, Cannon CP, Gibson CM et al. Addition of clopidogrel to aspirin and fibrinolytic therapy for myocardial infarction with ST-segment elevation. N Engl J Med. 2005;352:1179–89

- Steg PG, James SK, Atar D et al. ESC Guidelines for the management of acute myocardial infarction in patients presenting with ST-segment elevation. Eur Heart J 2012; 33: 2569 – 2619.

- Wallentin L, Becker RC, Budaj A et al. Ticagrelor versus clopidogrel in patients with acute coronary syndromes. N Engl J Med 2009; 361: 1045-1057.

- Wiviott SD, Braunwald E, McCabe CH et al. Prasugrel versus clopidogrel in patients with acute coronary syndromes. N Engl J Med 2007; 357: 2001-2015.

Cardiopatia e gravidez
Condutas práticas para o clínico

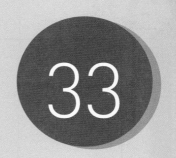

Lucas Colombo Godoy • Isabela Cristina Kirnew Abud
Walkiria Samuel Avila

DESTAQUES

- As alterações cardiovasculares fisiológicas da gravidez podem descompensar doenças cardíacas prévias e o seu entendimento explica a ocorrência das principais complicações cardiovasculares e auxilia na tomada de decisões clínicas.
- O diagnóstico e tratamento das complicações cardiovasculares durante a gestação obedecem às recomendações convencionais para a população em geral, respeitando as restrições ao uso de certos fármacos ou procedimentos no intuito da proteção fetal.
- A distribuição dos tipos de cardiopatias durante a gravidez mostra que no Brasil a valvopatia reumática seguida pela doença congênita e cardiomiopatia merecem destaque na prevalência das lesões cardíacas.
- É inegável que os resultados da experiência acumulada norteados em protocolos de condutas terapêuticas farmacológica ou intervencionista durante a gravidez melhoraram o prognóstico materno-fetal e contribuíram para a redução da mortalidade materna por cardiopatia nestas duas últimas décadas.
- O tromboembolismo pulmonar tem diagnóstico difícil na gestação, já que os sintomas de dispneia e taquicardia encontrados nesta situação podem estar presentes na gravidez normal.
- O diagnóstico e tratamento da hipertensão arterial durante a gravidez merecem destaque especial e as estratégias para o controle da hipertensão arterial são controversas para o alcance de um único objetivo que é a prevenção da eclâmpsia e morte materno-fetal.

INTRODUÇÃO

Estima-se que cerca de 0,2 a 4% das gestações são complicadas por doença cardiovascular e este percentual tende a aumentar, já que as mulheres estão engravidando em idade mais avançada, quando passam a ter maior prevalência de fatores de risco cardiovasculares. Nesse sentido, vale salientar que cardiopatia ocupa o quarto lugar no índice de mortalidade geral durante a gravidez e corresponde à primeira causa de morte materna não obstétrica (Figura 33.1).

As modificações circulatórias induzidas pela gravidez são essenciais para o adequado crescimento e desenvolvimento fetal. Porém, essas modificações são progressivas, dinâmicas e constantes e levam a sobrecarga hemodinâmica e suas consequentes complicações, o que faz com que a cardiopatia seja, ainda hoje, causa importante de morte materna.

No Brasil, a alta incidência de mulheres jovens com cardiopatias graves, tais como as valvopatias reumáticas, doenças congênitas, as cardiomiopatias, doença de Chagas, contribui para significativa mortalidade materna. Associa-se a

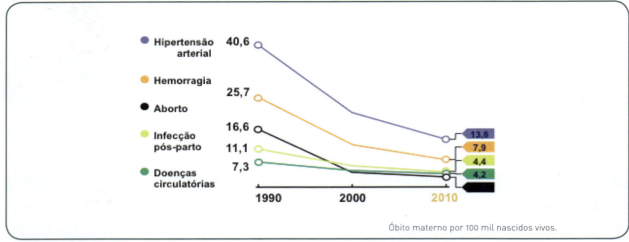

Figura 33.1. Principais causas de morte materna no Brasil. Dados: OPAS/OMS CLAP/SMR 2013.

falha de planejamento familiar, de orientação à anticoncepção e programação de nova gestação, contribuindo para a gravidez de alto risco materno. De 2006 e 2011, 26% dos óbitos maternos nos países desenvolvidos, como EUA, foram causados por doença cardiovascular, sendo que as cardiopatias congênitas correspondiam às causas mais frequentes (75 a 82%). Já nos países em desenvolvimento, a doença valvar reumática predomina (56 a 89%).

Estudo brasileiro que acompanhou 1000 gestantes com DCV entre 1989 e 1999 mostrou que cerca de 55% tinham valvopatia reumática e 20%, cardiopatia congênita. As outras causas distribuíram-se entre cardiomiopatia, doença arterial coronária, doença vascular pulmonar, arterite de Takayasu, aneurisma de aorta torácica, síndrome de Marfan e outras. Nesse estudo, 23,5% das pacientes tiveram complicações e a mortalidade foi de 2,7%, sendo maior nos casos de cardiomiopatias e cardiopatias congênitas.

Abordaremos, neste capítulo, as modificações fisiológicas da gravidez e as principais doenças cardíacas na gestação.

MODIFICAÇÕES FISIOLÓGICAS DA GRAVIDEZ

Alterações cardiovasculares fisiológicas durante a gravidez

Durante a gravidez, observa-se o aumento do débito cardíaco, em média 40% acima dos valores pré-gestacionais, sendo o maior incremento entre a 28ª e a 32ª semana de gestação, com tendência a sofrer alguma redução próximo ao termo. Recordando que o débito cardíaco é constituído pelo produto do volume sistólico pela frequência cardíaca, compreendemos que o aumento do débito cardíaco na gravidez deve-se, inicialmente, ao incremento da volemia materna (aumentando o volume sistólico) e, posteriormente, até o termo, à elevação da frequência cardíaca.

A volemia materna aumenta pela elevação do volume plasmático, o que se dá a partir da sexta semana e tem maior importância até ao redor da 20ª semana. Após esse período, o segundo componente responsável pela volemia materna é o aumento dos glóbulos vermelhos, decorrente do incremento da eritropoese. Isso se dá por aumento dos níveis de eritropoietina, estimulados pela gonadotrofina coriônica, a progesterona e a prolactina. Entre as 12ª e 24ª semanas, a expansão do volume plasmático é maior em relação à expansão dos glóbulos vermelhos resultando em hemodiluição, com redução do hematócrito e baixa concentração de hemoglobina sérica.

Entre os mecanismos responsáveis pelo incremento do volume plasmático, destacam-se os aumentos na taxa de filtração glomerular e no fluxo plasmático renal, na atividade da renina plasmática e nos níveis de aldosterona, que favorecem um acúmulo de sódio e de água corporal. Tem sido reconhecido o possível envolvimento de hormônios como a desoxicorticosterona, as prostaglandinas, o lactogênio placentário e o adrenocorticotrófico na retenção hídrica e de sódio. Há também evidências de que os níveis plasmáticos do peptídeo natriurético atrial estão inapropriadamente baixos durante a gravidez, apresentando, entretanto, aumento rápido de sua concentração plasmática nos primeiros dias do puerpério, resultando em maior natriurese nesse período.

A maior parte do volume sanguíneo está contida no plexo venoso da pelve e dos membros inferiores devido ao relaxamento do sistema venoso e ao aumento da capacidade venosa sendo, ainda, subsequente aos efeitos mecânicos da compressão da veia cava inferior pelo útero aumentado. Assim, mudanças de decúbito dorsal para lateral esquerdo causam elevação no débito cardíaco, redução da frequência cardíaca e aumento do volume sistólico. Em contrapartida, a compressão da veia cava inferior pelo útero aumentado no decúbito dorsal resulta em queda do débito cardíaco devido à diminuição do retorno venoso, fenômeno bem evidente no termo da gestação.

No que diz respeito à frequência cardíaca (segundo componente responsável pelo aumento do débito cardíaco), estima-se a elevação de 16 batimentos por minuto a partir da quarta semana de gestação, aumentando progressivamente até o parto. Esse fenômeno se dá por influência hormonal das gonadotrofinas e pelas modificações na sensibilidade dos barorreceptores, com aumento da atividade simpática basal e ação reduzida do sistema nervoso parassimpático sobre o coração.

A resistência vascular sofre redução com maior magnitude do que a concomitante elevação do débito cardíaco. Esse fenômeno não ocorre apenas no plexo uterino, mas também em todo sistema periférico. Na segunda metade da gestação, a resistência atinge os menores valores, momento em que o débito cardíaco chega a seu valor máximo. Possíveis mecanismos para a queda da resistência vascular periférica na gestação são: ação do estrógeno e da prolactina, contribuindo para aumento de prostaglandina circulante (PGE2 e PGI2), substância responsável pela redução da resposta vascular à angiotensina exógena. Aumento de óxido nítrico e da relaxina também têm sido implicados na queda da resistência vascular durante a gestação.

Devemos recordar que a pressão arterial (PA) pode ser estimada pelo produto do débito cardíaco pela resistência vascular periférica. Assim, ao longo da gestação, as alterações de débito e resistência levarão a alterações na PA, de modo que, no início da gestação, a PA reduz-se em torno de 10 mmHg abaixo do valor basal prévio à gestação. Já próximo ao termo da gravidez, a PA tende a uma elevação discreta, alcançando valores próximos aos da pré-gestação. As alterações na frequência e débito cardíacos, resistência vascular e pressão arterial durante a gestação fisiológica e o puerpério podem ser encontradas na figura 33.2.

Alterações cardiovasculares fisiológicas durante o trabalho de parto

Quando do trabalho de parto e do período expulsivo, o débito cardíaco aumenta em torno de 24% durante as contrações uterinas, atribuindo-se esse fenômeno à compressão intermitente dos vasos uterinos, da aorta distal e da veia cava inferior. A magnitude dessas oscilações relaciona-se diretamente à intensidade da contração, estimando-se que 250 a 300 mL de sangue sejam lançados na circulação materna a cada contração, com subsequente aumento de 33% do volume sistólico.

No decorrer das contrações uterinas, observa-se bradicardia transitória, provável resposta ao estímulo dos barorreceptores. Em relação à PA, observamos aumento de 15 a 25% na pressão sistólica e de 10 a 15% na diastólica a cada contração. A duração e a intensidade da contração, bem como o nível de ansiedade e de dor ao longo do trabalho de parto, são fatores que influenciam a magnitude da elevação pressórica. As alterações de débito cardíaco, volume sistólico e frequência cardíaca durante o trabalho de parto estão expressas na figura 33.3.

Alterações cardiovasculares fisiológicas durante o puerpério

Imediatamente após a expulsão fetal ocorre aumento transitório do débito cardíaco devido ao esvaziamento do útero, à descompressão do fluxo da veia cava inferior e à redução da capacidade do sistema venoso. Além disso, a resistência vascular periférica está aumentada pela contração sustentada do útero ocluindo os vasos que abrem na superfície materna da placenta.

No parto e puerpério o volume sanguíneo diminui gradativamente cerca de 1 litro no decorrer dos três pri-

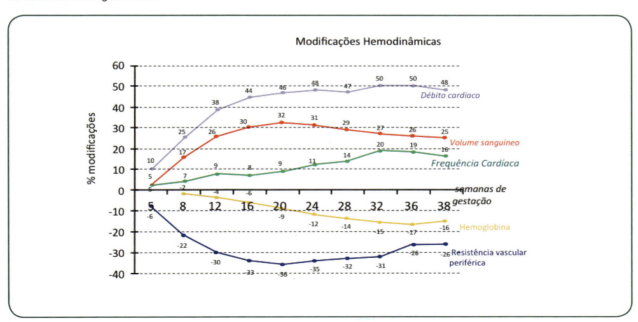

Figura 33.2. Modificações hemodinâmicas da gravidez.
Adaptado de: Robson SC, 1989.

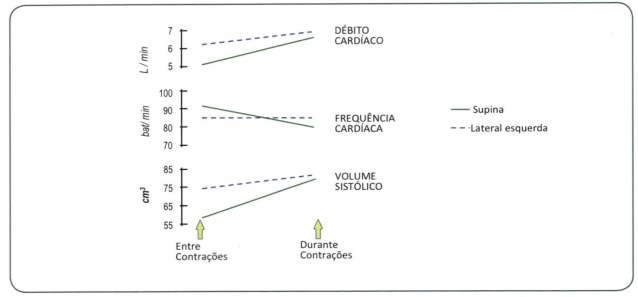

Figura 33.3. Alterações no débito cardíaco, frequência cardíaca e volume sistólico durante o trabalho de parto, tanto em posição supina quanto lateral esquerda.
Adaptado de: Metcalfe J, 1974.

meiros dias após o parto vaginal, sendo a mesma quantidade perdida na primeira hora após o parto cesárea, o que representa 50% do volume adquirido na gravidez.

De modo geral, o padrão de alteração do volume sanguíneo materno durante o trabalho de parto, o período expulsivo e o puerpério obedece às seguintes fases (Figura 33.4):

- hemoconcentração durante o trabalho de parto, variável com o grau de atividade uterina e a desidratação materna;
- redução do volume sanguíneo durante e imediatamente após o parto, proporcionalmente à quantidade de sangue perdida;
- elevação imediata e transitória do volume plasmático após a dequitação placentária, atribuída ao influxo de líquido para o espaço intravascular devido ao esvaziamento uterino;
- discreta elevação do volume sanguíneo entre o segundo e o terceiro dia do pós-parto, secundária ao aumento transitório da secreção de aldosterona;
- Redução do volume plasmático após uma semana do parto, de forma que o volume sistólico materno pode apresentar discreta queda nesse período, normalizando-se em curto prazo.

ALTERAÇÕES FISIOLÓGICAS DO SISTEMA DA COAGULAÇÃO DURANTE A GRAVIDEZ

Durante a gravidez, ocorre uma ativação da síntese dos fatores de coagulação II, VII, VIII, IX X e fibrinogê-

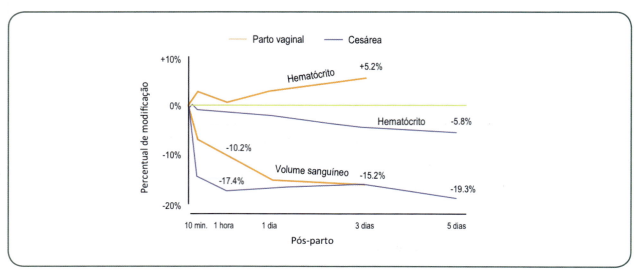

Figura 33.4. Alterações no hematócrito e volume sanguíneo após o parto vaginal e o parto cesárea.
Adaptado de: Metcalfe J, 1974.

nio e redução dos anticoagulantes endógenos (sobretudo da antitrombina e proteína S), todos determinantes do estado de hipercoagulabilidade, peculiar a uma gravidez saudável. Estas alterações aceleram a formação de fibrina e bloqueiam o sangramento no sítio placentário após a dequitação. O outro mecanismo de hemostasia nesta área é representado pela contração uterina, com oclusão mecânica das espirais arteriais que suprem o sítio placentário. A deposição de fibrina e a sua estabilização ocorre prontamente após a separação da placenta devido à ativação do fator VII pela ação pró-coagulante da tromboplastina placentária.

Os níveis de plasminogênio estão em geral elevados, porém há uma maior atividade dos inibidores da ativação do plasminogênio (PAI-I e PAI-II), tornando a fibrinólise ligeiramente diminuída durante a gravidez. Relatos têm demonstrado um rápido retorno da atividade fibrinolítica após a retirada da placenta, sugerindo que esta ação também seja provavelmente devida aos efeitos da progesterona e do lactogênio placentário.

Em relação às plaquetas, elas aumentam em número e em atividade de adesão a partir do quarto mês, atingem níveis marcadamente elevados no início do puerpério e retornam ao normal na sexta semana após o parto.

Somando os mecanismos acima à compressão mecânica do plexo venoso para os membros inferiores pelo útero gravídico, justifica-se a predisposição característica da gravidez ao tromboembolismo, tais como a trombose venosa profunda periférica e o tromboembolismo pulmonar. A incidência de tromboembolismo venoso em gestantes, estimada em 1 a 2 casos por 1.000 gestantes, é cerca de cinco vezes maior do que a existente em mulheres não grávidas na mesma faixa etária. Esse risco é expressivamente aumentado no pós-parto cesárea e permanece até a 12ª semana pós-parto.

INSUFICIÊNCIA CARDÍACA

O aumento do trabalho cardíaco durante a gestação pode precipitar o surgimento de insuficiência cardíaca (IC), sobretudo em mulheres com doenças cardíacas prévias, muitas vezes assintomáticas antes da gravidez. O final da gestação até a primeira semana do puerpério são os períodos críticos para a descompensação da IC. A IC na gestação é também responsável por aumento da mortalidade materna, mortalidade fetal e trabalho de parto prematuro.

Dentre as possíveis etiologias de IC na gestação, citamos: cardiomiopatia periparto, cardiomiopatia dilatada, cardiomiopatia tóxica (por exemplo, desencadeada pelo uso de álcool ou quimioterápicos), cardiomiopatia hipertrófica, doenças de depósito, entre outras. A tabela 33.1 ilustra algumas causas etiológicas a serem pensadas durante a gravidez de acordo com a apresentação do quadro clínico de IC. O diagnóstico de IC na gestação pode não ser fácil, visto que muitos dos sintomas presentes em gestações fisiológicas se confundem com possíveis sintomas de insuficiência cardíaca, muitas vezes até mesmo preenchendo critérios diagnósticos para IC (como os critérios de Framingham). Dentre esses sintomas, destacamos que a gestação fisiológica pode cursar com:

- edema de membros inferiores;
- estase jugular devido ao aumento da pressão venosa jugular na segunda metade da gestação;
- pulso venoso mais visível no pescoço;
- redução da capacidade física ao exercício, dispneia, ortopneia, cansaço e fadiga, explicados pelas modificações respiratórias, pelo consumo de oxigênio aumentado, pelo ganho de peso e pela anemia fisiológica da gestação.

Tabela 33.1. Etiologias de insuficiência cardíaca (IC) na gestação de acordo com a apresentação clínica e possíveis diagnósticos diferenciais

IC aguda - sem diagnóstico prévio	Estenose mitral Prótese biológica calcificada Cardiomiopatia periparto Eclâmpsia
IC crônica "descompensada"	Exacerbação do quadro clinico Cardiopatias em geral
IC crônica "refratária"	Baixo débito cardíaco crônico e/ou congestão pulmonar
Diagnóstico diferencial de IC na gestação	Embolia amniótica Embolia pulmonar Pneumonia Infarto agudo do miocárdio (dissecção de coronária) Pré-eclampsia grave

Em contrapartida, existem sintomas que sugerem doença cardiovascular e que devem ser valorizados na história clínica, tais como:

- tosse seca noturna, ortopneia muito pronunciada e dispneia paroxística noturna: indicativas de congestão pulmonar;
- hemoptise: indicativa de hipertensão pulmonar, veno-capilar ou arteriolar pulmonar, excluídas as doenças pulmonares primárias;
- síncope: pode estar presente em arritmias complexas e graves, estenose aórtica importante, cardiomiopatia hipertrófica, doenças isquêmicas, IC avançada.

No exame físico de uma gestante normal, alguns achados como hiperventilação, edema de membros inferiores, estase jugular, estertores discretos em bases pulmonares, desvio do ictus cordis para esquerda e impulso palpável de ventrículo direito podem estar presentes sem necessariamente significar a presença de cardiopatia.

A realização de exames complementares durante a gravidez deve obedecer a critérios fundamentados no seu benefício e nos riscos para o concepto. Na quase totalidade dos casos, o eletrocardiograma e o ecodopplercardiograma em sequência à propedêutica cardiológica criteriosa definem o diagnóstico ao menos sindrômico das cardiopatias na gravidez. A radiografia de tórax, por envolver radiação ionizante mesmo que em doses baixas, não deve ser realizada de rotina durante a gravidez. Em relação ao diagnóstico complementar da insuficiência cardíaca, destaca-se que o ecocardiograma pode apresentar aumento da massa e diâmetro ventricular esquerdo e alterações na fração de ejeção diretamente proporcionais ao volume diastólico final do ventrículo esquerdo (o que, em princípio, implica a existência de mudanças no estado inotrópico do miocárdio). O BNP (peptídeo natriurético cerebral) pode auxiliar no diagnóstico de IC em gestante. Seus níveis séricos em gestantes e puérperas com cardiomiopatia periparto foram significativamente maiores quando comparados aos de grávidas controles saudáveis.

As condutas gerais a serem aplicadas na IC durante a gestação seguem as mesmas linhas gerais do manejo desta condição no restante da população, exceto pela observação de que algumas medicações devem ser evitadas durante a gravidez – sobretudo inibidores da enzima conversora de angiotensina (IECA), bloqueadores do receptor de angiotensina e antagonistas mineralocorticoides (espironolactona). Assim, a combinação hidralazina e nitrato é a opção de escolha para vasodilatação oral em gestantes. Se houver necessidade de vasodilatação intravenosa, nitroprussiato ou nitroglicerina podem ser utilizados. Para aumento do inotropismo, a digoxina é considerada medicação segura e ainda empregada com frequência em gestantes cardiopatas. Se houver necessidade de suporte inotrópico endovenoso, dobutamina, dopamina, milrinone ou levosimendana podem ser considerados. Terapia diurética pode ser realizada com furosemida IV ou VO, associada ou não à hidroclorotiazida VO (dose de até 50mg/dia). Os diuréticos devem ser usados com parcimônia e para controle sintomático apenas, visto que podem reduzir o fluxo sanguíneo placentário. No tratamento de manutenção, beta-bloqueadores devem ser empregados, sendo a preferência na gestação por carvedilol (12,5- 50 mg/dia) ou metoprolol (doses de até 50 mg/dia). A figura 33.5 sumariza os princípios de tratamento da IC na gestação.

Dentre as etiologias específicas de IC na gestação, destacaremos a cardiomiopatia periparto.

Cardiomiopatia periparto

Cardiomiopatia periparto (CMP) é uma cardiomiopatia idiopática que frequentemente se apresenta com IC secundária à disfunção sistólica do ventrículo esquerdo (FEVE < 45%), ocorrendo no final da gestação ou nos primeiros meses do puerpério, na ausência de outra etiologia. Trata-se de doença rara, com incidência variável entre 1:300 e 1:4000 gestações e parece estar relacionada a gemelaridade, desnutrição, hipertensão, pré-eclâmpsia, tabagismo, extremos de idade materna, entre outros possíveis fatores. Sua fisiopatologia é desconhecida, mas acredita-se hoje que esteja relacionada a uma série de fatores diversos. Mais recentemente, observou-se que o estresse oxidativo pode estar relacionado ao aumento da clivagem do hormônio prolactina em peptídeos com ação anti-angiogênica, o que poderia ter um efeito nocivo ao cardiomiócito, levando ao desenvolvimento da CMP.

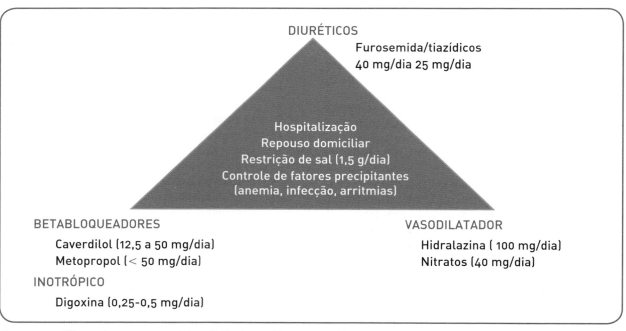

Figura 33.5. Pilares do tratamento da insuficiência cardíaca na gravidez.

Os sintomas da CMP são de IC – baixo débito e/ou congestão pulmonar e sistêmica – e arritmias. Para o diagnóstico, a disfunção ventricular esquerda deve ser confirmada pelo ecocardiograma transtorácico. O diagnóstico diferencial entre a CMP e a cardiomiopatia dilatada é, por vezes, difícil de ser realizado, visto que uma cardiomiopatia dilatada prévia pode originar sintomas clínicos pela primeira vez na vida da mulher durante o período da gravidez. No geral, a CMP apresenta a primeira manifestação de insuficiência cardíaca próximo ao termo da gestação ou no pós-parto, enquanto que a cardiomiopatia dilatada apresenta sintomas em fases iniciais da gravidez e pode ter história familiar positiva.

Cerca de 85% dos casos de CMP ocorrem entre o primeiro e 10º dia após o parto e têm a chamada "cura" com retorno ao normal da fração de ejeção do ventrículo esquerdo após 6 meses do início do tratamento otimizado para insuficiência cardíaca, de acordo com as Diretrizes da Sociedade Brasileira de Cardiologia. Além do tratamento convencional para IC (vide tópico anterior), mais recentemente, tem-se estudado o bloqueio da prolactina pelo uso da bromocriptina como terapêutica adjuvante em casos de CMP, o que encontra racional nas novas teorias fisiopatológicas desta doença. A dose recomendada é de 2,5 mg via oral, duas vezes ao dia, por duas semanas, seguida por 2,5 mg uma vez ao dia por mais 6 semanas, devendo ser lembrado que essa medicação é incompatível com a lactação.

No tratamento da CMP, o médico também deve atentar-se para prevenção de complicações cardioembólicas, sendo que a própria bromocriptina pode aumentar o risco trombótico. A profilaxia pode ser feita com heparina não fracionada ou de baixo peso molecular. Já a anticoagulação plena é recomendada para pacientes com trombo intracardíaco, arritmias (como a fibrilação atrial) ou evidência clínica da ocorrência de tromboembolismo. Para pacientes ambulatoriais com disfunção significativa, estratégias de prevenção de morte súbita cardíaca podem ser adotadas, como o uso temporário de cardiodesfibriladores "vestíveis" (wearable). Em pacientes que evoluem com doença mais avançada, uso de inotrópicos endovenosos e mesmo dispositivos de assistência ventricular podem ser necessários. No algoritmo da figura 33.6, apresentamos uma sugestão de conduta inicial para o atendimento de pacientes com CMP.

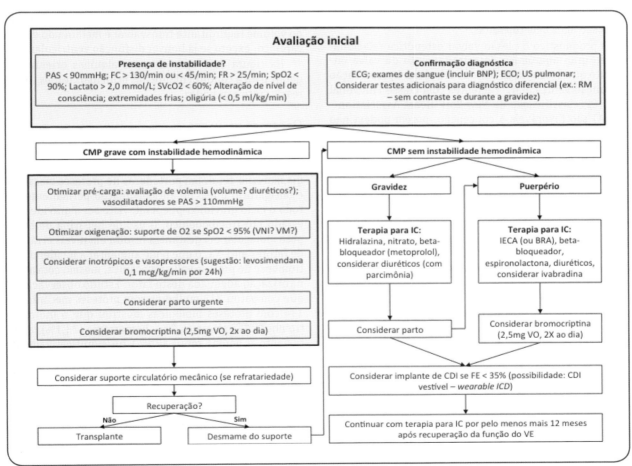

PAS: pressão arterial sistólica; FC: frequência cardíaca; FR: frequência respiratória; SpO2: saturação periférica de oxigênio; SVcO2: saturação venosa central de O2; CMP: cardiomiopatia periparto; VNI: ventilação não invasiva; VM: ventilação mecânica; VO: via oral; ECG: eletrocardiograma; ECO: ecocardiograma; BNP: peptídio natriurético cerebral; US: ultrassonografia; RM: ressonância magnética; IC: insuficiência cardíaca; CDI: cardiodesfibrilador implantável; FE: fração de ejeção do ventrículo esquerdo.

Figura 33.6. Algoritmo para as condutas iniciais na cardiomiopatia periparto.
Adaptado de: Bauersachs J, 2016.

Nos casos que evoluem para cardiomiopatia dilatada com disfunção ventricular grave refratária, após 2 anos de tratamento, o transplante cardíaco tem sido a alternativa de sucesso para mulheres com insuficiência cardíaca crônica. Nos raros casos de CMP que ocorrem durante a gestação, o parto deve ser realizado somente depois da melhora da condição hemodinâmica. A prioridade do tratamento é materna, ou seja, não se indica parto terapêutico com objetivo de salvar a vida do feto porque as modificações hemodinâmicas que ocorrem no parto vaginal ou cesárea podem levar à morte materna em paciente com IC descompensada.

VALVOPATIAS

Na gravidez, o risco de descompensações cardíacas por valvopatia é maior nas estenoses e lesões de câmaras esquerdas do que nas insuficiências e lesões de câmaras direitas, sendo a valvopatia reumática a entidade mais importante em nosso meio. Há alta incidência de insuficiência cardíaca como consequência a má adaptação ao aumento do débito e da frequência cardíaca e a queda da resistência vascular ao longo da gravidez, parto e puerpério.

Ao contrário, devido a vasodilatação sistêmica que se acentua na gravidez, as insuficiências valvares em geral são mais bem toleradas.

O prognóstico da lesão valvar estenótica relaciona-se ao grau anatômico de estreitamento da valva enquanto que das regurgitantes se relaciona à preservação da função ventricular. Pacientes com Classe Funcional I/II (CF, classificação da New York Heart Association - NYHA) são favoráveis à concepção, porém podem não apresentar boa evolução clínica.

A estenose mitral apresenta percentual de complicações cardíacas que varia entre 5 e 30%, atingindo 5% de mortalidade materna. As alterações hemodinâmicas influenciam diretamente o fluxo através das valvas atrioventriculares e provocam elevação do gradiente de pressão através da valva mitral estenótica e, muitas vezes de forma brusca, da pressão capilar pulmonar. Assim, o edema agudo dos pulmões pode ser a primeira manifestação da doença durante a gravidez em mulheres previamente assintomáticas.

Em um estudo prospectivo com 30 gestantes portadoras de estenose mitral com área valvar média de 1,1 cm^2 e assintomáticas no primeiro trimestre da gestação, 86% das gestantes evoluíram para CF III/IV no segundo e no terceiro trimestre da gravidez. Em relação às outras complicações, 10 a 15% das gestantes que tem estenose mitral apresentam arrimtias, sendo a fibrilação atrial a mais frequente. Além disso, esta valvopatia leva a risco aumentado de tromboembolismo, principalmente na segunda metade da gestação, por conta do estado de hipercoagulabilidade.

A incidência de insuficiência mitral, reumática ou por prolapso valvar mitral, na gravidez, é de 15% das valvopatias.Embora ocorra aumento do volume de regurgitação, a adaptação ventricular à sobrecarga de volume fisiológica da gestação, ainda efetiva, proporciona manutenção do débito cardíaco e proteção da circulação pulmonar, contribuindo para minimizar a expressão clínica da hipervolemia da gravidez.

Apesar disso, cerca de 5,5% das gestantes com insuficiência mitral tem manifestações clínicas e evolução da CF I/II para CF III/IV, com fadiga e palpitação. Geralmente a resposta à medicação convencional é favorável. Em torno de 10% dessas gestantes ocorrem arritmias, geralmente supraventriculares, como a taquicardia paroxística ou a fibrilação atrial, que leva a maior risco de tromboembolismo. Estima-se que a incidência do acidente tromboembólico, especialmente o pulmonar, ocorra em cerca de 2,8% na gravidez de portadoras de insuficiência mitral, mesmo em ritmo sinusal.

A incidência de insuficiência aórtica reumática na gravidez é estimada em 12% e a maioria dessas pacientes evolui sem complicações, porém, a ocorrência de insuficiência cardíaca (cerca de 5%) está associada à disfunção ventricular. A adaptação fisiológica do ventrículo esquerdo ao aumento da volemia geralmente acontece porque a maioria é jovem com função ventricular ainda preservada. Além disso, como consequência da redução da resistência vascular periférica e do aumento fisiológico da frequência cardíaca, ocorre diminuição do volume regurgitante transvalvar e melhora do débito cardíaco, exceto se já houver disfunção ventricular.

Na figura 33.7 apresentamos algumas orientações gerais para a conduta diante das principais lesões valvares durante a gravidez.

Próteses valvares

A anticoagulação nas portadoras de próteses é um desafio, com riscos de teratogenicidade e de hemorragia materno-fetal. Em portadoras de próteses mecânica é obrigatório o uso de anticoagulação permanente em todo o ciclo gravídico-pueperal, visto ser a gravidez um estado pró-trombogênico. O uso de heparina de baixo peso molecular em gestantes resulta em níveis erráticos de fatores anti-Xa, o que pode aumentar a incidência de trombose de prótese valvar mecânica, mesmo com a monitorização adequada deste fator. Estudo observacional que comparou 212 mulheres com próteses mecânicas e 134 com próteses biológicas mostrou que o índice de trombose de prótese (4,7%), hemorragia (23,1%), abortamento e perdas fetais (7,1%) foi significativamente maior nas mulheres com próteses mecânicas, apesar de não ser observada diferença de mortalidade entre os dois grupos (1,4 *versus* 1,5% respectivamente). Somente 58% das mulheres com próteses mecânicas permaneceram livres de eventos *versus* 79% no grupo com prótese biológica. Os eventos maternos de trombose e morte materna ocorreram na vigência do uso de heparina subcutânea (não fracionada ou de baixo peso molecular). Deve ser ressaltado que a varfarina é passível de efeitos teratogênicos no primeiro trimestre, mesmo quando utilizada em baixas doses (menores que 5 mg/

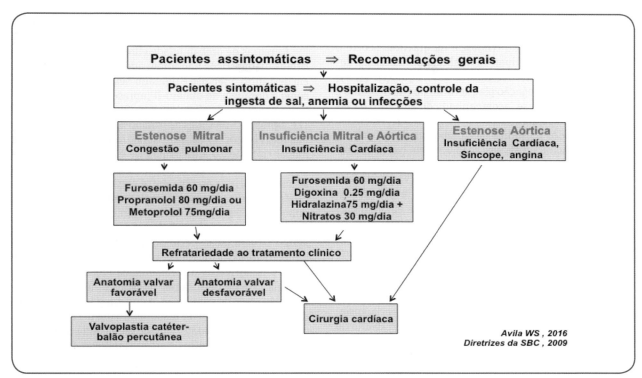

Figura 33.7. Algoritmo para as condutas nas valvopatias.

dia). É de bom senso que menores doses de qualquer fármaco durante a gravidez têm menor risco obstétrico e fetal, contudo, não significa que não devemos atingir as metas de anticoagulação, com doses menores ineficazes para evitar a teratogênese.

Em casos de hemorragia materna ou trabalho de parto em paciente que esteja em uso de varfarina ou heparina não fracionada ou de baixo peso molecular, recomenda-se o uso de plasma fresco intravenoso ou concentrado protrombínico e o sulfato de protramina como coadjuvante terapêutico.

Diagnóstico e conduta perante trombose de prótese valvar: sinais de insuficiência cardíaca aguda em gestantes portadoras de prótese mecânica sem disfunção ventricular devem levantar a suspeita diagnóstica de trombose da prótese. Achado sugestivo no exame físico é o desaparecimento dos "cliques" na ausculta cardíaca. O exame de escolha é o ecocardiograma transesofágico, quem mostra aumento do gradiente transvalvar protético e/ou trombo na válvula, confirmando assim o diagnóstico.

Pacientes assintomáticas com anticoagulação inadequada e trombos pequenos devem ser internadas e receber anticoagulação com heparina intravenosa em doses para manter o tempo de tromboplastina parcial ativado em 1 a 1,5 vez o valor normal. O seguimento se faz com ecocardiogramas seriados, visando ao desaparecimento do trombo.

Pacientes sintomáticas, com ou sem comprometimento hemodinâmico devem ser submetidas a fibrinólise ou cirurgia cardíaca. Embora haja risco materno de hemorragia, a fibrinólise é um tratamento seguro para o feto, já que os trombolíticos não ultrapassam a barreira placentária. Estudo recente mostrou o sucesso do uso do trombolítico alteplase em infusão contínua e lenta em 24 gestantes com diagnóstico de trombose de prótese mecânica. A cirurgia cardíaca permanece o tratamento de escolha se houver contraindicação ou falha da fibrinólise.

Endocardite infecciosa

Trata-se de condição grave, com incidência desconhecida durante a gestação. Em uma revisão de 68 casos de endocardite infecciosa na gravidez, 31% das pacientes tinham doença cardíaca estrutural prévia e as taxas de mortalidade materna e fetal foram de 22% e 15%, respectivamente. Logo, para pacientes com fatores de risco é recomendada profilaxia no momento do parto e em outras situações de risco durante a gestação, conforme orientações específicas da Diretriz Brasileira de Valvopatias da SBC.

O diagnóstico é semelhante ao da população geral, assim como o tratamento antimicrobiano, que deve ser direcionado, sempre que possível contra o agente causal isolado em culturas (ou sorologia) Podem ser usados com segurança em todos os trimestres da gestação: penicilinas, ampicilina, amoxacilina e cefalosporinas (classe B do FDA). Vancomicina, teicoplanina, imipenem e rifampicina são drogas de classe C, enquanto que aminoglicosídeos e quinolonas são agentes de classe D. Cirurgia valvar durante a gestação destina-se a casos refratários ao tratamento clínico, além das demais considerações sobre cirurgia que constam em diretrizes específicas.

TROMBOEMBOLISMO PULMONAR

A partir do segundo trimestre da gravidez ocorre o chamado estado de hipercoagulabilidade materna, decorrente do aumento dos fatores de coagulação (V, VI, VIII, X, XII), da agregação plaquetária, do fibrinogênio e redução da fibrinólise, acompanhado de aumento da estase venosa do plexo uterino e membros inferiores. Cerca de 43 a 60% dos episódios de tromboembolismo pulmonar (TEP) relacionados à gestação ocorrem nas primeiras 4 a 6 semanas do puerpério, sendo que um risco mais elevado de tromboembolismo venoso (TEV) permanece até a 12ª semana pós-parto. A incidência de TEV em gestantes é cinco vezes maior que o existente em mulheres não grávidas na mesma faixa etária. Destacam-se ainda alguns fatores de risco adicionais: episódio prévio de TEV, idade maior que 35 anos, obesidade (IMC > 30 kg/m²), multiparidade, tabagismo, comorbidades clínicas (câncer, insuficiência cardíaca, doenças inflamatórias, anemia falciforme, trombofilias genéticas, entre outras doenças), fatores de risco obstétricos (pré-eclâmpsia, gestação múltipla, cesariana de emergência, trabalho de parto prolongado, hemorragia periparto, entre outros), além de fatores transitórios, como imobilidade, infecção, ou necessidade de ser submetida a um procedimento cirúrgico não obstétrico durante a gestação ou nas primeiras semanas do puerpério (Figura 33.8).

Sintomas e sinais de dispneia e taquicardia podem estar presentes na gestação normal, o que torna o quadro clínico de TEP de difícil reconhecimento. Dor torácica e hemoptise também podem estar presentes. Radiografia de tórax é útil para exclusão de outros diagnósticos, já que a chance de se encontrar achados sugestivos de TEP na radiografia é baixa. O eletrocardiograma pode apresentar taquicardia sinusal ou sinais de sobrecarga de ventrículo direito. Queda na pressão arterial de oxigênio na gasometria ou queda da oximetria periférica são raramente encontrados.

As regras de probabilidade clínica para TEP e os algoritmos diagnósticos não foram adequadamente testados em gestantes e seu uso é limitado nessa população, assim como a dosagem do dímero-D (apresenta valores aumentados em gestações fisiológicas). Quando há suspeita de TEP, a presença de sinais de trombose venosa profunda em membros inferiores na ultrassonografia é suficiente para iniciar tratamento anticoagulante e não há necessidade de prosseguir com investigação diagnóstica. Caso esta seja necessária, a escolha entre cintilografia de ventilação/perfusão pulmonar e angiotomografia de artérias pulmonares dependerá da disponibilidade desses métodos em cada serviço. A realização de cintilografia pulmonar de ventilação-perfusão (desde que a paciente não tenha histórico de doenças pulmonares e a radiografia de tórax seja normal) é a recomendada idealmente. Inicia-se pela fase de perfusão e, se esta for normal, pode-se cancelar a fase de ventilação, o que diminui a exposição à radiação. Se não houver disponibilidade deste exame ou se seu resultado é indeterminado recomenda-se a realização da angiotomografia de artérias pulmonares, que tem como vantagem permitir melhor visualização da anatomia vascular pulmonar e também pode identificar outros diagnósticos, como doenças da aorta. A exposição fetal estimada à radiação é menor na angiotomografia do que

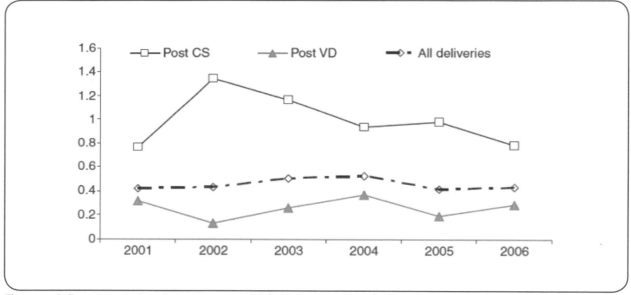

Figura 33.8. Taxa de embolia pulmonar no puerpério/1000 partos cesárea (CS) *versus* vaginal (VD).
Adaptado de: Morris JM et al. J Thromb Haemost. 2010; 8: 998-1003.

inicialmente a cada 6 horas, podendo ser espaçado para cada 12 ou 24 horas após 2 ou mais valores de TTPA estáveis. Recomenda-se a adoção de protocolos locais para a correta administração de heparina não fracionada.

As HBPM devem ser substituídas por heparina não fracionada 36h antes da indução do parto ou do horário da cesariana. Cerca de 6 a 4 horas antes do parto a heparina não fracionada deve ser suspensa e retomada 6h após parto normal e 12h após cesariana, na ausên-

na cintilografia, com ambos os valores sendo muito abaixo dos limiares de segurança recomendados. A preferência pela cintilografia se dá pelo menor risco de indução de neoplasia mamária em mulheres expostas à angiotomografia de artérias pulmonares e pela não necessidade de uso de contraste iodado, que pode causar alterações tiroidianas tanto na mãe quanto no feto. A figura 33.9 mostra um fluxograma de recomendação para o diagnóstico de TEP em gestantes.

No tratamento, a preferência é pelas heparinas de baixo peso molecular (HBPM), que têm como vantagens em relação à heparina não fracionada a comodidade posológica, a não necessidade de controle com TTPA, menores taxas de trombocitopenia induzida por heparina e de osteoporese. A dosagem recomendada é calculada pelo peso da gestante, não sendo claro se a melhor estratégia seria usar o peso pré-gestacional ou o peso atual da gestação. Exemplos de dosagem (todas subcutâneas): enoxaparina 1 mg/kg 12/12h ou 1,5mg/kg 1x/dia; dalteparina 100 ui/kg 12/12h ou 200ui/kg 1x/dia.

Ao longo da gestação, a dosagem da HBPM deve ser ajustada gradualmente de maneira proporcional ao ganho de peso da gestante. A necessidade de monitorização com fator anti-Xa não é clara no tratamento do TEV, diferente das pacientes com prótese metálica, exceto em mulheres com extremos de peso ou com doença renal.

A heparina não fracionada não atravessa a placenta, sendo segura durante a gestação. Seu uso deve ser preferencial em gestantes com doença renal, em situações nas quais pode ser necessária a reversão emergencial da anticoagulação (como nas horas antecedentes ao parto) ou em pacientes cursando com instabilidade hemodinâmica. A dose recomendada é (endovenosa): ataque de 80 UI/kg e manutenção de 18 UI/kg/h, com controle de TTPA

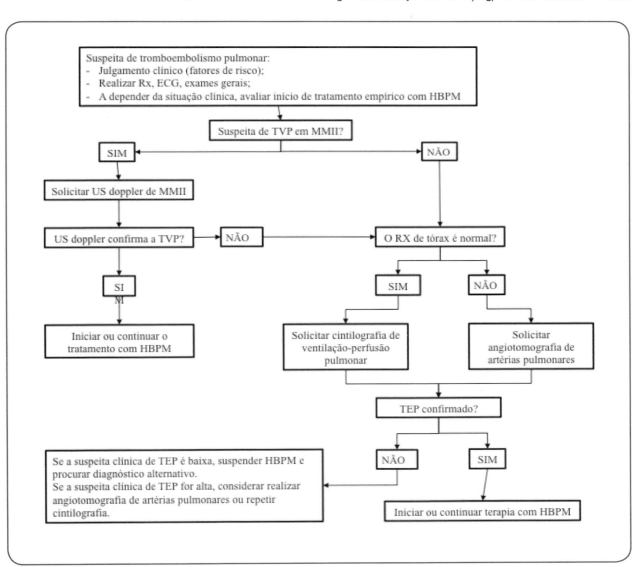

HBPM: heparina de baixo peso molecular; MMII: membros inferiores; TEP: tromboembolismo pulmonar; US: ultrassonografia.
Figura 33.9. Fluxograma para investigação diagnóstica de tromboembolismo pulmonar em gestantes.
Adaptado de: Green-top Guideline No. 37b, 2015.

cia de hemorragias. Antagonistas de vitamina K (mais comumente a varfarina) devem ser iniciados 48h após o parto, e a heparina não fracionada ou a HBPM devem ser suspensas quando o RNI atingir faixa terapêutica entre 2 e 3. Antagonistas de vitamina K, heparina não fracionada e as HBPM podem ser utilizadas durante a amamentação. O tempo de anticoagulação recomendado é entre 3 a 6 meses, sendo obrigatório sua manutenção durante as seis primeiras semanas do puerpério. Embora a FDA tenha classificado como categoria C de risco na ausência de dados clínicos não se tem recomendado o uso de fondaparinux ou dos novos anticoagulantes orais (rivaroxabana, dabigatrana, apixabana, edoxabana) durante a gestação e puerpério.

Gestação é uma contra-indicação relativa para trombólise, logo deve ser realizada em gestantes com TEP na presença de hipotensão grave ou choque secundários ao TEP. Hemorragias, principalmente ginecológicas, ocorrem em cerca de 8% das gestantes após o trombolítico, enquanto a taxa de perdas fetais e nascimentos pré-termo giram em torno de 6% (cada uma). Ao se optar pela trombólise, aconselha-se não administrar a dose de ataque de heparina não fracionada.

ARRITMIAS

Arritmias cardíacas são frequentes durante a gravidez, decorrentes das modificações hemodinâmicas e do sistema nervoso autônomo, sendo que as manifestações clínicas e eletrocardiográficas das arritmias em gestantes são similares à população geral. A investigação não invasiva de gestantes com *holter* de 24 horas auxilia na decisão terapêutica e deve ser feita seguindo os mesmos princípios utilizados para população geral. A figura 33.10 apresenta os princípios gerais na avaliação de gestantes com arritmias cardíacas.

O tratamento deve considerar que todos os antiarrítmicos ultrapassam a barreira placentária e podem estar relacionados com efeitos nocivos ao feto, tais como más-formações e restrição de crescimento intrauterino. De uma maneira geral, lidocaína e sotalol são fármacos da classe B do FDA, enquanto amiodarona e atenolol são classe D, e devem ser evitados. A maioria dos demais antiarrítmicos é da classe C, dentre os quais: propafenona, propranolol, metoprolol, verapamil e diltiazem. A necessidade de intervenções terapêuticas mais agressivas, como cardioversão química ou elétrica ou ablação per-

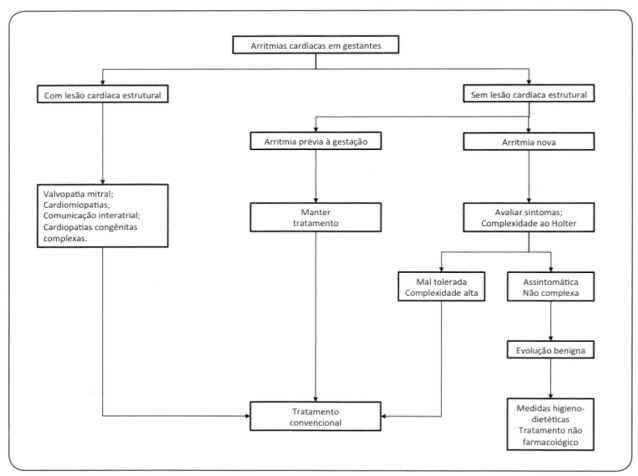

Figura 33.10. Orientações gerais sobre os passos a serem seguidos na avaliação de gestantes que apresentam arritmias cardíacas.
Adaptado de: Diretrizes da SBC, 2009.

cutânea com estudo eletrofisiológico, não são comuns durante a gestação. Nesse sentido, considera-se que o sucesso da ablação com mapeamento eletromecânico é uma inovação segura, vez que é isenta de radiação, no tratamento das taquicardias refratárias e mal toleradas durante a gravidez A tabela 33.2 traz os efeitos adversos fetais de alguns dos fármacos antiarrítmicos.

mia mais comum é aquela originária da via de saída do ventrículo direito. Na presença de alteração estrutural, a presença de TV está relacionada a mau prognóstico. Devemos lembrar também que o surgimento de TV nas semanas finais da gestação ou no puerpério em gestante sem antecedentes cardiológicos deve levar à investigação de possível cardiomiopatia periparto.

Tabela 33.2. Fármacos antiarrítmicos e seus efeitos adversos ao concepto		
Fármaco	Efeitos adversos para o feto	Classe do FDA
Adenosina	Não	B
Amiodarona	Hipotireoidismo	D

Betabloqueador
    Propranolol (<80mg)
    Sotalol (<160mg)
Atenolol
Pidolato de magnésio
	Não
	Bradicardia
	Restrição de crescimento
		C
		B
		D

Digoxina	Não	B
Diltiazem (< 180 mg)	Não	C
Lidocaína	Depressão do SNC	B
Quinidina	Trombocitopenia, lesão do 8º par	C
Verapamil (< 240 mg)	Não	C
Propafenona (< 600 mg)	Não	C

TAQUIARRITMIAS

Na avaliação de gestantes com taquiarritmias supraventriculares é importante descartar a presença de alteração estrutural cardiológica (com o uso do ecocardiograma, por exemplo), alterações tiroidianas e distúrbios hidroeletrolíticos, além de isquemia miocárdica, a depender do contexto clínico. Nas arritmias por reentrada nodal ou átrio-ventricular, as manobras vagais são o primeiro tratamento que deve ser tentado, seguido por adenosina endovenosa. Na falha de reversão do ritmo com essas medidas, recomenda-se o controle de frequência cardíaca com metoprolol endovenoso, nas mesmas doses descritas para a população geral (5 mg endovenoso em 5 minutos, podendo ser repetido até 3 vezes). Propranolol endovenoso é outra opção terapêutica.

Flutter atrial e fibrilação atrial na gestação na maioria das vezes estão relacionados à presença de cardiopatia estrutural (como estenose mitral ou defeito do septo interatrial) ou hipertireoidismo. O manejo em situações de urgência e a terapêutica de manutenção ambulatorial durante a gravidez é similar ao restante da população, observando-se os riscos de teratogenicidade associado aos antiarrítmicos. Como auxílio à decisão de se prescrever terapia anticoagulante, utiliza-se, na gestação, o escore de CHADS2.

Em relação às taquiarritmias ventriculares (TV), em gestantes sem cardiopatias estruturais, a taquiarrit-

Sobre o tratamento de TV na ausência de instabilidade hemodinâmica, algumas medidas podem ser realizadas com o objetivo de reversão para o ritmo sinusal, tais como cardioversão elétrica sincronizada, uso de antiarrítmicos ou até mesmo overdrive supression com emprego de um marca-passo temporário transvenoso em casos selecionados. A variedade de antiarrítmicos endovenosos é limitada em nosso meio e, dentre os agentes disponíveis, recomenda-se uso de lidocaína endovenosa como primeira opção de tratamento, na dose de 1 a 1,5 mg/kg endovenoso em bolus (podendo ser repetido 0,5 a 0,75 mg/kg a cada 5 a 10 minutos, conforme necessidade, até 3mg/kg), seguido de infusão contínua de 1 a 4 mg/minuto. Essa medicação pode causar depressão do sistema nervoso central do feto. Recomenda-se reservar a amiodarona endovenosa apenas para casos refratários a esse tratamento inicial. Quando prescrita, a função tiroidiana materna deve ser monitorizada, bem como a do neonato. Beta-bloqueadores por via oral, como metoprolol e propranolol, podem ser úteis para prevenção secundária. A indicação de cardiodesfibrilador implantável (CDI) na gravidez pode ser feita, preferencialmente por equipe com experiência em atendimento de gestantes cardiopatas

Se uma taquiarritmia supraventricular ou ventricular gerar instabilidade hemodinâmica, a conduta terapêutica recomendada, em qualquer estágio da gravidez, é a cardioversão elétrica sincronizada. Trata-se de terapêutica segura, tanto para a mãe quanto para o feto, sendo que a carga elétrica que o atinge é mínima e a chance de se desencadear arritmias fetais, embora existente, é considerada baixa.A monitorização do ritmo cardíaco fetal durante o procedimento é aconselhável e, sempre que possível, deve ser realizado em centro cirúrgico/obstétrico, com a presença de anestesista e de equipe pronta para eventual necessidade de resolução da gestação. A anestesia para a cardioversão pode ser realizada com propofol (classe B do FDA) ou etomidato (classe C).

Em gestantes com taquiarritmias supraventriculares ou ventriculares recorrentes e refratárias à terapia convencional, a ablação percutânea com cateter pode ser realizada, com adequada proteção radiológica ao feto e, se possível, a partir do segundo trimestre da gravidez. Deve-se preferir utilizar durante o procedimento o ecocardiograma endocavitário e o mapeamento eletroanatômico como medidas de redução de exposição à radiação.

BRADIARRITMIAS

Bradiarritmias não são comuns na gestação. Quando presentes em gestantes com cardiopatia estrutural, podem apresentar sintomas mais facilmente e ter pior evolução clínica. Bradicardias sinusais podem ocorrer sobretudo no momento do parto, como efeito vagal da manobra de Valsalva e a posição em decúbito lateral esquerdo pode atenuar seus sintomas. Bloqueios da condução átrio-ventricular podem estar presentes em gestantes com cardiopatias congênitas corrigidas cirurgicamente no passado, como em pós-operatório de tetralogia de Fallot ou de defeito de septo interventricular. Bloqueio de ramo congênito pode eventualmente ser diagnosticado durante a gestação e não está, via de regra, associado a maior risco à gravidez, sobretudo quando apresentar QRS de escape estreito. A via de parto preferencial nesses casos é a vaginal, exceto se contraindicação obstétrica. O uso de marcapasso temporário transvenoso durante a gestação não é comum. Sua indicação se dá nos casos de bloqueios atrioventricular completo e sintomático. Sua instalação é feita através de punção venosa profunda e sempre que possível recomenda-se que o procedimento seja guiado por ecocardiografia transtorácica e não por radioscopia. Em bradicardias sintomáticas, atropina (classe C do FDA) pode eventualmente ser utilizada nas mesmas doses da população geral (0,5 mg endovenoso, com repetição da dose a cada 3 a 5 minutos, com máximo de 3 mg), apesar dos poucos dados disponíveis e do conhecimento que a medicação atravessa a barreira placentária e pode geral taquicardia fetal de curta duração (60 a 90 minutos).

HIPERTENSÃO ARTERIAL

Quase 10% das gestações são acometidas por doença hipertensiva, que continua sendo a causa mais importante de morbidade e mortalidade materna e perinatal em todo o mundo. O diagnóstico e tratamento adequa-

dos das síndromes hipertensivas é extremamente importante, já que a mortalidade decorrente dessas representa 20 a 25% das causas de óbito materno. A classificação das síndromes hipertensivas durante a gravidez, abaixo descritas, merecem destaque porque implica tratamento e prognóstico diferentes.

Pré-eclâmpsia: hipertensão "de novo", diagnosticada após a 20ª semana, acompanhada de proteinúria significativa (proteinúria de fita ≥ 1+, ou proteinúria de 24 horas igual ou superior a 300 mg ou ainda relação proteína/creatinina em amostra isolada de urina ≥ 0,3 [ambas medidas em mg/dL]). Na ausência de proteinúria, aceita-se o diagnóstico de pré-eclâmpsia na presença dos seguintes sintomas e sinais (previamente inexistentes):

- trombocitopenia (contagem de plaquetas inferior a 100.000/mm³);
- alteração da função hepática (transaminases acima do dobro do valor de normalidade);
- piora da função renal (creatinina > 1,1 mg/dL ou duas vezes o valor de base);
- edema pulmonar;
- sintomas cerebrais ou distúrbios visuais.

Não há etiologia definida para a pré-eclâmpsia, porém admite-se que fatores genéticos, imunológicos, vasculares e inflamatórios interferem no mecanismo da invasão trofoblástica, sem o remodelamento dos vasos do leito placentário e com deficiência da angiogênese. Os fatores antiangiogênicos, associados a prostaglandinas, fatores inflamatórios e estresse oxidativo são responsáveis pelos diversos aspectos dessa doença, que não provoca apenas hipertensão arterial, mas também disfunção endotelial.

Eclâmpsia: fase convulsiva da pré-eclâmpsia, indicativa de maior gravidade, e frequentemente precedida de sinais premonitórios (cefaleia, distúrbios visuais, hiperreflexia).

Hipertensão arterial crônica (ou pré-existente): hipertensão diagnosticada previamente à gestação ou até a 20ª semana.

Hipertensão arterial crônica com pré-eclâmpsia superajuntada: hipertensão diagnosticada antes da gestação ou até a 20ª semana, na qual se observa proteinúria

Hipertensão gestacional: hipertensão "de novo", diagnosticada após a 20ª semana, sem proteinúria significativa (e na ausência dos demais sinais e sintomas acima descritos).

Síndrome HELLP: acrônimo que significa hemólise (H), alteração hepática (EL de "*elevated liver enzymes*") e plaquetopenia (LP – "*low platelets*").Quadro associado a mortalidade e morbidade maternas grave, sendo o diagnóstico fundamentalmente laboratorial, uma vez que as alterações clínicas (icterícia, coagulopatia e rotura hepática) são observadas apenas nos quadros mais dramáticos. O diagnóstico diferencial deve ser feito com esteatose hepática aguda da gravidez, síndrome hemolítico-urêmica, púrpura trombocitopênica trombótica e lúpus eritematoso sistêmico em atividade. Na pré-eclâmpsia grave pode haver um ou mais desses sinais alterados, que se resolvem com o tratamento clínico. Entretanto, a persistência ou piora dessas alterações, a despeito do tratamento, sinalizam gravidade e podem constituir indicação de antecipação do parto.

TRATAMENTO

Ainda há controvérsia em relação ao tratamento da hipertensão arterial não complicada. Pequenas séries de casos mostram que qualquer terapêutica anti-hipertensiva versus não terapêutica reduziria transitoriamente a hipertensão grave, contudo sem diferença nos resultados finais, incluindo a pré-eclâmpsia. Sendo assim, recomenda-se que o tratamento medicamentoso seja iniciado quando a pressão arterial sistólica (PAS) estiver maior que 150 mmHg, em centros onde há monitorização rigorosa ambulatorial, que inclui consultas e exames de estratificação de risco para síndrome HELLP e eclâmpsia semanalmente.

O objetivo terapêutico é o controle pressórico adequado, sem necessariamente haver normalização da pressão, com o intuito de evitar a morbi-letalidade materna e perinatal associada à hipertensão grave (eclâmpsia, acidente vascular cerebral, edema agudo de pulmão, descolamento prematuro de placenta, óbito fetal). Nas situações de gravidade (pré-eclâmpsia grave, iminência de eclâmpsia ou eclâmpsia, urgências e emergências hipertensivas) é consenso que o tratamento medicamentoso deve ser instituído e a controvérsia repousa apenas sobre os fármacos a serem empregados.

O tratamento ambulatorial em pacientes com pré-eclâmpsia leve é ainda controverso. O estudo CHIPS mostrou que a normalização da PA (com meta de pressão diastólica de 85 mmHg) não melhora o resultado perinatal primário (perda fetal ou internação neonatal por mais de 48 horas) nem aumenta o evento secundário de morte materna ou complicações graves. Porém, recomenda-se o uso de medicações via oral para manter níveis de pressão arterial sistólica (PAS) entre 130 e 150 mmHg) e pressão arterial diastólica entre 80 e 100.

Existem poucas diretrizes na escolha terapêutica da hipertensão arterial durante a gravidez. Alguns estudos comparativos mostram vantagens no uso dos betabloqueadores em relação a alfa metildopa, porém sem diferenças nos resultados finais. O labetalol e a metildopa foram os agentes mais utilizados no estudo CHIPS, porém como não temos disponibilidade do labetalol no mercado nacional, o uso de pindolol (betabloqueador com atividade simpatomimética intrínseca, que interfere menos com a perfusão placentária) tem sido favorecido.

O bloqueador de canal de cálcio verapamil (dose de 240 a 320 mg por dia dividida em três tomadas) é considerado um fármaco seguro para a gestante e o concepto. Proporciona redução prolongada da pressão arterial materna, possui efeitos de vasodilatação coronária, melhora a perfusão miocárdica, causa relaxamento ventricular e não tem efeito teratogênicos.

O que se conclui é que cada serviço deve ter seu protocolo, considerando-se a disponibilidade dos medicamentos, as metas e a saúde fetal. A figura 33.11 lista as medicações usadas com maior frequência. Os inibidores da enzima de conversão da angiotensina e os bloqueadores dos receptores da angiotensina estão contra-indicados pelo risco de teratogênese e interferência com o sistema renina-angiotensina-aldosterona fetal, porém podem ser utilizados na lactação

Metildopa: 250 – 500 mg 2 a 4 x/dia até 2,0 g/dia

Labetalol: 100 a 400 mg 2 a 3x/dia – até 1200mg/dia

Nifedipina: liberação lenta 20 – 60 mg vo até 120 mg/dia

Magge et al Clinical Obstetrics and Gynecol,2015

Hidralazina: 100 mg/ dia

Verapamil: 240 mg/dia

Amlodipina: 10 a 20 mg/dia

Pindolol: 30 mg/dia

Diretrizes da SBC - Arq Bras Cardiol, 2009.

IECA , BRAS, Diuréticos contraindicados na gestação
Liberados na lactação

Figura 33.11. Alternativas farmacológicas para o controle ambulatorial da Pressão Arterial durante a Gravidez
Adaptado de: Magge et al – Clinical Obstetrics and Gynecol 2015 e Diretrizes da SBC 2009.

Os medicamentos de uso intravenoso estão reservados para pacientes com níveis pressóricos elevados (PAS > 160 mmHg e PAD > 110 mmHg) na presença de sinais e sintomas indicativos de urgências ou emergências hipertensivas (iminência de eclâmpsia, cefaleia, sintomas visuais e epigastralgia) ou congestão pulmonar. Devemos ressaltar que, em pronto-atendimento, o estresse materno pode ser responsável pela elevação abrupta da pressão arterial, sem que se configure necessariamente uma situação de urgência ou emergência e, nessas situações, preconizamos o emprego de um sedativo (levomepromazina, 3 mg por via oral), na abordagem inicial, com reavaliação a cada 15 ou 20 minutos, antes de iniciar terapêutica anti-hipertensiva mais potente. Na persistência de níveis elevados de pressão arterial ou na presença dos sintomas acima citados, está indicada a hidralazina por via intravenosa.

- Hidralazina IV: diluir 20 mg em 19 mL de soro fisiológico e administrar 5 mg a cada 30 minutos até redução de 25% dos níveis pressóricos (até dose cumulativa de 20 mg);
- Nitroprussiato de sódio ou nitroglicerina: estarão indicadas na falha da terapêutica com hidralazina ou na presença de edema agudo de pulmão. Sempre evitar reduções bruscas da pressão que possam comprometer o fluxo uteroplacentário.;
- Nifedipina de ação rápida: é controversa. Quando indicada deve ser na dose de 5 a 10mg em cápsula ou comprimidos de 10 mg (Retard) a cada 30 minutos com rigorosa monitorização pela possibilidade complicações, como hipotensão arterial acentuada.;
- Labetalol: início com 20mg intravenoso, podendo repetir 20 a 80mg IV a cada 30 minutos ou 1-2mg/minuto até no máximo 300mg e posteriormente substituído pela via oral. Esta medicação não está disponível no Brasil.

O sulfato de magnésio está indicado na eclâmpsia, nas pacientes com pré-eclâmpsia grave e sintomas neurológicos (iminência de eclâmpsia) e ainda durante o trabalho de parto (deve ser administrado até 24 horas após convulsão ou parto). Os esquemas habitualmente empregados estão listados na tabela 33.3. O esquema de Pritchard (intramuscular) tem melhor estabilidade da magnesemia, menor risco de intoxicação, mais segurança no transporte de pacientes e menor necessidade de monitoração dos níveis de magnésio.

CONDUTA OBSTÉTRICA

A monitorização do concepto baseia-se na avaliação do crescimento fetal pela ultrassonografia seriada e da função placentária e as condições da dopplerfluxometria e perfil biofísico fetal. O tratamento da doença pré-eclâmpsia é o parto. A ponderação entre se manter uma gestação que apresenta alto risco de evolução para eclâmpsia para evitar a mortalidade perinatal decorrente da prematuridade é assunto mundialmente discutido. Qual é o momento do parto?

Nesse sentido, a conduta conservadora, com objetivo de alcançar o termo da gestação, em pacientes compensadas, sem iminência de eclâmpsia ou síndrome HELLP, quando a vitalidade fetal está preservada, tem sido a mais aceita. Pacientes com hipertensão crônica não complicada, hipertensão gestacional leve ou moderada ou pré-eclâmpsia leve tem como meta o alcance do termo, ou seja, a 40ª semana da gestação e podem ser tratadas ambulatorialmente. Nas formas graves da hipertensão na gravidez (tanto crônica quanto gestacional), a paciente deve permanecer internada, com monitorização materna e fetal e controle farmacológico da pressão arterial.

As pacientes que apresentam pré-eclâmpsia grave ou hipertensão crônica complicada (pré-eclâmpsia superajuntada ou, ainda, na presença de insuficiência cardíaca ou renal), devem permanecer internadas, monitorizada e medicadas até que se alcance a maturidade fetal, ou seja, a 37ª semana de gestação.

Em casos onde ocorre a síndrome HELLP, eclâmpsia ou iminência de eclâmpsia, há indicação do parto na 34ª semana de gestação ou após a viabilidade fetal. Devemos lembrar que emprego de corticoterapia para

Tabela 33.3. Esquemas terapêuticos empregados para administração do Sulfato de Magnésio na prevenção da eclâmpsia		
	Dose de ataque	**Manutenção**
Pritchard	$MgSO_4$ (20%)-20 mL (2 g) IV lento E $MgSO_4$ (50%) - 20 mL (10 g) IM profundo (10ml em cada nádega).	$MgSO_4$ (50%) - 10mL (5 g) IM de 4/4 horas
Zuspan	4 g IV em 10 minutos	Infusão contínua IV - 1 grama por hora
Sibai	6 g IV em 20 minutos	Infusão contínua IV - 2 a 3 gramas por hora

aceleração da maturidade pulmonar fetal deve ser cauteloso nas pacientes com hipertensão arterial, estando contraindicado naquelas com instabilidade pressórica.

Em qualquer momento, quando houver impossibilidade do controle da doença (geralmente quando já em uso de três drogas), emergência hipertensiva (como encefalopatia hipertensiva ou edema agudo), avaliação do feto com presença de diástole reversa, alteração do ducto venoso, perfil biofísico fetal menor ou igual a 6, desacelerações tardias de repetição ou oligoâmnio severo (menor que 3), deve-se optar por interrupção da gestação (Tabela 33.4).

TRATAMENTOS INTERVENCIONISTAS DURANTE A GRAVIDEZ

Intervenção coronária percutânea

Se a necessidade de realizar intervenção coronária percutânea durante a gestação for incontornável, o melhor período para fazê-lo é no segundo trimestre, quando a organogênese está completa, a tiroide fetal está inativa e o útero não está ainda no ápice de seu tamanho. Deve-se usar proteção radiológica fetal, limitar o número de incidência ao mínimo necessário, dar preferência ao acesso radial e realizar controle da anticoagulação com TCA (tempo de coagulação ativado).

Tabela 33.4. Indicações maternas e fetais de resolução da gravidez nas Síndromes Hipertensivas (Conduta sugerida)	
Mediata* *permite o uso de corticoterapia para aceleração da maturidade pulmonar fetal	Impossibilidade do controle da doença materna (apesar de 3 drogas) Emergência hipertensiva Diástole reversa Alteração do ducto venoso (com índice de pulsatilidade ≥1,5) Perfil biofísico fetal ≤6 Desacelerações tardias de repetição Oligoâmnio severo (ILA< 3)
Imediata	Alteração do Ducto venoso com Índice de Pulsatilidade entre 1,0 e 1,5 Oligoâmnio (Índice de Líquido Amniótico entre 3 e 5)

CONDUTA PRÁTICA NAS SÍNDROMES HIPERTENSIVAS DA GRAVIDEZ

- Hipertensão gestacional corresponde à medida em consultório (ou hospital) de pressão arterial (PA) ≥ 140/90 mmHg, ou medida domiciliar de PA ≥ 135/85 mmHg.
- Hipertensão grave corresponde a PA ≥ 160/110 mmHg.
- Proteinúria significativa é definida como medida ≥ 0,3g/dia em urina de 24 horas ou creatinina ≥ 30mg/mmol em amostra de urina isolada.
- Nenhum teste isoladamente tem acurácia suficiente para diagnóstico de pré-eclâmpsia para ser usado de rotina na prática clínica.
- Para mulheres com baixo risco de pré-eclâmpsia e baixa ingesta de cálcio (< 600 mg/dia) é recomendada suplementação de cálcio via oral (pelo menos 1 grama/dia).
- Para mulheres que tem risco aumentado de pré-eclâmpsia (incluindo as com hipertensão pré-existente), dose baixa de aspirina é recomendada, assim como suplementação de cálcio (pelo menos 1 grama/dia) para as que têm baixa ingesta de cálcio.
- Hipertensão grave deve ser reduzida para < 160/110 mmHg, geralmente com nifedipina de ação rápida ou de ação intermediária, hidralazina intravenosa ou labetalol intravenoso.
- Hipertensão não grave deve ser reduzida para < 140/90 mmHg, geralmente com labetalol ou metildopa.
- Sulfato de magnésio é recomendado no tratamento da eclâmpsia e na prevenção de convulsões em mulheres com pré-eclampsia grave.
- Nifedipina e sulfato de magnésio podem ser usados concomitantemente, embora a infusão de sulfato de magnésio em 20 minutos seja mais prudente.
- A PA deve ser medida durante o período de pico de pressão no puerpério (terceiro ao sexto dia pós parto).
- Mulheres com hipertensão no puerpério devem ser avaliadas para pré-eclâmpsia.
- Anti-hipertensivos aceitáveis para uso na amamentação incluem nifedipina de ação prolongada, labetalol, metildopa, captopril e enalapril.

Figura 33.12. Conduta prática nas síndromes hipertensivas da gravidez
Adaptado de: Magee et al. Best Practice & Research Clinical Obstetrics and Gynaecology.2015;29:643-57.

Os potenciais efeitos deletérios da radiação ionizante na gestação são: perdas gestacionais, malformações, distúrbios de crescimento e desenvolvimento e estímulo à mutagênese e carcinogênese. A ocorrência desses efeitos dependerá da idade do concepto no momento da exposição (a partir da 25ª semana o feto é mais resistentes aos efeitos da radiação) e da dose de radiação utilizada. Doses de exposição fetal inferiores a 50mGy não determinam a ocorrência desses efeitos, exceto, talvez, um discreto aumento questionável no risco de desenvolvimento de neoplasia na infância. Como exemplificação, a dose de radiação fetal estimada numa radiografia de tórax é < 0,01 mGy, enquanto que a dose em uma angiografia coronária diagnóstica é de 1,5 mGy e de uma angioplastia de 3 mGy.

Em relação ao contraste iodado, apesar de ele atravessar a placenta e poder causar alterações transitórias na tiroide do feto, é considerado seguro para ser utilizado durante a gestação e lactação.

Procedimentos intervencionistas valvares

A valvoplastia mitral percutânea por cateter balão é a intervenção valvar percutânea mais realizada na gestação, sobretudo para o tratamento da estenose mitral reumática em nosso meio. As indicações são similares àquelas fora da gestação, levando-se em consideração o grau de sintomas, a área valvar e a morfologia da válvula e do aparato subvalvar. Complicações deste procedimento descritas na gestação são: arritmias maternas, insuficiência mitral, tamponamento cardíaco, contrações uterinas e sofrimento fetal. Recomenda-se inibição profilática da atividade uterina antes da realização deste procedimento em gestantes.

Ainda de maneira mais esporádica, pode-se realizar valvoplastia aórtica percutânea, procedimento de efeito transitório, com o principal objetivo de alívio sintomático de estenose aórtica importante. Não há dados suficientes na literatura para embasar o uso de procedimentos como implante transcateter de válvula aórtica (TAVI) ou MitraClip® durante a gravidez.

Procedimentos para tratamento de arritmias: implante de marca-passo, cardiodesfibrilador implantável (CDI) e ablação percutânea por radiofrequência

Marca-passos e CDIs podem ser implantados durante a gestação com o objetivo de resguardar a vida materna. Idealmente, mulheres com risco aumentado de morte súbita devem ser avaliadas previamente à gravidez para implante de CDI. Devido ao uso de radiação ionizante, deve-se preferir realizar os implantes após a oitava semana e com proteção radiológica fetal. Novos dispositivos, como o CDI subcutâneo e o CDI vestível (wearable CDI) podem ser promissores em gestantes selecionadas.

Conforme comentário anterior no tópico de "arritmias", em gestantes com arritmias recorrentes e refratárias à terapia convencional, a ablação percutânea com cateter pode ser realizada, se possível, a partir do segundo trimestre da gravidez. Deve-se preferir utilizar o ecocardiograma intracavitário e o mapeamento eletroanatômico como medidas de redução de exposição à radiação. A dose de exposição fetal à radiação estimada em uma ablação de arritmias supraventriculares é de 3 mGy.

Cirurgia cardíaca com circulação extracorpórea

Cirurgia cardíaca durante a gestação é recomendada apenas na falência de tratamentos clínicos e de outras intervenções percutâneas. A mortalidade materna ao se submeter a uma cirurgia cardíaca atualmente é similar à da população geral, entretanto há aumento significativo na morbidade e mortalidade fetal. O melhor período para realizar a cirurgia é entre a 13ª e 28ª semanas, visto que no primeiro trimestre o risco de malformações é maior e no terceiro trimestre aumenta-se o risco de trabalho de parto prematuro e complicações maternas. Para gestações acima de 28 semanas, recomenda-se avaliar a possibilidade de término da gestação através de cesariana, após indução da maturação pulmonar com corticoterapia, sempre que a situação clínica materna permitir.

Durante a circulação extracorpórea (CEC), além da monitorização convencional, os batimentos cardíacos fetais e o tônus uterino devem ser monitorizados. O tempo de CEC deve ser o menor possível. Em uma série de casos de um centro brasileiro, publicada em 2009, 41 gestantes foram operadas, em sua maioria (87,8%) por valvopatia reumática. O tempo médio de CEC foi de 87,4 minutos. A mortalidade materna intra-hospitalar foi de 7,3%, sendo a cirurgia de emergência fator de mau prognóstico. Outras complicações maternas não fatais no pós-operatório foram: insuficiência cardíaca (41,2%), acidente vascular cerebral e endocardite infecciosa (11,7% cada uma), hemorragias e arritmias (17,6% cada uma). 29,2% das gestações evoluíram para perda fetal e 10% apresentaram má-formação neurológica.

DROGAS NA GESTAÇÃO

Para a prescrição de medicações a gestantes, utilizamos a classificação tradicional do US-Food and Drug Administration (FDA):

- Classe A: Estudos controlados em mulheres não demonstram risco para o feto no primeiro trimestre, não havendo evidência de risco nos demais trimestres e a possibilidade de perigo ao feto parece remota.
- Classe B: Estudos em animais não demonstraram risco fetal e não existem estudos controlados em mulheres ou estudos em animais demonstraram efeitos adversos que não foram confirmados em estudos controlados em mulheres no primeiro trimestre, não havendo evidência de risco nos demais trimestres.
- Classe C: Estudos em animais revelaram risco

fetal (teratogênese, morte embrionária) e não há estudos adequados em mulheres ou não há estudos controlados em mulheres nem em animais. A droga deve ser administrada quando o risco potencial justifica o benefício potencial.
- Classe D: Há evidências positivas de risco em fetos humanos, mas os benefícios de uso em mulheres grávidas podem superar os riscos (por exemplo, em situações ameaçadoras à vida, sem outras alternativas terapêuticas eficazes mais seguras).
- Classe X: Estudos em animais e humanos demonstraram anormalidades fetais, sendo a droga contraindicada em mulheres que estão ou querem se tornar gestantes.

Desde o final de 2014, o uso desta classificação não está mais sendo estimulado pelo próprio FDA, que agora sugere o uso de uma classificação descritiva dos riscos de cada medicação. Até o momento, entretanto, a classificação tradicional ainda é a mais usada, sobretudo em nosso meio. Em relação às drogas cardiovasculares, nenhuma é considerada da classe A, cerca de 25% são da classe B, 50% são da classe C e as demais são das categorias D e X.

Reforçamos que, dentre as medicações cardiovasculares de uso mais corriqueiro, as principais contraindicações na gestação são: inibidores da enzima conversora de angiotensina, bloqueador do receptor da angiotensina, espironolactona, amiodarona, atenolol, e, possivelmente, as estatinas. A varfarina também apresenta efeitos teratogênicos no primeiro trimestre e deve ser evitada nesse período. A figura 33.13 acrescenta mais algumas informações sobre esse tópico.

BIBLIOGRAFIA CONSULTADA

- Abalos E, Cuesta C, Grosso A, Chou D, Say L. Global and regional estimates of preeclâmpsia and eclâmpsia: a systematic review. Eur J Obstet Gynecol Reprod Biol. 2013;170(1):1-7)
- Abalos E, Duley L, Steyn DW. Antihypertensive drug therapy for mild to moderate hypertension during pregnancy. Cochrane database Syst Rev [Internet]. 2014 Jan;2:CD002252. Available from: http://www.ncbi.nlm.nih.gov/pubmed/24504933
- Andrade J, Lopes CMC, Silva SSS . Prolapso Valvar Mitral. In: Andrade J & Avila WS, editors. Doença Cardiovascular , Gravidez e Planejamento familiar. Atheneu, 2003: 277-84.
- Avila WS, de Carvalho ME, Tschaen CK, Rossi EG, Grinberg M, Mady C, Ramires JA. Pregnancy and peripartum cardiomyopathy. A comparative and prospective study. Arq Bras Cardiol. 2002 Nov;79(5):484-93.
- Avila WS, Gouveia AM, Pomerantzeff P, Bortolotto MR, Grinberg M, Stolf N, Zugaib M. Maternal-fetal outcome and prognosis of cardiac surgery during pregnancy. Arq Bras Cardiol. 2009 Jul;93(1):9-14.
- Ávila WS, Grinberg M, Decourt LV, et al. Evolução clínica de portadoras de estenose mitral no ciclo gravídico-puerperal . Arq Bras Cardiol. 58: 359-64, 1992.
- Avila WS, Rossi EG, Ramires JA, Grinberg M, Bortolotto MR, Zugaib M, et al. Pregnancy in patients with heart disease: experience with 1,000 cases. Clin Cardiol. 2003;26(3):135-42.

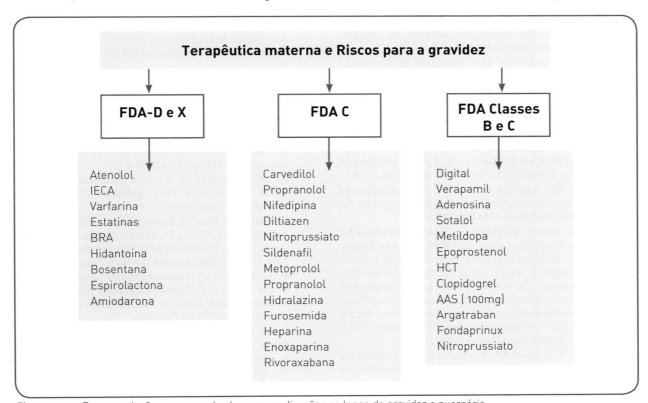

Figura 33.13. Recomendações para uso de algumas medicações ao longo da gravidez e puerpério.

- Ávila WS. Doença cardíaca durante a gravidez. In Kalil-Filho, Fuster V. Medicina cardiovascular: reduzindo o impacto das doenças. São Paulo: EditoraAtheneu, 2016.
- Ávila WS. Doença cardíaca durante a gravidez. In Kalil-Filho, Fuster V. Medicina cardiovascular: reduzindo o impacto das doenças. São Paulo: EditoraAtheneu, 2016.
- Baddour LM, Wilson WR, Bayer AS, Fowler VG Jr, Tleyjeh IM, Rybak MJ, Barsic B, Lockhart PB, Gewitz MH, Levison ME, Bolger AF, Steckelberg JM, Baltimore RS, Fink AM, O'Gara P, Taubert KA; American Heart Association Committee on Rheumatic Fever, Endocarditis, and Kawasaki Disease of the Council on Cardiovascular Disease in the Young, Council on Clinical Cardiology, Council on Cardiovascular Surgery and Anesthesia, and Stroke Council. Infective Endocarditis in Adults: Diagnosis, Antimicrobial Therapy, and Management of Complications: A Scientific Statement for Healthcare Professionals From the American Heart Association. Circulation. 2015 Oct 13;132(15):1435-86.
- Basu S, Aggarwal P, Kakani N, Kumar A. Low-dose maternal warfarin intake resulting in fetal warfarin syndrome: In search for a safe anticoagulant regimen during pregnancy. Birth Defects Res A Clin Mol Teratol. 2016 Feb;106(2):142-7.
- Bauersachs J, Arrigo M, Hilfiker-Kleiner D, Veltmann C, Coats AJ, Crespo-Leiro MG, De Boer RA, van der Meer P, Maack C, Mouquet F, Petrie MC, Piepoli MF, Regitz-Zagrosek V, Schaufelberger M, Seferovic P, Tavazzi L, Ruschitzka F, Mebazaa A, Sliwa K. Current management of patients with severe acute peripartum cardiomyopathy: practical guidance from the Heart Failure Association of the European Society of Cardiology Study Group on peripartum cardiomyopathy. Eur J Heart Fail. 2016 Sep;18(9):1096-105.
- Campuzano K, Roqué H, Bolnick A, Leo MV, Campbell WA. Bacterial endocarditis complicating pregnancy: case report and systematic review of the literature. Arch Gynecol Obstet. 2003 Oct;268(4):251-5.
- Committee Opinion No. 656: Guidelines for Diagnostic Imaging During Pregnancy and Lactation. Obstet Gynecol. 2016 Feb;127(2):e75-80.
- Elassy SM, Elmidany AA, Elbawab HY. Urgent cardiac surgery during pregnancy: a continuous challenge. Ann Thorac Surg. 2014 May;97(5):1624-9.
- Elkayam U, Gleicher N. Cardiac evaluation during pregnancy. In Elkayam U, Gleicher N. Cardiac problems in pregnancy, 3ª edição. New York, USA: Wiley-Liss, 1998.
- Enriquez AD, Economy KE, Tedrow UB. Contemporary management of arrhythmias during pregnancy. Circ Arrhythm Electrophysiol. 2014 Oct;7(5):961-7.
- European Society of Gynecology (ESG); Association for European Paediatric Cardiology (AEPC); German Society for Gender Medicine (DGesGM), Regitz-Zagrosek V, BlomstromLundqvist C, Borghi C et al; ESC Committee for Practice Guidelines. ESC Guidelines on the management of cardiovascular diseases during pregnancy: the Task Force on the Management of Cardiovascular Diseases during Pregnancy of the European Society of Cardiology (ESC). Eur Heart J. 2011 Dec;32(24):3147-97.
- Friedrich E, Hameed AB. Fluctuations in anti-factor Xa levels with therapeutic enoxaparin anticoagulation in pregnancy. J Perinatol. 2010 Apr;30(4):253-7.
- Gruslin A et al   Best Pract Res ClinObstetGynaecol 2011 aug 25 (4) 491-507.
- Habib G, Lancellotti P, Antunes MJ, Bongiorni MG, Casalta JP, Del Zotti F, Dulgheru R, El Khoury G, Erba PA, Iung B, Miro JM, Mulder BJ, Plonska-Gosciniak E, Price S, Roos-Hesselink J, Snygg-Martin U, Thuny F, Tornos Mas P, Vilacosta I, Zamorano JL; Document Reviewers, Erol Ç, Nihoyannopoulos P, Aboyans V, Agewall S, Athanassopoulos G, Aytekin S, Benzer W, Bueno H, Broekhuizen L, Carerj S, Cosyns B, De Backer J, De Bonis M, Dimopoulos K, Donal E, Drexel H, Flachskampf FA, Hall R, Halvorsen S, Hoen B, Kirchhof P, Lainscak M, Leite-Moreira AF, Lip GY, Mestres CA, Piepoli MF, Punjabi PP, Rapezzi C, Rosenhek R, Siebens K, Tamargo J, Walker DM. 2015 ESC Guidelines for the management of infective endocarditis: The Task Force for the Management of Infective Endocarditis of the European Society of Cardiology (ESC). Endorsed by: European Association for Cardio-Thoracic Surgery (EACTS), the European Association of Nuclear Medicine (EANM). Eur Heart J. 2015 Nov 21;36(44):3075-128.
- Hall ME, George EM, Granger JP. The Heart During Pregnancy. Revista Española de Cardiología (English Edition), Volume 64, Issue 11, November 2011, Pages 1045-1050.
- Magee et al. Best Practice & Research Clinical Obstetrics and Gynaecology.2015;29:643-57
- Magee LA, CHIPS study group less-tigh et al. New England J Med 2015; 372 (5): 407-17.
- Magee LA, von Dadelszen P, Rey E et al. The Control of Hypertension In Pregnancy Study (CHIPS) randomised controlled trial. Arch Dis Child Fetal Neonatal Ed 2014;99:Suppl 1 A5-A6
- Magee, L A et al. Diagnosis, evaluation, and management of the hypertensive disorders of pregnancy Pregnancy Hypertension: An International Journal of Women's Cardiovascular Health, 2014, Volume 4 , Issue 2 , 105 – 145.
- Malachias MVB, Souza WKSB, Plavnik FL, Rodrigues CIS, Brandão AA, Neves MFT, et al. 7ª Diretriz Brasileira de Hipertensão Arterial. Arq Bras Cardiol 2016; 107(3Supl.3):1-83
- Martins LC, Freire CMV, Capuruçu CAB, Nunes MCP, Rezende CAL. Risk prediction of cardiovascular complications in pregnant women with heart disease. Arq Bras Cardiol. 2016;106 (4):289-296.
- McGregor AJ, Barron R, Rosene-Montella K. The pregnant heart: cardiac emergencies during pregnancy. Am J Emerg Med. 2015 Apr;33(4):573-9.
- Metcalfe J, Ueland K. Maternal cardiovascular adjustments to pregnancy. Prog Cardiovasc Dis. 1974 Jan-Feb;16(4):363-74.
- Nishimura RA, Otto CM, Bonow RO, Carabello BA, Erwin JP 3rd, Guyton RA, O'Gara PT, Ruiz CE, Skubas NJ, Sorajja P, Sundt TM 3rd, Thomas JD; ACC/AHA Task Force Members. 2014 AHA/ACC Guideline for the Management of Patients WithValvular Heart Disease: executive summary: a report of the American College of Cardiology/American Heart Association Task Force on Practice Guidelines. Circulation. 2014 Jun 10;129(23):2440-
- Özkan M, Çakal B, Karakoyun S, Gürsoy OM, Çevik C, Kalçık M, OĞuz AE, Gündüz S, Astarcioglu MA, Aykan AÇ, Bayram Z, Biteker M, Kaynak E, Kahveci G, Duran NE, Yıldız M. Thrombolytic therapy for the treatment of prosthetic heart valve thrombosis in pregnancy with low-

- dose, slow infusion of tissue-type plasminogen activator. Circulation. 2013 Jul 30;128(5):532-40
- Pieper PG. Use of medication for cardiovascular disease during pregnancy. Nat Rev Cardiol. 2015 Dec;12(12):718-29.
- Robson SC, Hunter S, Boys RJ, Dunlop W. Serial study of factors influencing changes in cardiac output during human pregnancy. Am J Physiol. 1989 Apr;256(4 Pt2):H1060-5.
- Rodrigues FSM, Tavares JGP, Bergantin LB et al. Utilização do verapamil em pacientes gestantes hipertensas. Rev Pesq Inov Farm 4 (1), 2012, 01-07.
- Sanghavi M, Rutherford JD. Cardiovascular physiology of pregnancy. Circulation. 2014 Sep 16;130(12):1003-8.
- Sliwa K, Johnson MR, Zilla P, Roos-Hesselink JW. Management of valvular disease in pregnancy: a global perspective. Eur Heart J. 2015 May 7;36(18):1078-89.
- Tarasoutchi F, Montera MW, Grinberg M, Barbosa MR, Piñeiro DJ, Sánchez CRM, Barbosa MM, Barbosa GV et al. Diretriz Brasileira de Valvopatias - SBC 2011 / I Diretriz Interamericana de Valvopatias - SIAC 2011. Arq Bras Cardiol 2011; 97(5 supl. 1): 1-67.
- Tedoldi CL, Freire CMV, Bub TF et al. Sociedade Brasileira de Cardiologia. Diretriz da Sociedade Brasileira de Cardiologia para Gravidez na Mulher Portadora de Cardiopatia. Arq Bras Cardiol.2009;93(6 supl.1): e110-e178.
- Tedoldi CL, Freire CMV, Bub TF et al. Sociedade Brasileira de Cardiologia. Diretriz da Sociedade Brasileira de Cardiologia para Gravidez na Mulher Portadora de Cardiopatia. Arq Bras Cardiol.2009;93(6 supl.1): e110-e178.
- Tranquilli AL, Dekker G, Magee L, Roberts J, Sibai BM, Steyn W, et al. The classification, diagnosis and management of the hypertensive disorders of pregnancy: A revised statement from the ISSHP. Pregnancy Hypertens An Int J Women's Cardiovasc Heal [Internet]. Elsevier; 2014 Apr 4 [cited 2015 Feb 5];4(2):97–104. Available from: http://www.pregnancyhypertension.org/article/S221077891400018X/fulltext
- Tromp CH, Nanne AC, Pernet PJ, Tukkie R, Bolte AC. Electrical cardioversion during pregnancy: safe or not? Neth Heart J. 2011 Mar;19(3):134-136.
- van Hagen IM, Roos-Hesselink JW, Ruys TP, Merz WM, Goland S, Gabriel H, Lelonek M, Trojnarska O, Al Mahmeed WA, Balint HO, Ashour Z, Baumgartner H, Boersma E, Johnson MR, Hall R; ROPAC Investigators and the EURObservationalResearchProgramme (EORP) Team*. Pregnancy in Women With a Mechanical Heart Valve: Data of the European Society of Cardiology Registry of Pregnancy and Cardiac Disease (ROPAC). Circulation. 2015 Jul 14;132(2):132-42.
- von Dadelszen P, Payne B, Li J, Ansermino JM, Broughton Pipkin F, Côté AM, Douglas MJ, Gruslin A, Hutcheon JA, Joseph KS, Kyle PM, Lee T, Loughna P, Menzies JM, Merialdi M, Millman AL, Moore MP, Moutquin JM, Ouellet AB, Smith GN, Walker JJ, Walley KR, Walters BN, Widmer M, Lee SK, Russell JA, Magee LA; PIERS Study Group. Prediction of adverse maternal outcomes in pre-eclâmpsia: development and validation of the fullPIERS model. Lancet. 2011 Jan 15;377(9761):219-27.
- Warnes CA. Pregnancy and heart disease. In Mann DL, Zipes DP, Libby P, Bonow RO. Braunwald's Heart Disease: A Textbook of Cardiovascular Medicine 9thEdition. Philadelphia, EUA: Elsevier, 2012.
- WHO Recommendations for Prevention and Treatment of Pre-Eclâmpsia and Eclâmpsia. Geneva: World Health Organization; 2011. Disponívelem: https://www.ncbi.nlm.nih.gov/books/NBK140561/

34

Caso clínico baseado em diretriz
Síndrome coronária aguda e doença multiarterial

José de Ribamar Costa Junior

DESTAQUES

- Discutir a indicação e as formas de revascularização miocárdica em pacientes portadores de síndrome coronária aguda sem supra desnivelo do seguimento ST (SCASSST) e presença de doença arterial coronária (DAC) multiarterial.
- Abordar a questão da revascularização anatômica versus funcional e o papel da revascularização completa no prognóstico de pacientes com DAC.

INTRODUÇÃO

A síndrome coronária aguda sem supra desnivelo do segmento ST (SCASSST), que engloba as situações de angina instável e de IAM sem supradesnivelamento de ST (IAMSSST), constitui manifestação clínica frequente da DAC. Nos dias atuais, ainda representa importante causa de morbimortalidade cardiovascular, com taxas de eventos cardíacos adversos comparáveis às do IAMCSST. A fisiopatologia da SCASSST envolve a complexa interação de fenômenos, como instabilização e ruptura da placa aterosclerótica, ativação e agregação plaquetária, disfunção endotelial e espasmo coronário. Causas secundárias que ocasionam desequilíbrio entre a oferta e o consumo de oxigênio pelo miocárdio (por exemplo, febre, sepse, uso de cocaína, anemia, hipoxemia e hipertensão grave) também resultam em isquemia miocárdica na presença de lesões coronárias obstrutivas até então silentes.

Em sua abordagem, recomenda-se a aplicação de algoritmos para a estratificação de risco de desfechos adversos e a administração de fármacos antitrombóticos e antiplaquetários potentes - comprovadamente eficazes na redução de eventos trombóticos relacionados à placa aterosclerótica instável.

Classicamente, a coronariografia é o método de imagem de referência para a avaliação da árvore coronária, ocupando destacado papel nesse cenário. Sua indicação é útil e habitual, e tem como méritos:

- determinar a presença de doença arterial coronária obstrutiva, confirmando o diagnóstico clínico e laboratorial de SCASSST;
- identificar a lesão "culpada" ou responsável pelo quadro clínico apresentado;
- fornecer informações prognósticas a respeito da ocorrência de eventos cardiovasculares como óbito e infarto, intimamente relacionados à severidade e extensão da doença coronária, à função ventricular esquerda e à presença de condições associadas (como valvopatias);
- estabelecer a necessidade e o tipo de revascularização miocárdica a ser empregado, seja percutânea ou cirúrgica.

Em geral, a coronariografia revela a presença de artérias coronárias normais ou sem lesões obstrutivas em 10 a 20% dos casos, de doença multiarterial (mais de um vaso acometido) em 40 a 50% dos pacientes e de lesões de tronco de coronária esquerda em 5 a 10%. De fato, a associação entre gravidade da doença coronária e ocorrência de eventos adversos maiores (óbito, IM e angina recorrente) reflete-se em um dos principais méritos da realização da coronariografia na SCASSST: a capacidade de identificar indivíduos sob risco de desfechos adversos e que, por conseguinte, podem se beneficiar da revascularização miocárdica, seja ela percutânea ou cirúrgica.

ASPECTOS CLÍNICOS E DIAGNÓSTICO

Trata-se de paciente do sexo feminino, 64 anos, parda, com história prévia de diabete melito não insulino dependente (metformina 850 mg/dia), hipertensão arterial sistêmica (losartana 100 mg/dia e atenolol 50 mg/dia) e dislipidemia (sinvastatina 40 mg/dia). Sua primeira manifestação de DAC foi uma SCASSST (troponina I = 5,2 ng/mL, CKMB massa = 22,8 ng/mL). Recebeu atendimento inicial em unidade primária de saúde, onde foi estratificada como paciente de risco intermediário (escore de TIMI = 2 e de GRACE = 121), permanecendo internada por 48 horas, sendo então transferida para unidade terciária de saúde (hospital cardiológico do Sistema Único de Saúde – SUS) para estratificação invasiva conforme recomendado para pacientes assim estratificados. À sua medicação habitual, foi acrescido AAS (100 mg/dia) e clopidogrel (600 mg de dose de ataque, seguido de 75 mg/dia).

A figura 34.1 apresenta os achados da cinecoronariografia realizada no terceiro dia de internação. Conforme notamos, a lesão "culpada" pelo quadro agudo localiza-se no segmento distal da artéria circunflexa, que é de bom calibre e bem desenvolvida (padrão balanceado de circulação coronária). Entretanto, várias outras lesões com grau de estenose ≥ 70% fazem-se presentes nas demais artérias principais da circulação coronária. Embora não ilustrado na figura, a função ventricular esquerda encontrava-se totalmente preservada.

DISCUSSÃO E TRATAMENTO

Trata-se do caso clínico de uma paciente de meia idade, com pelo menos três fatores de risco clássicos para DAC (DM tipo 2, hipertensão arterial e dislipidemia), com apresentação inicial de SCASSST, classificada como de risco moderado de acordo com os dois escores mais utilizados na prática (TIMI e GRACE).

Conforme recomendado nas diretrizes vigentes, paciente foi internada em unidade coronária, sob terapia anti-trombótica adequada (heparina de baixo peso molecular em dose plena e terapia anti-plaquetária dupla) e submetida à estratificação de risco invasiva (cinecoronariografia) precoce (< 72 horas).

Durante os anos 1990 e a década passada, diversos estudos compararam a estratégia invasiva à estratégia conservadora (ou invasiva seletiva) em pacientes com SCASSST. O somatório das evidências disponíveis (provenientes de estudos randomizados e 4 metanálises) suporta a opção pela estratégia invasiva, pois tal abordagem associa-se à significativa redução das taxas de óbito, infarto e isquemia recorrente, quando comparada à estratégia conservadora, sobretudo em pacientes de médio e alto risco. Para pacientes de baixo risco, a estratificação inicial não invasiva (avaliação funcional ou anatômica pela angiotomografia de coronária) se encontra respaldada.

É importante mencionar que o momento ideal da estratificação invasiva pode ser alterado durante a inter-

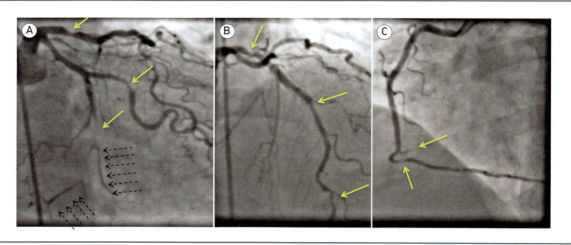

Figura 34.1. Cinecoronariografia demonstrando lesão suboclusiva em terço distal da artéria circunflexa (painel A, seta amarela, número 1). A artéria circunflexa fornece circulação colateral para ramo ventricular posterior da artéria coronária direita (painel A, setas negras). Adicionalmente, observa-se lesão de 70% no 1º grande ramo marginal (painel A, seta amarela, número 2), lesão excêntrica de 60-70% no 1/3 proximal da artéria descendente anterior (painel A seta amarela, números 3 e painel B, seta amarela, número 4), lesão de 40% no 1/3 médio da artéria descendente anterior (painel B, seta amarela, números 5) e lesão de 50 a 60% na transição do 1/3 médio para o distal da artéria descendente anterior (painel B, seta amarela, números 6). Na coronária direita, observa-se oclusão do ramo ventricular posterior em seu segmento inicial (painel B, seta amarela, números 7) e lesão de 70% no 1/3 proximal do ramo descendente posterior (painel B, seta amarela, números 8).

nação, devendo ser antecipado caso o paciente evolua desfavoravelmente, a despeito da terapia medicamentosa otimizada. Nesses cenários, deve-se considerar a transferência imediata para hospitais com serviços de cardiologia intervencionista, devendo o exame ser realizado nas primeiras 2 horas (pacientes com dor precordial recorrente ou refratária, alterações dinâmicas do seguimento ST, instabilidade hemodinâmica ou elétrica arritmias ventriculares complexas e/ou insuficiência cardíaca congestiva) ou no máximo em até 24 horas (alterações dos marcadores de necrose cardíaca, dor recorrente e escore GRACE > 140). A tabela 34.1 apresenta as principais características que devem direcionar o momento adequado de solicitar a estratificação invasiva nessa população.

Embora essa paciente tenha sido inicialmente estratificada como de risco moderado, pelo fato de ter apresentado alteração nos marcadores de necrose cardíaca (CKMB massa e troponina I), não seria incorreto tê-la avaliado invasivamente nas primeiras 24 horas, a despeito da classificação de risco moderada por dois escores tradicionais e bem validados. Na prática clínica também deve-se considerar as dificuldades e limitações da transferência ágil dentro do sistema público de saúde (SUS), onde há limitada escassez de vagas para internação nos serviços de atendimento terciário.

Realizada a estratificação invasiva, observamos à cinecoronariografia a presença de DAC multiarterial, achado comum em até 50% dos pacientes com SCASSST. A decisão sobre a necessidade e o tipo de revascularização a ser indicada – seja percutânea ou cirúrgica – é embasada pela estimativa de riscos de eventos cardíacos adversos a curto e longo prazo, a gravidade dos sintomas, a presença de comorbidades (diabetes, disfunção renal, doença pulmonar obstrutiva crônica, fragilidade) e a severidade anatômica e funcional da doença arterial coronária. A tabela 34.2 apresenta as principais recomendações da diretriz brasileira de

Na ausência de estudos randomizados e específicos entre cirurgia de revascularização miocárdica e intervenção coronária percutânea em SCASSST, e por não se tratar de paciente que se encontra instável do ponto de vista clínico e, portanto, necessitando de uma urgente intervenção percutânea, os mesmos critérios utilizados na escolha da modalidade de revascularização em pacientes multivasculares estáveis podem ser aplicados aos indivíduos com síndromes instáveis.

Segundo recomendação das diretrizes mais contemporâneas, a tomada de decisão sobre a melhor abordagem de revascularização miocárdica (ICP *versus* cirurgia) em pacientes multiarteriais deve levar em conta a estratificação de risco angiográfico e clínico. No caso em questão, se consideramos as lesões ≥ 50% conforme proposto pelo escore SYNTAX, essa paciente seria considerada de complexidade angiográfica moderada. Do ponto de vista clínico, trata-se de paciente de baixo risco cirúrgico, com estimativa de óbito variável entre 1,5% (de acordo com o escore STS) e 2% (baseado no Euro Score II).

Um importante aspecto no processo de decisão diz respeito à possibilidade de se obter revascularização completa com uma ou outra abordagem: sabe-se que a revascularização incompleta afeta sobremaneira o prognóstico de indivíduos multiarteriais, especialmen-

Tabela 34.1. Recomendação para realização de cinecoronariografia em pacientes com SCASSST.			
Recomendações	Classe	Nível de evidência	Referências
Estatégia invasiva, urgente (<120 minutos); pacientes com SCSSST e com isquemia miocárdica refratária (angina recorrente, arritmias ventriculares sustentadas, instabilidade hemodinâmica e choque cardiogênico), a despeito de terapias antianginosa, antiplaquetária e antitrombótica máximas	I	C	
Estratégia invasiva (em até 72 horas); pacientes sem recorrência de dor após terapia farmacológica inicial, porém categorizados como de moderado e/ou alto riscos, com base em dados clínicos, eletrocardiográficos e laboratoriais, ou mediante a aplicação de escores de risco específico (por exemplo, com idade avançada, doença coronária prévia, vários gatores de risco, depressão do ST, elevação de marcadores de necrose, escore de risco GRACE > 140 etc.)	I	A	Katrifsis et al, Mehta et al, Navarese et al e Neumann et al.
Estratégia invasiva seletiva: em pacientes com SCASST e categorizados como de baixo risco, a demonstração de isquemia miocárdica em testes funcionais não invasivos estabelece a necessidade de coronariografia e revascularização	I	A	Bavry et al, Fox et al, Mehta et al e O'Donoghue et al.

SCASST: síndrome coronária aguda sem supradesnivelamento de ST.
Adaptado de: Feres F, Costa RA, Siqueira DAA, Costa Jr. JR, Chamié D, Staico R et al. Diretriz em Intervenção Coronária Percutânea. Arq Bras Cardiol 2017; in press.

Tabela 34.2. Recomendações para decisão terapêutica em pacientes com SCASSST		
Recomendações	Classe	Nível de evidência
Momento e tipo de revascularização; a decisão sobre o melhor momento e o tipo de revascularização miocárdica a ser implementada (ICP ad-hoc da lesão culpada/ IC de múltiplos vasos / RM) deve ser baseada em diversos aspectos, que incluen o quadro clínico atial (instabilidade hemodinâmica, refratariedade clínica etc.), as comorbidades apresentadas (diabetes e alto risco cirúrgico), os achados angiográficos (redução de fluxo distal no vaso culpado, complexidade da doença e escore SYNTAX) e a avaliação Heart Team (cardiologista clínico, cirurgião cardíaco e cardiologista intervencionista)	I	C
Estratégia invasica em pacientes não candidatos a RM: a coronriografia não deve ser recomendada a pacientes com graves comorbidades que afetam sobremaneira a sobrevida (neoplasias, insuficiência hepática ou respiratória crônica) e nem àqueles que recusam quaisquer procedimentos de revascularização	I	C

Adaptado de: Feres F, Costa RA, Siqueira DAA, Costa Jr. JR, Chamié D, Staico R et al. Diretriz em Intervenção Coronária Percutânea. Arq Bras Cardiol 2017; in press.

te quando grandes áreas isquêmicas não são abordáveis nos procedimentos de revascularização.

Com base nos dados disponíveis, a princípio trata-se de um caso amplamente favorável à cirurgia de revascularização miocárdica. Se levarmos em conta informações advindas de estudos contemporâneos comparando estratégias de tratamento em pacientes multiarteriais diabéticos (FREEDOM, SYSTAX, BARI 2D), a cirurgia oferece, para pacientes de complexidade angiográfica moderada/alta, menor probabilidade de novas intervenções e IAM não fatal no seguimento de médio/longo prazo (a literatura atual contempla dados de evolução até 5 anos).

Entretanto, cada vez mais se debate a questão da revascularização anatômica versus funcional, ou seja, devemos indicar procedimentos de revascularização apenas tomando como base o grau de obstrução da coronária à angiografia ou se a estratégia deveria ser guiada pela documentação de isquemia no território que se pretende abordar. Os estudos FAME 1 e 2 documentaram o papel da reserva de fluxo coronário (FFR) com base para guia ICP. O estudo FAME (*Fractional Flow Reserve Versus Angiography for Multivessel Evaluation*) avaliou 1.005 pacientes com doença coronária multiarterial, randomizando-os para ICP com base nos achados angiográficos (revascularização anatômica) *versus* ICP guiada pela presença de isquemia ao FFR (< 0,80). Ao final de um ano de seguimento clínico, o grupo tratado com base na presença de isquemia havia recebido menos *stents* (1,9 *versus* 2,7%, p < 0,001) e havia apresentado menos eventos cardíacos adversos maiores (13,2 *versus* 18,3%, p = 0,02). O grupo guiado por FFR teve significativamente menos óbito/IAM (7,3 *versus* 11,1%, p = 0,04), confirmando a hipótese de que a realização de procedimentos de revascularização miocárdica guiados exclusivamente pela anatomia coronária, na ausência de isquemia, não reduzem eventos negativos além de resultar em incremento em custos ao sistema de saúde.

Nam e cols. classificaram os pacientes incluídos no estudo FAME de acordo com a complexidade angiográ-

fica das lesões, tendo como base o escore SYNTAX tradicional. Posteriormente, após realização do FFR, reclassificaram os pacientes de acordo com a presença de isquemia relacionada à lesão avaliada. Notavelmente, quase 1/3 da população avaliada foi reclassificada como sendo de baixa complexidade.

CONDUTA

Levando em conta as evidências científicas acima discutidas e após reunião da equipe multidisciplinar ("*heart team*") optou-se por avaliar a significância fisiológica das lesões encontradas no ramo marginal, artéria descendente anterior e ramo descendente posterior da coronária direita. A figura 34.2 demonstra o resultado da avaliação nas diferentes artérias. Conforme notamos, nenhuma das lesões atingiu o valor de FFR abaixo de 0,8, em geral associado com pior prognóstico na DAC. Esse exame não foi realizado na artéria circunflexa, por se tratar de lesão crítica (> 90%), faixa onde parece ser mínima a discordância entre angiografia e FFR.

Frente ao resultado da avaliação fisiológica, o SYNTAX escore fisiológico foi calculado. O paciente que inicialmente teve sua anatomia classificada como de moderada/intermediária complexidade (SYNTAX escore = 27), foi reclassificado como de baixa complexidade (SYNTAX escore = 5). Assim sendo, optou-se por indicar ICP da lesão culpada (artéria circunflexa no seu segmento distal), com implante de *stent* farmacológico, o que foi realizado com resultado agudo bastante satisfatório (Figura 34.3).

Após o procedimento a paciente permaneceu internada por mais 48 horas, recebendo alta hospitalar com orientação para mudança dietética e no estilo de vida, mudança na prescrição da estatina (optou-se por atorvastaina 40 mg/dia) e acréscimo de inibidor da ECA (enalapril 20 mg/dia). Ajustou-se ainda a dose dos hipoglicemiantes orais (metformina 850 mg 2x/dia e glibenclamida 5 mg/dia).

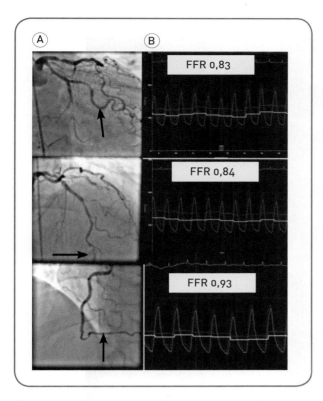

Figura 34.2. Resultado da avaliação funcional realizada com FFR no 1o ramo marginal da circunflexa (A), da artéria descendente anterior (painel central) e no ramo descendente posterior da coronária direita (B). Nenhumas das artérias apresentou valor menor que 0,80, habitualmente relacionado a pior prognóstico na evolução das estenoses coronárias.

Esse caso foi conduzido em nossa instituição no ano de 2013. A paciente mantém-se assintomática, em acompanhamento ambulatorial no setor de angioplastia clínica do serviço. Em 2016 submeteu-se a avaliação funcional não invasiva (teste ergométrico associado a cintilografia de perfusão miocárdica) como parte de avaliação para cirurgia não cardíaca. Conforme observado na figura 34.4, decorridos três anos da internação por SCASSST, a paciente não apresenta nenhum sinal de isquemia.

CONCLUSÃO

O presente caso encerra algumas importantes considerações/reflexões. Destacam-se:

- a importância do uso de escores para estratificação de risco em pacientes com SCASSST. Essa conduta é guarda valor tanto prognóstico como na decisão terapêutica (indicar ou não estratificação invasiva e o melhor momento para realizá-la);
- a presença de doença multiarterial em pacientes com SCA não é infrequente, podendo ser observada em até 50% dos casos. Nesse cenário, estando o paciente estável do ponto de vista clínico e havendo dúvida sobre a melhor estratégia de revascularização miocárdica a ser indicada (ICP *versus* cirurgia), o procedimento não necessita ser realizado de imediato (ad hoc), devendo a decisão ser baseada na complexidade anatômica e clínica de cada caso, e pautada na realidade de cada serviço. A discussão pelo "heart team" pode auxiliar na tomada da melhor decisão;

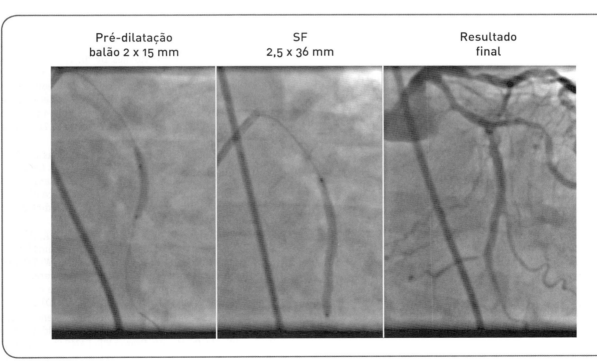

Figura 34.3. Intervenção coronária percutânea com implante de *stent* farmacológico no segmento distal da artéria circunflexa. Conforme observado, obteve-se excelente resultado imediato.

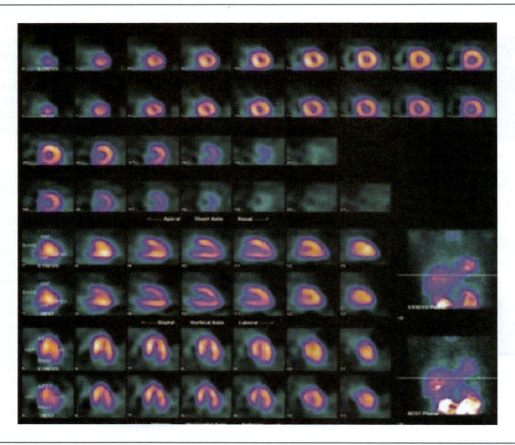

Figura 34.4. Exame de perfusão miocárdica (cintilografia) realizado após três anos da abordagem inicial. Conforme notado não há evidência de isquemia em nenhum território avaliado.

- outrora pautada exclusivamente na presença e gravidade angiográfica das lesões coronárias, hoje a indicação de intervenção, sobretudo percutânea, tem cada vez mais se orientado pela presença de isquemia relacionada ao território a ser abordado. Nesse contexto, a reserva de fluxo coronário (FFR) adquiriu papel de destaque na avaliação de lesões moderadas/intermediárias (50 a 80%);
- o uso de FFR, em geral, resulta na necessidade de menos intervenção, tornando os procedimentos menos complexos e mais custo-efetivos;
- independente da estratégia de revascularização adotada, o tratamento clínico rigoroso deve ser sempre enfatizado. Esse inclui tanto a modificação dietética e no estilo de vida como a prescrição de medicações que sabidamente melhoram o prognóstico tardio de pacientes com na DAC.

BIBLIOGRAFIA CONSULTADA

- Feres F, Costa RA, Siqueira DAA, Costa Jr. JR, Chamié D, Staico R et al. Diretriz em Intervenção Coronária Percutânea. Arq Bras Cardiol 2017; in press.
- Katritsis DG, Siontis GC, Kastrati A, van't Hof AW, Neumann FJ, Siontis KC, Ioannidis JP. Optimal timing of coronary angiography and potential intervention in non-ST-elevation acute coronary syndromes. Eur Heart J 2011;32(1):32 – 40.
- Mohr FW, Morice MC, Kappetein AP, Feldman TE, Ståhle E, Colombo A, Mack MJ, Holmes DR Jr, Morel MA, Van Dyck N, Houle VM, Dawkins KD, Serruys PW. Coronary artery bypass graft surgery versus percutaneous coronary intervention in patients with three-vessel disease and left main coronary disease: 5-year follow-up of the randomised, clinical SYNTAX trial. Lancet. 2013 Feb 23;381(9867):629-38.
- Nicolau JC, Timerman A, Marin-Neto JA, Piegas LS, Barbosa CJDG, Franci A, Sociedade Brasileira de Cardiologia. Diretrizes da Sociedade Brasileira de Cardiologia sobre Angina Instável e Infarto Agudo do Miocárdio sem Supradesnível do Segmento ST. Arq Bras Cardiol 2014; 102(3Supl.1):1-61
- Serruys PW, Morice MC, Kappetein AP, Colombo A, Holmes DR, Mack MJ, Ståhle E, Feldman TE, van den Brand M, Bass EJ, Van Dyck N, Leadley K, Dawkins KD, Mohr FW; SYNTAX Investigators. Percutaneous coronary intervention versus coronary-artery bypass grafting for severe coronary artery disease. N Engl J Med. 2009 Mar 5;360(10):961-72.
- Tonino PA, De Bruyne B, Pijls NH, Siebert U, Ikeno F, van't Veer M, Klauss V, Manoharan G, Engstrøm T, Oldroyd KG, Ver Lee PN, MacCarthy PA, Fearon WF; FAME Study Investigators. Fractional flow reserve versus angiography for guiding percutaneous coronary intervention. N Engl J Med. 2009 Jan 15;360(3):213-24

Principais cardiopatias congênitas
Diagnóstico clínico e por imagem

35

Ieda Biscegli Jatene

DESTAQUES

- Abordar o diagnóstico das cardiopatias acianogênicas, como a comunicação interatrial e interventricular, a persistência do canal arterial e o defeito do septo atrioventricular.
- Demostrar as formas de avaliação das cardiopatias cianogênicas, com defeito na origem e relação espacial das grandes artérias, como a transposição das grandes artérias e tetralogia de *Fallot*

INTRODUÇÃO

As cardiopatias congênitas podem ser divididas em dois grandes grupos de acordo com a presença ou não de cianose:

- acianogênicas: grupo heterogêneo de lesões que podem cursar com hiperfluxo pulmonar ou obstrução à via de saída ventricular (Direita ou Esquerda). No primeiro grupo estão incluídas aquelas com *shunt* interatrial ou interventricular, persistência do canal arterial e defeitos do septo atrioventricular. Já no segundo grupo, estão incluídas as cardiopatias que apresentam obstrução à ejeção do ventrículo direito (VD) ou do ventrículo esquerdo (VE);
- cianogênicas: lesões em conseqüência de defeitos na origem e relação espacial das grandes artérias e aquelas decorrentes de alterações no desenvolvimento dos ventrículos.

Nesse capítulo abordaremos o diagnóstico clínico e por imagem de algumas das cardiopatias acianogênicas com *shunt* esquerda–direita e cardiopatias cianogênicas por defeitos na origem e relação espacial das grandes artérias.

CARDIOPATIAS ACIANOGÊNICAS COM *SHUNT* ESQUERDA-DIREITA

Nesse grupo de defeitos cardíacos o *shunt* se estabelece quando o sangue do átrio esquerdo (AE), do ventrículo esquerdo (VE) ou da aorta (Ao) passa para o átrio direito (AD), ventrículo direito (VD) ou para a artéria pulmonar (AP) respectivamente. Portanto, os pulmões recebem todo sangue não oxigenado do retorno venoso sistêmico além do sangue oxigenado que é desviado para o lado direito do coração através do defeito, o que leva à sobrecarga de volume e/ou pressão de uma ou mais câmaras ou estruturas cardiovasculares.

COMUNICAÇÃO INTERATRIAL

A incidência da CIA é de 1 para 1.500 nascidos vivos, representando 6 a 10 % de todas as anomalias cardíacas congênitas e é mais frequente no sexo feminino na proporção de 2:1.

Em pacientes acianóticos com comunicação interatrial (CIA), a direção do *shunt* é da esquerda para a direita e sua magnitude depende do tamanho do defeito e da complacência do ventrículo direito e do ventrículo esquerdo. Nessa situação o sangue passa do AE para o AD provocando aumento de volume no átrio direito, ventrículo direito e artéria pulmonar, pois a complacência do VD é maior que a do VE (Figura 35.1).

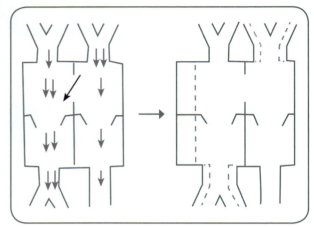

Figura 35.1. Esquema ilustrativo das alterações hemodinâmicas da comunicação interatrial.
(**Adaptado de:** Pediatric Cardiology for Practitioners – Myung K. Park).

Os tipos mais comuns de CIA são:

- *ostium secundum*: localiza-se na região da fossa oval e resulta da absorção excessiva de *septum primum*, desenvolvimento insuficiente do septum secundum ou ambos;
- *ostium primum*: é um tipo de defeito do septo atrioventricular localizado na porção inferior do septo interatrial, próximo às valvas mitral e tricúspide e que resulta da falta de fechamento do *ostium primum* pelos coxins endocárdicos. Observa-se, invariavelmente, uma fenda na cúspide septal da valva mitral;
- Seio venoso: ocorre na porção póstero-superior do septo interatrial e frequentemente está associada à drenagem anômala parcial da veia pulmonar superior direta (Figura 35.2).

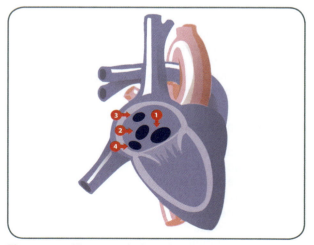

Figura 35.2. Tipos anatômicos de comunicação interatrial: 1) *ostium primum*; 2) *ostium secundum*; 3 e 4) seio venoso.
Adaptado de: Congenital Heart Disease and Repair- Allen D. Everett, D. Scott Lim.

A maioria dos pacientes é assintomática e é encaminhada ao cardiologista pediátrico após ausculta de sopro cardíaco. Em menos de 10% se detecta sinais de insuficiência cardíaca e pode ocorrer déficit de crescimento ou infecções respiratórias de repetição nos casos de CIA ampla. Raramente evoluem com hipertensão pulmonar na infância e adolescência. É a cardiopatia congênita mais frequente na idade adulta.

Ao exame físico, observa-se precórdio hiperdinâmico em criança maior ou adulto com grande *shunt* esquerda - direita. Quanto à ausculta, o desdobramento da segunda bulha é fixo, consequente ao atraso do componente pulmonar resultante do esvaziamento prolongado do VD decorrente do volume aumentado. O sopro sistólico (SS) ejetivo crescendo-decrescendo audível em foco pulmonar indica fluxo aumentado pela valva pulmonar. Já o sopro diastólico (SD) precoce em borda esternal esquerda baixa resulta do fluxo aumentado pela valva tricúspide. Nos casos com hipertensão pulmonar observa-se que o desdobramento fixo desaparece, o componente pulmonar de B2 fica mais audível, o SS fica mais curto e desaparece o SD.

O eletrocardiograma (ECG) varia de acordo com o tamanho e a localização do defeito, sendo o ritmo sinusal na maioria dos pacientes, podendo apresentar ritmo de fibrilação atrial no adulto. A morfologia de QRS pode ser normal ou apresentar morfologia rSR' em derivações precordiais direitas. Para pacientes com defeitos moderados a grandes o ECG poderá mostrar sinais de hipertrofia atrial e ventricular direitas e desvio do eixo de QRS para direita. Nos casos de CIA *ostium primum* é possível detectar achados característicos: eixo de QRS desviado para esquerda (desvio anterosuperior) com rotação anti-horária.

Os achados radiológicos estão diretamente relacionados ao tamanho do defeito, podendo ser normal ou apresentar aumento da área cardíaca e sinais de hiperfluxo pulmonar nos defeitos maiores. A ecocardiografia é usada para confirmar o diagnóstico e o tipo de CIA bem como para avaliar dilatações de câmaras e sinais de hipertensão pulmonar. Em pacientes adolescentes e adultos o ecocardiograma transesofágico é superior ao transtorácico, avaliando não apenas as dimensões, mas também a presença de bordas ao redor do defeito, o que colabora na decisão do tratamento a ser indicado.

A idade ideal para o tratamento cirúrgico da CIA é entre 2 e 4 anos. Quanto ao fechamento percutâneo, atualmente, é o tratamento de escolha nos casos em que as bordas para ancorar as próteses, as dimensões e localização do defeito são considerados ideais. Entretanto, quando há necessidade de se corrigir a CIA numa fase inicial de vida (lactente) o tratamento é sempre cirúrgico (Figura 35.3).

COMUNICAÇÃO INTERVENTRICULAR

As comunicações interventriculares (CIV) ocorrem em 1 a 3 de cada mil nascidos vivos e representam 16 a 20% de todos os defeitos cardíacos congênitos, sem predominância por sexo. A direção do *shunt* é da esquerda para a direita e sua magnitude está relacionada ao tamanho do defeito e o nível de pressão pulmonar (Figura 35.4).

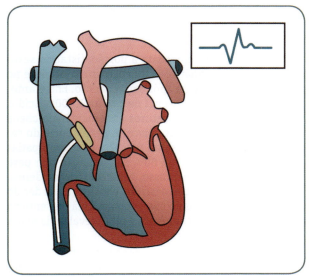

Figura 35.3. O estudo hemodinâmico é realizado de forma terapêutica para a maioria dos casos de CIA tipo fossa oval *(ostium secundum)*.

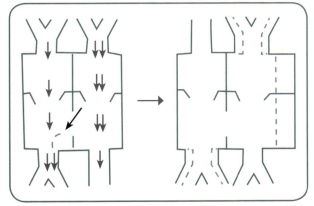

Figura 35.4. Esquema ilustrativo das alterações hemodinâmicas da comunicação interventricular
Adaptado de: Pediatric Cardiology for Practitioners – Myung K. ark.

A classificação morfológica é baseada nos quatro componentes do septo interventricular (Figura 35.5):

- perimembranosa: é o defeito mais comum, localiza-se na área do septo membranoso, no trato do fluxo de saída do VE e imediatamente sob a valva aórtica. Pode se fechar espontaneamente por justaposição da cúspide septal da valva tricúspide ou por formação aneurismática;
- infundibular: também conhecida como supracristal, localiza-se acima da crista supraventricular, ou seja, no trato de saída do VD, imediatamente abaixo da cúspide direita da valva aórtica, o que provoca, frequentemente, o prolapso dessa estrutura ou ainda insuficiência aórtica;
- via de entrada: localiza-se posteriormente no septo, abaixo das valvas tricúspide e mitral. É um defeito do coxim endocárdico e nunca se fecha espontaneamente;
- muscular: localiza-se na porção muscular do septo interventricular, podendo ocorrer mais de um defeito desse tipo em cada paciente, apresentando alto índice de fechamento espontâneo.

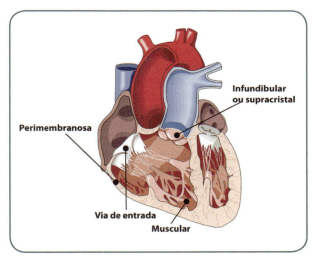

Figura 35.5. Visualização dos diferentes tipos de CIV a partir do lado direito do septo interventricular.
Adaptação de: Cardiologia Pediátrica - Fundamentos David J. Driscoll.

A sintomatologia varia, principalmente conforme o tamanho do defeito, mas também de acordo com o tipo de lesão. Os pacientes podem ser assintomáticos ou apresentar dispneia, infecções respiratórias de repetição e hipodesenvolvimento ponderoestatural. A evolução com hipertensão pulmonar é mais precoce nos defeitos grandes e o risco de endocardite bacteriana deve ser considerado. Embora o consenso americano não recomende profilaxia nos portadores de CIV, não se tem ainda uma definição quanto à conduta em nosso país, considerando-se a diferença de condição socioeconômica e as possíveis sequelas para esse grupo de pacientes. O exame físico também varia de acordo com a magnitude do defeito e suas repercussões hemodinâmicas, sendo que na CIV pequena a ausculta é de sopro mesossistólico intenso em borda esternal esquerda (BEE) baixa irradiado para todos os focos. Nos defeitos maiores o sopro é pansistólico, de intensidade constante, na BEE baixa, irradiado em faixa para o hemitórax direito e para axila. Nos grandes defeitos o sopro é discreto, quer seja pelo tamanho da CIV ou pela resistência arterial pulmonar elevada, o que iguala as pressões nos ventrículos e não provoca a turbulência que gera o sopro. Nos casos com insuficiência cardíaca pode-se evidenciar hepatomegalia e edema palpebral.

O eletrocardiograma (ECG) pode estar normal ou apresentar sinais de sobrecarga atrial e ventricular esquerda nos defeitos amplos. Quando há hipertensão pulmonar é possível verificar sobrecarga ventricular direita (Figura 35.6).

Os achados ao raio-X são proporcionais ao tamanho da CIV, sendo normal quando o defeito é pequeno e mostrando aumento de área cardíaca com sinais de hiperfluxo e congestão venosa pulmonar na CIV ampla.

A ecocardiografia confirma o diagnóstico clínico, localiza o defeito, avalia a magnitude do *shunt* pelo *doppler*, pesquisa defeito muscular pelo mapeamento a cores e identifica lesões associadas (Figura 35.7).

O cateterismo raramente tem finalidade diagnóstica e é realizado na busca de defeitos associados não evidenciados pela ecocardiografia, ou ainda na suspeita de doença vascular pulmonar, sendo então realizadas medidas de fluxo e resistência pulmonar para de definir a operabilidade (Figura 35.8).

Quando os pacientes evoluem com quadro de insuficiência cardíaca congestiva precoce é necessário tratar com diurético, inibidor da enzima conversora de angiotensina (IECA) e digital sempre que indicado, e a cirurgia está indicada a partir do terceiro mês de vida, conforme cada caso. Quando a evolução clínica for favorável, aguarda-se até, pelo menos os 3 anos de idade, pois o fechamento espontâneo acontece na maioria dos casos até essa idade. Entretanto, existem na literatura referências ao fechamento espontâneo até os 10 anos de idade, conforme o tipo de lesão. Nas crianças que evidenciam sinais de hipertensão pulmonar o fechamento deve ser realizado entre 6 e 9 meses na tentativa de evitar evolução para doença obstrutiva vascular pulmonar irreversível.

Persistência do canal arterial

O canal arterial representa a porção distal do sexto arco aórtico embrionário. É uma estrutura presente no feto e que deve se fechar após o nascimento. Entretanto, pode permanecer patente em 1 de 2.500 a 5.000 nascidos vivos, sendo que em prematuros essa incidência chega a 8 em cada 1.000 nascidos vivos. A persistência do canal arterial (PCA) representa 9 a 12% das cardiopatias congênitas, ocorrendo em 80% das crianças com peso inferior a 1.200 g. Além disso, também tem incidência 30 vezes maior em bebês nascidos em altas altitudes do que naqueles nascidos ao nível do mar. Está presente na síndrome da rubéola congênita e tem prevalência maior no sexo feminino (Figura. 35.9).

As alterações hemodinâmicas são semelhantes àquelas observadas na CIV. A magnitude do *shunt* E-D é determinada pela resistência oferecida pelo canal arterial (diâmetro, extensão e tortuosidade) quando é pequeno e pelo nível da resistência vascular pulmonar nos casos de cana arterial amplo. As câmaras e os vasos aumentados são semelhantes àqueles na CIV, exceto pela dilatação da aorta ascendente e arco aórtico (Figura. 35.10).

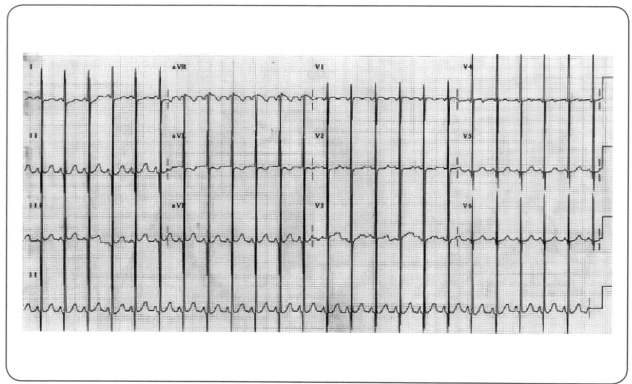

SAE: sobrecarga atrial esquerda; SVE: sobrecarga ventricular esquerda; SVD: sobrecarga ventricular direita.

Figura 35.6. Eletrocardiograma com ritmo sinusal, podendo evidenciar SAE e SVE nos defeitos amplos; nos casos com sobrecarga pressórica observa-se SVD. =

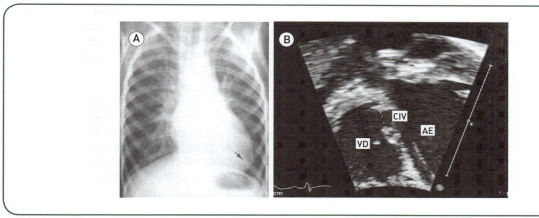

Figura 35.7. A) Raio-X de paciente com CIV evidenciando aumento de área cardíaca proporcional ao tamanho do defeito; B) achados ecocardiográficos de CIV perimembranosa.

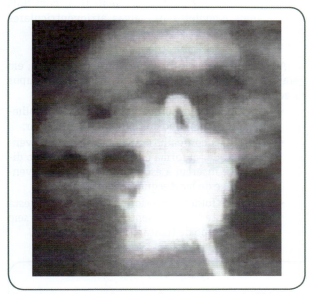

Figura 35.8. Cateterismo cardíaco que evidencia CIVs musculares múltiplas além da CIV perimembranosa; avaliação da HAP (fluxo e resistência e estudo morfométrico da circulação pulmonar).

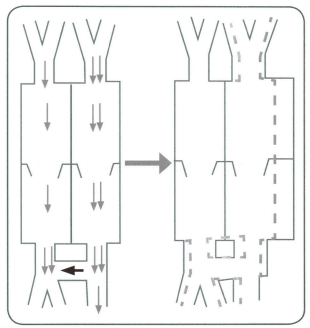

Figura 35.10. Esquema ilustrativo das alterações hemodinâmicas na presença da persistência do canal arterial (PCA)
Adaptado de: Pediatric Cardiology for Practitioners – Myung K. Park).

A sintomatologia varia de acordo com o tamanho do canal arterial e de sua repercussão hemodinâmica, sendo que as crianças podem ser assintomáticas nos casos de defeito pequeno e apresentar quadro clínico de insuficiência cardíaca, infecções respiratórias de repetição e déficit de crescimento nos pacientes com canal arterial patente de grande dimensão. A evolução natural mostra que o aparecimento de hipertensão arterial nesses casos é precoce e deve ser evitada com tratamento logo após o diagnóstico. Ao exame físico, encontram-se dados característicos como pulsos periféricos aumentados e de fácil palpação mesmo no berçário, resultante da pressão de pulso ampliada. O sopro é contínuo e melhor audível em fossa infraclavicular esquerda. Entretanto, em neonatos a termo, o sopro pode ser auscultado apenas na sístole e confundido com sopro de CIV.

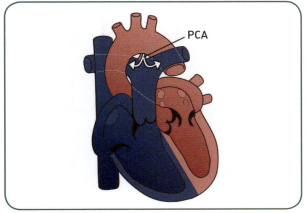

Figura 35.9. Canal arterial persistente em localização habitual, conectando aorta à artéria pulmonar esquerda.
Adaptado de: Congenital Heart Disease and Repair – Allen D. Everett, D. Scott Lim).

O ECG na maioria dos casos é normal, mas nos defeitos grandes observa-se sobrecarga ventricular esquerda ou biventricular (na presença de hipertensão pulmonar) (Figura. 35.11).

O estudo radiológico nos casos de PCA pode ser normal quando o defeito for pequeno ou apresentar cardiomegalia (às custas de átrio e ventrículo esquerdos e aorta ascendente) e hiperfluxo pulmonar em canais arteriais amplos. Quando houver hipertensão pulmonar a área cardíaca pode ser normal, mas com abaulamento do tronco pulmonar e hilos proeminentes. O ecocardiograma localiza o defeito e analisa direção e magnitude do fluxo através do *doppler* (Figura.35.12).

Assim como nos defeitos anteriores, o cateterismo não é indispensável para o diagnóstico, mas tem fundamental importância para o tratamento com diferentes dispositivos (Figura 35.13).

Os canais arteriais diagnosticados devem sempre ser tratados. Em lactentes prematuros, o defeito pode ser fechado com uso indometacina. Caso não seja possível, a indicação é para fechamento cirúrgico. Sempre que necessário se faz uso de medicação para controlar IC e programa-se o tratamento percutâneo ou cirúrgico de acordo com cada caso, buscando evitar a evolução para hipertensão pulmonar que pode contra-indicar o fechamento do defeito.

DEFEITO DO SEPTO ATRIOVENTRICULAR

Os defeitos do septo atrioventricular resultam do desenvolvimento anormal dos coxins endocárdicos e ocorrem em 0,19 de cada 1.000 nascidos vivos respondendo por 4 a 5% das cardiopatias congênitas. Existe forte associação com síndrome de Down (trissomia do cromossomo 21): quase metade dos portadores dessa síndrome tem cardiopatia congênita, sendo 50% defeito do septo atrioventricular (DSAV).

Pode-se classificar os DSAV em:
- forma total: ausência da porção inferior do septo interatrial e da porção posterior do septo interventricular. Ao invés de duas valvas atrioventriculares individualizadas encontra-se uma grande valva atrioventricular comum e portanto, não existe a porção central do coração;
- forma parcial: presença de CIA tipo ostium primum com valva mitral fendida produzindo *shunt* do ventrículo esquerdo para o átrio direito;
- intermediária: encontra-se CIA tipo *ostium primum*, CIV posterior e restritiva, com dois anéis completos de valvas atrioventriculares (Figura 35.14).

A valva AV única no DSAV forma total apresenta, em geral, cinco folhetos e é classificada em três subgrupos de acordo com a classificação de Rastelli:
- tipo A: existem cordoalhas conectando o folheto anterior ao topo do septo interventricular;
- tipo B: as cordoalhas cruzam o septo interventricular de tal forma que cordoalhas do lado direito se inserem à esquerda no septo interventricular e do lado esquerdo à direita;
- tipo C: o folheto anterior da valva AV única está " em ponte " sobre o septo interventricular, sem nenhum tipo de fixação (Figura. 35.15).

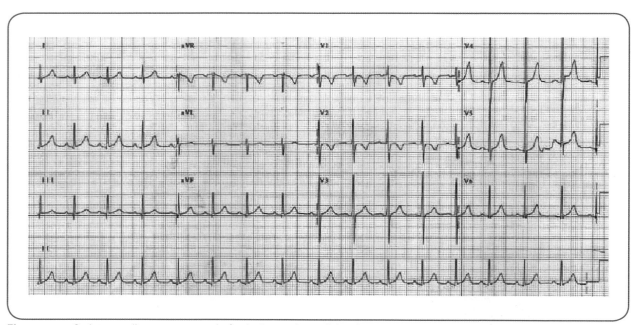

Figura 35.11. O eletrocardiograma na persistência do canal arterial pode ser normal nos defeitos pequenos , ou com sinais de SVE ou SBV (com HAP).

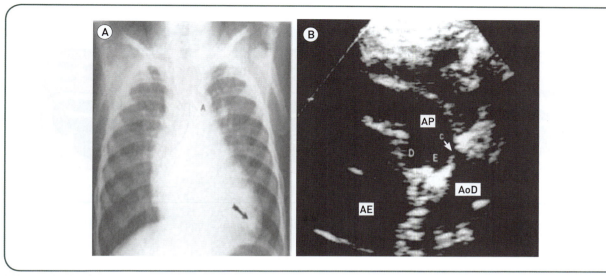

Figura 35.12. A) Área cardíaca aumentada com sinais de hiperfluxo pulmonar e dilatação da artéria pulmonar e aorta ascendente; B) o ecocardiograma bidimensional localiza o defeito e faz análise do fluxo pelo canal através do *doppler*.

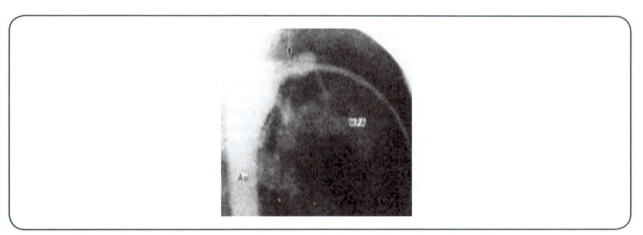

Figura 35.13. O cateterismo cardíaco como procedimento terapêutico na oclusão de canal arterial.

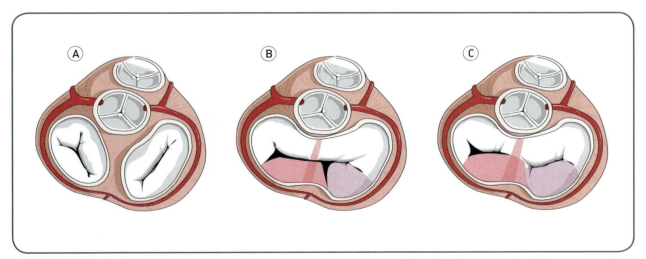

Figura 35.14. Morfologia das valvas atrioventriculares em: A) coração normal; B) no DSVA forma total ;e C) forma parcial.
Adaptado de: Congenital Heart Defects – from origin to treatment).

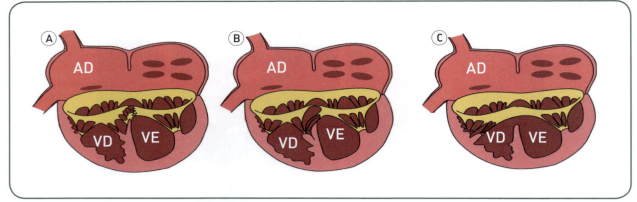

AD: átrio direito; VD: ventrículo direito; VE: ventrículo esquerdo.
Figura 35.15. Classificação de Rastelli para o DSAV forma total: A) tipo A; B) tipoB; C) tipo C.
Adaptado de: Pediatric Cardiology for Practitioners – Myung K. Park.

A sintomatologia nos casos de DSAV forma parcial é semelhante àquela descrita para os casos de CIA *ostium primum* assim como os portadores de DSAV forma total tem queixas e sintomas muito parecidos com os encontrados nos casos de CIV. A maior preocupação nos casos de forma total associado à síndrome de Down é evitar a hipertensão pulmonar que se estabelece precocemente. Um achado característico é o fácies sindrômico quando a cardiopatia está associada à trissomia do cromossomo 21.

Ao exame físico, o sopro auscultado em pacientes com a forma parcial é semelhante ao da CIA, mas conforme a fenda do folheto mitral, pode-se auscultar SS regurgitativo, de intensidade variável localizado em foco mitral e irradiado para axila. Nos portadores de DSAV forma total o precórdio é hiperativo, o sopro igual àquele descrito em CIV, podendo ser auscultada B3 e ritmo de galope na presença de ICC. Nessa condição também está presente hepatomegalia e edema palpebral.

O ECG mostra ritmo sinusal com eixo desviado para a esquerda com sobrecarga ventricular direita (sinal de Toscano) ou biventricular, principalmente na forma total e sobrecarga ventricular esquerda se houver insuficiência mitral significativa (Figura 35.16).

Ao raio-X, observa-se área cardíaca aumentada globalmente com sinais de hiperfluxo pulmonar. Quando há HP, a área cardíaca pode ser normal ou pouco aumentada e os campos pulmonares apresentam periferia pouco perfundida. A ecocardiografia localiza os defeitos septais, avalia o grau de regurgitação pela valva mitral (principalmente ao *doppler*) e, na forma total, estabelece o tipo da valva AV única (A, B ou C) conforme classificação de Rastelli (Figura 35.17).

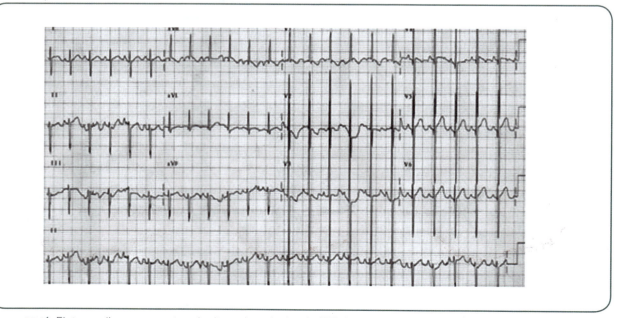

Figura 35.16. Eletrocardiograma mostrando ritmo sinusal, eixo de QRS desviado para esquerda (sinal de Toscano) com sobrecarga ventricular direita.

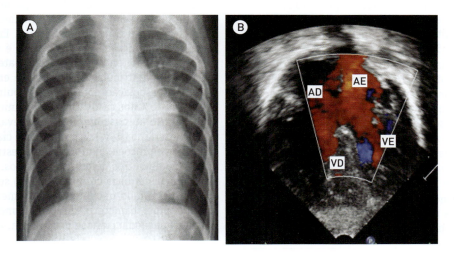

VD: ventrículo direito, VE: ventrículo esquerdo: AD: átrio direito; AE: átrio esquerdo.
Figura 35.17. A) aumento global da área cardíaca ao raio-X com sinais de hiperfluxo pulmonar; B) DSAV forma total com valva AV única.

O cateterismo cardíaco na forma parcial analisa o grau da insuficiência mitral e pesquisa outros defeitos associados não detectados ao ecocardiograma. Nos casos de forma total, avalia os níveis de pressão e resistência pulmonar assim como realiza o estudo morfométrico da circulação pulmonar. É importante lembrar a imagem de "*goose neck*" encontrada durante a ventriculografia esquerda e consequente ao encurtamento da distância entre a valva AV esquerda e a ponta do coração e o aumento da distância entre a ponta do coração e a via de saída do VE (Figura 35.18).

O tratamento clínico está indicado para os casos com ICC até que se realize a correção cirúrgica, o que geralmente é feito, no DSAV total, entre 4 e 6 meses de idade, e no DSAV parcial após o primeiro ano de vida, desde que não haja sinais sugestivos de HP.

CARDIOPATIAS CIANOGÊNICAS COM DEFEITO NA ORIGEM E RELAÇÃO ESPACIAL DAS GRANDES ARTÉRIAS

Transposição das grandes artérias

A transposição das grandes artérias (TGA) é a cardiopatia congênita cianogênica mais comum em neonatos. Nessa condição, a aorta (Ao) está conectada ao ventrículo direito e a artéria pulmonar ao ventrículo esquerdo. Dessa forma, a relação anteroposterior das grandes

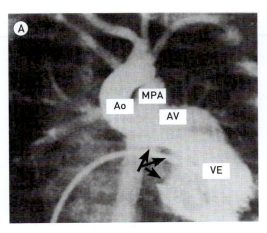
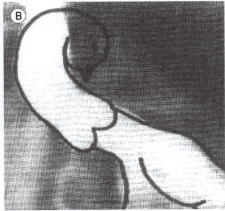

VE: ventrículo esquerdo; Ao: aorta; AV: atrioventricular.
Figura 35.18. Estudo hemodinâmico no DSAV forma total mostrando encurtamento do diâmetro de entrada e alongamento do ápice até via de saída do VE (*goose neck*).
Adaptação de: Pediatric Cardiology for Practitioners – Myung K. Park.

artérias está invertida, de tal forma que a Ao encontra-se à direita e anterior em relação à artéria pulmonar e a continuidade mitro-aórtica não é observada nessa cardiopatia (Figura 35.19).

A concordância atrioventricular está preservada de tal forma que os átrios direito e esquerdo mantêm a relação habitual com os ventrículos direito e esquerdo respectivamente; enquanto que o VD está conectado à Ao e o VE à AP. Assim sendo, estabelece-se duas circulações em paralelo, sendo indispensável a presença de defeitos septais associados para permitir a sobrevida desses pacientes (Figura 35.20).

Corresponde a 7% de todas as cardiopatias congênitas cianogênicas no período neonatal. A história natural dessa cardiopatia mostra mortalidade de, aproximadamente, 30% na primeira semana de vida, 50% ao final de 30 dias e apenas cerca de 10% dos pacientes chegam a 1 ano de idade, sendo portanto fundamental o diagnóstico correto e o tratamento precoce. Em 50 a 60% dos pacientes o único defeito associado é o foramem oval patente ou pequeno canal arterial patente. A comunicação interventricular está presente em cerca de 30 a 40% e a associação com estenose pulmonar é encontrada em 10% dos casos. O quadro clínico se caracteriza por cianose ao nascimento, com prevalência maior no sexo masculino (64%). A presença de cianose é tão mais evidente e precoce, conforme mais restritiva é a CIA na ausência de outros defeitos associados. Os sinais de insuficiência cardíaca congestiva (ICC) se manifestam ao longo do período neonatal, especialmente na presença de CIV ampla, caracterizados por dispneia e dificuldade às mamadas, com cianose mais tardia. Ao exame físico,

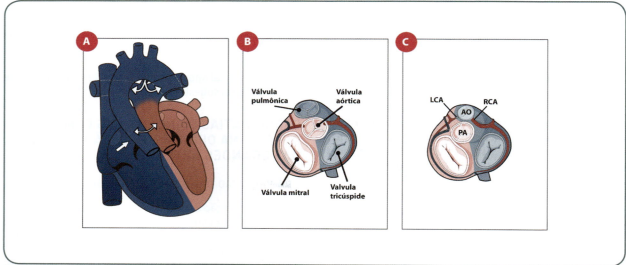

Ao: aorta; PA: artéria pulmonar; RCA: artéria coronária direita; LCA: artéria coronária esquerda.
Figura 35.19. A) Diagrama evidenciando a concordância atrioventricular e discordância ventriculoarterial; B) relação espacial em corações normais; C) aorta anterior em relação à pulmonar e perda da continuidade mitro-aórtica.
Adaptado de: Congenital Heart Disease and Repair – Allen D. Everett, D. Scott Lim.

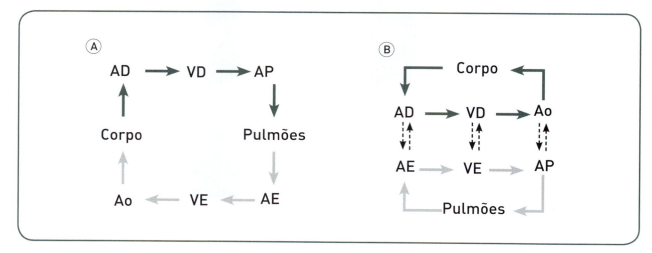

Figura 35.20. A) Circulação em série em corações normais; B) circulações em paralelo na transposição das grandes artérias.

a segunda bulha é única e não se ausculta sopro cardíaco em crianças com TGA sem CIV. Entretanto, nos pacientes com TGA e CIV, a presença de sopro holossistólico em borda esternal esquerda baixa pode ser precoce, e os principais sinais de ICC são hepatomegalia, edema palpebral e dispneia aos esforços.

O ECG mostra ritmo sinusal, com eixo desviado para a direita (+ 90 a + 120°). A hipertrofia ventricular direita (HVD) pode se tornar evidente após os primeiros dias de vida, e a hipertrofia biventricular (HBV) pode estar presente nos casos com CIV, PCA ou estenose pulmonar (Figura 35.21).

O estudo radiológico mostra, caracteristicamente, área cardíaca ovoide, com pedículo vascular estreito, podendo apresentar cardiomegalia e hiperfluxo pulmonar de acordo com os defeitos associados (Figura 35.22).

O ecocardiograma bidimensional e o color *doppler* fornecem as informações anatômicas e funcionais necessárias para definição do manejo nos pacientes com TGA. O estudo ecocardiográfico permite a avaliação da massa e espessura ventriculares, da anatomia do septo interventricular e da anatomia das artérias coronárias, além de evidenciar a discordância ventriculoarterial (Figura 35.23).

Ao nascimento, o VE é semelhante ao VD, que nesses casos é o ventrículo sistêmico, uma vez que os níveis de pressão pulmonar estão elevados. Com a queda da resistência pulmonar nos casos sem CIV, o VE passa a apresentar as características de ventrículo subpulmonar e portanto sem as condições adequadas para realização da correção anatômica (operação de Jatene), o que tem implicações importantes para a decisão cirúrgica. Ao ecocardiograma é possível avaliar o septo interventricular ao final da sístole, de acordo com a classificação de Rastelli, que considera o VE como tipo I quando o septo interventricular está abaulado para o VD (mostrando condições semelhantes entre os dois ventrículos), tipo II quando está retificado e tipo II quando o septo está desviado para esquerda, mostrando que o VD assumiu a condição de ventrículo sistêmico (Figura 35.24).

O estudo hemodinâmico está reservado para a realização de atrioseptostomia com balão de Rashkind, nos casos de CIA restritiva, visando melhorar as condições clínicas do neonato ou quando é necessário avaliar defeitos associados e não elucidados pelo ecocardiograma (Figura 35.25).

Tetralogia de *Fallot*

A tetralogia de *Fallot* (T4F) ocorre em 5 a 10% de todos os defeitos congênitos e é, provavelmente, a cardiopatia congênita cianogênica mais comum.

A descrição original da T4F inclui ampla CIV, obstrução na via de saída do ventrículo direito (VSVD), hipertrofia ventricular direita e dextroposição da aorta. Sob o ponto de vista fisiológico apenas duas dessas anomalias devem ser consideradas: CIV ampla o suficiente para equalizar as pressões nos ventrículos e a obstrução na VSVD. A hipertrofia ventricular direita é consequência da obstrução na VSVD e da CIV e a dextroposição da aorta apresenta graus variáveis (Figura 35.26).

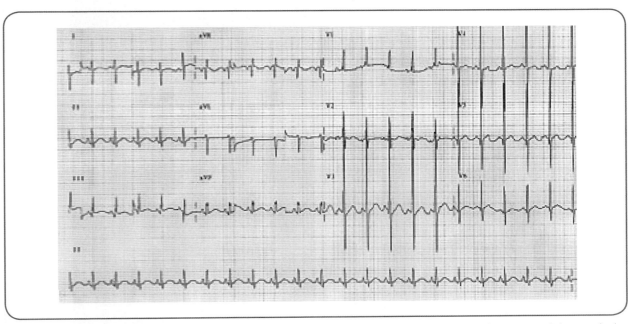

Figura 35.21. Eletrocardiograma com ritmo sinusal, eixo QRS desviado para direita , sugestiva sobrecarga atrial e ventricular direita.

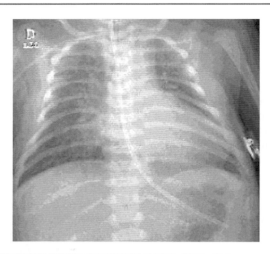

Figura 35.22. Raio-X de neonato com área cardíaca ovoide e pedículo estreito.

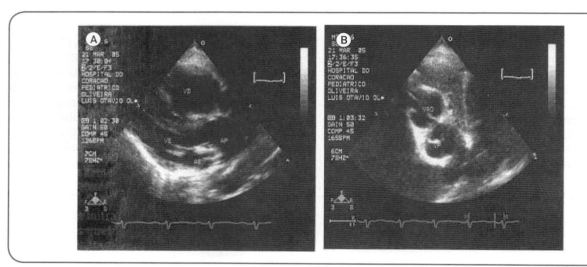

Figura 35.23. O ecocardiograma mostra a: A) discordância ventrículo arterial; B) a relação entre as grandes artérias.

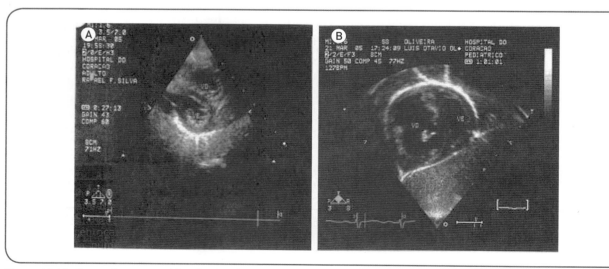

Figura 35.24. Ecocardiograma evidenciando: A) VE tipo II com septo interventricular retificado ao final da sístole; e B) VE tipo III com septo interventricular abaulado para esquerda.

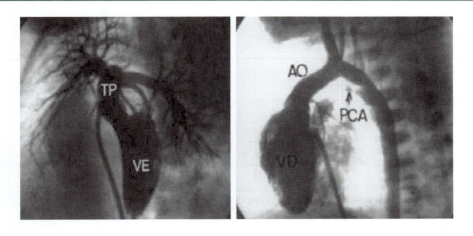

Figura 35.25. Estudo hemodinâmico confirmando a conexão do VE com TP e o VD com Aorta.

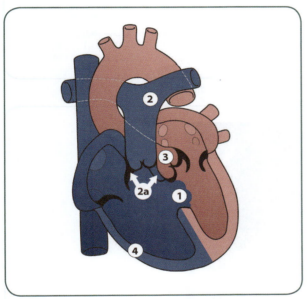

Figura 35.26. Esquema da Tetralogia de Fallot evidenciando Comunicação Interventricular (1), Estenose Pulmonar (2), Estenose infundibular pulmonar (2a), dextroposição da aorta (3) e Hipertrofia ventricular direita (4).
Adaptado de: Congenital Heart Disease and Repair – Allen D. Everett, D. Scott Lim.

A cianose está presente após o terceiro mês de vida em 75% dos pacientes e já o nascimento pode se auscultar a presença de sopro sistólico ejetivo em foco aórtico. A dispneia aos esforços e a fadiga podem aparecer ao longo da evolução fazendo com que os pacientes adotem a "posição de cócoras" visando aumentar a resistência sistêmica direcionando o fluxo sanguíneo para os pulmões através da CIV, além de diminuir o retorno venoso sistêmico. Nos casos em que a estenose pulmonar é severa ou está presente atresia pulmonar a cianose é severa imediatamente após o nascimento podendo evoluir com crises de cianose ainda no período neonatal. Essas crises devem ser tratadas com medidas gerais como posição genopeitoral, o uso de morfina suprime o centro respiratório e diminui a hiperpneia e o betabloqueador promove o relaxamento do infundíbulo subpulmonar além de diminuir a frequência cardíaca. Ainda é possível a dilatação com catéter-balão, paliativamente visando diminuir o componente valvar da estenose infundíbulo valvar propiciando melhora clínica até que se possa encaminhar ao tratamento adequado.

O ECG mostra eixo de QRS desviado para direita (+120 a +150°), com hipertrofia ventricular direita e raramente se observa sobrecarga atrial (Figura 35.27).

Ao RX a área cardíaca é normal com a ponta levantada (aumento do ventrículo direito) e o tronco da artéria pulmonar escavado ("coração em bota" ou "tamanco holandês") com hipofluxo pulmonar (Figura 35.28).

O ecocardiograma bidimensional com *doppler* avalia a severidade da estenose pulmonar, localiza a comunicação interventricular, quantifica a dextroposição da aorta, analisa a anatomia coronariana e as anomalias associadas tais como comunicação interatrial e valva atrioventricular única (Figura 35.29).

O estudo hemodinâmico na tetralogia de *Fallot* está reservado aos casos em que não é possível esclarecer a anatomia coronariana pelo ecocardiograma ou quando há necessidade de avaliação de defeitos associados não detectados nos outros métodos de imagem (Figura 35.30).

CONCLUSÃO

O objetivo do cardiologista é, sem dúvida, reconhecer a presença de uma cardiopatia congênita e orientar o diagnóstico e tratamento da forma mais adequada buscando obter os melhores resultados e oferecer a melhor qualidade de vida aos pacientes. Fazendo uso da história pregressa e familiar, dos achados ao exame físico, da radiografia de tórax e da eletrocardiografia, pode-se estabelecer uma abordagem razoável da fisiopatologia do defeito cardíaco de base, como por exemplo, presença de *shunt* direita-esquerda ou lesão obstrutiva nas vias de saída ventriculares direita ou esquerda. Entretanto, a determinação do defeito anatômico está baseada em exames de imagem como a ecocardiografia, o cateterismo cardíaco, a angiografia, a angiotomografia, a ressonância nuclear magnética ou ainda a combinação de mais de uma dessas técnicas.

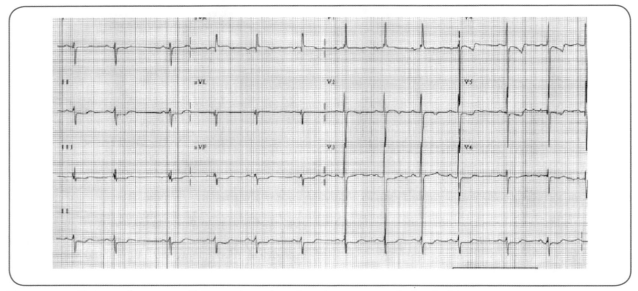

Figura 35.27. Eletrocardiograma na T4F com ritmo sinusal e sobrecarga ventricular direita.

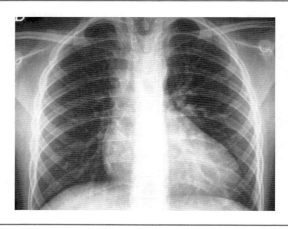

Figura 35.28. Imagem posteroanterior na tetralogia de *Fallot* mostrando área cardíaca normal, hipofluxo pulmonar e o escavamento do tronco da artéria pulmonar ("coração em bota").

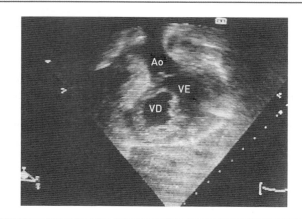

Figura 35.29. Ecocardiograma na tetralogia de *Fallot* com a presença de comunicação interventricular subaórtica, dextroposição da aorta e hipertrofia do VD.

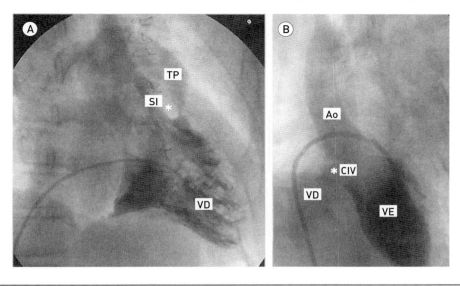

Ao: VD: ventrículo direito; VE: ventrículo esquerdo; CIV: comunicações interventriculares; TP: ; SI: .

Figura 35.30. Estudo hemodinâmico na tetralogia de *Fallot*: A) obstrução na via de saída do ventrículo direito e desvio do septo infundibular; B) comunicação interventricular subaórtica e dextroposição da aorta.

BIBLIOGRAFIA CONSULTADA

- Driscoll D. Fundamentals of Pediatric Cardiology . 2006; 85-103.
- Du ZD, Hijazi ZM, Kleinman CS, Silverman NH, Larntz K. Comparison between transcatheter and surgical closure of secundum atrial septal defects in children and adults: results of a multicenter nonrandomized trial. J Am College Cardiol 2002;39:1836-1844.
- Marino B, Vairo U, Corno A, et al. Atrioventricular canal in Down syndrome. Prevalence of associated cardiac malformations compared with patients without Down syndrome. Am J Dis Child 1990;144: 1120-11.
- Minette MS, Sahn DJ. Ventricular septal defects. Circulation 2006 114(20):2190-2197.
- Myung K Park. Pediatric Cardiology for Practitioners. 2008;125-132;140-191;219-243.
- Webb G. and Gatzoulis M. Atrial septal defects in adults: recent progress and overview. Circulation 2006 114:1645-53.

Principais cardiopatias congênitas

Quando indicar intervenção

36

Maria Aparecida de Almeida e Silva

DESTAQUES

- Apresentar a conduta nas cardiopatias congênitas, que é iminentemente intervencionista (cirúrgica ou percutânea) especialmente nas mais complexas, face à evolução clínica desfavorável e responsável pela mortalidade ainda no período neonatal.
- Destacar aquelas cardiopatias congênitas de apresentação precoce e cianogênicas.
- Abordar as cardiopatias congênitas de maior frequência e importância, dando ênfase à história natural e modificada desses defeitos.

INTRODUÇÃO

Abordar de maneira ótima implica em reconhecer precocemente, diagnosticar precisamente, corrigir no momento ideal e realizar o seguimento pós-operatório cuidadoso. O conhecimento da história natural e modificada desses defeitos é fundamental, evitando-se inclusive procedimentos desnecessários. As cardiopatias congênitas acianogênicas são as mais frequentes e divididas em dois grandes grupos: as que cursam com obstrução à saída ventricular direita e/ou esquerda e as comunicações intercavitários, que estabelecem desvios de sangue da circulação sistêmica para a circulação pulmonar, em nível atrial, ventricular ou arterial. O grupo das cardiopatias congênitas cianogênicas são de manuseio mais difícil, necessitando pronto diagnóstico e conduta precisa. Muitas delas são submetidas a vários procedimentos e com lesões residuais frequentes. As principais que serão aqui abordadas são a tetralogia de *Fallot* e a transposição das grandes artérias.

CARDIOPATIAS CONGÊNITAS COM DESVIO DE SANGUE DA ESQUERDA PARA A DIREITA

As alterações fisiopatológicas que vão determinar as manifestações clínicas, dependem fundamentalmente da idade, do tamanho do defeito, da relação entre as resistências vascular pulmonar e sistêmica e da localização do defeito.

CONDUTA NA COMUNICAÇÃO INTERATRIAL

Aspectos clínicos e diagnóstico

A comunicação interatrial é uma cardiopatia congênita comum com incidência em torno de 8% a 10% do total e 60% encontrada em mulheres. O fechamento espontâneo pode ser esperado até 1 a 2 anos, principalmente as do tipo ostium secundum e pequenas. Pode ser classificada em: ostium secundum (fossa oval); ostium primum (defeitos do septo atrioventricular parcial), que tem como defeito associado o *cleft* do folheto anterior do componente esquerdo da valva atrioventricular esquerda; seio venoso superior e inferior que muito frequentemente vêm com retorno venoso pulmonar anômalo parcial associado; seio coronário; átrio único.

O ecocardiograma transesofágico é fundamental na elegibilidade para tratamento percutâneo, que é feito em comunicações tipo *ostium secundum*, sendo favorável em 90% dos casos. Outros critérios têm que ser obedecidos: presença de repercussão hemodinâmica, diâmetro inferior a 35 mm; bordas acima de 5 mm com exceção da borda anterosuperior que é insuficiente em 70% dos casos; ausência de hipertensão arterial pulmonar fixa. As duas próteses mais utilizadas são a amplatzer e a helex, sendo a segunda capaz de fechar defeitos com até 20 mm de diâmetro e *ostium secundum*. Nos outros tipos anatômicos o tratamento deve ser cirúrgico (Tabela 36.1).

Tabela 36.1. Indicações para tratamento (TTO) percutâneo
Diagnóstico e Tratamento das principais cardiopatias congênitas acianogênicas
ETE - Elegibilidade para TTO percutâneo
CIA *ostium secundum* (mais de 90% dos casos são favoráveis)
Diâmetro < 35 mm
Drenagem venosa pulmonar NORMAL
Repercussão hemodinâmica
Bordas acima de 5 mm (borda anterosuperior insuficiente em 70% dos casos)
Ausência de hipertensão pulmonar fixa

CIA: comunicação interatrial.

Tratamento

Há consenso geral de que quando o defeito leva à dilatação das cavidades direitas deveria ser fechado e isso geralmente acontece em defeitos medindo acima de 8 a 10 mm. Em pacientes mais velhos há ocorrência frequente de arritmias (60% com fibrilação ou *flutter* atriais), insuficiência cardíaca, infeções respiratórias, embolia paradoxal e hipertensão arterial pulmonar. O tratamento pode ser cirúrgico ou percutâneo na dependência do tipo anatômico, do tamanho, da repercussão hemodinâmica e da disponibilidade de próteses. Quando há repercussão hemodinâmica denotado por sintomas, aumento de câmaras direitas, movimento paradoxal do septo interventricular e relação entre fluxo pulmonar/fluxo sistêmico (QP > QS) maior que 1,5 a 2,0, o fechamento é recomendado após 2 anos de idade na maioria (Figura 36.1).

CONDUTA NA PERSISTÊNCIA DO CANAL ARTERIAL

Aspectos clínicos e diagnóstico

A persistência do canal arterial é de fundamental importância na vida intrauterina e normalmente se fecha funcionalmente após o nascimento. Posterior proliferação da íntima e transformação em cordão fibroso leva a fechamento anatômico. Situação diferente se observa em prematuros ou neonatos pequenos para a idade gestacional, em que o fechamento é retardado e a repercussão hemodinâmica pode ser maior por imaturidade da circulação pulmonar. A insuficiência cardíaca pode ser grave, necessitando tratamento medicamentoso com indometacina, ibuprofeno ou tratamento cirúrgico.

Tratamento

A indicação de tratamento se baseia na repercussão hemodinâmica e o método depende da disponibilidade e da anatomia do defeito. É indicado em todo canal com repercussão hemodinâmica, controverso em canais silenciosos e contraindicado quando há hipertensão pulmonar grave (síndrome de Eisenmenger). O tratamento percutâneo é feito na dependência da idade, do peso e da anatomia favorável. Os dispositivos mais usados são *coils* de Gianturco, *nit oclud*, *plug* vascular

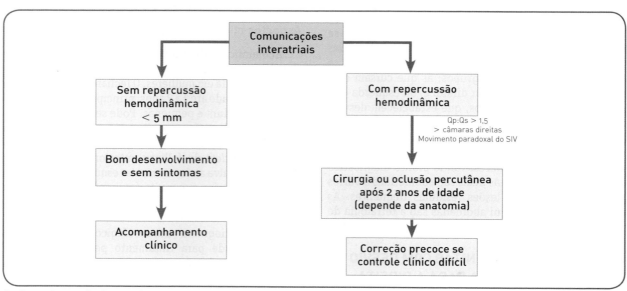

Qp: fluxo pulmonar; Qs: fluxo sistêmico; SIV: septo interventricular.
Figura 36.1. Guia para indicação da correção.

e amplatzer. O tratamento cirúrgico é feito em crianças de baixo peso, em prematuros e naqueles com anatomia desfavorável ao tratamento percutâneo (Tabela 36.2).

Tabela 36.2. Conduta no canal arterial persistente
Persistência do canal arterial
Indicado em todo canal com repercussão hemodinâmica
Indicação controversa em canais silenciosos
Contraindicado em canais com HP GRAVE (síndrome de EISEMENGER)
Tratamento percutâneo
Idade, peso e anatomia favorável
Coils de Gianturco *Nit Oclud Plug* Vascular
Tratamento Cirúrgico

HP: hipertensão arterial pulmonar; AP: aorta pulmonar.

CONDUTA NA COMUNICAÇÃO INTERVENTRICULAR

Aspectos clínicos e diagnóstico

Corresponde a 20% de todas as cardiopatias congênitas. A indicação de correção e o momento ideal vão depender do tamanho e do tipo anatômico. É real a possibilidade de fechamento espontâneo, mais comum nas comunicações musculares e nas peri- membranosas pequenas (Figura 36.2).

Tratamento

Em pacientes portadores de comunicações grandes, evoluindo com insuficiência cardíaca, infecções pulmonares de repetição, hipodesenvolvimento físico e sinais de hipertensão pulmonar, a correção deve ser precoce, idealmente em torno de 6 meses ou antes, se necessário. Em geral, não fecham espontaneamente as comunicações posteriores e as duplamente relacionadas. Existe indicação imperativa nos casos em que surgem acidentes clínicos como prolapso das válvulas coronária direita e não coronária da valva aórtica, insuficiência aórtica, surgimento de banda anômala do ventrículo direito e estenose infundibular pulmonar (*Fallotização*), situações que podem mudar a história natural do defeito. (Figuras 36.3 e 36.4).

As complicações tardias são: comunicações ventriculares residuais, insuficiência aórtica, insuficiência tricúspide, disfunção ventricular esquerda e persistência ou progressão da hipertensão pulmonar. Lesões ao sistema de condução podem resultar em bloqueio de ramo direito e bloqueios AV de graus variáveis.

CONDUTA NOS DEFEITOS DO SEPTO ATRIOVENTRICULAR

Aspectos clínicos e diagnóstico

Apresentam associação frequente com a síndrome de Down, o que, por alterações das vias aéreas e do próprio pulmão, levam à hipertensão arterial pulmonar precoce. Correspondem a um espectro de malformações

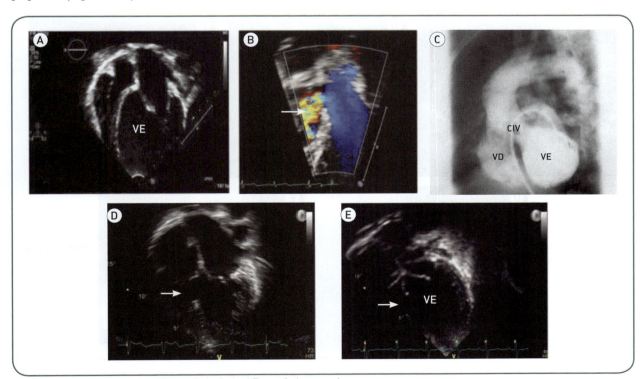

CIV: Comunicação interventricular; VD: ventrículo direito; VE: ventrículo esquerdo.
Figura 36.2. A) Aumento das cavidades esquerdas; B) CIV perimembranosa; C) cine da CIV; D) CIV posterior; E) CIV muscular.

com aspecto comum que pode ser caracterizado por ausência das estruturas septais atrioventriculares normais, levando a um canal atrioventricular comum. A valva atrioventricular comum pode ter orifício único ou separado em esquerda e direita, o que leva à denominação de defeitos completos ou parciais.

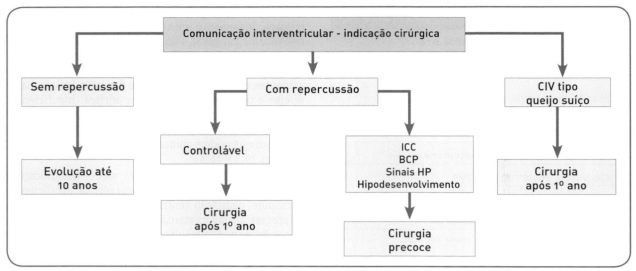

Figura 36.3. Esquema de comunicação interventricular para indicação cirúrgica.

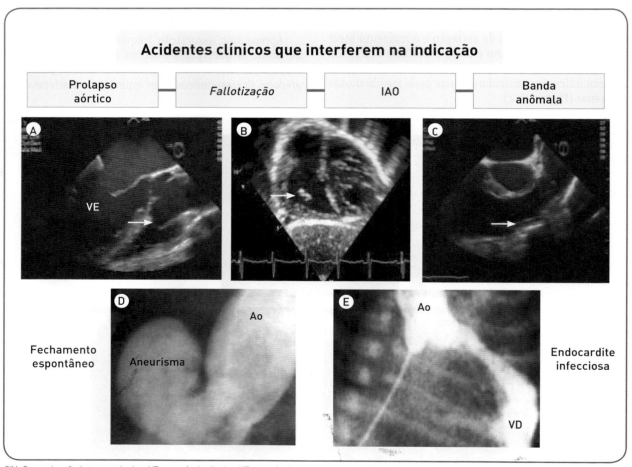

CIV: Comunicação interventricular; VD: ventrículo direito; VE: ventrículo esquerdo; IAO: insuficiência aórtica.

Figura 36.4. Comunicação interventricular. A) Prolapso da válvula coronária direita; B) e C) banda anômala do ventrículo direito; D) aneurisma da válvula coronária direita da valva aórtica; e E) ruptura do aneurisma em ventrículo direito.

Tratamento

As cavidades ventriculares podem ser balanceadas ou não, o que determina condutas diferenciadas. Nos casos de defeitos totais, a repercussão hemodinâmica é grande, a hipertensão arterial pulmonar é precoce, sendo por isto indicada a correção até 6 meses de idade. As formas parciais são: comunicação interatrial ostium primum; comunicação interventricular posterior; átrio único; fístula ventrículo esquerdo; átrio direito e *cleft* isolado da valva atrioventricular esquerda. O momento ideal da correção depende da repercussão hemodinâmica. (Figura 36.5).

CARDIOPATIAS CONGÊNITAS ACIANOGÊNICAS OBSTRUTIVAS

Nesse grupo serão abordadas as estenoses pulmonares, aórticas e a coartação da aorta. Dependendo da gravidade podem se apresentar precocemente e serem canal-dependentes.

CONDUTA NAS OBSTRUÇÕES À DIREITA

Tratamento

Na forma valvar o tratamento é preferencialmente percutâneo quando o gradiente pelo ecocardiograma é superior a 64 mmHg e pelo cateterismo acima de 50 mmHg. A indicação em gradientes menores pode ser feita quando houver sintomas, o que é raro, disfunção do ventrículo direito, arritmias ou cianose por *shunt* direita-esquerda por abertura do forame oval. Nas valvas displásicas, lesões supravalvares e subvalvares o tratamento deverá ser cirúrgico. Nas estenoses das artérias pulmonares prefere-se a angioplastia com ou sem implante de stent. As obstruções críticas (atresia pulmonar), dependentes do canal arterial, são cianogênicas, exigindo tratamento precoce.

CONDUTA NAS OBSTRUÇÕES À EJEÇÃO VENTRICULAR ESQUERDA

Conduta nas estenoses aórticas

Aspectos clínicos, diagnóstico e tratamento

A estenose aórtica crítica de apresentação neonatal, é cardiopatia em que o fluxo sistêmico é dependente do canal arterial. O fechamento progressivo após o nascimento leva à morte nas primeiras semanas de vida. Surgem sinais de insuficiência cardíaca grave ou colapso circulatório, desconforto respiratório, pulsos filiformes, hipotensão arterial e má perfusão periférica. Assim, deve ser iniciado imediatamente infusão de prostaglandina E1, com o objetivo de manter o canal aberto, assegurando o *shunt* direito-esquerdo, preservando o débito sistêmico e a perfusão renal. A valvoplastia aórtica é método de eleição nas estenoses valvares graves e ventrículos

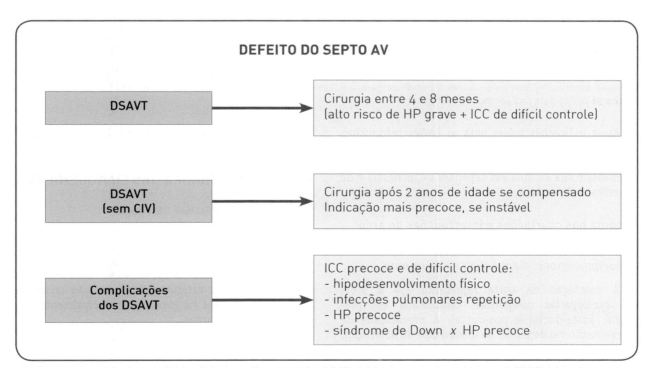

HP: hipertensão arterial pulmonar; ICC: insuficiência cardíaca congestiva; DSVAT: defeito do septo atrioventricular total; DSAVP: defeito do septo atrioventricular parcial; CIV: comunicação interventricular.

Figura 36.5. Conduta nos defeitos do septo atrioventricular.

desenvolvidos. A exceção reside nos casos de valva única ou acomissurais. A dilatação está indicada nos casos canal-dependentes e em neonatos assintomáticos com gradiente sistólico pelo ecocardiograma acima de 70 mmHg e pico a pico acima de 50 mmHg pelo cateterismo. Quando o ventrículo esquerdo é hipodesenvolvido (*borderline*), pode ser indicado tratamento híbrido e posteriormente tratamento biventricular. Em pacientes com ventrículos pequenos se parte para correção univentricular.

Em pacientes com manifestação mais tardia, o pior prognóstico se relaciona ao surgimento dos sintomas. Em torno de 50% dos que apresentam angina morrem em 5 anos; 50% dos que cursam com síncope morrem em 3 anos; 50% dos que evoluem com insuficiência cardíaca morrem em 2 anos. Em vista disto, a presença de sintomas é indicação de tratamento cirúrgico ou percutâneo (Figura 36.6).

além de fibroelastose do ventrículo esquerdo. Nesse grupo de apresentação neonatal e nos primeiros meses a aortoplastia com balão oferece resultados paliativos pela alta incidência de recoartação (30 a 50%). O emprego de *stent* passou a ser utilizado como alternativa paliativa em bebês com insuficiência cardíaca e choque cardiogênico, como medida salvadora. Em neonatos o tratamento cirúrgico é o mais indicado. Em crianças maiores a indicação para aortoplastia com ou sem stent é preferida quando a coartação é significante, localizada e sem defeitos associados. A presença de sintomas, hipertensão arterial em membros superiores, hipotensão em membros inferiores e hipertrofia ventricular esquerda são detalhes importantes na decisão. Na presença de defeitos associados como estenoses aórticas, estenose mitral, comunicação interventricular ou persistência do canal arterial, a correção é preferentemente cirúrgica e de preferência em tempo único. Na interrupção do arco

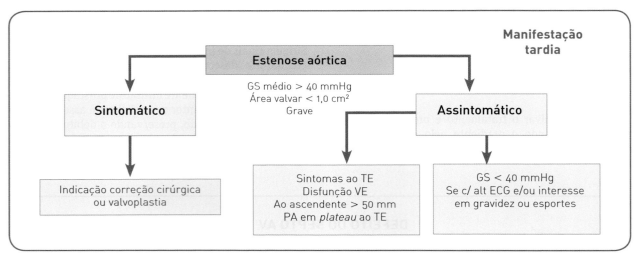

TE: teste ergométrico; VE: ventrículo esquerdo; GS: gradiente sistólico; ECG: eletrocardiograma; PA: pressão arterial; Ao: aorta.
Figura 36.6. Conduta nas estenoses aórticas.

Essas indicações valem para as lesões subvalvares e supravalvares, com o detalhe que nestas formas o tratamento deve ser cirúrgico. Várias técnicas são utilizadas e sua escolha vai depender da anatomia e da experiência do serviço.

Conduta nas coartações e interrupções do arco aórtico

Aspectos clínicos, diagnóstico e tratamento

A coartação da aorta representa 3,4 a 9,8% das cardiopatias congênitas, classificada em pré-ductal, justa-ductal e pós-ductal. A precocidade da apresentação vai depender da intensidade da obstrução, localização (pré e pós-ductal) e a presença de defeitos associados. O tipo pré-ductal tem apresentação precoce, podendo ser canal dependente. Sendo obstrução grave (coartação crítica ou interrupção do arco aórtico) surge insuficiência cardíaca grave e baixo débito sistêmico,

aórtico a apresentação é precoce e o tratamento cirúrgico (Figura 36.7).

PRINCIPAIS CARDIOPATIAS CIANOGÊNICAS

Conduta na tetralogia de *Fallot*

Aspectos clínicos e diagnóstico

O quadro clínico dos pacientes com tetralogia de *Fallot* depende do grau da obstrução ao fluxo pulmonar e da anatomia das artérias pulmonares. As crises de hipóxia são comuns na evolução, principalmente nas obstruções significantes.

Tratamento

O momento ideal e o tipo de procedimento dependem da evolução e anatomia do defeito. Idade e peso baixos, anatomia desfavorável e anomalias associadas podem se

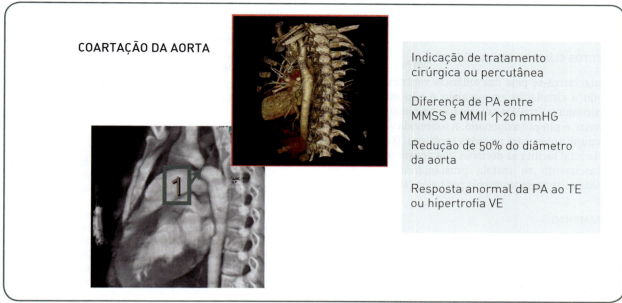

PA: pressão arterial; MMSS: membros superiores; MMII: membros inferiores; TE: Teste ergométrico; VE: ventrículo esquerdo.
Figura 36.7. Coartação da aorta. Tratamento percutâneo com *stent*.

beneficiar de procedimentos paliativos pelo cateterismo como implante de stens no canal ou via de saída do ventrículo direito ou cirúrgicos como Blalock Taussig. Sendo favorável, a correção total pode ser feita em nosso meio em torno de 4 a 6 meses de idade, evitando-se os efeitos deletérios da hipóxia e acidentes clínicos como crises de hipóxia, alterações da coagulabilidade, acidentes vasculares cerebrais, abscessos cerebrais e outros.

Até o momento ideal o controle clínico com betabloqueadores pode ser de grande ajuda. Controles pediátricos cuidadosos evitando-se anemia e infecções que são fatores predisponentes para crises de hipóxia. (Tabela 36.3 e Figura 36.8).

Tabela 36.3. Tratamento clínico tetralogia de *Fallot*
Tratamento e profilaxia das crises de hipóxia
Prevenção da endocardite
Tratamento e profilaxia da policitemia e suas complicações (hemodiluição)
Cuidados pediátricos gerais: manter trânsito intestinal adequado, tratamento das infecções, anemias, etc.

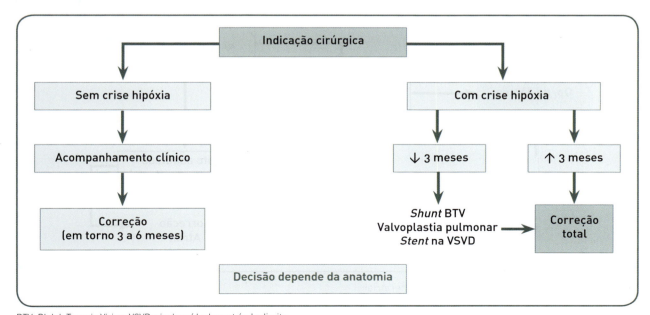

BTV: Blalok Taussig Vivien; VSVD: via de saída do ventrículo direito.
Figura 36.8. Tetralogia de *Fallot*.

CONDUTA NA TRANSPOSIÇÃO COMPLETA DAS GRANDES ARTÉRIAS

Aspectos clínicos e diagnóstico

Caracteriza-se pela discordância ventrículo arterial, levando a circulação em paralelo e não em série. Do lado sistêmico circula o sangue não oxigenado e do lado pulmonar, o sangue oxigenado. A sobrevida vai depender de comunicações intra ou extra cardíacas. O diagnóstico na vida fetal facilita as decisões que devem ser precoces. Ao nascimento se instala prostaglandina E1 e, se necessário, atriosseptostomia por balão (Rashkind).

Tratamento

A estratégia cirúrgica vai depender do arranjo anatômico. Nas transposições com comunicação interatrial, comunicação interventricular ou canal arterial, a indicação para operação de Jatene deve ser feita precocemente até 30 dias, na dependência do comportamento do ventrículo esquerdo. Nessa decisão é fundamental o ecocardiograma, que avalia a chance de o ventrículo esquerdo trabalhar contra a resistência sistêmica após a retransposição dos grandes vasos. (Figuras 36.9 e 36.10)

Quando o septo ventricular está fechado e existe estenose pulmonar não tratável pode ser feito operação de Senning (retransposição em plano atrial) e correção da estenose pulmonar. Se o septo ventricular está aberto e a estenose pulmonar não é tratável, dependendo do grau da obstrução e da idade, faz-se Blalock Taussig ou operação de Rastelli (Figura 36.11).

REFERÊNCIAS

- Babu-Narayan,SV. Tetralogy of Fallot. In: Gatzoulis MA, Webb GD, Daubeney,PEF. Diagnosis and management of Adult Congenital Heart Disease. Segunda edição. Elsenier-Saunders 2011, 316-327
- Fontes VF, Pedra CAC, Pedra SFR. Coartação da Aorta. In: Santana, MVT. Cardiopatias Congênitas no Récem-Nascido. Diagnóstico e Tratamento. Atheneu 3. Edição. 2015. 393-403.
- Marchi CA, Godoy MF, Sobrinho SH, Croti UA. In: Croti UA, Mattos SS e cols. Cardiologia e Cirurgia Cardiovascular Pediátrica.2 Edição. Roca. São Paulo, 2013. 401-422.
- Santana, MVT, Silva, MAA. Resultados tardios do tratamento cirúrgico e intervencionista das cardiopatias congênitas. In: Serrano JRCV, Timerman, A, Stefanini E: Tratado de Cardiologia Socesp. 2 edição. Manole,2009, 2231-2251.
- Silva MAA. Terapêutica clínica nas cardiopatias congênitas. In: Timerman A, Bertolami M, Ferreira JFM. Manual de Cardiologia. São Paulo. Atheneu, 2012. 901-13.

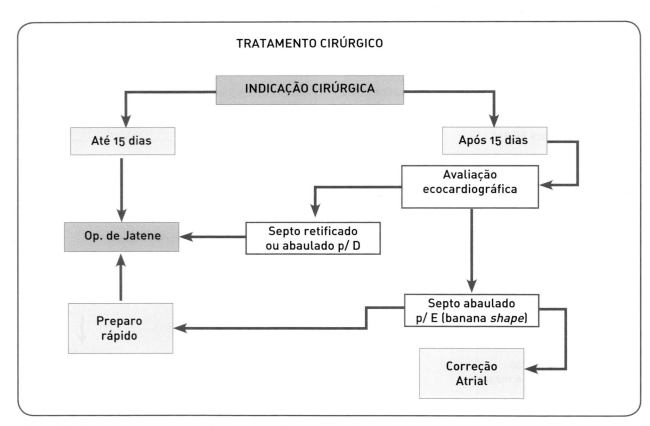

Figura 36.9. Transposição com comunicaçao interatrial.

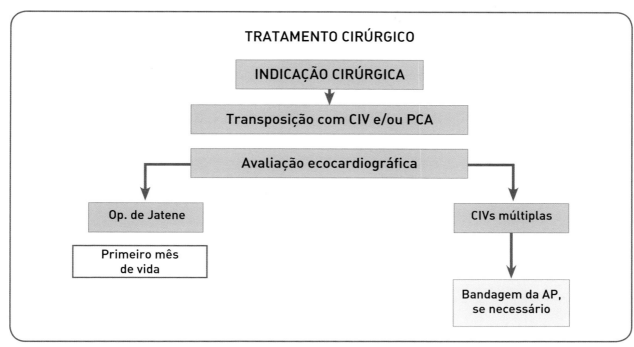

Figura 36.9.
CIV-comunicação interventricular; AP- artéria pulmonar

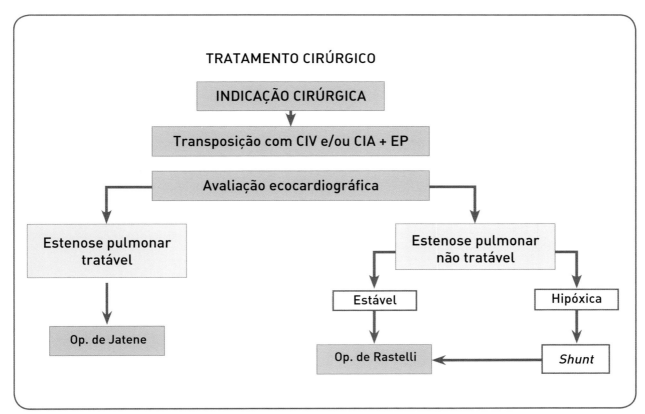

EP: estenose pulmonar; CIV: comunicação interventricular; CIA: comunicação interatrial.
Figura 36.11. Indicação cirúgica: transposição com CIV e/ou CIA + estenose pulmonar.

Fibrilação atrial
Diagnóstico, antiarrítmicos e anticoagulantes

Angelo Amato Vincenzo de Paola

DESTAQUES

- Descrever a fibrilação atrial e especificar sua apresentação clínica, bem como os métodos utilizados para o seu diagnóstico.
- Apresentar as opções terapêuticas existentes para o manejo da fibrilação atrial, como as drogas antiarrítmicas e os anticoagulantes.

INTRODUÇÃO

A fibrilação atrial (FA) é uma desordem do ritmo cardíaco que estabelece múltiplas frentes elétricas de ativação, desorganizando os átrios e impossibilitando a sístole atrial . A perda da contração atrial e do sincronismo atrioventricular acarreta na maioria dos pacientes uma piora da *performance* cardíaca, que pode comprometer em 20 a 30% o débito cardíaco.

A capacidade de filtrar os impulsos do nó atrioventricular, um dos mecanismos reguladores da frequência cardíaca, impede que o ventrículo seja despolarizado com as frequências altíssimas da fibrilação atrial, de até 600 batimentos por minuto (bpm), claramente incompatíveis com a vida. Entretanto, na ausência de drogas e defeitos de condução pelo nó AV, essa capacidade protetora da junção atrioventricular varia continuamente, estabelecendo, como produto final, uma ritmo irregular e acelerado na maioria dos pacientes. Nos casos em que a contração atrial pode desempenhar um papel fundamental como na estenose mitral, cardiomiopatia hipertrófica e insuficiência cardíaca, a FA pode ser o principal fator para a descompensar o sistema cardiovascular. Existe, portanto, uma associação de 10 a 30% da FA com cardiopatia estrutural, doença valvar, cardiomiopatias, comunicação interatrial, doença coronária, obesidade, diabete melito, doença pulmonar obstrutiva crônica (DPOC), insuficiência cardíaca (IC), apneia do sono e insuficiência renal crônica. É obrigatório suspeitar de taquicardiomiopatia (disfunção ventricular secundária à arritmia) quando existe déficit contrátil cardíaco nos casos de FA com resposta ventricular rápida e ausência de cardiopatia estrutural.

A prevalência da FA é de 1 a 2% da população geral; dessa forma, é provável que 2 milhões de brasileiros sejam acometidos, chegando a ser encontrada em até 10% dos casos após os 80 anos. Setenta a 80% dos pacientes apresentam hipertensão arterial associada.

Os pacientes com FA tem o dobro da mortalidade e qualidade de vida inferior à de pacientes que já tiveram infarto do miocárdio.

ASPECTOS CLÍNICOS E DIAGNÓSTICO

A FA, geralmente, é reconhecida pela ativação rápida e irregular dos átrios, sem a identificação das ondas P no eletrocardiograma (ECG) ou, durante estudo eletrofisiológico, pelo registro de atividade atrial caótica nos eletrogramas intracavitários. Nos casos em que existe a possibilidade de mensuração do ciclo da frequência atrial, ele é maior do que 300 bpm. A irregularidade do intervalo RR é o produto final da filtragem irregular dos estímulos atriais pelo nó atrioventricular, com exceção dos casos em que existe bloqueio atrioventricular total. O critério de duração adotado para o diagnóstico é o de 30 segundos.

Quanto à sua apresentação clínica pode ser paroxística com término (espontâneo ou com intervenção) em até 7 dias ou persistente (> 7 dias ou necessidade de intervenções médicas para a sua interrupção). Para melhor caracterização de casos de menor duração, episódios com duração de 7 dias até 3 meses tem sido denominados de FA persistente recente. Quando se mantém por mais de 1 ano é denominada de FA persistente de longa duração. Nesse último caso a FA era denominada permanente quando essa situação clínica, por ser aceita pelo médico e paciente, era apenas observada não se procedendo à tentativa de reversão para o ritmo sinusal. Atualmente, esse termo está sendo cada vez menos usado, pois é uma atitude terapêutica que pode mudar dependendo das decisões do binômio médico-paciente, que podem optar por outras tentativas farmacológicas ou não farmacológicas para a reversão para o ritmo sinusal.

FA silenciosa é definida em pacientes que tem FA documentada e são assintomáticos. FA não valvar define os pacientes com FA na ausência de estenose mitral reumática, plástica mitral e prótese valvar mecânica ou biológica. FA isolada ("lone AF") era um termo utilizado para descrever FA em pacientes jovens sem cardiopatia, não sendo mais utilizado atualmente. Nesses pacientes, em aproximadamente 20% das vezes a FA não apresenta recorrências e apenas 22% evoluem para FA persistente.

Três são as principais consequências clínicas da FA:

- palpitações desconfortáveis causadas pelos batimentos irregulares e rápidos;
- sinais e sintomas de piora da função ventricular pela perda da contração atrial, irregularidade e rapidez da frequência cardíaca, mais notadamente em pacientes com cardiopatia estrutural;
- estase atrial com possibilidade de fenômenos tromboembólicos, principalmente no território vascular cerebral, uma das maiores catástrofes da medicina.

Essa tríade de fenômenos fisiopatológicos e clínicos direciona algumas manobras terapêuticas iniciais. Abordaremos nesse capítulo a terapêutica medicamentosa, geralmente a primeira a ser empregada no tratamento clínico da FA.

TRATAMENTO

DROGAS ANTIARRÍTMICAS PARA O TRATAMENTO DA FIBRILAÇÃO ATRIAL

Quando as alterações hemodinâmicas ou os sintomas causados pela FA são importantes, procura-se a rever-

são para o ritmo sinusal com a cardioversão química ou elétrica. A manutenção do ritmo normal pode ser realizada com drogas antiarrítmicas, principalmente nos pacientes sintomáticos. A propafenona, sotalol e amiodarona são as drogas mais utilizadas em nosso meio, sendo a última a única que pode ser utilizada nos casos de insuficiência cardíaca.

Propafenona

A propafenona tem estrutura semelhante à do propranolol podendo no seu uso crônico causar inibição beta adrenérgica. Geralmente é utilizada por via oral, nas doses de 450 a 900 mg divididos em 3 vezes por dia. Seu metabolismo é no fígado sendo necessária a redução de 30% da dose nos casos de disfunção hepática. Recomenda-se também não aumentar a dose em intervalos menores de 3 dias para evitar o acúmulo não controlado dos metabólitos e seus efeitos de vagarosa eliminação. O citocromo CYP2D6 utilizado no seu metabolismo é também comum para o metoprolol, antidepressivos e neurolépticos. Pacientes com broncoespasmo podem piorar a sintomatologia com a sua utilização.

A eficácia da propafenona para a manutenção do ritmo sinusal gira em torno de 55% em 1 ano. Pode ser usada também para reversão aguda por via oral ("pílula-de-bolso), em pacientes já testados em ambiente hospitalar na dose única de 450 a 600 mg , com chance de sucesso em torno de 90%. Como todas as drogas do grupo IC , a propafenona deve ser evitada em pacientes com cardiopatia estrutural ou isquemia miocárdica pelo risco pró-arrítmico de taquiarritmias ventriculares.

Sotalol

O sotalol age como um betabloqueador não seletivo e também como uma droga classe III, prolongando a refratariedade dos tecidos atriais e ventriculares. Eliminado pelo rim, apresenta um pico 2,5 a 4 horas após a sua administração com uma meia-vida de 12 horas.

A dose inicial é de 80 mg cada 12 horas, podendo ser aumentada (160 mg cada 12 horas) se houver boa tolerância, intervalo QT for < 500 ms e incremento após a administração < 60 ms. Fenômenos pró-arrítmicos graves como a TDP ("torsade des pointes") devem ser prevenidos com a monitoração do intervalo QT e também dos outros fatores de risco (sexo feminino, bradicardia, hipocalemia, IC, renal e histórico de taquicardia ventricular).

O sotalol deve ser empregado só após a reversão para o ritmo sinusal e a sua eficácia em manter o ritmo normal varia nas séries estudadas de 37 a 70%/ano.

Amiodarona

É a droga mais eficaz para a manutenção do ritmo sinusal (mais de 50%/ano), mas apresenta até 20% de necessidade de descontinuação. Além dos efeitos cardíacos (bradicardia e prolongamento do intervalo

QTc) , apresenta um grande número de efeitos colaterais dependentes da dose e do tempo de administração, como a toxicidade pulmonar, hepática, neurológica, gênito-urinária e pele (fotossensibilidade), além de micro-depósitos na córnea. Deve ser reservada como a única droga para pacientes com cardiopatia estrutural ou quando não houver outra possibilidade terapêutica. Pacientes com disfunção do sistema de condução (sinusal, nodal ou infra-nodal), prolongamento do intervalo QT ou doença pulmonar devem evitar o seu uso.

Reversão para o ritmo sinusal e administração endovenosa de Amiodarona: ataque de 5 a 7 mg/kg (1 a 2 horas) seguida por infusão de 50 mg/h (máximo 1g/24h), preferivelmente com cateter por acesso central se a concentração for > 3 mg/mL para evitar flebite; o efeito da droga só acontece após 6 a12 horas de infusão, com eficácia de 80% mas com possibilidade de hipotensão em 26% dos casos. Pode também, em situações de exceção, ser utilizada para o controle de frequência em pacientes muito graves (sem pré-excitação) ou quando não houver resposta as outras medidas empregadas como os betabloqueadores ou bloqueadores não dihidropiridínicos dos canais de cálcio (verapamil e diltiazem).

Manutenção do ritmo sinusal: requer no mínimo uma administração de 400 a 600 mg/dia por 2 semanas para a impregnação, seguida pela dose de manutenção de 100 a 200 mg/dia. A eficácia em 1 ano na manutenção do ritmo sinusal acontece em 50 a 80% das séries estudadas.

A amiodarona é muito solúvel em lípides e tem uma farmacocinética muito complexa. É metabolizada no fígado pelos citocromos CYP3A4 e CYP2C8 (família dos citocromos P450). Esse tipo de metabolismo comum a outras drogas acarreta, durante a administração da amiodarona, o aumento dos níveis de Warfarin, disopiramida, propafenona e sinvastatina e, pela inibição da P glicoproteína, aumento dos níveis de digoxina.

Outras drogas antiarrítmicas não disponíveis no Brasil

A droga Vernakalant, um bloqueador seletivo dos canais de potássio atriais, foi aprovada na Europa para utilização endovenosa em pacientes com FA entre 3 a 72 horas de duração, revertendo 50% dos pacientes para o ritmo sinusal em aproximadamente 10 minutos. A flecainida tem características e eficácia semelhante à propafenona sendo uma das drogas mais utilizadas para a manutenção do ritmo sinusal em pacientes com FA sem cardiopatia estrutural. A dronaderona, ibutilide, dofetilide, são utilizadas nos EUA com moderada eficácia. Drogas e vias de administração investigacionais, como os antagonistas dos receptores da interleucina-1, flecainida inalatória, anticorpos monoclonais neutralizadores da interleucina-1 beta (Canakinumab) e o bucindolol, estão em fase experimental e poderão auxiliar significativamente na terapêutica desses pacientes.

Apesar do inequívoco benefício do ritmo sinusal, os efeitos colaterais das drogas antiarrítmicas podem anulá-los. Alguns estudos clínicos controlados baseados no princípio da intenção de tratar (AFFIRM E RACE) demonstraram que, em pacientes sem sintomas e com frequência ventricular adequadamente controlada com betabloqueadores ou antagonistas de canais de cálcio, a estratégia do controle da frequência cardíaca apresenta resultados clínicos similares ao controle do ritmo.

Em casos selecionados, principalmente na ausência de cardiopatia estrutural e importante sintomatologia, pode ser realizada a ablação da fibrilação atrial com 70 a 80% de sucesso no controle dessa arritmia.

ANTICOAGULANTES

A estase atrial e perda da contração do apêndice atrial esquerdo está correlacionada com a possibilidade de fenômenos tromboembólicos, principalmente no território vascular cerebral.

O acidente vascular cerebral (AVC) é 5 vezes mais frequente e mais grave nos pacientes com FA, atingindo até 50% de mortalidade e maiores sequelas, pois acomete territórios vasculares não protegidos. É seguramente um dos maiores temores dos pacientes e dos médicos e pode ter o seu risco estratificado em escores validados para embolia e sangramento difundidos pela literatura médica: o CHADS2 e o CHA2DS2-VASc, conforme as quadros 37.1 e 37.2.

Pelo alto risco de acidente vascular cerebral associado, recomenda-se anticoagulação oral nos casos de maior risco (CHA2DS2-VASc ≥ 2). Os pacientes com maior risco tromboembólico são também os de maior risco de sangramento (Tabela 37.1), devendo, portanto, ser bem esclarecidos da necessidade da anticoagulação e dos riscos e cuidados necessários para a detecção e prevenção do sangramento .

C	Congestive herat failure		Escore CHADS$_2$	Taxa anual de AVC (%)
H	Hipertensão arterial sistêmica		0	1,9 (1,2-3,0)
			1	2,8 (2,0-3,8)
A	Age $\geq$ 75 anos		2	4,0 (3,1-5,1)
D	Diabetes mellitus		3	5,9 (4,6-7,3)
S$_2$	Stroke		4	8,5 (6,3-11,1)
			5	12,5 (8,2-17,5)
			6	18,2 (10,5-27,4)

Quadro 37.1. Score CHADS$_2$ com pontuação até 6; foi o primeiro a ser utilizado, apresentando calibração e intervalos de confiança adequados mas com menor sensibilidade em separar pacientes de baixo risco.

Sigla	Parâmetro	Valor	Pontos no CHA$_2$DS$_2$VASc	Taxa anual de AVC(%)
C	ICC	1	0	0
H	HAS	1	1	1,3
A$_2$	Idade >75 anos	2	2	2,2
D	Diabetes	1	3	3,2
S$_2$	AVC ou AIT pregresso	2	4	4,0
V	Doença Vascular	1	5	6,7
A	Idade entre 65 a 74 anos	1	6	9,8
Sc	Sexo feminino	1	7	9,6
			8	6,7
			9	15,2

Quadro 37.2. Constituição do escore de CHA$_2$DS$_2$-VASc, com pontuação até 9; apresenta maior sensibilidade e é, atualmente, o mais utilizado. Consegue discriminar melhor os pacientes de baixo risco, utilizando para a sua pontuaçãoo as seguintes definições: 1) A Insuficiência Cardíaca (C) foi definida como sinais e sintomas de (C) ou redução da fração de ejeção do ventrículo esquerdo; 2) Hipertensão (H) quando a PA > 140x90 mmHg em 2 situações ou quando o paciente utiliza drogas hipotensoras; 3) Idade (A) 65-74 (1) ou ≥75 anos(2 pontos); 4) Diabete melito (D) quando a glicemia > 125 mg/dL ou o paciente utiliza insulina/drogas hipoglicemiantes; AVC (S), isquemia cerebral transitória ou tromboembolismo; Doença Vascular (V): infarto prévio, arteriopatia periférica ou placa aórtica; Sexo feminino (S).

Tabela 37.1. Escore de sangramento HAS-BLED

Letra	Característica clínica	Pontos
H	Hipertensão arterial	1
A	Anormalidades da função Hepática (1) e renal (1)	1 ou 2
S	Acidente vascular cerebral (*stroke*)	1
B	Sangramento (*bleeding*)	1
L	Labilidade nos RNIs	1
E	Idade >65 anos (*elderly*)	1
D	Drogas (1) ou álcool (1)	1 ou 2

Risco de sangramento pelo escore HAS-BLED. Pacientes com HAS-BLED ≥ 3 apresentam maior risco de sangramento.

Estudos clínicos controlados demonstraram que a utilização de Warfarin reduz em 31% a mortalidade e em 61% o risco de AVC, sendo uma das drogas mais efetivas utilizadas na Medicina nos últimos 50 anos, podendo inclusive ser utilizada em pacientes com insuficiência renal. Entretanto, a necessidade de controle periódico dos níveis de anticoagulação e os efeitos colaterais dificultam o seu uso em aproximadamente 50% dos pacientes em nosso meio, incluindo 13% de complicações hemorrágicas graves em pacientes com mais de 80 anos.

Os novos anticoagulantes orais (NOAC), dabigatrana, rivaroxabana, apixabana e edoxabana, não necessitam testes laboratoriais periódicos para o seu uso e apresentam uma significativa diminuição dos efeitos colaterais, principalmente da hemorragia intracraniana. Com isso, revolucionaram a profilaxia do tromboembolismo cerebral na fibrilação atrial não valvar e estão sendo indicados nos pacientes com escore de CHA2DS2-VASc ≥2, facilitando a aderência e a qualidade de vida dos pacientes. Entretanto, além das dificuldades para seu uso na rede pública determinadas por limitações econômicas, pacientes com cardiopatia valvar (próteses valvares e estenose mitral) devem ser controlados com Warfarin.

Abaixo (Tabela 37.2) as características dos novos anticoagulantes orais (NOAC) validados por grandes estudos clínicos controlados.

As doses são reduzidas respeitando-se principalmente a idade (> 80 anos) e função renal (*clearence* < 50 mL/minuto), não havendo estudos com *clearence* < 30 mL/minuto.

Em todos os estudos os NOAC foram não inferiores ao Warfarin; a dabigatrana e a apixabana demonstraram superioridade, enquanto que a rivaroxabana e a edoxabana foram superior apenas na análise "per-protocolo".

Todos os pacientes tiveram menos sangramento intracraniano quando comparados ao warfarin, apresentando 10% de redução da mortalidade geral, demonstrada significantemente apenas com a apixabana. Os AVC isquêmicos foram significativamente menores com a Dabigatrana, enquanto sangramentos significantes foram menores com a apixabana e edoxabana. Antídotos estão sendo produzidos para a maioria das drogas, sendo que a dabigatrana já tem um antídoto comercialmente disponível para situações emergenciais de sangramento.

Essas vantagens observadas com os NOAC significaram uma importante passo no tratamento da FA não valvar. A incorporação das novas terapêuticas farmacológicos e não farmacológicas tem exigido um importante esforço para a educação continuada do cardiologista e também dos gestores de saúde para que, com a cuidadosa avaliação e equacionamento das melhores estratégias, seja possível disponibilizar esses sofisticados recursos médicos para o tratamento dos pacientes com FA.

BIBLIOGRAFIA CONSULTADA

- De Paola AAV , Barbosa MM , Guimarães JI – Livro Texto de Cardiologia da Sociedade Brasileira de Cardiologia-seção 27 – Arritmias capítulo 7 : Fibrilação e Flutter Atrial : Diagnóstico e Tratamento . Editora Manole 2012
- Gage BF, Waterman AD, Shannon W et al . Validation of clinical classification schemes for predicting stroke: results

Tabela 37.2. Tempo de ação e doses utilizadas dos NOAC				
	Dabigratana	Rivarovaxabana	Apixabana	Edoxabana
Estudo	RE-LY	ROCKET-AF	ARISTOTLE	ENGAGE-AF-TIMI48
Pico (h)	2	2 a 4	3	1 a 2
½ vida (h)	12 a 17	5 a 13	9 a 14	10 a 14
Dose	150 mg 2x	20 mg 1x	5 mg 2x	60 mg1x
Dose menor	110 mg 2x	10 mg 1x	2,5 mg 2x	30/15 mg1x

from the National Registry of Atrial Fibrillation. JAMA 2001;285:2864-2870.

- Kirchhof P, Benussi S, Kotecha D, Ahlsson A, Atar D, Casadei B, Castella M, Diener HC, Heidbuchel H, Hendriks J, Hindricks G, Manolis AS, Oldgren J, Popescu BA, Schotten U, Van Putte B, Vardas P, Agewall S, Camm J, Baron Esquivias G, Budts W, Carerj S, Casselman F, Coca A, De Caterina R, Deftereos S, Dobrev D, Ferro JM, Filippatos G, Fitzsimons D, Gorenek B, Guenoun M, Hohnloser SH, Kolh P, Lip GY, Manolis A, McMurray J, Ponikowski P, Rosenhek R, Ruschitzka F, Savelieva I, Sharma S, Suwalski P, Tamargo JL, Taylor CJ, Van Gelder IC, Voors AA, Windecker S, Zamorano JL, Zeppenfeld K. 2016 ESC Guidelines for the management of atrial fibrillation developed in collaboration with EACTS. .Eur Heart J. 2016 Oct 7;37(38):2893-2962.

- Lip GY, Nieuwlaat R, Pisters R, Lane DA, Crijns HJ. Refining clinical risk stratification for predicting stroke and thromboembolism in atrial fibrillation using a novel risk fator-based approach: the euro heart survey on atrial fibrillation. Chest. 2010;137(2):263-272.

- Magalhães LP, Figueiredo MJO, Cintra FD, Saad EB, Kuniyoshi RR, Teixeira RA, Lorga Filho AM, D'Avila A, de Paola AAV, Kalil CA, Moreira DAR, Sobral Filho DC, Sternick EB, Darrieux FCC, Fenelon G, Lima GG, Atie J, Mateos JCP, Moreira JM, Vasconcelos JTM, Zimerman LI, Silva LRL, Silva MA, Scanavacca MI, Souza OF II Diretrizes Brasileiras de Fibrilação Atrial. Arq. Bras. Cardiol. 106;no 4, Supl. 2, Abril 2016

Arritmia ventricular
Tratamento e prevenção da morte súbita

Guilherme Fenelon • Luiz Carlos Paul • Frederico Scuotto

38

DESTAQUES

- As TV idiopáticas são benignas e a ablação por RF é curativa, podendo ser o tratamento de primeira escolha.
- As TV associadas à cardiopatia estrutural se originam em cicatrizes miocárdicas e são causas importantes de morte súbita, especialmente nos pacientes com fração de ejeção do VE < 35%.
- A amiodarona é fármaco de escolha para tratamento sintomático das arritmias ventriculares na cardiopatia estrutural.
- O CDI é o método mais eficaz na prevenção secundária da morte súbita em pacientes com doenças elétricas primárias (canalopatias).

INTRODUÇÃO

As taquicardias ventriculares (TV) podem ocorrer tanto na presença quanto na ausência de cardiopatia detectável (nesse caso, idiopática). Enquanto as idiopáticas são geralmente benignas, as TV secundárias à cardiopatia estrutural (cicatrizes miocárdicas) ou disfunções nos canais iônicos geneticamente determinadas (canalopatias) são potencialmente malignas, podendo levar à morte súbita. Situações agudas, como a isquemia miocárdica e os distúrbios eletrolíticos também podem gerar arritmias ventriculares graves e morte súbita (Tabela 38.1).

TV NO CORAÇÃO NORMAL (IDIOPÁTICA)

As principais TV idiopáticas são a TV sensível à adenosina (via de saída ventricular) e a TV sensível ao verapamil (fascicular). O prognóstico é benigno e a ocorrência de morte súbita é rara. O mecanismo das arritmias da via de saída é relacionado a atividade deflagrada (pós-potenciais), enquanto as fasciculares são provocadas por reentrada.

A TV da via de saída é a forma mais comum, com o eletrocardiograma (ECG) evidenciando morfologia de bloqueio de ramo esquerdo (BRE) e eixo inferior. Embora, na maioria dos casos, se origine na via de saída do ventrículo direito (VD), pode também se localizar na via de saída do ventrículo esquerdo (VE) e em localizações atípicas, como nas cúspides coronarianas ou no epicárdio (Figura 38.1). Nesse aspecto, o ECG não é capaz de identificar com precisão a localização do foco da TV de via de saída. A TV fascicular origina-se, em sua maioria, no fascículo posteroinferior do ramo esquerdo (Figura 38.2) e o padrão no ECG é de BRD com eixo desviado para a esquerda (BDAS).

Arritmias originadas nos músculos papilares podem ter apresentação clínica e eletrocardiográfica semelhante às fasciculares. Por vezes, as TV idiopáticas podem ser desencadeadas pelo exercício, ocorrendo durante teste ergométrico.

As arritmias idiopáticas podem se apresentar como TV sustentada, TV não sustentada repetitiva (Gallavardin) ou extrassístoles. A frequência das ectopias é bastante variável, porém quando muito frequentes (densidade > 16% dos batimentos), podem desencadear taquicardiomiopatia. Portanto, é necessário acompanhamento da função ventricular.

Tabela 38.1. Etiologia das taquicardias ventriculares

Coração Normal		
Fascicular Verapamil sensível	Reentrada utilizando os fascículos do ramo E	TV monomórfica
Via de Saída Adenosina sensível	Atividade deflagrada	EV ou TV monomórfica
Cardiopatia estrutural		
Isquemia miocárdica aguda	Atividade deflagrada	TV polimórfica ou fibrilação ventricular
Miocardiopatia isquêmica	Reentrada relacionada à cicatriz de infarto antigo	TV monomórfica
Miocardiopatia chagásica	Reentrada relacionada à cicatriz da doença de Chagas	TV monomórfica
Displasia arritmogênica do VD	Reentrada relacionada à cicatriz	TV monomórfica
Cicatriz cirúrgica prévia (exemplo: pós-operatório correção de *Fallot*)	Reentrada em área de cicatriz cirúrgica prévia	TV monomórfica
Canalopatias		
QT longo	Atividade deflagrada (R sobre T)	Torsades de pointes
Síndrome de Brugada	Reentrada (?)	TV polimórfica
TV catecolaminérgica	Automatismo por acúmulo de cálcio intracelular	TV bidirecional ou TV polimórfica

EV: extrassístole ventricular; TV: taquicardia ventricular; VD: ventrículo direito; VE: ventrículo esquerdo.

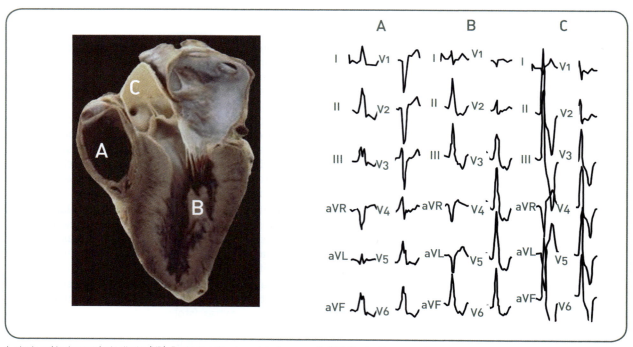

A: via de saída do ventrículo direito (VD); B: via de saída do ventrículo esquerdo (VE); C: cúspide coronariana.

Figura 38.1. Morfologia do complexo QRS conforme a origem da arritmia na via de saída ventricular. Embora útil, o ECG é pouco preciso para a definição da localização da taquiarritmia.

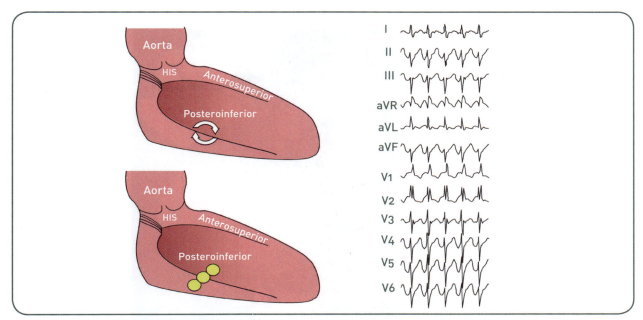

Figura 38.2. Desenho esquemático da taquicardia ventricular idiopática do ventrículo esquerdo (fascicular) que é secundária à reentrada envolvendo o fascículo posteroinferior. Ilustrados também o feixe de HIS e o fascículo anterosuperior. Note o complexo QRS relativamente estreito com morfologia de bloqueio de ramo direito e bloqueio divisional anterosuperior. Os pontos pretos indicam os locais da ablação.

Pacientes assintomáticos ou oligossintomáticos com ectopias ventriculares ou TVNS e função ventricular normal não necessitam tratamento. Os betabloqueadores ou bloqueadores de canais de cálcio não dihidropiridínicos são os fármacos iniciais para alívio sintomático, com sotalol e propafenona sendo opções secundárias. A amiodarona deve ser reservada a casos refratários. Na presença de taquicardiomiopatia, a ablação por radiofrequência (RF) deve ser indicada. Já na TV sustentada e na TV não sustentada repetitiva, a ablação por RF é o método terapêutico de eleição nos pacientes refratários aos fármacos, podendo, inclusive, ser a primeira escolha.

Nas arritmias (ectopias, TV) idiopáticas típicas (fasciculares, via de saída do VD), a ablação por RF é curativa, com taxas de sucesso superiores a 80% e baixo índice de complicações. Contudo, nas formas atípicas (cúspides coronarianas, músculos papilares, epicárdio, etc.), os resultados são menos expressivos e os riscos mais elevados. Esses fatores devem ser considerados na indicação da intervenção.

TV NA CARDIOPATIA ESTRUTURAL

O mecanismo principal das TV monomórficas que acometem cardiopatas é a reentrada envolvendo cicatrizes (fibrose) miocárdicas (Figura 38.3). A presença de fibras miocárdicas viáveis no interior dessas cicatrizes gera condições (condução lenta e não uniforme, bloqueios unidirecionais anatômicos e funcionais) para o desenvolvimento de circuitos de reentrada. A localização das cicatrizes está diretamente relacionada à doença de base, sendo principalmente subendocárdica na cardiopatia isquêmica (causa mais comum) e subepicárdica ou intramiocárdica nas cardiopatias não isquêmicas (doença de Chagas, miocardiopatia dilatada idiopática, displasia arritmogênica do ventrículo direito, miocardiopatia hipertrófica, miocardite viral prévia, sarcoidose, cirurgia para correção de cardiopatia congênita ou cirurgia valvar). Vale ressaltar que a isquemia aguda não tem papel relevante na gênese das arritmias originadas em cicatrizes. Eventos isquêmicos agudos, especialmente o infarto agudo do miocárdio, facilitam o desenvolvimento de TV polimórfica e/ou fibrilação ventricular que, quando ocorrem nas primeiras 48 horas do infarto, não tem implicação prognóstica a longo prazo.

Os objetivos do tratamento de pacientes com TV sustentadas são controlar as crises e prevenir a morte súbita. Para tal, podemos utilizar os antiarrítmicos, a ablação por radiofrequência (RF) e o cardioversor desfibrilador implantável (CDI). O manejo agudo dessas arritmias está descrito na tabela 38.2, ao passo que a abordagem crônica será enfatizada a seguir.

Independentemente da apresentação da arritmia ventricular (extrassístoles, TV não sustentada, TV sustentada), o tratamento otimizado da doença de base e comorbidades associadas é fundamental. Os betabloqueadores (carvedilol, metoprolol, bisoprolol) são eficazes na prevenção da morte súbita na insuficiência cardíaca, devendo ser usados sempre que possível. A amiodarona é o fármaco de eleição para controle de arritmias sintomáticas, a despeito de não reduzirem a mortalidade total. A associação de amiodarona com betabloqueadores é sinérgica e útil no controle de arritmias graves. Já as drogas da classe I (propafenona, mexiletine) são

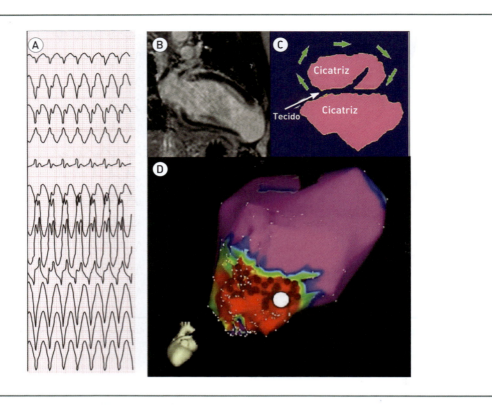

Figura 38.3. Taquicardia ventricular monomórfica. A) Em paciente chagásico com extenso aneurisma apical evidenciado na ressonância magnética; B) no interior das cicatrizes existem áreas com tecido viável favorecendo a formação de circuitos de reentrada; C) essas áreas são os alvos da ablação por cateter; D) mapeamento eletroanatômico ilustrando ablação de substrato no ventrículo esquerdo. Áreas de tecido normal aparecerem em roxo, de cicatriz em vermelho e de transição em amarelo. Os pontos vermelhos indicam os locais de ablação na cicatriz.

Tabela 38.2. Tratamento das taquiarritmias ventriculares na emergência

Arritmia	Tratamento da crise	Observações
Fibrilação ventricular	Desfibrilação (200J bifásico) + RCP	Corrigir isquemia, hipóxia e eletrólitos
TV instável (monomórfica ou polimórfica)	CVE sincronizada (200-360J monofásico, 100-200J bifásico) + RCP	Amiodarona EV e betabloqueadores nas arritmias recorrentes
TV monomórfica estável	CVQ – amiodarona 150-300 mg EV em 5-10 min CVE eletiva (200J monofásico, 100J bifásico)	Registrar ECG de 12 derivações
Torsades de pointes	Sulfato de magnésio (1-2 g EV) Marca-passo ventricular temporário	Corrigir eletrólitos Remover fármacos que prolongam o QT (www.QTdrugs.org)
TV monomórfica incessante Tempestade elétrica	Amiodarona EV associada a betabloqueadores Ablação por cateter Anestesia + IOT e VM	Afastar causas reversíveis (isquemia, eletrólitos)

CVE: cardioversão elétrica; CVQ: cardioversão química; ECG: eletrocardiograma; EV: endovenosa; IOT: intubação orotraqueal; RCP: Reanimação cardiopulmonar; TV: taquicardia ventricular; VM: ventilação mecânica.

formalmente contraindicadas nesses pacientes. O CDI é a principal ferramenta para profilaxia secundária da morte súbita (sobreviventes de fibrilação ventricular e TV sustentada), especialmente na presença de disfunção ventricular significativa (FEVE ≤ 35%).

Em contraste com as TV idiopáticas, a ablação na TV associada a cardiopatia estrutural não é curativa, mas paliativa. Contudo, melhora sobremaneira a qualidade de vida em pacientes com TV recorrentes, sobretudo nos portadores de CDI. Nesses pacientes, a ablação reduz expressivamente a frequência de terapias do dispositivo (choques). O objetivo da ablação é identificar e eliminar na cicatriz as fibras miocárdicas viáveis que geram os circuitos de reentrada. Para isso, são empregados sistemas de mapeamento eletroanatômico tridimensional, que possibilitam a localização das cicatrizes miocárdicas em ritmo sinusal, sem necessidade de indução da TV (Figura 38.3). A ablação do substrato é feita através da realização de lesões por RF nos locais arritmogênicos da cicatriz. Esse é um procedimento complexo, muitas vezes requerendo a ablação de cicatrizes no endocárdio e no epicárdio, especialmente nas cardiopatias não isquêmicas. Nesse aspecto, a localização das cicatrizes pela ressonância magnética é importante no planejamento da ablação. Ademais, dispositivos de assistência circulatória podem ser necessários em pacientes instáveis hemodinamicamente.

A ablação pode ser salvadora nas tempestades elétricas (múltiplos episódios de TV requerendo cardioversão elétrica transtorácica ou pelo CDI num período de 24 horas) e nas TV incessantes (TV recorrentes bem toleradas hemodinamicamente). Essas emergências médicas são mais frequentes na cardiopatia isquêmica e chagásica, devendo ser inicialmente tratadas com amiodarona e betabloqueadores. Em casos selecionados, a denervação simpática, seja torácica através da anestesia epidural ou renal por meio da ablação por RF, podem ser úteis.

TV NAS DOENÇAS ELÉTRICAS PRIMÁRIAS (CANALOPATIAS)

Essas doenças genéticas provocam disfunções nos canais iônicos geradores do potencial de ação do miócito, favorecendo o desenvolvimento de TV polimórficas secundárias à reentrada funcional (o circuito da TV não é estável, variando batimento a batimento). Fazem parte desse grupo a síndrome de Brugada (Figura 38.4), a síndrome do QT longo congênito e a TV polimórfica catecolaminérgica. As manifestações mais comuns dessas patologias são síncope e morte súbita.

Os betabloqueadores devem ser usados no QT longo congênito e na TV catecolaminérgica. A quinidina e, em casos selecionados, a ablação do substrato no epicárdio da via de saída do VD, podem ser úteis na síndrome de Brugada. O CDI é a única alternativa em pacientes refratários ou sobreviventes de parada cardíaca. Esses pacientes podem apresentar tempestades elétricas severas. O sulfato de magnésio e o marca-passo ventricular temporário são efetivos na TV polimórfica tipo torsades de pointes do QT longo congênito, enquanto betabloqueadores devem ser usados na TV catecolaminérgica. Já na síndrome de Brugada, o isoproterenol é o fármaco de escolha.

Medidas preventivas são igualmente importantes no manejo de pacientes com canalopatias. Atividades esportivas intensas devem ser proibidas no QT longo congênito e TV catecolaminérgica. Vários medicamentos prolongam o intervalo QT e devem ser evitados em pacientes com QT longo congênito (ver www.QTdrugs.org). A propafenona pode exacerbar a síndrome de Brugada sendo contraindicada nesses pacientes. Por fim, a febre deve ser agressivamente tratada na síndrome de Brugada, porque o aumento da temperatura corporal pode desencadear TV sustentadas.

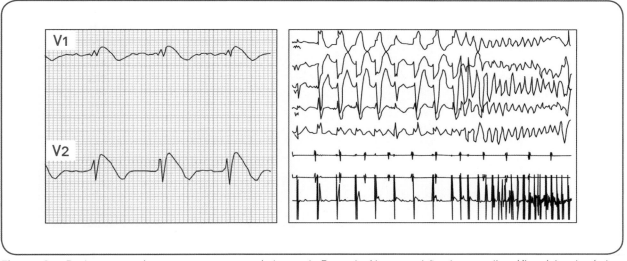

Figura 38.4. Paciente com síncope recorrente por síndrome de Brugada. Note o padrão eletrocardiográfico típico da síndrome (Brugada tipo I) nas derivações V1 e V2 (supradesnivel do segmento ST em forma de escorregador). À direita, indução de fibrilação ventricular durante estudo eletrofisiológico nesse paciente, que foi tratado com implante de CDI (cardiodesfibrilador implantável).

BIBLIOGRAFIA CONSULTADA

- Gaztanaga L, Marchlinski FE, Betensky BP. Mechanisms of Cardiac Arrhythmias. Rev Esp Cardiol 2012;65:174-85.
- Hoffmayer KS, Gerstenfeld EP. Diagnosis and management of idiopathic ventricular tachycardia. Curr Probl Cardiol. 2013;38:131-58.
- Obeyesekere MN, Antzelevitch C, Krahn AD. Management of ventricular arrhythmias in suspected channelopathies. Circ Arrhythm Electrophysiol. 2015;8:221-31.
- Priori SG, Blomström-Lundqvist C, Mazzanti A, et al. 2015 ESC Guidelines for the management of patients with ventricular arrhythmias and the prevention of sudden cardiac death. European Heart Journal 2015: 36, 2793–2867.
- Santangeli P, Marchlinski FE. Substrate mapping for unstable ventricular tachycardia. Heart Rhythm. 2016;13:569-83.
- Stevenson WG. Current treatment of ventricular arrhythmias: State of the art. Heart Rhythm 2013;10:1919-1926.
- Zipes DP, Camm AJ, Borggrefe M, et al. Guidelines for management of patients with ventricular arrhythmias and the prevention of sudden cardiac death: A report of the American College of Cardiology/American Heart Association task force and the European Society of Cardiology committee for practice guidelines. J Am Coll Cardiol. 2006;48:247-346.

Indicação de marca-passo e CDI

39

Martino Martinelli Filho

DESTAQUES

- Detalhar as indicações de marco-passo definitivo e do cardioversor-desfibrilador implantável na prática clínica do cardiologista.
- Definir a bradiarritmia, a disfunção do nó sinusal e o bloqueio atrioventricular.
- Detalhar o uso do marca-passo definitivo e do cardioversor-desfibrilador implantável, bem como entender a relação custo-benefício deste último.

INTRODUÇÃO

O conhecimento dos aspectos básicos que envolvem as indicações de marca-passo definitivo (MPD) e do cardioversor-desfibrilador implantável (CDI) tornou-se essencial à prática clínica atual do cardiologista.

As indicações de MPD são direcionadas às bradiarritmias, representadas pela disfunção do nódulo sinusal (DNS) e bloqueios atrioventriculares (BAVs). Para abordar os critérios atuais de indicação de MPD é preciso conhecer com maiores detalhes as características clínicas e eletrofisiológicas das bradiarritmias. Também é essencial discorrer sobre as características funcionais e nomenclatura do dispositivo eletrônico.

As indicações de CDI envolve a profilaxia da morte súbita cardíaca (MSC) associada à ocorrência de taquiarritmias ventriculares malignas e à presença de cardiomiopatia (CMP) grave, na grande maioria dos casos. Pacientes com coração estruturalmente normal e alterações eletrofisiológicas primárias associadas a defeitos genéticos também manifestam arritmias fatais, mas são casos raros com estratificação específica. Por isso, o objetivo desse capítulo é discutir as características clínicas e epidemiológicas dos candidatos à MSC com CMP e definir os critérios atuais de indicação do CDI nessa população, focando a custo-efetividade do dispositivo.

BRADIARRITMIAS E MARCA-PASSO DEFINITIVO

Bradiarritmias são alterações do ritmo cardíaco que se caracterizam por redução da frequência cardíaca (FC) a valores inferiores a 50 batimentos por minuto [bpm]. Em alguns casos, a bradiarritmia pode ser fisiológica, como em adultos jovens (vagotônicos) e atletas treinados. Também podem ocorrer por efeito de medicações depressoras o nódulo sinoatrial (NSA) como betabloqueador (BB), bloqueador de canal de cálcio, amiodarona, propafenona, lítio, etc. As bradiarritmias podem ainda, se associar a doenças diversas tais como meningite, tumor do sistema nervoso central (SNC) com hipertensão intracraniana, hipóxia severa, hipotermia, hipotireoidismo e infarto agudo do miocárdio.

Frequentemente, as bradiarritmias ocorrem em pacientes assintomáticos e sem cardiopatia e, nesses casos, são consideradas benignas. Quando a bradicardia ocorre na presença de cardiopatia e/ou sintomas como dor torácica, tontura e síncope representam situação clínica de maior risco. Por isso, utiliza-se o conceito de bradiarritmia sintomática, para caracterizar os casos em que a redução da FC provoca prejuízos clínicos e/ou hemodinâmicos.

As bradiarritmias são agrupadas em disfunção do nó sinusal (DNS) e bloqueios atrioventriculares (BAVs) e, atual-

mente, são classificadas quanto à forma de manifestação como bradiarritmias persistentes, intermitentes documentadas ou bradicardia suspeita (não documentada). A DNS é o conjunto de distúrbios eletrofisiológicos provocados pelas modificações anatomofuncionais do NSA. As apresentações eletrocardiográficas da DNS são:
- bradicardia sinusal, pausa ou parada sinusal;
- bloqueio sinoatrial;
- síndrome bradicardia-taquicardia.

Na maioria dos casos, a DNS é assintomática e na presença de sintomas é denominada doença do nó sinusal. Atinge mais frequentemente pacientes do sexo feminino, com maior morbidade registrada entre 60 e 69 anos e tem prevalência estimada em 1 para cada 600 indivíduos com idade de 65 anos, sendo responsável por aproximadamente 50% dos implantes de MP nos EUA.

A forma primária da DNS, considerada idiopática, costuma ocorrer em indivíduos mais jovens (menos de 40 anos) e mesmo em crianças, nos quais a predisposição hereditária, de caráter autossômico dominante, está presente. A forma secundária está associada a doenças cardíacas, dentre as quais, em nosso meio, a cardiopatia chagásica é a mais frequente; nos EUA a associação mais comum é com a cardiopatia isquêmica.

Por outro lado, o bloqueio atrioventricular (BAV) é definido como o retardo ou falha na transmissão do impulso elétrico, dos átrios aos ventrículos. Pode ser de etiologia congênita ou adquirida. O BAV adquirido, em cerca de 50% dos casos, é decorrente da senescência do sistema de condução e se caracteriza pela fibrose progressiva de suas fibras. Outras etiologias frequentes são isquêmica e chagásica.

A classificação eletrocardiográfica do BAV tem importância prognóstica: BAV de 1º grau e o de 2º grau Mobitz I são comuns em atletas e em indivíduos sadios assintomáticos e, em geral, tem prognóstico muito favorável. Por outro lado, BAV de 2º grau tipo II e BAV 3 grau, em geral, ocorrem na presença de sintomas de baixo fluxo cerebral e maior mortalidade.

O BAV congênito (BAVc) é raro e geralmente se associa a malformações estruturais cardíacas ou infecções. A frequência de BAVc é estimada em 1:20.000 dos nascidos vivos, sendo que sua associação com síndrome do lúpus neonatal é expressiva (SLN). O BAVc isolado, isso é, sem outras anomalias estruturais cardíacas associadas é ainda mais raro, sendo que cerca de 80% estão associados à SLN. Crianças com BAVc merecem atenção especial, pois a taxa de mortalidade, incluindo os natimortos pode variar entre 15 a 31 % até o terceiro ano de vida. Aproximadamente dois terços dos recém-natos com BAVc requerem implante de MP nos primeiros três meses de vida. Por outro lado, Michaëlson et al. ,em estudo retrospectivo de 30 anos sobre história natural do BAVc observou que o implante precoce de MPD, mesmo em indivíduos assintomáticos reduz a mortalidade.

É importante destacar recente inclusão no capítulo das bradiarritmias, da síncope reflexa, que ocorre em pacientes com coração normal e que tem como mecanismo a assistolia intermitente, secundária à DNS ou ao BAV paroxísticos. O mecanismo da síncope reflexa é vasovagal e os gatilhos podem ser ações comuns da vida cotidiana ou estimulo mecânico do seio carotídeo, denominado hipersensibilidade do seio carotídeo (HSC). Essa é classificada em cardioinibitória (CI) – pausa ventricular ≥ a 3 segundos (Figura 39.1); vasodepressora (VD) – redução da PAS ≥ a 50 mmHg; e mista – redução da PA associada à pausa ventricular. Achados de quatro estudos que incluíram n = 663 idosos com síncopes revelaram taxa de ocorrência HSC de 35%.

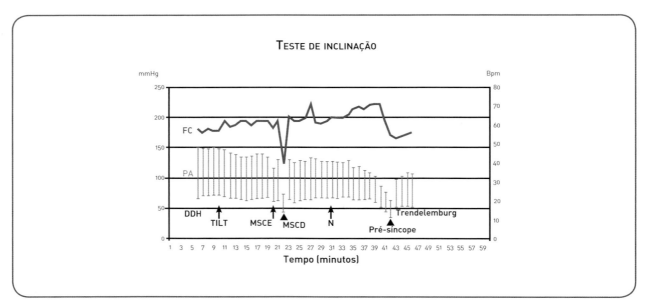

DDH: decúbito horizontal; TILT: inclinação ortostática; PA: pressão arterial; FC: frequência cardíaca; N: nitrato; MSC: massagem seio carotídeo.
Figura 39.1. Hipersensibilidade do seio carotídeo (forma cardioinibitória) durante realização de teste de inclinação.

MARCA-PASSO DEFINITIVO

Denomina-se MPD o conjunto cabo-eletrodo e gerador de pulsos, que pode ser de câmara única, (atrial ou ventricular) ou de dupla câmara (ambas as cavidades).

Atualmente, utiliza-se o código de cinco letras para identificação do MPD e dos modos de estimulação disponíveis (Tabela 39.1).

É importante considerar que cada modelo de MP, atualmente desenvolvido, incorpora várias opções de modos de estimulação, acionados por programação. Os dispositivos são atualmente considerados multifuncionais ou universais e a maioria dispõe dos seguintes modos de estimulação:

- AAI: estimulação atrial, inibido por atividade atrial sentida;
- AAI,R: resposta em frequência determinada por sensor;
- VVI: estimulação ventricular que se inibe por atividade ventricular espontânea (sentida);
- VVI,R: difere do modo VVI por apresentar resposta em frequência determinada por algum estímulo orgânico a um sensor preestabelecido do MP;
- VOO: estimulação ventricular assíncrona, ou seja, não considera a presença de atividade própria do paciente; o MP estimula o ventrículo em sua frequência básica;
- VDD: estimulação ventricular sincronizada com atividade atrial sentida, desde que essa seja superior à frequência básica. Inibido por atividade ventricular. Não há estímulo atrial;
- DVI: estimulação de ambas as câmaras em frequência preestabelecida; inibição da estimulação ventricular por eventos espontâneos (ventriculares), sem sensibilidade para complexos atriais espontâneos. Em presença de arritmias atriais repetitivas, atua como VVI;
- DVI,R: resposta em frequência com estimulação AV sincronizada;
- DDI: estimulação AV com sensibilidade e inibição por eventos próprios em ambas as câmaras. A sensibilidade a um evento atrial não ativa a estimulação ventricular;

- DDD: estimulação AV, com sensibilidade em ambas as câmaras;
- DDD,R: difere do modo DDD por apresentar resposta em frequência determinada por sensor, na ausência de resposta cronotrópica apropriada do NSA;
- DDD,OV: difere do modo DDD por apresentar estimulação multissítio ventricular (estimula VD e VE), mas não está ativada a resposta em frequência determinada por sensor;
- DDD,RV: difere do modo DDD,OV por estar ativada a resposta em frequência determinada por sensor.

INDICAÇÕES DE MPD E MODOS DE ESTIMULAÇÃO

Nos EUA e na Europa, a DNS é responsável por cerca de 50 a 70% das indicações de MPD, sendo que no Brasil essa taxa é estimada em 25%. O implante de MPD nos pacientes com documentação de sintomas de baixo fluxo cerebral, proporciona alívio expressivo dos sintomas e melhora da qualidade de vida. Entretanto, não há evidências de que o MPD prolonga a sobrevida de pacientes com DNS.

Os achados mais relevantes de ensaios randomizados, multicêntricos, metanálise e revisão sistemática que compararam o MPD dupla-câmara (DDD) com unicameral (VVI) são:

- MPD de dupla câmara está associado a menor taxa de FA e AVC, mas não de IC, comparada a câmara única e não há diferença com relação a mortalidade;
- síndrome do MP ocorreu em cerca de 25% dos pacientes com MPD VVI, o que reduziu a qualidade de vida;
- vários estudos de *crossover* demonstraram redução dos sintomas da síndrome do MP (dispneia, tonturas, palpitações e dor precordial) por reprogramação para modo DDD;
- MPD DDD, em geral, se associou a melhora do desempenho ao exercício, quando comparado ao MPD VVI (frequência fixa), mas não quando comparado ao VVIR / DDDR/ AAIR.

Tabela 39.1. Código de identificação dos modos de estimulação				
1ª letra Câmara estimulada	2ª letra Câmara sentida	3ª letra Resposta à sensibilidade	4ª letra Modulação de frequência	5ª letra Estimulação multissítio
O = nenhum	O = nenhum	O = nenhum	O = nenhum	O = nenhum
A = átrio	A = átrio	T = trigar (deflagrar)	R = com resposta de frequência	A = átrio
V = ventrículo	V = ventrículo	I = inibido	--	V = ventrículo
D = A+V	D = A+V	D = T+I	--	D = A+V

Fonte: Pacing and Electrophysiology Group. Pacing Clin Electrophysiol. 2002 Feb;25(2):260-4.

Revisão sistemática de grandes estudos randomizados, demonstrou redução significativa da incidência de AVC (HR: 0,81) e FA (HR: 0,80) nos pacientes com MPD AAI ou DDD em comparação com VVI; esses efeitos foram mais pronunciados na presença de DNS e não houve benefícios na sobrevida.

No estudo DANPACE, 1.415 pacientes foram randomizados para modo AAIR ou DDDR e seguidos por 5,4 anos. Não houve diferença na mortalidade por todas as causas.

Entretanto, o modo AAIR se associou a maior incidência de FA paroxística (HR: 1,27) e a risco duas vezes maior de reoperações (HR: 1,99). Além disso, é importante destacar que a ocorrência de BAV em pacientes com DNS é estimada em 0,6 a 1,9% ao ano, o que suporta o uso preferencial do modo DDDR.

Assim, em pacientes com DNS e bradiarritmia persistente, a primeira escolha deve ser o MPD dupla câmara dotado de algoritmos de preservação da condução própria do paciente, capazes de evitar a estimulação desnecessária do VD.

A respeito do BAV, vários estudos observacionais, demonstraram que a estimulação cardíaca artificial previne a recorrência de síncope e melhora a sobrevida, em adultos. Grandes estudos randomizados, paralelos foram incapazes de demonstrar superioridade do MPD dupla câmara (DDD) sobre o ventricular (VVI), considerando mortalidade e morbidade. Entretanto, foi possível documentar benefício do DDD sobre o VVI, em relação ao incremento da capacidade física, por manutenção do sincronismo AV37 e prevenção da síndrome do MP.

Em pacientes com disfunção ventricular, entretanto, é importante considerar que o MPD DDD, atualmente, é dotado de uma função algorítmica que evita a estimulação ventricular desnecessária. Essa função foi incorporada ao MPD porque, está demonstrado que a estimulação do VD pode provocar dissincronia ventricular (BRE induzido) e pode piorar as condições clínicas e hemodinâmicas dos pacientes com IC.

Nesse sentido, o estudo COMBAT demonstrou que em pacientes com IC classe funcional II ou III, FEVE < 0,4 e indicação de MPD, a estimulação AV convencional deve ser preterida em favor do ressincronizador, porque esse proporcionou melhor da qualidade de vida, incremento de parâmetros ecocardiográficos e maior redução da classe funcional de IC.

Com relação à CMP chagásica crônica (CCC), o BAV é considerado a principal causa de óbito cardiovascular entre os pacientes com idade entre 30 e 50 anos, mas não é causa comum de MSC. Vários estudos comprovaram a eficácia do MPD nessa população, com impacto positivo na longevidade.

Dentre inúmeras outras situações clínicas específicas, como portadores de FA permanente e BAV, o uso do MPD unicameral com sensor de resposta de frequência ativado, modo VVIR é muito eficiente porque, melhora capacidade funcional, o desempenho ao exercício e a qualidade de vida, em comparação com o modo VVI.

Os critérios para indicação de MPD nas bradiarritmias, conforme recente diretriz europeia, são apresentados na tabela 39.2; e os critérios para escolha dos modos de estimulação na tabela 39.3.

Tabela 39.2. Critérios para indicação de MPD nas bradiarritmias	
Recomendações	Classe de indicação Nível de evidência
Bradiarritmias Persistentes	
1) DNS – sintomas claramente atribuíveis à bradicardia	I - B
2) DNS – sintomas possivelmente atribuíveis à bradicardia, mesmo sem evidência conclusiva	IIb -C
3) BAV adquirido – BAV de terceiro grau ou segundo grau tipo 2, independente dos sintomas	I - C
4) BAV adquirido – BAV segundo grau tipo 1 sintomático, ou localizado intra ou infra-HIS pelo estudo eletrofisiológico (EEF)	IIa - C
DNS – Bradicardia sinusal assintomática ou de causas reversíveis e BAV adquirido de causas reversíveis são contraindicações ao implante de marca-passo (Classe III, NE-C)	
Bradiarritmias intermitentes documentadas	
1) DNS (incluindo Sd. Bradi-taqui): documentação de bradicardia sintomática secundária à parada sinusal ou bloqueio sinoatrial	1- B
2) BAV intermitente (inclui FA com condução ventricular lenta): BAV de terceiro ou segundo graus	1- C
3) Síncope reflexa com assistolia – considerada em pacientes com > 40 anos, síncopes recorrentes inexplicadas, e pausas sinusais ou por BAV ou a combinação dos dois	IIa - B
4) Pausas assintomáticas (pausa sinusal ou BAV) – síncopes e documentação de pausas > 6 s por pausas sinusais, bloqueio sinoatrial ou BAV assintomáticos	IIa - C
Bradicardia de causa reversível é contraindicação ao implante de marca-passo (Classe III, NE:C)	

Continua >>

>> Continuação

Tabela 39.2. Critérios para indicação de MPD nas bradiarritmias

Recomendações	Classe de indicação Nível de evidência
Bradicardia suspeita (não documentada)	
1) Síncope inexplicada, Bloqueio de ramo e EEF alterado definido por intervalo HV aumentado > 70 ms ou bloqueio no sistema *his-purkinje* de segundo ou terceiro graus demonstradas durante estimulação incremental atrial ou nos testes farmacológicos	I - B
2) Bloqueio de ramo alternante com ou sem sintomas	I – C
3) Bloqueio de ramo e síncopes inexplicadas com investigação não diagnóstica	IIb - B
4) Assintomático com intervalo HV > 100 ms espontâneo	
Bloqueio de ramo assintomático é contraindicação ao implante de marca-passo (Classe III, NE:B)	
Síncope reflexa não documentada	
1) Síndrome do seio carotídeo (cardioinibitória), e síncopes recorrentes	I – B
2) Síncope por resposta cardioinibitória no TILT *test*, com idade > 40 anos e falhas em terapias alternativas	IIb – B
Síncope não cardioinibitória induzida no TILT test é contraindicação para implante de marca-passo (Classe III, NE:B)	
Síncopes inexplicadas	
1) Síncope inexplicada com teste de adenosina positivo	II – B
Síncope inexplicada, sem evidência de bradicardia ou distúrbio da condução e quedas inexplicadas são contraindicações ao implante de marca-passo (Classe III NE:B)	

Tabela 39.3. Critérios para escolha dos modos de estimulação

Doença do nó sinusal (DNS)	
Classe I	AAI, O/R; DDD,O/R; AAI,C/R com reversão automática para DDD,C/R
Classe IIa	VVI,O/R em idosos sem condução VA
Síndrome do seio carotídeo (SSC)	
Classe I	DDD,O/R com função *rate drop response*; DDI,O/R
Classe IIb	VVI,O/R
Bloqueio atrioventricular (BAV)	
Classe I	DDD,O/R; VVI,C/R com fibrilação atrial (FA) permanente
Classe IIa	DDD,O/R com função sinusal normal; VVI,C/R sem condução retrógrada VA; VDD,O com função sinusal normal
Bloqueio intraventricular (BIV)	
Classe I	VVI,O/R com FA permanente; DDD,O/R com DNS; DDD,O/R com condução retrógrada VA
Classe IIa	DDD,O/R sem DNS; VVI,O/R sem condução retrograda VA; VDD,O sem DNS

MORTE SÚBITA CARDÍACA E CDI

A morte súbita cardíaca (MSC) é responsável por 50 a 100 mortes por ano, para cada 100. 000 habitantes da Europa e América do Norte, sendo considerada a causa mais comum de morte nos países desenvolvidos.

Estima-se que a ocorrência de MSC seja superior às taxas de mortalidade por acidente vascular cerebral (AVC), qualquer tipo de câncer, diabete melito, doenças pulmonares, doença de Alzheimer ou acidentes.

No Brasil, a taxa de mortalidade por doenças do aparelho circulatório foi de 30,69%, correspondendo a 335.213 óbitos. Estudo baseado na percepção de médicos do sistema público de saúde revelou incidência de 21.270 casos de morte súbita cardíaca no ano de 2009, na região metropolitana de São Paulo.

Cerca de 5 a 10% dos pacientes com história de MSC recuperada apresentam coração aparentemente normal. Dentre esses estão os pacientes com alterações eletrofisiológicas primárias, que frequentemente manifestam arritmias fatais associadas a defeitos genéticos. Nesse grupo estão incluídos a síndrome do QT longo congênito, síndrome de Brugada, síndrome do QT curto, FV idiopática e TV catecolaminérgica, que tem estratificação de risco específica.

A grande maioria dos pacientes com história de MSC, entretanto, tem patologia cardíaca detectada em autópsia detalhada. As principais patologias envolvidas na MSC são doença arterial coronária (DAC), CMP e miocardites secundárias.

A DAC é a doença mais frequentemente implicada na MSC. Na população de Framingham, entre 5.209 indivíduos normais (30 a 59 anos de idade) acompanhados durante 26 anos, a DAC foi causa de MSC em 46% dos homens e 34% das mulheres.

Portadores de CMP representam o segundo maior grupo propenso a manifestar MSC, sendo que a mais importante é a CMP hipertrófica, alteração genética autossômica dominante, cuja incidência é de 1:500 indivíduos. História familiar de MSC, TVS espontânea, mutações genéticas específicas, síncope recorrente, hipertrofia importante das paredes do VE (> 30 mm) e taquicardia ventricular não sustentada (TVNS) ao *Holter 24h* são os principais fatores de risco para MSC. A CMP arritmogênica do ventrículo direito (CAVD) é um defeito autossômico dominante nos genes 1 e 14. Cuja prevalência está estimada em 1 para cada 1.000 indivíduos. A TV e a MSC são frequentemente exercício-induzidas e podem ser mediadas por estímulos catecolaminérgicos ou por aumento de tensão nas paredes do VD.

Em nosso meio, a CCC é causa de MSC em 55 a 65% de seus portadores tendo como principais preditores a disfunção ventricular esquerda, a TVNS ao *Holter 24h*, TVS, parada cardíaca (PC) prévia e a síncope recorrente.

Os mecanismos eletrogênicos da MSC, na presença de CMP, envolvem uma complexa interação entre um substrato anatômico anormal (cicatriz, tecido isquêmico, hipertrofia ou inflamação) e disfunções eletrofisiológicas variáveis que, sob modulação funcional de distúrbio transitório, são responsáveis por eventos arrítmicos fatais (TV/FV), cujo gatilho é a extrassístole ventricular.

Pelas razões acima expostas, a estratificação de risco de MSC, na maioria dos casos corresponde à avaliação de risco coronariano (HAS, dislipidemia, obesidade, tabagismo e sedentarismo).

Os marcadores clínicos relevantes, mais utilizados na prática clínica são classe funcional (CF) de insuficiência cardíaca (IC) avançada e fração de ejeção do ventrículo esquerdo (FEVE) < 35%, ao ecocardiograma e TVNS ao *Holter 24h* tanto para CMP isquêmica quanto não isquêmica.

Outros preditores úteis tem sido obtidos por meio de ferramentas diversas, tais como, documentação de desequilíbrio autonômico cardíaco pós-IAM (predomínio simpático) por análise espectral (*Holter 24h*), sensibilidade barorreflexa, por análise espectral de intervalo R-R e pressão arterial sistólica, ECG de alta resolução. O papel do estudo eletrofisiológico (EEF) invasivo ainda é limitado, pois tem bom valor preditivo positivo apenas quando se induz TV monomórfica em pacientes com CMP isquêmica, disfunção ventricular e TVNS ao *Holter24h*.

CDI E PREVENÇÃO DE MSC

Em razão dos resultados frustrantes com o uso de medicamentos antiarrítmicos na prevenção primária de MSC, uso do CDI passou a ser testado nos últimos anos por meio de ensaios clínicos que incluíram pacientes com TVNS e/ou disfunção ventricular (MUSTT e MADIT I e MADIT II). Ao final, identificou-se, que pacientes com IAM prévio e FEVE ≤ 30% apresentam maior sobrevida pós-implante de CDI, independentemente de estratificação de risco adicional (MADIT II). Subanálises desse estudo identificaram ainda que no subgrupo de pacientes com FEVE < 25% e duração do QRS ≥ 150 ms as vantagens são ainda maiores.

Os achados do estudo MADIT II foram confirmados pelo ensaio SCD-HeFT, que incluiu 2.521 pacientes (50% com CMP isquêmica) com IC estável (CF NYHA II ou III) e FEVE ≤ 35% e sem TVNS. Após 4 anos de seguimento, foi demonstrado que o uso amiodarona não foi superior ao placebo na prevenção de mortalidade total. O CDI, entretanto, reduziu em 23% (P = 0,007) a taxa de mortalidade por todas as causas. (Tabela 39.4).

O ensaio clínico randomizado COMPANION,que incluiu 1.854 pacientes com CF de IC IIIou IV e FEVE< 35%, demonstrou que a terapia de ressincronizaçao cardíaca, isolada reduziu a mortalidade total em 23% em comparação com a terapêutica medicamentosa otimizada, mas não ocorreram vantagens do uso do CDI na prevenção primária de MSC.

Por outro lado, em pacientes com CMP não isquêmica as evidências científicas a respeito do papel do CDI na prevenção primária de MSC são controversas. O ensaio clínico randomizado DEFINITE muito bem planejado, demonstrou que o CDI não reduz mortalidade total em pacientes com CMP não isquêmica, IC (CF NYHA II-III) e FEVE < 35%. Corroborando esses achados, recentemente, foi publicado o estudo DANISH, randomizado e controlado, que incluiu 556 pacientes com CMP não isquêmica, sendo 58% portadores de TRC, demonstrou que o CDI não reduziu taxa de mortalidade por todas as causas, em seguimento de 67,6 meses. Por outro lado, recente metanálise publicada por Al-Khatiz et al., incluindo 1.874 pacientes de 4 estudos (CAT, DEFINITE, SCD-HeFT e DANISH) demonstrou reduções de mortalidade por todas as causas a favor do CDI (HR 0,75 – IC 0,61-0,93).

Não existem estudos randomizados a respeito do papel do CDI na prevenção primária de MSC na CCC. Recentemente, entretanto, foi publicado o racional do estudo clínico CHAGASICS - CHronic use of Amiodarone against ICD for Chagas Cardiomyopathy, um estudo multicêntrico, randomizado desenhado para testar a hipótese de superioridade do CDI sobre amiodarona na prevenção primária de morte súbita. O estudo está em andamento e incluirá 1.100 pacientes com CCC e risco moderado a elevado de MSC.

Tabela 39.4. Principais ensaios randomizados de prevenção de MSC com CDI						
Estudo	Ano	N	FEVE (≤)	Outros critérios de inclusão	HR (95%CI)	P
Prevenção primária						
MADIT	1996	196	35	TVNS, EEF+	0,46 (0,26-0,82)	0,009
MADIT II	2002	1232	30	IAM Prévio	0,69 (0,51-0,93)	0,016
DEFINITE	2004	485	35	CMP-NI, EV/TVNS	0,65 (0,40-1,06)	0,08
SCD-HeFT	2005	1676	35	IAM prévio ou CMP-NI	0,77 (0,62-0.96)	0,007
DANISH	2016	556	35	58% TRC	0,83 (0,58-1,19)	0,08
Prevenção secundária						
AVID	1997	1016	40	PCR prévia	0,62 (0,43-0,82)	< 0,02
CASH	2000	191	45±18	PCR prévia	0,77 (1,112)	0,081
CIDS	2000	659	35	PCR prévia, síncope	0.82 (0,60-1,10)	NS

TVNS: taquicardia ventricular não sustentada; EEF: estudo eletrofisiológico; IAM: infarto agudo do miocárdio; ECGAR: eletrocardiograma de alta resolução; CMP-NI: cardiomiopatia não isquêmica; EV: extrassístole ventricular; PCR: parada cardiorrespiratória.

A efetividade do CDI na prevenção secundária de MSC é estimada em 98%, na interrupção de episódios de FV e de 92% a 98% na terapêutica da TV.

O estudo americano AVID comparou a eficácia do CDI *versus* amiodarona (97%) ou sotalol (3%) em 1.016 sobreviventes de um ou mais episódios de FV ou TVS mal tolerada (FEVE < 40%). O estudo foi interrompido precocemente pelo comitê de segurança, após 18 meses de seguimento médio, quando foi documentada redução relativa da mortalidade por todas as causas de 29% a favor do grupo CDI (P = 0,02).

O estudo canadense CIDS comparou os benefícios do CDI exclusivamente com o uso de amiodarona em sobreviventes de PCR e TVS mal tolerada ou síncope (FEVE reduzida). Foram estudados 659 pacientes, acompanhados por 36 meses. Houve redução do risco relativo (RR) de mortalidade por todas as causas de 20%, a favor do CDI, que apesar de não demonstrar significância estatística na análise global (P = 0,14) revelou evidente benefício do CDI no quartil de pacientes com idade superior a 70 anos, FEVE < 0,35 e CF IC III ou IV.

O Cardiac Arrest Study Hamburg (CASH) selecionou 288 sobreviventes de PCR por FV com FEVE média de 45% e comparou os benefícios do implante do CDI com o uso de fármacos antiarrítmicos (amiodarona, metoprolol ou propafenona), sendo que a amiodarona foi utilizada em 98% dos casos. A redução da mortalidade arrítmica foi significativa (34%) e a mortalidade total não foi diferente (Tabela 39.4).

É importante ressaltar que os achados desses três estudos clássicos para a prevenção secundária de MSC se referem a populações específicas de países desenvolvidos (EUA, Canadá e Alemanha) com as seguintes características: cerca de 80% eram portadores de DAC; > 50% tinham infarto prévio; 79% eram do sexo masculino, com idade média de 58 anos; a FEVE média foi de 32 a 45%, < 20% estavam em CF IC III ou IV; amiodarona foi utilizada no grupo-controle dos três ensaios e a taxa de *crossover* para CDI variou de 5 a 16%.

A avaliação metanalítica desses estudos, publicada por Connolly et al. demonstrou que o uso de CDI é superior à amiodarona na prevenção secundária de MSC porque reduziu em 28% o risco relativo de mortalidade total, e em 50% o risco de mortalidade arrítmica. Os autores concluíram que:

- o CDI proporciona acréscimo médio de vida de 4 meses, em seguimento de 6 anos;
- FEVE estratifica os melhores responsivos ao uso de CDI (disfunção ventricular moderada ou grave).

Não existem estudos randomizados de prevenção secundária de MSC em pacientes com CCC. Nesse sentido, as evidências científicas sobre o papel do CDI, se restringem a relatos de pequenas séries ou registros de pacientes submetidos ao implante do dispositivo. Dentre essas séries, Martinelli-Filho et al. e Muratore et al. observaram que as terapias apropriadas do CDI em pacientes chagásicos são mais frequentes em relação a não chagásicos. Na maior série de casos publicada, que incluiu avaliação de 116 pacientes consecutivos tratados com CDI, a evolução clínica ao longo de 45 ± 3 meses foi favorável: a taxa de mortalidade ao ano foi 7,1% e a de choques apropriados foi de 58%.

Na tabela 39.5 estão incluídos os critérios recentes de indicação de implante de CDI para prevenção de MSC75.

Tabela 39.5.

Classe	Nível de evidência
Classe I	
1. Sobrevivente de PCR (TV/FV) de causa irreversível	A
2. Doença cardíaca estrutural e TVS espontânea	B
3. Síncope inexplicada com TV/FV induzida ao EEF	B
4. FEVE ≤ 35% com IAM prévio há pelo menos 40 dias e CF NYHA II ou III	A
5. CMP não isquêmica com FEVE ≤ 35% e CF NYHA II ou III	B
6. FEVE ≤ 30% com IAM prévio há pelo menos 40 dias e CF NYHA I	A
7. TVNS com IAM prévio e FEVE ≤ 40% e TV/FV indutível ao EEF	B
Classe IIa	
1. Síncope inexplicada, disfunção de VE, CMP não isquêmica	C
2. TVS e função de VE preservada	C
3. CMP Hipertrófica com 1 ou mais fatores de risco para MSC	C
4. DAVD com 1 ou mais fatores de risco para MSC	C
5. Síndrome do QT longo com síncopes e/ou TV em vigência de betabloqueador	B
6. Ponte para transplante cardíaco, não-hospitalizado	C
7. Síndrome de Brugada com síncope	C
8. Síndrome de Brugada com TV documentada, sem PCR	C
9. TV polimórfica catecolaminérgica com síncope e/ou TVS documentada, em vigência de betabloqueador	C
10. Sarcoidose, miocardite de células gigante ou doença de Chagas	C
CLASSE IIb	
1. CMP não isquêmica com ≤ FEVE 35% e CF NYHA I	C
2. Síndrome do QT longo e fatores de risco para MSC	B
3. Síncope e doença cardíaca estrutural avançada sem diagnóstico após investigação	C
4. CMP familial associada à MSC	C
5. CMP não compactada	C
Classe III	
1. Expectativa de vida com *status* funcional aceitável < 1 ano	C
2. TV/FV incessante	C
3. Distúrbio psiquiátrico que pode ser agravado pela presença do CDI	C
4. CF IV com IC refratária, não candidato a transplante cardíaco ou TRC-D	C
5. Síncope inexplicada sem indução de TV/FV (EEF), sem cardiopatia	C
6. TV/FV que pode ser controlada com ablação por cateter	C
7. TV/FV por causas reversíveis, na ausência de cardiopatia estrutural	B

( ) nível de evidência.
PCR: parada cardiorrespiratória; TV: taquicardia ventricular; FV: fibrilação ventricular; TVS: taquicardia ventricular sustentada; EEF: estudo eletrofisiológico; FEVE: fração de ejeção do ventrículo esquerdo; IAM: infarto agudo do miocárdio; CF: classe funcional; NYHA: New York Heart Association; CMP: cardiomiopatia; TVNS: taquicardia ventricular não sustentada; VE = ventrículo esquerdo; DAVD: displasia arritmogênica do ventrículo direito; MSC: morte súbita cardíaca; CDI: cardioversor-desfibrilador implantável; IC: insuficiência cardíaca; TRC-D: terapia de ressincronização cardíaca associado a cardioversor-desfibrilador implantável.

Custo-efetividade do CDI na prevenção de MSC

Recentemente, Gialama et al. publicaram uma revisão sistemática para analisar a custo–efetividade do CDI na prevenção de MSC. Foram selecionados 34 estudos, a partir de 11.977 citações (PubMed, Cochrane e Health Economic Evaluations Database). Dentre esses estudos, 11 eram sobre prevenção secundária de MSC e 23 sobre prevenção primária. Os autores concluíram que o CDI é custo-efetivo tanto quanto outras terapêuticas cardiovasculares e não cardiovasculares, desde que consideradas as seguintes variáveis: risco elevado de MSC, eficácia e segurança do sistema, qualidade de vida, custo do implante, frequência e custo das trocas do gerador por desgaste de bateria, aspectos demográficos e o tempo de seguimento. Além disso, técnica de implante, curva de aprendizado e programação eletrônica do CDI podem impactar no tempo de internação, na longevidade do dispositivo e, consequentemente, no custo geral do procedimento.

Considerando os achados dos ensaios de prevenção secundária, foi demonstrado que a custo-efetividade melhora ao longo do tempo (longevidade da bateria), especialmente em pacientes com disfunção grave de VE e fatores de risco adicionais. Em relação aos os estudos de prevenção primária, a maioria demonstrou que o implante de CDI é custo-efetivo nos grupos de alto risco. Em nosso meio, Ribeiro et al., utilizando modelo de Markov, metodologia consagrada que permite avaliar a custo-efetividade incremental (RCEI) de um procedimento em relação à terapia convencional, avaliaram o uso do CDI na prevenção primária de MSC. Os valores relativos aos custos do procedimento e das internações foram extraídos das tabelas do Sistema Único de Saúde (SUS), assim como da Agência Nacional de Saúde (ANS). A RCEI foi elevada e superior à sugerida pela Organização Mundial de Saúde (OMS), 3 vezes o PIB per capita, tanto no cenário público como no privado.

A análise das evidências acima referidas aponta para a necessidade de extensão segura da longevidade do CDI e de incremento da qualidade de vida dos pacientes, como fatores relevantes para tornar o uso de CDI cada vez mais custo-efetivo e atrativo. Estima-se, entretanto, que o maior impacto deverá ocorrer com a melhora da estratificação de risco dos candidatos a CDI. Nesse sentido, recentes estudos têm demonstrado a importância da identificação de preditores prognósticos da MSC por meio das avaliações da onda T alternante, da cicatriz miocárdica e do perfil genético dos candidatos a MSC.

A avaliação da onda T alternante, (MTWA) é classificada como recomendação classe IIa para melhorar a estratificação de risco de candidatos à prevenção de MSC, segundo as atuais diretrizes do AHA/ACC/ESC. Uma metanálise de 19 estudos prospectivos, incluindo 2.608 indivíduos, demonstrou que a presença MTWA prediz risco 4 vezes maior de arritmias ventriculares versus indivíduos com MTWA negativo. Outra análise detalhada demonstrou que a taxa de mortalidade dos pacientes elegíveis para o MADIT II, com MTWA negativo e que não receberam CDI, é menor que a mortalidade dos pacientes incluídos nos estudos MADIT II e SCD-HeFT que receberam CDI. Em recente análise de custo-efetividade de terapia com CDI de pacientes elegíveis para o MADIT II, com e sem estratificação de risco pelo teste MTWA, utilizando o modelo de Markov, foi demonstrado incremento de custo-efetividade média de $48.700 por qualidade de vida ajustada por ano de vida sob estratificação de risco com MTWA *versus* $88.700 com a estratégia de "CDI para todos". Os autores concluíram que a estratégia de utilização de MTWA poderia potencialmente economizar $700 milhões por ano na população do MADIT II.

A avaliação da cicatriz (fibrose) miocárdica à RMC com realce tardio foi recentemente associada à maior mortalidade total e a eventos cardíacos adversos, incluindo MSC, em pacientes com suspeita clínica de DAC por Kwong et al. Utilizando essa ferramenta, Alexandre et.al. estudaram 66 pacientes com DAC, candidatos a implante de CDI para prevenção primária ou secundária de MSC e demonstraram que:

- massa de fibrose e percentual de fibrose se associaram à maior ocorrência de terapia apropriada do CDI;
- extensão da fibrose transmural foi preditora de ocorrência de terapias apropriadas do CDI.

Scott et al. publicaram metanálise que analisou 11 estudos, incluindo 1.115 pacientes com CMP isquêmica e não isquêmica e concluíram que extensão da fibrose à RMC é fortemente associada à ocorrência de arritmias ventriculares na presença de FEVE reduzida.

A avaliação do perfil genético de doenças arritmogênicas com potencial letal, tais como síndrome de Brugada e síndrome do QT longo congênito tem sido crescente. A identificação de mutações relativamente comuns ou polimorfismos tem o objetivo de usar sistematicamente informações baseadas na população para identificar variações genéticas que conferem risco. No Cardiovascular Health Study que realizou genotipagem em cerca de 5.000 pacientes demonstrou que caucasianos e negros americanos homozigotos para o gene Gln27 tinham alto risco ajustado para MSC quando comparados com portadores do gene GLU27. O polimorfismo Y1102 foi demonstrado em 13% dos negros americanos e foi relacionado ao aumento de 8,4 vezes no risco de MSC (P = 0,001).

É importante destacar que em vários ensaios randomizados publicados que avaliaram o papel do CDI em portadores de IC e DAC foram armazenadas amostras de sangue dos pacientes, no momento de sua inclusão, cuja análise deverá fornecer, em futuro breve, valorosos preditores genômicas de risco de MSC.

CONCLUSÃO

Com base nas informações apresentadas nesse capítulo, é possível concluir que, em geral, o MPD é indicado nos casos de bradiarritmias, ao passo que as indicações de CDI estão voltadas aos casos de CMP. Além disso, a análise sobre o custo-efetividade do CDI na prevenção de MSC também se fez muito pertinente para as avaliações a serem realizadas na prática clínica.

BIBLIOGRAFIA CONSULTADA

- 2013 ESC Guidelines on cardiac pacing and cardiac resynchronization therapy. The Task Force on cardiac pacing and resynchronization therapy of the European Society of Cardiology (ESC). Developed in collaboration with the European Heart Rhythm Association (EHRA)European Heart Journal (2013) 34, 2281–2329.

- AlboniP,MenozziC,BrignoleM,PaparellaN,GaggioliG,Lolli G,et al. Effects of permanent pacemaker and oral theophylline in sick sinus syndrome the THEOPACE study: a randomized controlled trial. Circulation1997;96:260-266.

- Alexandre J, Saloux E, Dugué AE, Lebon A, Lemaitre A, Roule V, Labombarda F, Provost N, Gomes S, Scanu P, Milliez P. Scar extent evaluated by late gadolinium enhancement CMR: a powerful predictor of long term appropriate ICD therapy in patients with coronary artery disease. J Cardiovasc Magn Reson. 2013 19;15:12.

- Bardy GH, Lee L, Mark DB, Poole JE, Packer DL, BoineauR, et al. Amiodarone or an implantable cardioverterdefibrillator for congestive heart failure. N Engl J Med 2005;352:225-37.

- Barrett TW, Abraham RL, Jenkins CA. Risk Factors for Bradycardia Requiring Pacemaker Implantation in Patients With Atrial Fibrillation. Am J Cardiol 2012;110:1315–1321.

- Basso C, Carturan E, Pilichou K, Rizzo S, Corrado D, Thiene G. Sudden cardiac death with normal heart: molecular autopsy. Cardiovasc Pathol. 2010;19(6):321-5.

- Benson DW, Wang DW, Dyment M, Knilans TK, Fish FA, Strieper MJ, Rhodes TH, George Jr AL. Congenital sick sinus syndrome caused by recessive mutations in the cardiac sodium channel gene (SCN5A). J Clin Invest 2003;112:1019-1028.

- Bernstein AD1, Daubert JC, Fletcher RD, Hayes DL, Lüderitz B, Reynolds DW, Schoenfeld MH, Sutton R. The revised NASPE/BPEG generic code for antibradycardia, adaptive-rate, and multisite pacing. North American Society of Pacing and Electrophysiology/British Pacing and Electrophysiology Group. Pacing Clin Electrophysiol. 2002 Feb;25(2):260-4

- Bristow MR, Saxon LA, Boehmer J, et al. Cardiac-resynchronization therapy with or without an implantable defibrillator in advanced chronic heart failure. N Engl J Med 2004;350:2140-50.

- Burke A, Creighton W, Mont E, et al. Role of SCN5A Y1102 polymorphism in sudden cardiac death in blacks. Circulation 2005;112:798-802.

- Buxton AE, Lee KL, Di Carlo L, et al. Electrophysiologic testing to identify patients with coronary artery disease who are at risk for sudden cardiac death. Multicenter Unsustained Tachycardia Trial (MUSTT) Investigators. N Engl J Med 2000; 342:1937-45.

- C. W. Hsueh, W. L. Lee, Y. T. Chen, and C. T. Ting, "The incidence of coronary artery disease in patients with symptomatic bradyarrhythmias," Japanese Heart Journal, vol. 42, no. 4, pp. 417–423, 2001.

- Castelnuovo E, Stein K, Pitt M, Garside R. The effectiveness and cost-effectiveness of dual-chamber pacemakers compared with single-chamber pacemakers for bradycardia due to atrioventricular block or sick sinus syndrome: systematic review and economic evaluation. Health Technol Assess 2005;9:1-246.

- Connolly SJ, Gent M, Roberts RS, et al. Canadian Implantable Defibrillator Study (CIDS): a randomized trial of the implantable cardioverter defibrillator against amiodarone. Circulation 2000; 101:1297-302.

- Connolly SJ, Hallstrom AP, Cappato R, et al. Meta-analysis of the implantable cardioverter defibrillator secondary prevention trials. Eur Heart J 2000; 21:2071-78.

- Connolly SJ, Kerr CR, Gent M,Roberts RS, et al. Effects of physiologic pacing versus ventricular pacing on the risk of stroke and death due to cardiovascular causes. Canadian Trial of Physiologic Pacing Investigators. N Engl J Med 2000;342:1385-1391.

- Dagres N, Hindricks G. Risk stratification after myocardial infarction: is left ventricular ejection fraction enough to prevent sudden cardiac death? Eur Heart J. 2013 Jul;34(26):1964-71.

- Datasus, disponível em: http://www.datasus.org.br.

- Epstein AE, Dimarco JP, Ellenbogen KA, et al. ACC/AHA/HRS 2008 guidelines for Device-Based Therapy of Cardiac Rhythm Abnormalities: executive summary. Heart Rhythm. Jun 2008;5(6):934-55.

- Fishman GI, Chugh SS, Dimarco JP, et al. Sudden cardiac death prediction and prevention: report from a National Heart, Lung, and Blood Institute and Heart Rhythm Society Workshop. Circulation 2010; 122: 2335–48.

- Gaggioli G, Brignole M, Menozzi C, Devoto G, Oddone D, et al. A positive response to head-up tilt testing predicts syncopal recurrence in carotid sinus syndrome patients with permanent pacemakers. Am J Cardiol 1995;76:720-722.

- Gann D, Tolentino A, Samet P. Electrophysiological evaluation of elderly patients with sinus bradycardia. Ann Intern Med 1979;90:24.

- Gehi AK, Stein RH, Metz LD, et al. Microvolt T-wave alternans for the risk stratification of ventricular tachyarrhythmic events: a meta-analysis. J Am Coll Cardiol 2005;46:75-82.

- Gialama F, Prezerakos P, Maniadakis N. The cost effectiveness of implantable cardioverter defibrillators: a systematic review of economic evaluations. Appl Health Econ Health Policy. 2014 Feb;12(1):41-9.

- Goldberger JJ, Buxton AE, Cain M, et al. Risk stratification for arrhythmic sudden cardiac death: identifying the roadblocks. Circulation 2011; 123: 2423–30.

- Healey JS,ToffWD,LamasGA,AndersenHR,Thorpe KE, EllenbogenKA,et al .Cardiovascular outcomes with atrialbased pacing compared with ventricular pacing: metaanalysis of randomized trials, using individual patient data.Circulation 2006;114:11-1.

- Hohnloser SH, Ikeda T, Cohen RJ. Evidence regarding clinical use of microvolt T-wave alternans. Heart Rhythm. 2009 Mar;6(3 Suppl):S36-44.

- Houston BA, Stevens GR. Hypertrophic cardiomyopathy: a review. Clin Med Insights Cardiol. 2015 Jan 26;8(Suppl 1):53-65.

- James CA, Calkins H. Update on Arrhythmogenic Right Ventricular Dysplasia/Cardiomyopathy (ARVD/C). Curr

Treat Options Cardiovasc Med. 2013 Aug;15(4):476-87.

- Julkunen H, Kaaja R, Wallgren E, Teramo K: Isolated congenital heart block: Fetal and infant outcome and familial incidence of heart block. ObstetGynecol 82: 11-16, 1993.

- Kadish A, Dyer A, Daubert JP, et al. and Defibrillators in Non-Ischemic Cardiomyopathy Treatments Evaluation (DEFINITE) Investigators. Prophylactic defibrillator implantation in patients with nonischemic dilated cardiomiopathy. N Engl J Med 2004; 350:2151-58

- Keller KB, Lemberg L. Thee sick sinus syndrome. Am J CritCare 2006; 15(2):226-9.

- Kuck KH, Cappato R, Siebels J, et al. Randomized comparison of antiarrhythmic drug therapy with implantable defibrillators in patients resuscitated from cardiac arrest: The Cardiac Arrest Study Hamburg (CASH). Circulation 2000; 102:748-54

- Kuller L, Lilienfeld A, Fisher R. Epidemiological study of sudden and unexpected deaths due to arteriosclerotic heart disease. Circulation 1966; 34:1056-68.

- Kwong RY, Chan AK, Brown KA, et al. Impact of unrecognized myocardial scar detected by cardiac magnetic resonance imaging on event-free survival in patients presenting with signs or symptoms of coronary artery disease. Circulation 2006;113:2733-43.

- Lamas GA, Orav EJ Stambler BS, et al..Quality of life and clinical outcomes in elderly patients treated with ventricular pacing as compared with dual-chamber pacing. Pacemaker Selection in the Elderly Investigators. N Engl J Med 1998;338:1097-1104.

- Lamas GA,LeeKL,SweeneyMO,SilvermanR,et al. Ventricular pacing or dual-chamber pacing for sinus-node dysfunction. N Engl J Med2002;346:1854-1862.

- Madigan NP,Flaker GC, Curtis JJ, Reid J, Mueller KJ, Murphy TJ. Carotid sinus hypersensitivity: beneficial effects of dual-chamber pacing. Am J Cardiol 1984;53:1034-1040.

- Maggi R, MenozziC,Brignole M, Podoleanu C, IoriM,SuttonR,etal.Cardio-inhibitory carotid sinus hypersensitivity predicts an asystolic mechanism of spontaneous neurally mediated syncope. Europace 2007;9:563-567.

- Mal-Khatib S,Fonarow GC, Joglas JA, Inoue LYT, Mark DB, Lee LK, Kadish A, Bardy G, Sanders GD. Primary Prevention Implantable Cardioverter Defibrillators in Patients With Nonischemic Cardiomyopathy. A Meta-analisys. JAMA Cardiol. 2017 Mar 29.

- Mangrum, JM, Dimarco JP. The Evaluation and Management of Bradycardia. N Eng J Med2000;342:703-709.

- Marin-Neto JA, Simões MV, Sarabanda AVL. Cardiopatia Chagásica.Arq Bras Cardiol 1999;72(3):247-63.

- Maron BJ, Maron MS. The 20 advances that have defined contemporary hypertrophic cardiomyopathy. Trends Cardiovasc Med. 2015 Jan;25(1):54-64.

- Martinelli M, de Siqueira SF, Sternick EB, Rassi A Jr, Costa R, Ramires JA, Kalil Filho R. Long-term follow-up of implantable cardioverter-defibrillator for secondary prevention in chagas' heart disease. Am J Cardiol. 2012 Oct 1;110(7):1040-5.

- Martinelli M, Rassi A Jr, Marin-Neto JA, de Paola AA, Berwanger O, Scanavacca MI, Kalil R, de Siqueira SF. CHronic use of Amiodarone aGAinSt Implantable cardioverter-defibrillator therapy for primary prevention of death in patients with Chagas cardiomyopathy Study: rationale and design of a randomized clinical trial. Am Heart J. 2013 Dec;166(6):976-982.

- Martinelli M, Siqueira SF, Zimerman LI, Avila-Neto V, Moraes JR AV, Fenelon G. Sudden Cardiac Death in Brazil: Study Based on Physicians' Perceptions of the Public Health Care System. PACE 2012;00:1–6.

- Martinelli-Filho M, Siqueira SF, Moreira H, et al. Probability of occurrence of life-threatening ventricular arrhythmias in Chagas' disease versus non-Chagas' disease. Pacing Clin Electrophysiol 2000;23:1944–8.

- MartinelliFilho M, de Siqueira SF, Costa R, Greco OT, Moreira LF, D'Avila A, Heist EK. Conventional versus biventricular pacing in heart failure and bradyarrhythmia: the COMBAT study. J Card Fail 2010;16:293-300.

- Mealing S, Woods B, Hawkins N, Cowie MR, Plummer CJ, Abraham WT, Beshai JF, Klein H, Sculpher M. Cost-effectiveness of implantable cardiac devices in patients with systolic heart failure. Heart. 2016;102(21):1742-1749.

- Meine TJ, Al-Khatib SM, Alexander JH, Granger CB, White HD, Kilaru R, et al. Incidence, predictors, and outcomes of high-degree atrioventricular block complicating acute myocardial infarction treated with thrombolytic therapy. Am Heart J. 2005 Apr;149(4):670-4.

- Merghani A, Narain R, Sharma S. Sudden cardiac death: detecting the warning signs. Clin Med. 2013 Dec;13(6):614-7.

- Michaëlsson M, Jonzon A, Riesenfeld T. Isolated Congenital Complete Atrioventricular Block in Adult Life A Prospective Study. Circulation. 1995; 92: 442-449.

- Michaelsson M, Swiderski J. High degree atrio-ventricular block in children. Proc Assoc Eur Paediatr Cardiol. 1967;3:44-49.

- Ministério da Saúde do Brasil. Disponível em: http://www.datasus.gov.br.

- Mond HG, Proclemer A. The 11th World Survey of Cardiac Pacing and Implantable Cardioverter-Defibrillators: Calendar Year 2009–A World Society of Arrhythmia's Project. PACE 2011; 34:1013–1027.

- Moss AJ, Hall WJ, Cannom DS, et al. Improved survival with an implanted defibrillator in patients with coronary disease at high risk for ventricular arrhythmia: Multicenter Automatic Defibrillator Implantation Trial (MADIT) Investigators. N Engl J Med 1996; 335:1933-40.

- Moss AJ, Zareba W, Hackson Hall W, et al. Prophylactic implantation of a defibrillator in patients with myocardial infarction and reduced ejection fraction. Multicenter Automatic Defibrillator Implantation Trial II (MADIT II) Investigators. N Engl J Med 2002; 346:877-83.

- Muratore C, Rabinovich R, Iglesias R, Gonzalez M, Darú V, Liprandi AS. Implantable cardioverter-defibrillators in patients with Chagas' disease: are they different from patients with coronary disease? Pacing Clin Electrophysiol 1997;20:194–7.

- Myerburg RJ, Kessler KM, Bassett AL, et al. A Biological approach to sudden cardiac death structure, function and cause. Am J Cardiol 1989; 63:1512-16.

- Nielsen JC,Thomsen PE,Hojberg S,Moller M,Vesterlund T, DalsgaardD,et al..A comparison of single-lead atrial pacing with dual-chamber pacing in sick sinus syndrome. Eur Heart J 2011;32:686-696.

- Olde Nordkamp LR, Wilde AA, Tijssen JG, Knops RE, van Dessel PF, de Groot JR. The ICD for primary prevention in patients with inherited cardiac diseases: indications, use, and outcome: a comparison with secondary prevention. Circ Arrhythm Electrophysiol. 2013 Feb;6(1):91-100.

- Pitt B, Reichek N, Willenbrock R, Zannad F, Phillips RA, Roniker B, et al. Effects of eplerenone, enalapril, and eplerenone/enalapril in patients with essential hypertension and ventricular hypertrophy: the 4E-left ventricular hypertrophy study. Circulation 2003;108:1831-8.
- Priori SG, Wilde AA, Horie M, Cho Y, Behr ER, Berul C, Blom N, Brugada J, Chianh CE, Huikuri H, Kannankeril P, Krhn A, Leenhardt A, Moss A, Schwartz PJ, Shimizu W, Tomaselli G, Tracy C, Ackerman M, Bellhassen B, Estes NA, 3rd, Fatkin D, Kalman J, Kaufman E, Kirchhof P, Schulze-Bahr E, Wolpert C, Vohra J, Raffat M, Etheridge SP, Campbell RM, Martin ET, Quek SC. Executive summary: HRS/EHRA/APHRS experts consensus statement on the diagnosis and management of patients with inherited primary arrhythmia syndromes. Europace. 2013;15(10):1389-406.
- Rassi A Jr, Rassi A, Little WC. Chagas' heart disease. ClinCardiol. 2000 Dec; 23(12):883-9.
- Rassi A Jr, Rassi A, Rassi SG. Predictors of mortality in chronic Chagas disease: a systematic review of observational studies. Circulation. 2007;115(9):1101-8.
- Rassi A, Rassi Jr A, Faria GHDC, et al. História natural do bloqueio atrioventricular total de etiologia chagásica. ArqBrasCardiol 1992; 59(supl II): 191.
- Ribeiro RA, et al. Cost-effectiveness of implantable cardioverterdefibrillators in Brazil: primary prevention analysis in the public sector. Value Health. 2010;13(2):160–8.
- Russo AM, Stainback RF, Bailey SR, Epstein AE, Heidenreich PA, Jessup M, Kapa S, Kremers MS, Lindsay BD, Stevenson LW. ACCF/HRS/AHA/ ASE/HFSA/SCAI/SCCT/SCMR 2013 appropriate use criteria for implantable cardioverter-defibrillators and cardiac resynchronization therapy: a report of the American College of Cardiology Foundation Appropriate Use Criteria Task Force, Heart Rhythm Society, American Heart Association, American Society of Echocardiography, Heart Failure Society of America, Society for Cardiovascular Angiography and Interventions, Society of Cardiovascular Computed Tomography, and Society for Cardiovascular Magnetic Resonance. J Am Coll Cardiol 2013;61:1323–73
- Saba S. Sudden cardiac death risk stratification and assessment: primary prevention based on ejection fraction criteria. Heart Fail Clin. 2011 Apr;7(2):175-83.
- Saha P, Goldberger JJ. Risk stratification for prevention of sudden cardiac death. Curr Treat Options Cardiovasc Med. 2012 Feb;14(1):81-90.
- Scott JS, Maddison PJ, Taylor PV, et al: Conective tissue disease, antibodies to ribonucleoprotein, and congenital heart block. N Engl J Med 309:209-212, 1983.
- Scott PA, Rosengarten JA, Curzen NP, Morgan JM. Late gadolinium enhancement cardiac magnetic resonance imaging for the prediction of ventricular tachyarrhythmic events: a meta-analysis. Eur J Heart Fail. 2013 Sep;15(9):1019-27.
- Silverman ED: Congenital heart block and neonatal lupus erythematosus: prevention is the goal. Children's CME 20: 1101-1104, 1993.
- Stecker EC, Reinier K, Marijon E, Narayanan K, Teodorescu C, Uy-Evanado A, Gunson K, Jui J, Chugh SS.Public health burden of sudden cardiac death in the United States. Circ Arrhythm Electrophysiol. 2014 Apr;7(2):212-7.
- Stein R, Medeiros CM, Rosito GA, Zimerman LI, Ribeiro JP. Intrinsic sinus and atrioventricular node electrophysiologic adaptations in endurance athletes. J Am CollCardiol. 2002;39:1033–1038.
- Stephen Haydock, Duncan Whitehead, Zoë Fritz (2014). Acute Medicine: A Symptom-Based Approach. Cambridge-UK: Cambridge University Press, 2014; p. 70-74.
- Sugrue DD,Gersh BJ, Holmes DR Jr,Wood DL, Osborn MJ, Hammill SC. Symptomatic 'isolated' carotid sinus hypersensitivity: natural history and results of treatment with anticholinergic drugs or pacemaker. J Am Coll Cardiol 1986;7:158-162.
- Sundermeyer A, von Lehndorff H, Klues H, Kröger K. Carotid sinus massage - who is allowed to do it? Dtsch Med Wochenschr. 2012 Jan;137(4):133-8.
- Sweeney MO,Bank AJ,Nsah E,Koullick M,et al. Minimizing ventricular pacing to reduce atrial fibrillation in sinus-node disease. N Engl J Med2007;357:1000-1008.
- Tatarchenko IP, Suriadnova BA, Bartosh LF, Chavdar FN, Anan'ev FF. Etiology of complete atrioventricular block. Vrach Delo.1977 Mar;(3):86-8.
- The Antiarrhythmics versus Implantable Defibrillators (AVID) investigators: A comparison of antiarrhythmic drug therapy with implantable defibrillators in patients ressuscitated from near-fatal ventricular arrhythmias. N Engl J Med 1997; 337:1576-83.
- ToffWD,CammAJ,Skehan JD. Single-chamber versus dual-chamber pacing for high-grade atrioventricular block. N Engl J Med 2005;353:145-155.
- Waltuck J, Buyon JP: Autoantibody-associated Congenital Heart Block: Outcome in mothers and children. Ann Intern Med 120: 544-551, 1994.
- WilkoffBL,Cook JR , Epstein AE, Greene HL, et al. Dual-chamber pacing or ventricular backup pacing in patients with an implantable defibrillator: the Dual Chamber and VVI Implantable Defibrillator (DAVID) Trial.JAMA 2002;288:3115-3123.

Miocardiopatias
Classificação, diagnóstico e etiologia

40

Juliano Novaes Cardoso • Carlos Henrique del Carlo
Antonio Carlos Pereira Barretto

DESTAQUES

- As miocardiopatias consistem em um grupo de doenças que afetam primariamente o músculo cardíaco, sendo frequentemente de origem genética, como também as doenças sistêmicas com acometimento miocárdico.
- A classificação das miocardiopatias baseada no seu fenótipo e etiologia é particularmente útil por fornecer elementos para o diagnóstico clínico. Nesse sentido, as miocardiopatias são classificadas em: dilatada, hipertrófica, restritiva, displasia arritmogênica do ventrículo direito e não classificadas (miocárdio não compactado e miocadiopatia de Takotsubo).
- No diagnóstico das miocardiopatias, a história e o exame físico são fundamentais para se estabelecer a suspeita diagnóstica. O ecocardiograma e a ressonância nuclear magnética cardíaca são importantes na avaliação da função ventricular, alterações estruturais, auxiliando no estabelecimento da etiologia. A biópsia endomiocárdica é útil nas miocardiopatias restritivas para se estabelecer o diagnóstico etiológico.

INTRODUÇÃO

As miocardiopatias consistem em um grupo de doenças que afetam o miocárdio, podendo acometer primariamente o músculo cardíaco, sendo frequentemente de origem genética, como também as doenças sistêmicas com acometimento miocárdico. Por outro lado, a doença miocárdica é secundária à doença arterial coronária, hipertensão arterial, doença valvar e doença cardíaca congênita, geralmente, não são classificadas como miocardiopatias. Com base nesses conceitos, a AHA definiu as miocardiopatias como um grupo heterogêneo de doenças do miocárdio associadas com disfunção mecânica e/ou elétrica, que geralmente, mas nem sempre, apresentam hipertrofia ou dilatação ventricular inadequados e são devidos a uma variedade de causas, que normalmente são genéticas. As miocardiopatias ou estão confinadas ao coração ou fazem parte de doenças sistêmicas generalizadas, muitas vezes levando à morte cardiovascular ou incapacidade por insuficiência cardíaca progressiva.

ASPECTOS CLÍNICOS

CLASSIFICAÇÃO

Baseado na definição da AHA, as miocardiopatias foram classificadas em primárias, as quais afetam o coração isoladamente, sendo subdivididas em genética, mista e adquiridas; e secundárias, as quais são o resultado de doenças sistêmicas (Figura 40.1).

Ainda com relação a classificação das miocardiopatias, as Sociedade Europeia de Cardiologia classifica as miocardiopatias de acordo com seus fenótipos e morfologias; cada fenótipo está subclassificado em familiar e não familiar (Figura 40.2). Apesar de a classificação norte-americana subdividir as miocardiopatias, permitindo uma melhor compreensão desse grupo de doenças, a classificação europeia é particularmente útil por fornecer elementos para o diagnóstico clínico.

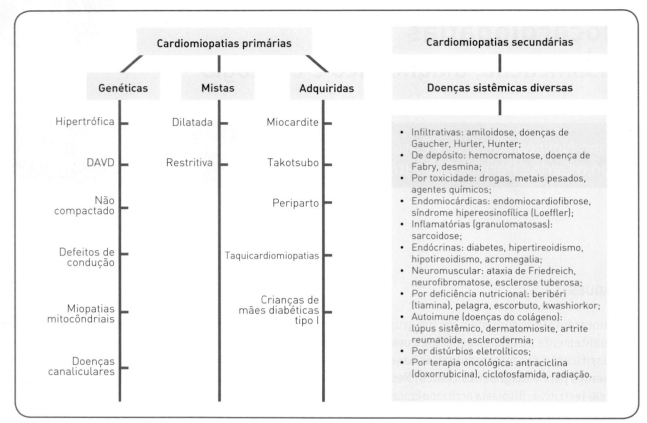

Figura 40.1. Classificação norte-americana das miocardiopatias.
Adaptado de: Maron BJ et al. Circulation 2006; 113:1807-16). DAVD: displasia arritmogênica do ventrículo direito.

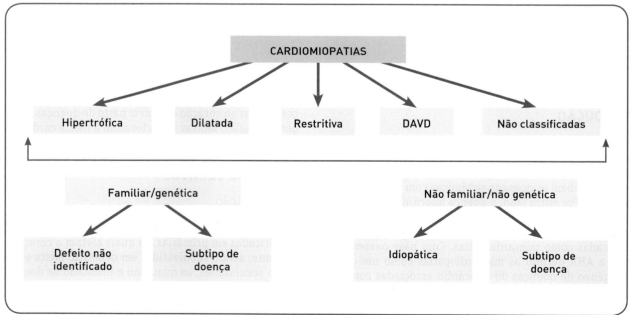

DAVD: displasia arritmogênica do ventrículo direito.
Figura 40.2. Classificação Europeia das miocardiopatias.

MIOCARDIOPATIA DILATADA (MCD)

A MCD é definida pela presença de dilatação ventricular esquerda (VE) e disfunção sistólica na ausência de condições anormais de pressão (hipertensão, valvopatias) ou doença coronária suficiente para provocar dano funcional ao coração. A disfunção de ventrículo direito pode ocorrer, mas não é indispensável para o diagnóstico. A prevalência é desconhecida, mas se estima que 25% dos pacientes ocidentais têm evidências de doenças familiares com predomínio autossômico dominante.

MANIFESTAÇÃO CLÍNICA

O aparecimento dos sintomas ocorre geralmente entre os 30 e 40 anos, podendo se manifestar clinicamente por insuficiência cardíaca (IC) progressiva, arritmias ventriculares e supraventriculares, anormalidades do sistema de condução, tromboembolismo e morte súbita.

DIAGNÓSTICO

É feito pela evidência de dilatação e diminuição da função sistólica de um ou de ambos os ventrículos (fração de ejeção do VE < 40 a 50% pelo ecocardiograma).

MIOCARDIOPATIA HIPERTÓFICA (MCH)

A MCH é definida simplesmente pela ocorrência de hipertrofia ventricular na ausência de situações hemodinâmicas suficientes para provocar essa hipertrofia.

MANIFESTAÇÃO CLÍNICA

A prevalência é aproximadamente 1 em 500, sendo a doença de origem familiar, tornando a MCH uma das doenças cardiovasculares mais comuns transmitidas geneticamente. Dentre as manifestações clínicas, estão a IC, caracterizado pela dispneia aos esforços, dispneia paroxística noturna e fadiga, em consequência da elevação da pressão diastólica do VE e da obstrução dinâmica na via de saída do VE. Sintomas de isquemia miocárdica consequentes ao desequilíbrio entre oferta e consumo de O_2 pelo miocárdio. Síncope e pré-síncope, podem ocorrer em até 25% dos casos. A morte súbita cardíaca é a complicação mais temida, pelo potencial de ocorrer de forma inesperada e repentina. A taxa anual de morte súbita na MCH é de 1 a 6% e 20% das mortes ocorrem em pacientes assintomáticos, sendo a principal causa de morte súbita em atletas jovens com menos de 35 anos.

DIAGNÓSTICO

É confirmado pela ecocardiografia. Os critérios diagnósticos são: espessura de parede ventricular ≥ 15 mm; espessura de parede ventricular ≥ 13 mm para pacientes com parentes de primeiro grau com CMH; forma assimétrica: relação entre a espessura do septo e da parede posterior do VE > 1,5 mm. No eletrocardiograma (ECG) o achado mais comum é a sobrecarga ventricular esquerda, porém é um exame pouco específico. A ressonância magnética cardiovascular (RMC) é útil para estabelecer o diagnóstico e ajudar no diagnóstico diferencial.

MIOCARDIOPATIA RESTRITIVA (MCR)

A MCR é caracterizada pelo enchimento ventricular com incremento da tensão miocárdica, que aumenta desproporcionalmente a pequenos aumentos de volume intracardíaco. A definição compreende uma restrição diastólica ventricular na presença de pequenas quantidades de volume diastólico, de um ou de ambos os ventrículos. Usualmente, a função sistólica está preservada ou muito pouco acometida. É a forma mais rara das miocardiopatias, correspondendo a 5% dos casos na prática clínica. Uma grande variedade de processos patológicos pode resultar em MCR, podendo ainda ser classificada em:

- infiltrativa: amiloidose, sarcoidose, doença de Gaucher, doença de Hurler;
- não infiltrativa: idiopática, familiar (genética), esclerodermia, hipertrófica, diabética;
- de depósito: hemocromatose, doença de Fabry, depósito de glicogênio;
- endomiocárdica: endomiocardiofibrose, Síndrome hipereosinofílica, Doença carcionóide, radiação, antraciclina.

MANIFESTAÇÃO CLÍNICA

Os sintomas são inespecíficos e, geralmente, incluem a dispneia, dor torácica atípica, fadiga, intolerância aos esforços. As palpitações secundárias a fibrilação atrial ou arritmias ventriculares também podem estar presentes. Nas MCR devido a doenças infiltrativas, pode ocorrer tonturas e síncope devido a doença do nó sinusal ou bloqueio AV. Chama a atenção no exame físico o quadro exuberante de congestão sistêmica com estase jugular, hepatomegalia, ascite e edema de membros inferiores.

DIAGNÓSTICO

É baseado na história clínica, exame físico e exames complementares. O ecocardiograma caracteriza a disfunção diastólica. A ressonância magnética é importante para diagnóstico etiológico. A biópsia endomiocárdica tem papel importante para o diagnóstico etiológico preciso.

DISPLASIA ARRITMOGÊNICA DO VENTRÍCULO DIREITO (DAVD)

A DAVD é definida histologicamente pela presença de substituição progressiva do miocárdio do ventrículo direito por tecido gorduroso e fibroso, envolvendo parte ou todo o ventrículo direito. Este fenômeno resulta em disfunção funcional e um elevado potencial arritmogênico, podendo ser causa de morte súbita. Os principais locais de acometimento são a via de saída, a ponta de VD e a área sob a valva tricúspide, o chamado triângulo da displasia. A prevalência na população geral é de 1:5.000, acometendo principalmente os homens (3:1) e responsável por 20% dos casos de morte súbita, principalmente em atletas jovens.

Manifestação Clínica

A DAVD se manifesta geralmente em indivíduos jovens e os sintomas mais comuns, em cerca de 80% dos casos, são a síncope e a dispneia. A síncope é consequente a arritmias ventriculares, podendo ocorrer morte súbita. Menos comumente pode ocorrer insuficiência cardíaca direita.

Diagnóstico

É guiado por critérios clínicos, eletrocardiográficos e achados genéticos. O ecocardiograma e a RMC são importantes para avaliação da função cardíaca e das alterações estruturais.

MIOCARDIOPATIAS NÃO CLASSIFICADAS

Dentre as miocardiopatias não classificadas são exemplos o ventrículo esquerdo não compactado (prevalência desconhecida, tendo ocorrido em 0,14% de ecocardiograma consecutivos em população pediátrica) e a síndrome de Takotsubo. A miocardiopatia não compactada (MCPNC) é uma doença congênita e rara, caracterizada por trabeculações do miocárdio, conferindo um aspecto esponjoso. A miocardiopatia de Takotsubo é também conhecida como síndrome do coração partido ou cardiomiopatia de estresse. Essa cardiomiopatia é reversível, mais comum em mulheres (90% dos casos) e sua etiologia mais provável seja devido a uma rápida elevação dos níveis de catecolamina circulante, desencadeada por estresse emocional ou físico e que mimetiza um infarto.

Manifestação Clínica

A síndrome clínica da CMPNC engloba a insuficiência cardíaca, arritmias e eventos embólicos. A manifestação clínica da cardiomiopatia de Takotsubo é a dor torácica e a insuficiência cardíaca.

Diagnóstico

O ecocardiograma e a RMC são importantes para avaliar a camada não compactada na CMPNC. Os critérios para cardiomiopatia de Takotsubo são: alteração de segmento ST e/ou inversão de onda T ou elevação discreta de ST; hipocinesia, acinesia ou discinesia transitória dos segmentos médios do VE, com ou sem envolvimento apical; ausência de obstrução coronariana na angiografia; ausência de miocardite ou feocromocitoma.

BIBLIOGRAFIA CONSULTADA

- Elliott P, Andersson B, Arbustini E, et al. Classification of the cardiomyopathies: a position statement from the European Society Of Cardiology Working Group on Myocardial and Pericardial Diseases. Eur Heart J 2008;29(2):270-6.
- Magalhães CC, Serrano CV, Colombo FMC, et al. Tratado de Cardiologia Socesp; 3. ed. Barueri: M 2015.
- Maron BJ, Towbin JA, Thiene G, Antzelevitch C, Corrado D, Arnett D, Moss AJ, Seidman CE, Young JB; American Heart Association; Council on Clinical Cardiology, Heart Failure and Transplantation Committee; Quality of Care and Outcomes Research and Functional Genomics and Translational Biology Interdisciplinary Working Groups; Council on Epidemiology and Prevention. Contemporary definitions and classification of the cardiomyopathies: an American Heart Association Scientific Statement from the Council on Clinical Cardiology, Heart Failure and Transplantation Committee; Quality of Care and Outcomes Research and Functional Genomics and Translational Biology Interdisciplinary Working Groups; and Council on Epidemiology and Prevention. Circulation. 2006;113(14):1807-16.

Insuficiência cardíaca
Manejo clínico

41

Dirceu Rodrigues de Almeida

DESTAQUES

- Reconhecer a ressonância magnética (RM) e a tomografia computadorizada (TC) como métodos diagnósticos de doenças cardíacas disponíveis atualmente para o cardiologista.
- Compreender o funcionamento e a utilização da TC e da RM, bem como as vantagens e desvantagens, que cada um dos métodos apresenta.
- Entender como como essas ferramentas podem auxiliar no manejo clínico e terapêutico mais adequados dos pacientes.

INTRODUÇÃO

A insuficiência cardíaca (IC), via final da maioria das cardiopatias, é uma síndrome clínica complexa resultante de qualquer desordem cardíaca estrutural ou funcional que comprometa a capacidade ventricular de receber ou ejetar sangue, ocasionando inadequado suprimento sanguíneo para atender às demandas metabólicas teciduais. O conceito atual da IC envolve, ao menos nos adultos, a disfunção sistólica, causada por comprometimento da função contrátil do músculo cardíaco e responsável por cerca de 60 % dos casos e a disfunção diastólica, definida por alterações do relaxamento e da complacência ventricular, presente em 40 % dos casos e particularmente na população idosa.

Doença de alta prevalência é a principal causa de internação por doenças cardiovasculares no Brasil e, atualmente, são mais de 6 milhões os brasileiros com esse diagnóstico. Somente em 2011 houveram 261.361 internações registradas por IC, com mortalidade hospitalar de 6 a 15%. No Brasil em 2011, ocorreram 24.364 óbitos por IC, responsável por 6% de todos os óbitos registrados no país. (DATA-SUS/2011). Na Europa, cerca de 15 milhões de pessoas têm IC, com média de idade de 75 anos e motivando atualmente 5 % de todas as admissões hospitalares. Nos EUA, tornou-se o maior problema de saúde pública, com 5 milhões de pacientes portadores e 550.000 novos diagnósticos anuais, sendo a principal causa de internação hospitalar em pacientes acima de 65 anos, com custo direto e indireto da doença em torno de 30 bilhões de dólares anualmente. A despeito dos avanços terapêuticos a IC continua sendo uma condição que carreia altas taxas de morbidade e mortalidade. Após o diagnóstico, 80% dos homens e 70% das mulheres morrerão em 8 anos.

Trata-se de uma condição fisiopatológica de etiologia variável, progressiva, que tem início com redução da contratilidade miocárdica, redução do débito cardíaco e elevação das pressões de enchimento. Em resposta à redução do desempenho cardíaco, surgem os chamados mecanismos de compensação, como aumento de frequência cardíaca, aumento de contratilidade, vasoconstrição periférica e aumento da volemia por retenção renal de sódio e água. Essas respostas são decorrentes da ativação integrada do sistema neuro-hormonal que é mediada pela atividade adrenérgica, ativação do sistema renina-angiotensina-aldosterona, arginina-vasopressina, endotelina e citocinas inflamatórias (Figura 41.1).

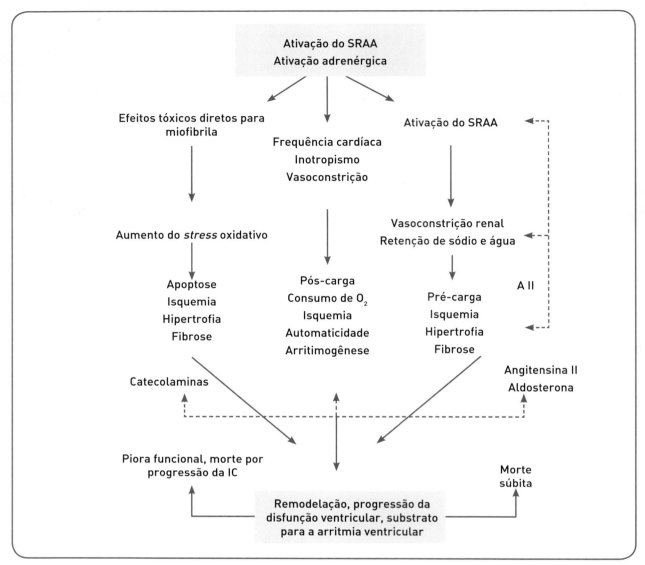

Figura 41.1. Ativação neuro-hormonal e sua relação com a progressão e os mecanismos de morte na insuficiência cardíaca.

A ativação de todos esses sistemas é iniciada mesmo antes do aparecimento dos sintomas e irá determinar efeitos deletérios. A ativação adrenérgica promove liberação e aumento dos níveis séricos de catecolaminas ocasionando vasoconstrição, aumento da pós-carga, aumento do consumo de oxigênio, isquemia miocárdica, arritmias e morte celular. O aumento de angiotensina II determina vasoconstrição, aumento da pós-carga, isquemia miocárdica, hipertrofia, morte dos miócitos e fibrose. A aldosterona promove retenção de sódio e água, aumento da volemia, hipocalemia, arritmias ventriculares e parece ser importante indutor de fibrose. A ação conjunta dessas substâncias determinará, a longo prazo, uma situação hemodinâmica desfavorável, com perpetuação da deterioração ventricular, dilatação progressiva, perda de miócitos e substituição por fibrose, levando a remodelação ventricular desfavorável com agravamento dos sintomas e elevado risco de morte por arritmia ventricular.

ASPECTOS CLÍNICOS E DIAGNÓSTICO

A doença pode se apresentar de diferentes formas clínicas, desde disfunção ventricular assintomática até as formas graves como edema agudo de pulmão e choque cardiogênico. Podem ainda na apresentação predominar os sinais de congestão sistêmica e/ou de baixo débito. A redução do débito cardíaco vai determinar o aparecimento de intolerância ao esforço, inicialmente caracterizada por dispneia aos esforços, cansaço fácil, fadiga e palidez cutânea. É comum a presença de distúrbios do sono, sonolência diurna e apneia. Existe tendência permanente para retenção de sódio e água que determinará aumento da volemia, elevação das pressões de enchimento e o aparecimento dos sintomas de congestão pulmonar como dispneia, taquipneia, ortopneia, dispneia paroxística noturna, tosse, sibilos e hemoptoicos. A congestão sistêmica vai determinar o aparecimento de ingurgitamento jugular, congestão visceral com hepatomegalia dolorosa, refluxo hepatojugular, ascite e edema de membros inferiores. Noctúria por reabsorção de edema e oliguria por baixo débito cardíaco com frequência estão presentes. Podem surgir palpitações ou síncope por arritmias. Na evolução é frequente o emagrecimento com atrofia da musculatura esquelética e respiratória, que agrava a dispneia e leva ao quadro de caquexia cardíaca.O diagnóstico da insuficiência cardíaca fundamenta-se em anamnese e exame físico detalhado, nos quais procuramos valorizar os sinais e sintomas decorrentes do baixo débito cardíaco e dos fenômenos congestivos pulmonar e sistêmico. Na anamnese é importante a procura de elementos para que se possa chegar ao diagnóstico etiológico da disfunção ventricular, tais como: antecedentes de sopros ou defeitos cardíacos na infância, febre reumática, epidemiologia para Chagas, fatores de risco para doença coronariana, hipertensão, diabetes, alcoolismo, uso de drogas e tratamento com quimioterápicos. Também é importante avaliação funcional do paciente, em relação ao seu grau de limitação ao esforço, seguindo a Sociedade de Cardiologia de Nova York (NYHA):

- classe funcional I: ausência de sintomas durante atividades cotidianas
- classe funcional II: sintomas desencadeados por atividades cotidianas;
- classe funcional III: sintomas desencadeados aos pequenos ou mínimos esforços;
- classe funcional IV: sintomas em repouso.

Essa avaliação funcional deve ser realizada de maneira detalhada, levando em consideração a idade do paciente, estilo de vida, condição antes da doença e quantificação detalhada dos diferentes tipos de esforço. A classificação funcional da NYHA, a despeito de sua subjetividade, permite avaliar a gravidade da doença, orientar e avaliar a resposta terapêutica além de fornecer informações prognósticas.

Em 2002, a AHA/ACC propôs uma classificação para insuficiência cardíaca, dividida em 4 estágios, que contempla não somente o componente funcional como também o componente estrutural, podendo ser mais útil, por ser menos subjetiva, na orientação quanto a terapêutica e ao prognóstico:

- estágio A: presença de fatores de risco para desenvolvimento de disfunção ventricular (hipertensão, diabete) na ausência de sintomas ou doença estrutural perceptível;
- estágio B: presença de lesão estrutural cardíaca e ausência de sintomas;
- estágio C: presença de lesão estrutural associado à sintomas atuais ou pregressos de grau leve a moderado;
- estágio D: presença de lesão estrutural e sintomas graves mesmo ao repouso ou insuficiência cardíaca refratária.

No exame físico procuramos os sinais de congestão pulmonar e sistêmica e sinais de baixo débito cardíaco como palidez, extremidades frias, perfusão periférica lenta, pulso filiforme, pulso alternante, pressão arterial baixa e convergente, bulhas hipofonéticas, ou hiperfonese de P2, presença de terceira bulha (forte marcador de disfunção sistólica) e sopros de regurgitação valvar mitral e/ou tricúspide por dilatação dos anéis atrioventriculares. Na ausculta pulmonar frequentemente encontramos sinais de congestão venocapilar pulmonar com estertores crepitantes, subcrepitantes sibilos e derrame pleural. A presença de estase jugular, hepatomegalia, pulso hepático, refluxo hepatojugular, ascite e edema de membros inferiores são indicativos de congestão venosa sistêmica por insuficiência cardíaca direita. O diagnóstico pode ser estabelecido com a valorização dos sinais e sintomas descritos, podendo ser utilizado os critérios adotados no estudo de Framingham ou os critérios de Boston, com a combinação de necessária de pontos para o diagnóstico de IC (Tabelas 41.1 e 41.2).

Tabela 41.1. Critérios de Boston para diagnóstico de insuficiência cardíaca
O diagnóstico de insuficiência cardíaca é classificado como "definitivo" com uma pontuação entre 8 e 12 pontos; "possível", com uma pontuação entre 5 e 7 pontos; e "improvável" se a pontuação for de 4 ou menos.
Critério Pontos
Categoria I: história
Dispneia em repouso: 4
Ortopneia:4
Dispneia paroxística noturna: 3
Dispneia ao caminhar no plano: 2
Dispneia ao subir escadas: 1
Categoria II: exame físico
Frequência cardíaca (1 ponto se FC 91 a 110 bpm; 2 pontos se FC > 110 bpm): 1 ou 2
Turgência jugular (2 pontos se > 6 cm H2O; 3 pontos se > 6 cm H_2O mais hepatomegalia ou edema): 2 ou 3
Crepitantes pulmonares (1 ponto se restrito às bases; 2 pontos se mais do que apenas nas bases): 1 ou 2
Sibilos: 3
Terceira bulha cardíaca: 3
Categoria III: radiografia de tórax
Edema pulmonar alveolar: 4
Edema pulmonar intersticial: 3
Derrame pleural bilateral: 3 Índice cardiotorácico > 0,5: 3 Redistribuição de fluxo para lobos superiores: 2

Tabela 41.2. Critérios de Framingham para o diagnóstico de insuficiência cardíaca

O diagnóstico de IC requer a presença simultânea de pelo menos dois critérios maiores ou um critério maior em conjunto com dois critérios menores

Critérios maiores

Dispneia paroxística noturna

Turgência jugular

Crepitações pulmonares

Cardiomegalia (a radiografia de tórax)

Edema agudo de pulmão

Terceira bulha (galope)

Aumento da pressão venosa central (> 16 cm H_2O no átrio direito)

Refluxo hepatojugular

Perda de peso > 4,5 kg em 5 dias em resposta ao tratamento

Critérios menores

Edema de tornozelos bilateral

Tosse noturna

Dispneia a esforços ordinários

Hepatomegalia

Derrame pleural

Diminuição da capacidade funcional em um terço da máxima registrada previamente;

Taquicardia (FC > 120 bpm).

TIPO DE DISFUNÇÃO/CLASSIFICAÇÃO

Considera-se IC com fração de ejeção preservada (ICFEP) o conjunto de sinais ou sintomas da síndrome e uma FE≥ 50%, e IC com Fração de ejeção reduzida (ICFER) quando a FE é ≤ 50%. Do ponto de vista prático para diagnóstico e terapêutica não há nenhuma vantagem em se admitir a terminologia de fração de ejeção limítrofe ou *bordeline* como foi proposto pela Sociedade Europeia de cardiologia

Distinguir clinicamente a ICFER da ICFEP imediatamente após a admissão é tarefa muitas vezes difícil e enganosa devido a frequente superposição dos sinais e sintomas em ambas as situações. Sabe-se que pacientes com IC e fração de ejeção preservada não diferem em mortalidade dos pacientes com disfunção sistólica. São frequentemente idosos, mulheres, hipertensos, diabéticos e obesos. A radiografia de tórax e ecocardiograma tornam-se ferramentas importantes nessa análise, associados ao exame físico. São critérios diagnósticos da ICFEP segundo AHA/ACC:

- evidência clínica de insuficiência cardíaca;
- função sistólica preservada (FE ≥ 50 %);

- evidência definitiva de disfunção diastólica ao ecocardiograma com *doppler* e *doppler* tecidual.

EXAMES COMPLEMENTARES NO DIAGNÓSTICO DA INSUFICIÊNCIA CARDÍACA

O diagnóstico de insuficiência cardíaca geralmente é feito com dados da anamnese e exame clínico. Entretanto, existem exames que são necessários para a caracterização do quadro, diagnóstico diferencial com outras causas de dispneia e principalmente para quantificar o grau de disfunção ventricular e/ou de lesão valvular, chegar a um diagnóstico etiológico e auxiliar quanto a terapêutica.

Exames laboratoriais

Diferentes exames podem revelar a presença de condições que podem agravar os sintomas da insuficiência cardíaca. Hemograma é um exame indispensável para avaliar a presença de anemia, que pode causar ou agravar os sintomas da IC e está relacionada a um pior prognóstico. A dosagem de creatinina é indispensável para avaliação da função renal, visto que a insuficiência renal é uma comorbidade importante, estando presente em pelo menos 1/3 dos pacientes com insuficiência cardíaca grave e está associada à piora dos sintomas, descompensação, menor resposta ao tratamento e principalmente a um pior prognóstico. A urina I pode demonstrar a presença de infecção urinária ou proteinúria que indica lesão renal ou, ainda, glicosúria indicando a presença de diabete. A dosagem do sódio é de fundamental importância, visto que a hiponatremia é indicativa de pior prognóstico. A dosagem do potássio pode evidenciar hipopotassemia, geralmente associada ao uso de doses elevadas de diuréticos e também a hiperpotassemia que pode estar associada à insuficiência renal ou ao uso das drogas bloqueadoras do sistema renina-angiotensia e aldosterona. A dosagem dos hormônios tiroidianos é recomendada visto que ambos hipertiroidismo ou hipotiroidismo podem ser a causa primaria ou agravar a disfunção ventricular. Sorologias para HIV, vírus da hepatite B, vírus C e para doença de Chagas podem ser necessárias dentro de um contexto clínico epidemiológico.

BNP/NT pró-BNP

A dosagem sanguínea do peptídeo natriurético atrial (BNP) e do seu precursor o NT pró-BNP, hormônios produzidos pelos miócitos atriais e ventriculares e elevados em situações de estresse hemodinâmico como ocorre na IC. Por ter forte correlação com pressões de enchimento elevadas, esse exame está indicado para diagnóstico diferencial de dispneia na sala de emergência, também podendo ser bom parâmetro de resposta terapêutica em pacientes com IC crônica e forte indicador independente de mortalidade nos pacientes com IC aguda. Medidas seriadas do BNP/NT-pró BNP não está indicada de rotina como complemento ao exame físico para guiar tratamento da IC. Para o diagnóstico de IC os valores de corte são BNP >100 pg/dL ou NT-proBNP. 300 pg/dL. Na atenção primária o BNP> que 35 pg/dL em pacientes com fatores de risco pode identificar pacientes com risco de desenvolver sintomas de IC.

Eletrocardiograma

O eletrocardiograma, geralmente, está alterado nos pacientes com insuficiência cardíaca por disfunção sistólica. Apesar de ser inespecífico em relação à etiologia da disfunção ventricular, pode sugerir etiologias como a doença de Chagas e cardiopatia isquêmica. Avaliamos o ritmo, distúrbios da condução atrioventricular, bloqueio de ramos, sobrecarga de câmaras, presença de arritmias e sinais de hipertensão pulmonar.

Radiografia de tórax

Importante para avaliação da área cardíaca, e avaliação da circulação pulmonar, podendo evidenciar sinais de congestão pulmonar, derrames nas cissuras, derrames pleurais. Também podem sugerir doenças pulmonares como causa de dispneia (por exemplo, enfisema, doenças intersticiais, focos pneumônicos, infarto pulmonar).

Ecocardiograma bidimensional

Exame obrigatório na avaliação de qualquer paciente com insuficiência cardíaca. O ecocardiograma permite a avaliação precisa da anatomia cardíaca, afere o tamanho das cavidades, quantifica a disfunção sistólica (contratilidade) com aferição da fração de ejeção, avalia a anatomia e a dinâmica das válvulas, estima o grau de estenoses, medidas de área valvar, grau de refluxo e avalia o pericárdio. Permite a caracterização dos quadros de insuficiência cardíaca com função sistólica preservada demonstrando as alterações de complacência e do relaxamento ventricular. Com o eco podemos aferir o grau de pressão na artéria pulmonar. Por todas essas informações permite diagnosticar com precisão a presença e o grau da disfunção cardíaca e sua provável etiologia. Atualmente o uso do denominado ecocardiograma hemodinâmico vêm ampliando as indicações desse exame. O ecocardiografista treinado pode oferecer informações valiosas sobre débito cardíaco e estado de volemia com a avaliação sequencial do diâmetro e variação de fluxo da veia cava inferior, auxiliando não somente no diagnóstico e estratificação como comumente, mas também na melhor terapia e evolução do tratamento.

Medicina nuclear

Técnicas como SPECT (*single photon emission tomography*) podem ser utilizadas para avaliação da perfusão miocárdica e da função ventricular. A cintilografia miocárdica de perfusão é mais utilizada para o diagnóstico de doença arterial coronariana, fornecendo informações sobre isquemia e viabilidade miocárdica. O PET (tomografia por emissão de prótons) é indicada para avaliação da viabilidade miocárdica.

Ressonância magnética

Exame que vem ganhando grande aceitação na avaliação dos pacientes com insuficiência cardíaca, permitindo calcular fração de ejeção, volumes regurgitados, função valvar e permitindo detectar isquemia, viabilidade miocárdica e fibrose. É um exame de grande importância na suspeita de doenças infiltrativas ou de depósitos e na vigência de síndromes restritivas como endomiocardiofibrose e pericardite constritiva.

Cateterismo cardíaco

A coronariografia é mandatória no diagnóstico etiológico quando existe suspeita de etiologia isquêmica. O cateterismo cárdico direito permite avaliação completa da hemodinâmica cardiovascular com aferição das pressões de enchimento, pressão pulmonar, débito cardíaco e cálculos de resistências sistêmicas e pulmonares (cateter de Swan-Ganz). A monitoração hemodinâmica invasiva pode ser importante nas situações de instabilidade hemodinâmica para orientar o manuseio de drogas vasoativas e para avaliar a dinâmica das pressões de artéria pulmonar no paciente candidato à transplante cardíaco. E indispensável na avaliação da resistência vascular pulmonar em pacientes candidatos a transplante cardíaco quando a ecocardiografia identificar pressão sistólica pulmonar acima de 55 mmHg.

Biópsia endomiocárdica

Procedimento invasivo que pode ser útil no diagnóstico etiológico da disfunção miocárdica. Está indicada na suspeita de miocardites, doenças infiltrativas do miocárdio (hemocromatose, amiloidose) e doenças de depósito (miocardiopatias restritivas).

Teste cardiopulmonar

Exame que assume grande importância nas fases mais avançadas da doença, permitindo a medida direta do consumo de oxigênio (VO_2) e de equivalente ventilatório de CO_2 (VE/VCO_2), possibilitando a avaliação mais objetiva do grau de limitação física, diferenciação de limitação por outras condições clínicas como doença pulmonar e obesidade. Pacientes que atingem um VO2 maior que 14 mL/kg/min apresentam melhor prognóstico a longo prazo. Tem grande indicação atual na estratificação dos pacientes potenciais candidatos à transplante cardíaco, visto que os pacientes com VO_2 < 12 mL/kg/min e VE/VCO_2 > 35 apresentam maior risco de morte e devem receber consideração para transplante cardíaco.

TRATAMENTO

O tratamento da IC tem como objetivos principais o alívio dos sintomas, melhora da qualidade de vida e redução de mortalidade. No planejamento terapêutico, devemos sempre que possível determinar a etiologia da insuficiência cardíaca e afastar os fatores agravantes ou precipitantes da descompensação cardíaca como negligência à restrição de sal e hídrica, não adesão ao tratamento farmacológico, isquemia miocárdica silenciosa, arritmias supraventricular (fibrilação atrial e *flutter* atrial) e taquicardia ventricular, infecção pulmonar, tromboembolismo pulmonar, anemia, insuficiência renal, uso de anti-inflamatórios e disfunção tiroidiana.

Devemos enfatizar o tratamento não farmacológico como dieta hipossódica (2 g sal/dia), restrição hídrica, interrupção do tabagismo, etilismo e prescrição de atividade física e vacinas contra influenza e pneumococo.

O tratamento farmacológico, fundamentado em evidência é baseado principalmente em medicamentos que bloqueiam a atividade neuro-hormonal e a remodelação ventricular com drogas que inibem ou antagonizam a atividade adrenérgica, a angiotensina II e a aldosterona; que mudaram radicalmente a história natural da doença com reduções expressivas de morbidade e mortalidade da doença.

DIURÉTICOS

A ativação neurohormonal que acompanha a insuficiência cardíaca determina estímulos constantes para retenção de sódio e agua e consequente hipervolemia que irá promover dilatação cardíaca progressiva, aumento dos refluxos valvares atrioventriculares e hipertensão venocapilar pulmonar, congestão visceral, hipertensão venosa renal e contribui para o aparecimento agravamento da insuficiência renal. A congestão é responsável pelos principais sintomas da insuficiência cardíaca e pela maioria das hospitalizações.

Os diuréticos são drogas imprescindíveis para a prevenção, alívio e controle dos fenômenos congestivos sistêmicos e pulmonares, promovendo maior excreção de sódio e água. O diurético que atua na alça de Henle (furosemida) é o mais potente, aumentando a excreção renal de sódio em 20 a 35%, mantêm sua eficácia mesmo em pacientes com disfunção renal moderada (clearance de creatinina < 30 mL/min) tem início de ação rápido e meia vida curta, devendo ser utilizados em intervalos curtos para uma maior eficiência diurética. A sua dosagem é dependente da gravidade da doença e da presença, persistência ou recorrência de fenômenos congestivos, com doses variando de 40 a 320 mg/dia. Já os diuréticos tiazídicos atuam no túbulo distal, aumentam a excreção de sódio em 10 a 15%. Nos pacientes mais graves ou com "resistência á diurético" pode ser necessário a associação de mais uma classe de diuréticos, bloqueio sequencial do nefron, para controle adequado dos sintomas congestivos (diurético de alça + tiazídico) com doses de diuréticos tiazídicos de 12,5 a 50 mg/dia. Na insuficiência cardíaca descompensada, com congestão grave, a furosemida deve ser utilizada pela via endovenosa, em doses que variam de 60 a 160 mg/dia, divididas em 4 doses diárias. Nos pacientes mais graves com deterioração de função renal e congestão severa devemos utilizar a furosemida, em infusão endovenosa contínua, na dose de 20 a 40 mg/hora. A infusão venosa continua associada a maior eficiência diurética, compensação mais rápida e redução no tempo de hospitalização. Experiências recentes demonstram maior efetividade diurética com menor risco de piora da função renal com a associação de diurético endovenoso e solução salina hipertônica. E extremamente importante identificarmos alguns fatores associados à refratariedade ou "resistência aos diuréticos", destacando-se a ingestão hídrica excessiva, hipovolemia, uso de drogas nefrotóxicas, hipoalbuminemia, acidose metabólica e piora da função renal. Estudos recentes com o antagonista da arginina vasopressina (tolvaptan), um aquarético, tem mostrado que essa droga promove diurese efetiva balanço hídrico negativo, normalizando o sódio sérico e sem promover hipocalemia e hipomagnesemia, droga ainda não disponível em nosso meio. Medidas especiais, como ultrafiltração ou diálise peritoneal, devem ser indicadas, na ausência de resposta eficaz com a utilização de furosemida em doses elevadas pela via endovenosa.

DIGITÁLICOS

É o agente inotrópico positivo mais utilizado na descompensação cardíaca. Atua inibindo a sódio-potássio adenosina trifosfatase, promove melhora da qualidade de vida, amenizando os sintomas através do aumento da contratilidade miocárdica, do débito cardíaco e atua também sobre o sistema neuro-hormonal diminuindo o tônus simpático com consequente diminuição dos níveis plasmáticos de catecolaminas e menor estimulação do sistema renina - angiotensina - aldosterona (SRAA) e melhora a função baroreceptora. Em pacientes ambulatoriais, o digital não apresenta efeito sobre a mortalidade, mas se mostrou efetivo em reduzir a morbidade da insuficiência cardíaca, com redução de sintomas e necessidade de internação hospitalar. Além de seu efeito sobre o desempenho cardíaco, o digital é bastante útil nos pacientes que se apresentam em insuficiência cardíaca e fibrilação atrial, pois exerce ação rápida e eficaz no controle da resposta ventricular fornecendo maior estabilidade hemodinâmica. Os efeitos colaterais mais comumente observados são alterações gastrointestinais como náuseas, vômitos e anorexia, alterações visuais e arritmias cardíacas. Essas podem ser facilitadas pela hipopotassemia sendo mais frequentes as extrassístoles ventriculares, taquicardia atrial ou juncional e graus variados de bloqueios atrioventriculares. Recomenda-se o emprego dos digitálicos em todos os pacientes sintomáticos com insuficiência cardíaca por disfunção sistólica. Também devem ser utilizados nos pacientes com ritmo de fibrilação atrial e resposta ventricular elevada, após a otimização com os betabloqueadores. A dose média preconizada da digoxina em adultos é 0,25 mg/dia, porém tal dose deve ser adequada à idade, massa corpórea e função renal do paciente, sendo possível variá-la entre 0,125 e 0,50 mg/dia. A determinação do nível sérico é útil para avaliar a aderência do paciente ao tratamento, ajustar a dose e diminuir o risco de intoxicação digitálica e deve ser mantido entre 0,5 a 1 ng/dl. Nos pacientes do sexo feminino, idosos e portadores de doença pulmonar obstrutiva crônica a dose deve ser reduzida devido ao maior risco de intoxicação. Na insuficiência cardíaca descompensada, principalmente se associada á taquiarritmias supraventriculares, a terapêutica o lanatosídeo C por via intravenosa, na dose de 0,2 a 0,4 mg de 12/12 horas, representa uma boa opção.

INIBIDORES DA ENZIMA DA ENZIMA DE CONVERSÃO DA ANGIOTENSINA (IECA) OU BLOQUEADORES DO RECEPTOR DA ANGIOTENSINA II (BRA)

Os inibidores da enzima de conversão da angiotensina, reduzindo assim os níveis de angiotensina II e elevando os níveis de bradicinina. Possuem efeitos hemodinâmicos altamente favoráveis com redução dos sintomas, aumento da tolerância ao esforço, melhora da qualidade de vida; reduzem a progressão da disfunção ventricular e a mortalidade por insuficiência cardíaca. Vários estudos clínicos randomizados demonstraram redução significativa de mortalidade na insuficiência cardíaca sistólica, devendo ser prescritos para todos os pacientes portadores de disfunção ventricular. Existem aproximadamente duas dezenas de moléculas de inibidores da ECA, porém as mais amplamente testadas são o captopril na dose de 100 a 150 mg/dia, via oral e o enalapril na dose de 20 a 40 mg/dia.

Os bloqueadores dos receptores de angiotensina II têm efeitos superponíveis e podem ser usados nos pacientes que não toleram os inibidores da ECA, com evidências fortes e recentes de não-inferioridade quando comparados ao IECA. Reforçamos principalmente o uso em dose otimizadas de 100 a 150 mg/dia de losartana.

BETABLOQUEADORES ADRENÉRGICOS

Pilares da terapia moderna da IC os bloqueadores dos receptores adrenérgicos (beta 1 e beta 2) antagonizam os efeitos adversos da estimulação adrenérgica crônica na insuficiência cardíaca, com efeitos antiarrítmico, anti-isquêmico e de proteção celular. Vários estudos têm demonstrado efeitos hemodinâmicos favoráveis com redução dos sintomas, melhora da qualidade de vida, aumento sustentado da fração de ejeção e importante redução de mortalidade, principalmente por redução de morte súbita. Vários estudos randomizados chaves como CIBIS II, COPERNICUS e MERIT-HF estabeleceram respectivamente o bisiprolol, carvedilol e succinato de metropolol como as drogas com evidência modificadora de sobrevida. Devem ser iniciados em doses baixas, com aumento progressivo, até atingir doses de manutenção (carvedilol 50 a 100 mg/dia, bisoprolol 10-15 mg/ dia e metoprolol 200 a 300mg/dia). Os principais efeitos colaterais são piora da insuficiência cardíaca, hipotensão e bradicardia. Os betabloqueadores são recomendados para todos os pacientes com disfunção ventricular, inclusive em classe funcional IV. Ressaltamos que a despeito dos efeitos colaterais os beta-bloqueadores, esses são bem tolerados por mais de 90% dos pacientes com insuficiência cardíaca.

ESPIRONOLACTONA

Usada há muitos anos como diurético é um bloqueador dos receptores de aldosterona. A aldosterona aumentada nos pacientes com insuficiência cardíaca determina aumento na reabsorção de sódio e água. O aumento na excreção de magnésio e potássio contribui para o aparecimento de arritmias e morte súbita. Outro efeito deletério da aldosterona é a indução de fibrose no miocárdio e na parede vascular. Terapia otimizada com betabloqueadores e IECA/BRA não diminuem totalmente os níveis de aldosterona circulante (efeito conhecido como "escape da aldosterona"), fato conseguido com a associação de um antagonista direto da aldosterona. O antagonismo da aldosterona com espironolactona nas doses de 25 a 50 mg/dia reduz morbidade e mortalidade total em até 30 % nos pacientes com insuficiência cardíaca sintomática. Os estudos randomizados(RALES e EPHESUS) avaliaram pacientes em classe funcional NYHA III e IV com FE < 35 %, ou seja, pacientes com sintomas graves em fase avançada da evolução patológica.A dúvida entre os especialistas recaía sobre o bloqueio da aldosterona nas fases mais precoces da IC, com esse intuito o recente estudo EMPHASIS-HF avaliou 2737 pacientes em classe funcional II com FE < 35 % recebendo eplerenone (outro tipo de antagonista da aldosterona) versus placebo. Esse estudo foi interrompido prematuramente no 21 º mês de seguimento por demonstrar diminuição da mortalidade por causa cardiovascular e hospitalização por IC no grupo de pacientes tratados com eplerenone, demonstrando evidência robusta para o uso de antagonistas da aldosterona em fases precoces de evolução da insuficiência cardíaca. Os efeitos colaterais mais frequentes dessa classe de medicação são a ginecomastia (10%) e hiperpotassemia (5%), essa última é mais frequente em pacientes idosos, diabéticos e portadores de insuficiência renal.

IVABRADINA

A ivabradina é uma nova medicação utilizada para o tratamento da IC. Trata-se de um inibidor seletivo do nó sinusal, determinando redução da frequência cardíaca. Segundo o estudo BEAUTIFUL, a associação de ivabradina ao tratamento padrão (incluindo o betabloqueador) em pacientes com miocardopatia isquêmica, reduziu em 36% o risco de hospitalização de infarto agudo do miocárdio e em 30% a necessidade de revascularização. O estudo SHIFT avaliou pacientes com classe funcional NYHA II, III e IV e demonstrou que a associação da ivabradina à terapêutica padrão (incluindo betabloqueador) reduziu em 26% a morte de origem cardiovascular e em 26% o risco de hospitalização por descompensação da IC. Atualmente está indicado o uso dessa medicação em pacientes com ritmo sinusal, disfunção sistólica e classe funcional NYHA II a IV, que mantem frequência cardíaca maior que 70 bpm apesar do uso de IECA ou BRA e betabloqueadores nas doses máximas toleradas. A dose preconizada é de 5 mg duas vezes ao dia inicialmente, e otimização com 7,5 mg duas vezes ao dia dependendo da resposta da frequência cardíaca.

Sacubitril/valsartana

Os efeitos deletérios desses sistemas são antagonizados pelos betabloqueadores, IECA ou BRA e antagonistas da aldosterona que formam a base do tratamento atual da IC. Contrabalanceando a *over*-estimulação do SRAA, SNS, endotelina, existe um sistema de produção dos peptídeos natriuréticos atriais (PNA), que promovem diurese, natriurese, vasodilatação, reduzem a proliferação celular e a fibrose e antagonizam o SNS, Arginina vasopressina e SRAA (Figura 41.2).

dos PNA, dessensibilização desses receptores, aumento do seu clearance via receptores, inibição de sinalização e principalmente o aumento da sua degradação enzimática pela metalopeptidase neprelisina (NP). Portanto, a inibição da NP reduz a degradação dos PNA e aumentam a sua disponibilidade. Mas essa inibição isolada da NP não se mostrou benéfica, visto que a NP também degrada a angiotensina II e a endotelina e essas aumentam e antagonizam os efeitos benéficos dos PNA, mantendo o desequilíbrio entre vasodilatação e vasoconstrição, sugerindo a necessidade de bloqueio simultâneos da NP e do SRAA. Esse conhecimento foi o racional para a concepção da primeira e única molécula combinada de sacubitril (antagonista da NP) e valsartana (antagonista da angiotensina II). A valsartana bloqueia seletivamente os receptores AT1 e antagoniza os efeitos deletérios da angiotensina II como vasoconstrição, retenção de sódio e aguda, inflamação, proliferação celular, hipertrofia e fibrose. Por outro lado, o sacubitril inibe a NP e bloqueia a degradação dos peptídeos natriuréticos preservando os seus efeitos benéficos como aumento do fluxo renal, au-

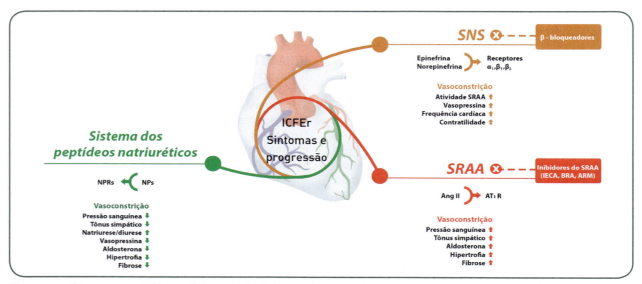

Figura 41.2. Sistemas envolvidos na fisiopatologia da insuficiência cardíaca com fração de ejeção reduzida (ICFER) – Competição entre a *over*-estimulação dos SNS e SRAA *versus* peptídeos natriuréticos atriais.
Adaptado de: Levin ER, et al. N Engl J Med. 1998;339(5):321-8; Nathisuwan S, et al. Pharmacotherapy. 2002;22(1):27-42.

Os níveis séricos dos peptídeos natriuréticos se elevam na IC e tem correlação com a classe funcional, com o grau de disfunção ventricular e se destaca como um forte preditor de mortalidade. Com a progressão da doença observa-se uma reduzida efetividade dos PNA em contrabalancear a *over*-estimulação dos SRAA, SNS e endotelina. Fato esse demonstrado pela fraca resposta hemodinâmica com a infusão de fator natriurético em pacientes com IC. Associado à redução de efetividade dos PNA observa-se também uma redução na sua produção e nas suas ações biológicas decorrente da contrarregulação dos sistemas hormonais antagonistas com a over-estimulação simpática, endotelina e SRAA. Outros fatores envolvidos estão redução na expressão dos receptores

mento na taxa de filtração glomerular (diurese), redução na reabsorção tubular e de sódio (natriurese), vasodilatação, ação anti-inflamatória, antiproliferação celular e redução de hipertrofia e de fibrose (Figura 41.3).

A administração de sacubitril/valsartana em paciente com IC reduz o nível sérico de NP-proBNP e aumenta os níveis de BNP.

O estudo PARADIGM – HF foi um estudo randomizado, duplo-cego, prospectivo e multicêntrico que avaliou o impacto da comparação do sacubitril/valsartana na dose de 200 mg 2 vezes ao dia com o inibidor da ECA enalapril na dose de 10 mg 2 vezes ao dia, em 8.442 pacientes com IC e fração de ejeção reduzida (< 35%) e classe funcional II-IV da NYHA. A dose escolhida de 200 mg 2 vezes ao dia

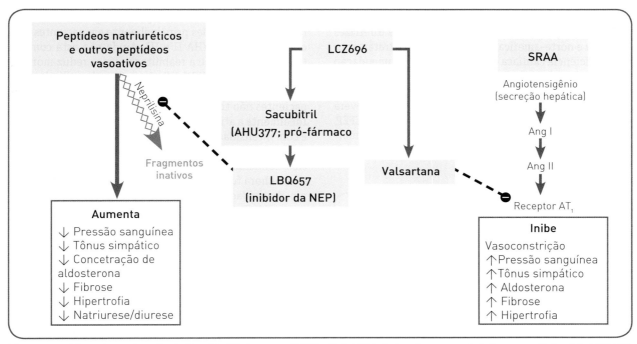

Figura 41.3. Mecanismo de ação do Sacubitril/valsartana (LCZ696). O LCZ696 simultaneamente inibe a neprilisina (via LBQ657) aumentando a disponibilidade dos peptídeos natriuréticos que tem efeitos benéficos e bloqueia o receptor AT1 (via valsartana) ibindo os efeitos deletérios da angiotensina II.
Adaptado de: Nathisuwan S, et al. Pharmacotherapy. 2002;22(1):27-42.

foi escolhida para se manter níveis terapêuticos nas 24 horas e fracionada para se evitar o efeito hipotensor de uma dose única elelvada. A dose escolhida do enalapril de 20 mg/dia se baseou na dose média empregada no estudo SOLVD que foi de 18,6 mg/dia. Foram selecionados pacientes estáveis por pelo menos 4 semanas antes do recrutamento, com tratamento padrão com betabloqueador, inibidor da ECA (6.532 pts) e BRA (1.892 pts) e antagonista da aldosterona em doses preconizadas. Ainda como critérios de inclusão havia a necessidade internação prévia por IC ou BNP ≥ 150 pg/mL ou NTpro-BNP ≥ 600 pg/mL para os pacientes sem hospitalização prévia. O estudo incluiu um período único cego (runin) para testar a tolerância ao Enalapril por pelo menos 2 semanas (média de 15 dias) e de 4 a 6 semanas (média de 29 dias) para o Sacubitril/Valsartana uma evidência indireta de que sua degradação foi reduzida pelo boqueio da NP. A média de idade dos pacientes foi de 64 anos e 87% eram do sexo masculino e 95% da população foi constituída de não negros. Na randomização 84% dos pacientes estavam recebendo diuréticos, 94% recebendo betabloqueador e 58% recebendo antagonista da aldosterona. Após um seguimento médio de 27 meses, 21,8% dos pacientes do braço sacubitril/valsartana experimentou o objetivo primário (morte de causa cardiovascular ou hospitalização por insuficiência cardíaca) comparado com 26,5% dos pacientes no braço com enalapril, uma redução de risco relativo de 20% (p < 0,001). O tratamento com sacubitril/valsartana reduziu o risco relativo de internação por IC em 21% (p < 0,001), reduzir morte por causa cardiovascular em 20% (p < 0,001) e morte por todas as causas em 16% (p < 0,001). Ainda foi observado melhora significativa nos escore de qualidade de vida (p = 0,001). Outros benefícios clínicos como redução em visitas a unidades de emergência e necessidade internação em UTI também foram significantemente reduzidos. Não se observou diferenças entre os dois grupos de tratamento na incidência de novos episódios de fibrilação atrial bem como na deterioração de função renal. Observou-se um decréscimo de 3,2 ± 0,4 mmHg na média da pressão sistólica no grupo que recebeu sacubitril/valsartana quando comparado com o grupo eanalapril (p < 0,001), levantando a possibilidade de que as doses das medicações administradas entre os grupos não foram equivalentes. Observou-se uma maior taxa de hipotensão sintomática no grupo sacubitril/valsartana com parado ao grupo enalapril (14 *versus* 9%; p < 0,001), porém a necessidade de interrupção das medicações foi semelhante nos dois grupos (0,9 x 0,7). Por outro lado, tosse, hiperpotassemia e creatinina ≥ 2,5 mg/dL foi significativamente mais frequente no grupo que recebeu enalapril. Após a randomização o angiodema foi encontrado em 19 pacientes do grupo sacubitril/valzartana e em 10 pacientes do grupo enalapril, mas nenhum com gravidade maior. Com os consistentes e inquestionáveis resultados do estudo PARADIGM-HF, sugere-se que a adoção do sacubitril/valzartana em substituição ao IECA no tratamento da ICFER irá determinar um ganho adicional e impactante de redução de mortalidade de 20%, em pacientes já recebendo betabloqueador e antagonista da aldosterona, teoricamente uma redução de 4 vezes mais mortalidade que o enalapril e com a vantagem adicional de atuar na redução de morte súbita. Está aprovado para uso na Europa e EUA e tem fortes recomendações de uso nas diretrizes europeia e norte-americana atualizadas para tratamento da insuficiência cardíaca crônica (grau de recomendação I e nível de evidência B) e foi aprovado pela ANVISA e será lançado no mercado brasileiro em breve. Portanto, o sacubritril/varsartana, em substituição ao IECA deverá compor a base da pirâmide do tratamento atual da ICFEP, em pacientes sintomáticos, reduzindo morbidade e mortalidade e com elevado suporte da medicina baseada em evidências (Figura 41.4).

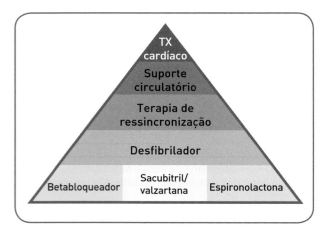

Figura 41.4. Tratamento atual e futuro da ICFER, com impacto na redução de mortalidade e validado pela medicina baseada em evidencias. Sacubitril/valsartana entra na base da pirâmide do tratamento farmacológico em substituição ao IECA ou BRA.

ANTICOAGULANTE ORAL

A disfunção ventricular grave, a congestão sistêmica, a imobilidade e a presença de fibrilação atrial aumentam o risco de tromboembolismo pulmonar e sistêmico em portadores de insuficiência cardíaca. A anticoagulação oral está recomendada para os pacientes com algum episódio tromboembólico pregresso, com trombo intracavitário, aneurisma ventricular extenso e fibrilação atrial.

TREINAMENTO FÍSICO (REABILITAÇÃO CARDIOVASCULAR)

A insuficiência cardíaca exerce efeitos devastadores sobre a capacidade física dos pacientes e isto decorre da redução do débito cardíaco, disfunção endotelial e principalmente pelo comprometimento muscular esquelético e respiratório. O treinamento físico exerce efeitos benéficos na insuficiência cardíaca modulando a atividade neurohormonal, reduzindo a atividade simpática e atividade inflamatória e promove melhora da função endotelial e consequente efeitos importantes na reversão das alterações musculares esqueléticas decorrentes do baixo débito cardíaco. Atualmente, está bem estabelecido que a atividade física programada melhora a qualidade de vida e a capacidade para exercícios e reduz hospitalizações principalmente em pacientes com classe funcional NYHA II e III. Ainda não está completamente definido se a reabilitação física reduz mortalidade. O estudo ACTION-HF não demonstrou diminuição da mortalidade total, porem nesse estudo a maioria dos pacientes não treinaram da faixa de exercício desejada. Idealmente a atividade física deveria ser supervisionada e com intensidade baseada na frequência submáxima de cada paciente. Para pacientes estáveis o treinamento físico domiciliar é seguro e tem benefícios comprovados em melhora funcional e aumento do consumo de oxigênio. A atividade física deve ser estimulada considerando a capacidade individual de cada paciente em realizar determinado esforço físico sem que o mesmo desencadeie piora dos sintomas. Nos pacientes internados, principalmente em pacientes internados é importante a fisioterapia respiratória e motora supervisionada.

REFERÊNCIAS BIBLIOGRÁFICAS

- Almeida DR, Viegas RF, Silveira JA, Godoy H, Betabloqueadores: Uma revolução na redução da morte súbita em Insuficiência Cardíaca. Rev Soc Cardiol Estado de São Paulo.2008; 1:2-7 RSCESP – 1687.
- Bacal F; Souza-Neto JD; Fiorelli AI, Mejia J; Marcodes-Braga FG; Mangini S, et al. / Sociedade Brasileira de Cardiologia. II Diretriz brasileira de transplante cardiaco. Arq Bras Cardiol. 2009;94(1supl1):e16-e73.
- Bardy GH, Lee KL, Mark DB, Poole JE, PArcker DL, Boineau R, et al. Amiodarone or an implantable cardioverter-defibrillator for congestive heart failure: the Sudden Cardiac Death in Heart Failure (SCD - HeFT). N Engl J Med 2005; 352:225-37.
- Bocchi EA, Marcondes-Braga FG, Ayub-Ferreira SM, Rohde LE, Oliveira WA, Almeida DR, e cols. Sociedade Brasileira de Cardiologia. III Diretriz Brasileira de Insuficiência Cardíaca Crônica. Arq Bras Cardiol 2009;92(6 supl.1):1-71.
- Bocchi EA; Marcondes-Braga FG; Bacal F; Rodrigues DA; et al. Atualização da Diretriz Brasileira de Insuficiência Cardíaca Crônica. Arq Bras Cardiol 2012, 98 (1 supl.1).
- Dickstein et al. ESC Guidelines for the diagnosis and treatment of acute and chronic heart failure 2008.European Heart Journal (2008) 29, 2388-2442.
- Faiez, Z, McMurray J; Henry K;van Veidhuisen D et al. Eplerenone in Patients with Systolic Heart Failure and Mild Symptoms.N Engl J Med 2011 january 361 (1) 11-21.
- Gelape CL; Pham SM. Avanços no Suporte Circulatório Mecânico no Tratamento da Insuficiência Cardíaca. Arq Bras Cardiol 2012; 98(2): e36-e43.
- Gheorghiade M; Follath F; Ponikowski P et. al. Assessing and grading congestion in acute heart failure: a scientific statement from the Acute Heart Failure Committee of the Heart Failure Association of the European Society of Cardiology and endorsed by the European Society of Intensive Care Medicine.European Journal of Heart Failure (2010) 12, 423-433.
- Hunt SA et. al 2009 Focused Update Incorporated Into the ACC/AHA 2005 Guidelines for the Diagnosis and man-

- agement of Heart Failure in Adults.J Am Coll Cardiol Vol 53 n x 2009.
- Kplinsk E. Changing the tretment of heart failure with reduced ejection fraction: clinical use of sacubitril-valsartan combination. J Ger Cardiol 2016; 13: 914-23.
- Macdonald PS. Combined angiotensin receptor/neprilysin inhibitors: a review of the new paradigma in tha management of chronic heart failure. Clin Therap 2015; 37: 2199-2205.
- McMurray JJ, Packer M, Desai AS, et al. Angiotensin-neprilysin inhibition versus enalapril in heart failure. N Engl J Med 2014; 371:993-1004.
- O'Connor CM; Whellan DJ; Lee KL; Keteyian S; Cooper LS, et al; ACTION Investigators. Efficacy and safety of exercise training in patients with chronic heart failure: HF-ACTION randomized controlled trial. JAMA. 2009;301(14):1439-50.
- Swedberg K: Komajda M; Böhm M; Borer JS; Ford I; Dubost-Brama A, et al; SHIFT Investigators. Ivabradine and outcomes in chronic heart failure (SHIFT): a randomised placebo-controlled study. Lancet. 2010;376(9744):875-85.
- Velazquez EJ; Lee KL; Deja MA; Jain A; Sopko G; Marchenko A; et al. STICH Investigators. Coronary-artery bypass surgery in patients with left ventricular dysfunction. N Engl J Med. 2011;364(17):1607-16.
- Von Lueder TG, Atar D, Krum H. Current role of neprilysin inhibitors in hypertension and heart failure. Pharmacology & therapeutics 2014; 144:41-9.

Pericardite
Os desafios diagnósticos e o manejo na fase aguda e crônica

42

Fábio Fernandes • Dirceu Thiago Pessoa de Melo

DESTAQUES

- A pericardite é uma doença comum causada pela inflamação dos folhetos pericárdicos. Apresenta diversas causas sendo a mais comum a viral, com curso geralmente benigno e autolimitado.
- Em formas específicas de pericardite podem ocorrer complicações tais como a recorrência, tamponamento cardíaco e pericardite constritiva. O cardiologista deve estar atento para o reconhecimento e manejo adequado de cada situação.

INTRODUÇÃO

A pericardite é uma doença causada pela inflamação dos folhetos pericárdicos. Trata-se de afecção comum e pode ser causada tanto por doenças primárias do pericárdio, como doenças sistêmicas. Estima-se que 5% dos casos de dor torácica na sala de emergência decorrem de pericardites agudas. As pericardites são classificadas de acordo com o tempo de evolução da seguinte forma: aguda (4 a 6 semanas), incessante (6 semanas a 3 meses) ou crônica (> 3 meses). Na maioria dos casos a doença se apresenta na forma aguda e tem curso benigno e autolimitado. As principais complicações das pericardites são a recorrência, derrame pericárdico com ou sem tamponamento e a pericardite constritiva. A tabela 42.1 resume as principais causas de pericardite.

ASPECTOS CLÍNICOS

O quadro clínico depende essencialmente da etiologia e contexto clínico. A maioria dos casos de pericardite aguda é de etiologia viral/idiopática e composto por pródromo viral com febre, mialgia e sintomas de vias aéreas superiores ou trato gastrintestinal. Em pacientes com etiologia neoplásica, autoimune ou tuberculosa a febre e toxemia são menos frequentes. A dor torácica tem característica pleurítica, início súbito, de forte intensidade, que piora com a inspiração profunda e irradia para o pescoço e músculo trapézio. A dor comumente tem caráter postural, com piora em decúbito dorsal e melhora ao sentar. O atrito pericárdico está presente em até 85% dos casos e caracteriza-se por som rude sisto-diastólico, irregular, melhor audível na borda esternal esquerda. Pode possuir caráter intermitente, por isso, é importante a realização de exame físico seriado.

DIAGNÓSTICO

O diagnóstico de pericardite é realizado quando se encontra pelo menos dois dos seguintes critérios:
- dor torácica sugestiva;
- atrito pericárdico;
- alterações eletrocardiográficas sugestivas;
- derrame pericárdico novo ou piora do preexistente.

Os principais achados dos exames complementares são:
- eletrocardiograma: as alterações típicas incluem supradesnivelamento do segmento ST com concavidade para cima e infradesnivelamento de PR. Tipi-

Tabela 42.1. Causas de pericardite	
Doenças infecciosas	Viral: coxsakie, Epstein-Bar, citomegalovírus, parvovírus B19, HIV, herpes vírus
	Bacteriana: *Micobacterium tuberculosis*, *Coxiella burnetii*, *Chlamydia pneumoniae*, *Micoplasma pneumoniae*, *Streptococcus pneumoniae*, *Meningococcus*, *Haemophilus spp.*, *Legionella spp.*
	Fúngica: *Candida spp.*, *Histoplasma spp.*, aspergilose, blastomicose
	Parasitária: toxoplasma, *Entamoeba histolytica*, *Echinococcus*
Doenças autoimunes	Lúpus, artrite reumatoide, espondilite anquilosante, esclerose sistêmica, dermatomiosite, poliarterite nodosa, febre familiar do mediterrâneo
Toxicidade por drogas	Hidralazina, metildopa, fenitoína, isoniazida, quimioterápicos
Neoplasia	Tumores primários (raro): mesotelioma, fibrossarcomas, linfangiomas, teratomas, hemangiomas
	Metástases de tumores secundários (comum): pulmão, mama, linfoma, TGI, sarcomas/melanoma
Desordens metabólicas	Insuficiência renal, hipotiroidismo/mixedema, doença de Addison, cetoacidose diabética, pericardite por colesterol
Trauma	Trauma penetrante, ruptura esofágica
	Após procedimentos invasivos: passagem marca-passo, estudo eletrofisiológico, biópsia endomiocárdica, intervenções valvares e coronárias percutâneas
Outros	Amiloidose, dissecção de aorta, defeitos congênitos do pericárdio

camente, há envolvimento mais frequente das derivações DI, DII, aVF e V3-V6;

- laboratório: leucocitose, elevação de PCR e VHS são comuns na pericardite viral. A alteração dos marcadores de necrose miocárdica (CKMB e troponina) pode ocorrer por comprometimento miocárdico e deve sugerir o diagnóstico de miopericardite ou IAM recente. A realização de sorologias virais e cultura para vírus têm baixa sensibilidade e não devem ser realizadas de rotina. As provas de atividade reumatológica tais como FAN e FR devem ser guiadas pela suspeita clínica de doença autoimune;
- radiografia de tórax: normal na maioria dos pacientes. Entretanto, o aumento da área cardíaca pode ocorrer na presença de derrame pericárdico > 200 mL ou nos casos de miopericardite com insuficiência cardíaca aguda. Nos casos de etiologia neoplásica pode revelar massas pulmonares e derrame pleural.
- ecocardiograma: importante para detectar a presença de derrame pericárdico, sinais de tamponamento ou alterações de contratilidade segmentar. Essencial para diagnóstico e estratificação de risco;
- ressonância nuclear magnética cardíaca: exame não invasivo com melhor acurácia para o diagnóstico de pericardite. Avalia a espessura e grau de inflamação do pericárdio, bem como o comprometimento do miocárdio. A presença de real-

ce tardio pelo gadolínio e edema é altamente sugestiva de processo inflamatório em atividade.

TRATAMENTO

A maioria dos casos de pericardite aguda viral ou idiopática apresenta bom prognóstico, com curso autolimitado. Nesses casos, a investigação etiológica não é necessária e o tratamento é baseado no controle dos sintomas em regime ambulatorial. No entanto, é importante estar atento para os sinais de alto risco de complicações e para as evidências clínicas de etiologia não viral, que apresentam evolução e tratamento específicos (exemplo: etiologias tuberculosa e neoplásica). Os principais critérios que definem alto risco de complicações são: febre > 38ºC, uso de anticoagulantes, imunossupressão, troponina positiva, derrame pericárdico volumoso, trauma torácico e falha terapêutica com uso de AINH. O tratamento inicial da pericardite aguda viral é baseado no uso de anti-inflamatórios não hormonais e colchicina. As principais opções terapêuticas para pacientes com pericardite são (Figura 42.1):

- anti-inflamatórios não hormonais: o agente de escolha é o ibuprofeno na dose de 300 a 800 mg de 2 a 3 vezes ao dia por 10 a 14 dias, com redução gradual da dose apenas após melhora dos sintomas e normalização da PCR. Esse agente tem bom perfil de segurança com poucos efeitos colaterais e efeito favorável no fluxo coronariano. Em pacientes com doença arterial coronária o ácido acetilsalicílico (AAS) é o agente de escolha, na dose de 500 mg 3 a 4x por dia. Em todos os pacientes está indicada a proteção gástrica com inibidores de bomba de prótons;

- colchicina: reduz o tempo de sintomas e as recidivas na pericardite aguda viral/idiopática. Recomenda-se colchicina na dose 0,5 mg 2x ao dia por 3 meses. Deve ser utilizada metade da dose em idosos e pessoas com menos de 70 kg. A diarreia é o efeito colateral mais frequente (8% dos casos). Uso com cautela deve ser recomendado em pacientes com insuficiência renal, hepática e discrasias sanguíneas. Nas pericardites recorrentes deve ser utilizada por pelo menos 6 meses;
- corticoides: o uso de corticoide está associado à melhora rápida dos sintomas à custa de aumento das taxas de recidiva em pacientes com pericardite viral/idiopática, portanto, seu uso precoce nesse cenário deve ser evitado. O uso de corticoides está indicado nos casos de pericardite secundária a doenças autoimunes e pericardite urêmica. Pode também ser considerado nos casos de tuberculose e pericardite aguda incessante/recorrente com falha terapêutica ao uso de AINH e colchicina. Nesse caso, a droga de escolha é a prednisona na dose 0,2 a 0,5 mg/kg. Nos casos de tuberculose e doenças autoimunes doses mais elevadas podem ser necessárias (1 a 2 mg/kg). O desmame da prednisona dever ser lento, 1 a 2 mg/semana;
- imunossupressores/imunomoduladores: imunoglobulina, azatioprina, ciclosporina e antagonistas da inteleucina-1 podem ser considerados em casos de pericardite incessante ou recorrente com falha documentada às terapias anteriormente descritas;
- pericardiectomia: nos casos de ausência de resposta ao tratamento medicamentoso e sintomas limitantes a pericardiectomia pode ser considerada;
- tratamento das complicações: nos casos que evoluem com derrame pericárdico volumoso (> 20 mm) associado a sinais de instabilidade hemodinâmica e/ou tamponamento cadíaco a drenagem cirúrgica com análise bioquímica, culturas e citologia do líquido pericárdico deve ser indicada. Nos casos que evoluem com espessamento pericárdico e pericardite constritiva sintomática sem resposta ao trateto clínico medicamentoso o tratamento de escolha é a pericardiectomia.

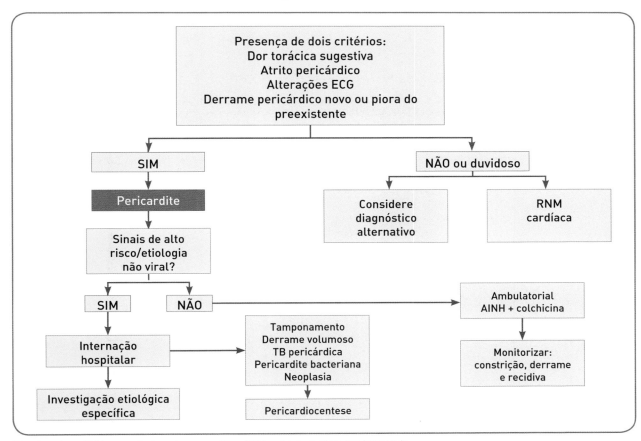

TB: tuberculose; RNM: ressonância nuclear magnética; AINH: anti-inflamatórios não hormonais.
Figura 42.1. Algoritmo para diagnóstico e tratamento da pericardite.

BIBLIOGRAFIA CONSULTADA

- Adler Y, Charron P, Imazio M, Badano L, Barón-Esquivias G, Bogaert J, et al. 2015 ESC Guidelines for the diagnosis and management of pericardial diseases: The Task Force for the Diagnosis and Management of Pericardial Diseases of the European Society of Cardiology (ESC) Endorsed by: The European Association of Cardio-Thoracic Surgery (EACTS). Eur Heart J. 2015;36(42):2921-64.

- Montera M.W., Mesquita E.T., Colafranceschi A.S., et al. Sociedade Brasileira de Cardiologia. I Diretriz Brasileira de Miocardites e Pericardites. Arq Bras Cardiol 2013; 100(4 supl. 1): 1-36.

Caso clínico baseado nas diretrizes
Paciente com insuficiência cardíaca e arritmias

43

José Carlos Pachón Mateos • Mucio Tavares de Oliveira Junior

DESTAQUES

- Apresentar todos os aspectos clínicos encontrados no caso clínico apresentado, com detalhes de história, anamnese, exame físico e exames complementares.
- Propor uma discussão com base na análise das informações clínicas da paciente avaliada.
- Considerar as formas de tratamento possível e refletir sobre as ações tomadas no caso apresentado.

INTRODUÇÃO

Esse capítulo apresenta uma discussão de um estudo de caso clínico, cuja abordagem trata de paciente com insuficiência cardíaca e arritmias.

APRESENTAÇÃO DO CASO

Paciente do sexo feminino, 72 anos, ex-tabagista 60 maços/ano, DPOC, HAS, DLP. Doença arterial coronária, com IAM sem supra ST em 2008 e em 2013. Indicado tratamento clínico por lesões distais e aneurisma antero-apical de VE com anatomia desfavorável para cirurgia.

- CATE DA 100% no óstio – crônica, ME1: 70% óstio – artéria de fino calibre, não abordável, aneurisma anteroapical;
- Cintilografia miocárdica: hipocaptação persistente de parede anterior (segmento apical, médio), septal (segmento apical), ânteroseptal (segmento médio, basal), lateral (segmento apical), apical, inferior (segmento apical), ântero-lateral (segmento médio). Hipocinesia difusa de VE, discinesia septal e acinesia apical. FEVE = 24%.

Consulta em 2015: refere início de sintomas de dispneia aos moderados esforços há 3 meses, evoluindo, atualmente, para pequenos esforços com DPN e inchaço em pernas. Em uso de enalapril 20 mg/dia, carvedilol 12,5 mg/dia, AAS 100 mg, sinvastatina 20 mg.

EXAME FÍSICO

O exame físico mostra:
- dispneia leve ao falar, PA 110/65 mmHg, FC 78 bpm, FR 20/minuto, estase Jugular [++] a 45°;
- ritmo cardíaco regular sem sopros;
- pulmões com estertores em bases;
- abdome sem sinais de ascite, fígado a 2 cm do RCD;
- edema de tornozelos[++].

EXAMES COMPLEMENTARES

- Hb 13,4 ureia 54 mg/dL creatinina 1,2 mg/dL, Na 137 mEq/L, K 4,1 mEq/L, LDL colesterol 71 mg/dL, BNP 713 mg/dL / NTproBNP 3104 mg/dL;
- Eletrocardiograma (ECG) (Figura 43.1), extrassístoles notadas, mas não registradas;
- Raio-x: sinais de congestão pulmonar e sinais de hiperinsuflação.

Diagnóstico atual: IC CF III/miocardiopatia isquêmica / ICA perfil B / DPOC.

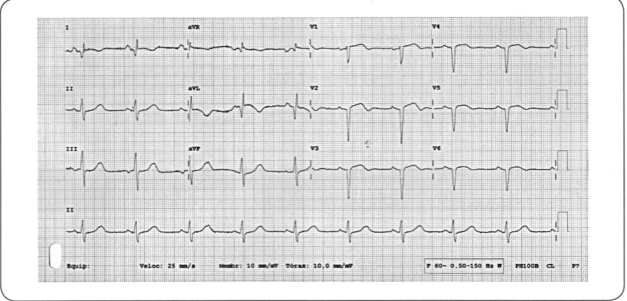

Figura 43.1. Eletrocardiograma da paciente realizado durante a consulta em 2015.

Solicitado ecocardiograma, *holter*, ressonância magnética e medicada com:
- furosemida 80 mg/d;
- enalapril 20 mg/d;
- espironolactona 25 mg/d;
- bisoprolol 2,5 mg/dia;
- AAS 100 mg/dia;
- sinvastatina 20 mg/dia.

No retorno, classe funcional I da NYHA, sem sinais de congestão:
- ECO transtorácico: AE 47mm, S/PP 7/8mm, VE 80/68mm, FEVE 20%. Insuficiência mitral de grau moderado, sinais indiretos de hipertensão pulmonar;
- *holter*: 3.500 EV monomórficas, 420 pares, 3 episódios de triplets com FC até 108 bpm;
- ressonância nuclear magnética cardíaca: dilatação importante de câmaras esquerdas. Disfunção sistólica biventricular importante. Trombo mural extenso anterosseptal medial e septal apical 9,9 mm. Fibrose transmural em todos os segmentos das paredes anterior, anterosseptal, inferosseptal e ápex.

DISCUSSÃO DO CASO

Trata-se de caso que além das comorbidades pulmonar e metabólica apresenta grave lesão miocárdica antiga, de origem isquêmica, detectada.

Pela clínica, infarto sem supra em 2008 e infarto sem supra em 2013 e IC aguda perfil B classe III com evolução para classe IV da NYHA com caracterizada por:

- dispnéia leve ao falar';
- PA 110/65 mmHg, FC 78 bpm, FR 20 ipm;
- Estase jugular ++ a 45°;
- pulmões com estertores em bases;
- fígado a 2 cm do RCD;
- edema de membros inferiores ++/4.

Pelo laboratório: BNP > 125 e NT-proBNP > 1.000 (os valores de corte de BNP de 125 pg/mL e de NT-proBNP de 1.000 pg/mL permitem a estratificação de risco de pacientes de baixo e alto risco), considera-se o caso como insuficiência cardíaca de alto risco (Tabela 43.1).

Tabela 43.1. Exames de laboratório mostrando insuficiência cardíaca de alto risco conforme os valores de BNP, NT-proBNP. Um dado altamente favorável é a função renal preservada

Hemoglobina	13,4 g%
Ureia	54 mg/dL
Creatinina	1,2 mg/dL
Na	137 mEq/L
K	4,1 mEq/L
LDL colesterol	71 mg/dL
BNP	713 mg/dL
NTproBNP	3104 mg/dL

Pelo ECG que mostra importante perda muscular anterior extensa e lateral, além de supradesnivelamento persistente de ST nessas paredes sugestivo de importante discinesia e aneurisma.

Pelo ecocardiograma que mostra uma disfunção sistólica severa com FE = 20% (a nova classificação de IC pelas diretrizes europeias considera IC com FE reduzida se < 40%, moderadamente reduzida de 40 a 49% e IC com FE preservada se FE ≥ 50%) e importante discinesia.

Pelo CATE que mostra lesão crônica de 100% na DA e 70% na ME1, artéria de fino calibre, não abordável e aneurisma anteroapical (Figura 43.2).

Pela ressonância magnética que mostra dilatação importante de câmaras esquerdas com disfunção sistólica biventricular severa, trombo mural e fibrose em todos os segmentos das paredes anterior, anterosseptal, inferosseptal e ápex (Figura 43.3).

TRATAMENTO

Nesse caso, além do tratamento clínico rigoroso torna-se necessária uma estratificação quanto ao risco de morte súbita. Adicionalmente ao tratamento pleno com diurético em alta dose, enalapril e espironolactona (Figura 43.4), seria totalmente indicada a dose máxima de carvedilol, entretanto, devido à DPOC foi utilizado o bisoprolol (2,5 mg/dia) que é mais seletivo, porém poderiam ser utilizados o nebivolol ou metoprolol.

Quanto ao risco de morte súbita foi solicitado *holter*, pois havia sido detectada arritmia durante o exame clínico apesar de não ter sido registrada e, realmente, comprovou a existência de arritmia ventricular complexa. Foi optado por manter tratamento clínico otimizado com prevenção de arritmias somente com betabloqueadores (Tabela 43.2), considerando que a amiodarona não apresenta benefício na prevenção primária quando comparada ao placebo, independente da etiologia da IC, apresentando aumento da mortalidade no subgrupo isquêmico.

Entretanto, apesar do grande benefício terapêutico dos betabloqueadores, considerando as diretrizes nacionais, americanas e europeias, nessa paciente deve ser indicado o desfibrilador implantável devido à presença de cardiomiopatia dilatada grave com FE < 30%, mesmo sem a realização de estudo eletrofisiológico invasivo e, antes mesmo da comprovação de taquiarritmias ventriculares sustentadas. As diretrizes mais recentes são as europeias e recomendam o CDI em pacientes:

- com disfunção sistólica do VE assintomática (FE≤30%) de origem isquêmica com mais de 40 dias após infarto agudo do miocárdio;
- com cardiomiopatia dilatada não isquêmica assintomática (FE≤30%), que estão recebendo terapia farmacológica ótima, de forma a prevenir morte súbita e prolongar a vida, Classe I, nível de evidência B2 (Figura 43.5).

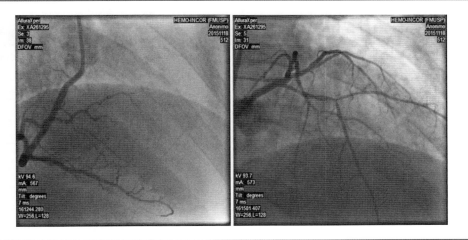

Figura 43.2. Cinecoronariografia da paciente realizado em 2013.

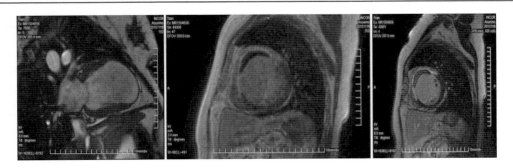

Figura 43.3. Ressonância nuclear magnética da paciente realizado em 2015.

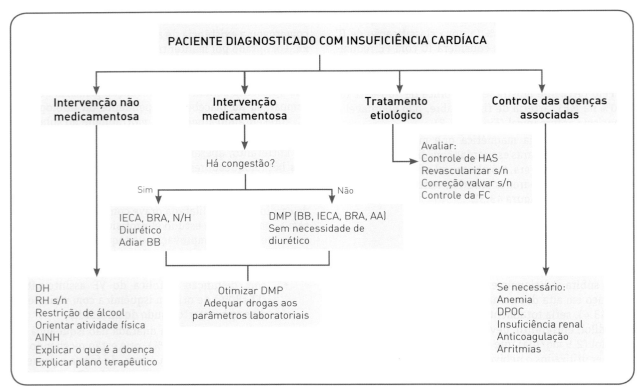

Figura 43.4. Manejo do paciente portador de insuficiência cardíaca conforme o SAVIC – Suporte Avançado de Vida em Insuficiência Cardíaca Crônica.

Tabela 43.2. Recomendações farmacológicas e indicação profilática do CDI na insuficiência cardíaca severa conforme a diretriz da Sociedade Europeia de Cardiologia (2016)		
Recomendações	**Classe[a]**	**Nível[b]**
Tratamento da hipertensão é recomendado para prevenir ou adiar o início de insuficiência cardíaca e prolongar a vida	I	A
Tratamento com estatinas é recomendado em pacientes com ou alto risco de doença arterial coronariana, tendo eles ou não disfunção sistólica ventricular esquerda, para prevenir ou adiar o início da insuficiência cardíaca	I	A
Aconselhamento e tratamento para parar de fumar ou redução no consumo de álcool é recomendado para pessoas que fumam ou consomem álcool em excesso para prevenir ou adiar o início da falência cardíaca	I	C
Tratar outros fatores de risco de insuficiência cardíaca (por exemplo: obesidade, disglicemia) deve ser considerado para prevenir ou adiar o início da insuficiência cardíaca	IIA	C
Empagliflozin deve ser considerado em pacientes com diabetes tipo 2 para prevenir ou adiar o início da insuficiência cardíaca	IIA	B
Inibidor da enzima conversora de angiotensina I é recomendado em pacientes assintomáticos com disfunção sistólica ventricular esquerda e um histórico de infarto do miocárdio para prevenir ou adiar o início da insuficiência cardíaca e prolongar a vida	I	A
Inibidor da enzima conversora de angiotensina I é recomendado em pacientes assintomáticos com disfunção sistólica ventricular esquerda e sem um histórico de infarto do miocárdio para prevenir ou adiar o início da insuficiência cardíaca	I	B
Inibidor da enzima conversora de angiotensina I deve ser considerado em pacientes com doença arterial coronariana mesmo que não tenham disfunção sistólica ventricular esquerda para prevenir ou adiar o início da insuficiência cardíaca	IIA	A
Betabloqueador é recomendado em pacientes assintomáticos com disfunção sistólica ventricular esquerda e um histórico de infarto do miocárdio para prevenir ou adiar o início da insuficiência cardíaca e prolongar a vida	I	B
Desfibrilador cardioversor implantável é recomendado em pacientes: a) Assintomáticos com disfunção sistólica ventricular esquerda (LVEF ≤ 30%) de origem isquêmica, que tem ao menos 40 dias após um infarto agudo do miocárdio b) com cardiopatia não isquêmica dilatada assintomática (LVEF ≤ 30%) que recebem terapia médica ideal	I	B

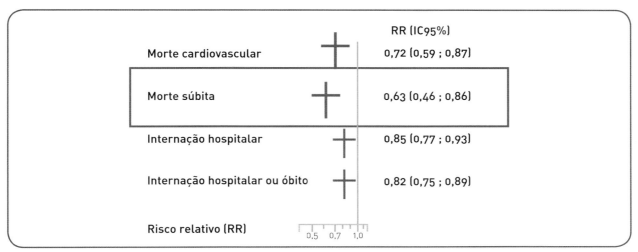

Figura 43.5. Estudo CIBIS - metanálise mostrando a redução significativa de eventos cardiovasculares, inclusive morte súbita, em pacientes com insuficiência cardíaca congestiva tratados com betabloqueadores (bisoprolol).

Nesse caso o estudo eletrofisiológico não é necessário para a indicação do CDI, entretanto, pode ser muito útil antes, durante ou após o implante, para identificar taquicardias que possam ser tratadas com ablação por radiofrequência. Esses pacientes podem evoluir mal, mesmo com choques apropriados, quando frequentes, e a ablação por radiofrequência da taquicardia ventricular, apesar de não evitar a indicação do CDI, e, mesmo não eliminando totalmente o circuito arritmogênico, tem efeito altamente favorável no prognóstico, reduzindo ou eliminado as terapias de alta energia ou tornado a arritmia susceptível à reversão por *overdrive*. Entretanto, a presença de trombo intracavitário é uma contraindicação para a ablação por radiofrequência que somente poderia ser realizada após tratamento com anticoagulantes cumarínicos e a comprovação da reabsorção do trombo com ecocardiograma transesofágico.

Outro aspecto que deve ser considerado é a cirurgia de aneurismectomia. Basicamente pode ser indicada quando existe discinesia importante que leva a ou que agrava insuficiência cardíaca, trombo intraventricular com ou sem tromboembolismo e taquicardia ventricular. Nessa paciente existiam as duas primeiras condições, entretanto, ambas passíveis de tratamento clínico. Nesses casos, caso se suspeite que o trombo intraventricular não está organizado o tratamento pleno com anticoagulantes cumarínicos é indispensável. No seguimento, a paciente permaneceu assintomática e sem sinais de congestão nas consultas seguintes. Na reavaliação laboratorial em 8 meses foi verificada importante reversão do remodelamento atrial e ventricular:

- ecocardiograma transtorácico: AE 47, septo/PP 7/8 mm, VE 72/63 mm, FEVE 38% e insuficiência mitral de graus discreto a moderado.
- o *holter* mostrou 900 EV monomórficas, 67 pares, sem TV.

Nesse momento, considerando que o CDI não foi indicado num primeiro momento e que a paciente evoluiu muito bem, a indicação automática do CDI agora não seria mais necessária porque a paciente passou de FE de 20 para 38% saindo fora das recomendações das diretrizes. Entretanto, não se deve esperar por sintomas e deve ser realizado um estudo eletrofisiológico, pois persiste arritmia ventricular complexa no *holter* num caso de IC severa com grande extensão de fibrose ventricular detectada pelo ECG, pelo Eco, pelo Cate e pela RNM, condições altamente relacionadas à morte súbita independente da classe funcional.

A paciente permaneceu em seguimento clínico assintomática até que em junho de 2016 deu entrada no pronto-socorro com queixa de palpitações intermitentes associadas a náuseas e sudorese fria, sem dor torácica, sem síncope ou pré-síncope. PA 100/65 mmHg, FC 120 bpm, sem sinais de congestão. O ECG mostrava a presença de uma taquicardia ventricular sustentada com FC 100 bpm, hemodinamicamente estável, revertida com amiodarona EV (Figura 43.7).

O ecocardiograma nessa ocasião mostrava AE de 44 mm, septo = PP = 8mm, VE de 70/58 mm e ainda melhor e igual a 44% com insuficiência mitral discreta.

Esses dados mostram que, apesar do resultado excelente do tratamento clínico o paciente deve ser avaliado regularmente quando à necessidade de indicação primária do CDI. Nesse caso a taquicardia ventricular foi lenta e bem tolerada, porém, muitas vezes pode ser rápida, originando colapso circulatório e morte súbita. Dessa forma, o estudo eletrofisiológico invasivo é de extrema importância neste contexto já que o CDI não teria indicação primária devido à ausência de sintomas e à melhora da FE e à classe funcional I da NYHA.

A paciente foi submetida a estudo eletrofisiológico, porém não foi possível realizar a ablação provavelmente devido à presença de trombo mural organizado sendo indicado o implante de CDI, tendo havido boa evolução.

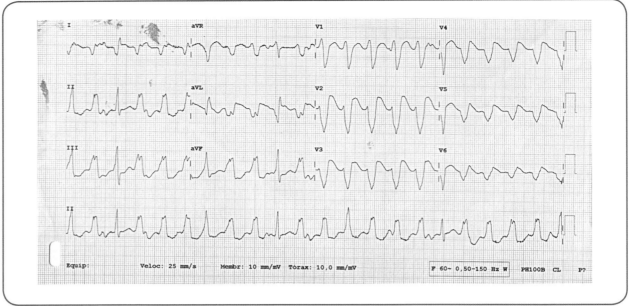

Figura 43.6. Eletrocardiograma realizado no atendimento de emergência. Nota-se a presença de uma taquicardia ventricular caracterizada pela presença de dissociação AV e batimentos de captura sinusal e de fusão bem evidentes no registro D2 longo. O foco de origem está localizado na base do VE, com captura precoce do septo interventricular, porém o circuito arritmogênico pode ser de grande extensão com saída preferencial nas porções altas do VE.

CONCLUSÃO

Esse caso ilustra o fato que se pode obter excelente resultado com tratamento clínico na insuficiência cardíaca severa de origem isquêmica. Entretanto, caso não haja indicação de CDI devido à melhora da fração de ejeção, deve se considerar a realização do estudo eletrofisiológico invasivo para prevenção de morte súbita, mormente nos casos graves com alta taxa de fibrose, mesmo com boa resposta ao tratamento medicamento.

BIBLIOGRAFIA CONSULTADA

- Adlbrecht C, Huelsmann M, Berger R, Moertl D, Strunk G, Oesterle A, et al. Cost analysis and cost-effectiveness of NT-proBNP-guided heart failure specialist care in addition to home-based nurse care. Eur J Clin Invest. 2011;41:315-22.
- Bardy GH, et al. Sudden Cardiac Death in Heart Failure Trial. (SCD-HeFT) Investigators. Amiodarone or an implantable cardioverter-defibrillator for congestive heart failure. N Engl J Med. 2005;352:225.
- Leizorovicz A, Lechat P, Cucherat M, Bugnard F. Bisoprolol for the treatment of chronic heart failure: a meta-analysis on individual data of two placebo-controlled studies--CIBIS and CIBIS II. Cardiac Insufficiency Bisoprolol Study. Am Heart J. 2002 Feb;143(2):301-7. PubMed PMID: 11835035.
- Oliveira Jr Mt, et al. Suporte Avançado de Vida em IC Crônica – SAVIC Consultório, Ed Manole, Barueri, 2014.
- Priori SG, Blomström-Lundqvist C, Mazzanti A, Blom N, Borggrefe M, Camm J, Elliott PM, Fitzsimons D, Hatala R, Hindricks G, Kirchhof P, Kjeldsen K, Kuck KH, Hernandez-Madrid A, Nikolaou N, Norekvål TM, Spaulding C, Van Veldhuisen DJ. 2015 ESC Guidelines for the management of patients with ventricular arrhythmias and the prevention of sudden cardiac death: The Task Force for the Management of Patients with Ventricular Arrhythmias and the Prevention of Sudden Cardiac Death of the European Society of Cardiology (ESC). Endorsed by: Association for European Paediatric and Congenital Cardiology (AEPC). Eur Heart J. 2015 Nov 1;36(41):2793-867. doi: 10.1093/eurheartj/ehv316. Epub 2015 Aug 29. PubMed PMID:26320108.
- Ponikowski P, Voors AA, Anker SD, Bueno H, Cleland JG, Coats AJ, Falk V, González-Juanatey JR, Harjola VP, Jankowska EA, Jessup M, Linde C, Nihoyannopoulos P, Parissis JT, Pieske B, Riley JP, Rosano GM, Ruilope LM, Ruschitzka F, Rutten FH, van der Meer P; Authors/Task Force Members; Document Reviewers. 2016 ESC Guidelines for the diagnosis and treatment of acute and chronic heart failure: The Task Force for the diagnosis and treatment of acute and chronic heart failure of the European Society of Cardiology (ESC). Developed with the special contribution of the Heart Failure Association (HFA) of the ESC. Eur J Heart Fail. 2016 Aug;18(8):891-975. doi: 10.1002/ejhf.592. Epub 2016 May 20. PubMed PMID: 27207191.

Doença valvar mitral
Do diagnóstico à intervenção

44

Paulo de Lara Lavitola

DESTAQUES

- Reconhecer os sintomas e identificar de forma adequada a insuficiência valvar mitral e a estenose da valva mitral por meio de anamnese, exame físico e exames complementares.
- Estabelecer as opções de conduta indicadas com base na avaliação do estágio evolutivo da doença valvar mitral.

INTRODUÇÃO

O reconhecimento dos sintomas, a identificação da doença valvar, sua magnitude e avaliação das repercussões sobre a dinâmica cardiovascular, estão alicerçados na análise do tripé de dados informativos: anamnese, exame físico e exames complementares de cardioimagem.

Pelo exame físico, os ruídos estetoacústicos reconhecem as bulhas e os sopros valvares, pela anamnese, deduz-se a classe funcional (CF) e a expressão da qualidade de vida e pelo ecodopplercardiograma, exame de eleição entre os ditos complementares, pela observação do fluxo de sangue intracavitário, medida de variáveis hemodinâmicas e remodelamento das câmaras cardíacas esquerdas, identifica de forma objetiva a patologia e permite uma classificação da gravidade da doença.

A diretriz norte-americana sobre doença valvar, de 2014, aproveitou as informações do binômio anamnese e resultado do ecocardiograma para estabelecer estágios evolutivos da doença e recomendações de tratamento.

O aparelho valvar mitral tem uma estrutura complexa, formada por estruturas distintas:

- cúspides anterior e posterior unidas pelas comissuras – posteromedial e anterolateral, conectadas ao anel valvar;

- cordas tendíneas;
- músculo papilar.

Modificações estruturais nos componentes desse aparelho, modificam o deslocamento da massa de sangue, dentro das câmaras cardíacas esquerdas, durante o ciclo cardíaco, resultando na insuficiência ou estenose valvar.

INSUFICIÊNCIA DA VALVA MITRAL

ASPECTOS CLÍNICOS E DIAGNÓSTICO

Durante a sístole ventricular, a imperfeita aproximação das bordas das cúspides, permite o surgimento de um fluxo retrógrado de sangue para o átrio esquerdo. Nessa fase do ciclo cardíaco a valva mitral se torna insuficiente para impedir o isolamento das câmaras esquerdas.

A dificuldade na aproximação correta das bordas das cúspides pode se instalar de modo progressivo por comprometimento de qualquer um dos componentes da estrutura valvar. Esse capítulo aborda essa forma de lesão, que é de evolução lenta.

Por meio da interpretação dos dados informativos fornecidos pela semiologia e exames complementares, deve-se identificar a doença valvar e quantificar sua repercussão.

Dados semiológicos

A qualidade de vida expressa pela CF é deduzida pela anamnese e os ruídos estetoacústicos. Destaque para o exame físico, que identifica a natureza da doença valvar.

Na área mitral a primeira bulha é abafada, seguida de um sopro sistólico suave, tendendo à alta frequência. Pode-se irradiar para a região esternal, mas é mais frequente que ocorra para a região axilar. À medida que se propaga da linha imaginária hemiclavicular à linha axilar anterior, quantifica-se, sob aspecto investigatório semiológico, como insuficiência mitral de magnitude moderada para importante.

Dos exames complementares de cardioimagem, a ecocardiografia bidimensional é o principael método para o detalhamento anatômico do defeito valvar, a quantificação do grau da lesão e as repercussões hemodinâmicas da doença.

Na insuficiência da valva mitral classificada como primária, a lenta progressão da doença é, a princípio, bem tolerada. Apesar do fluxo retrógrado em direção ao átrio esquerdo ser volume de sangue desviado do volume sistólico, é, em geral, bem tolerado, graças à retenção de volume sanguíneo e ao remodelamento excêntrico das câmaras cardíacas esquerdas pela replicação de sarcômeros em série. O limite da adaptação hemodinâmica coincide com o surgimento de sintomas. É possível, pelo ecocardiograma, estratificar a evolução do defeito valvar.

A mensuração pelo ecocardiograma das variáveis largura da vena contracta, área do orifício regurgitante, cálculo do volume regurgitante, fração de regurgitação e função ventricular expressa pela fração de ejeção (FE), permitiu classificar a disfunção valvar mitral.

Com base nesses dados ecocardiográficos e associado aos sintomas, as diretrizes do American College of Cardiology, estratificou-se a progressão do defeito, em quatro estágios evolutivos. Os três primeiros (A, B e C) com o paciente ainda assintomático e o quarto estágio (D), sintomático.

Essas informações foram aproveitadas pelos consensos como parâmetro orientador da conduta. A seguir descreve-se, cada um dos estágios evolutivos e sua respectiva conduta.

ESTÁGIOS EVOLUTIVOS E TRATAMENTO

Estágio evolutivo A

- Condição clínica: assintomático;
- Quantificação da lesão: insuficiência mitral discreta;
- Existe o risco da doença evoluir;
- Variáveis hemodinâmicas:
  - jato central inexistente ou < 20%;
  - vena contracta menor que 0,3 cm;
- Conduta:
  - apenas observar;

  - prevenção da endocardite quando há manipulação de foco potencialmente contaminado;
  - prevenção secundária da febre reumática até os 40 anos, quando a etiologia foi a FR.

Estágio evolutivo B

- Condição clínica: assintomático;
- Quantificação da lesão: insuficiência mitral discreta/moderada;
- Existe o risco da doença evoluir;
- Variáveis hemodinâmicas:
  - jato central > 20% e < 40%;
  - vena contracta < 0,7 cm;
  - volume regurgitante < 60 mL/bat;
  - área do orifício valvar < 0,4 cm^2;
  - fração de regurgitação < 50%;
- Conduta:
  - observar;
  - cuidado similar ao estágio A.

Estágio evolutivo C

- Condição clínica: assintomático;
- Quantificação da lesão: insuficiência mitral importante;
- Variáveis hemodinâmicas:
  - jato central > 40%;
  - vena contracta > 0,7 cm;
  - volume regurgitante maior que 60 mL/bat;
  - área do orifício valvar > 0,4 cm^2;
  - fração de regurgitação > 50%.

No estágio evolutivo natural da doença, classificado como C, torna-se importante, porém sob aspecto hemodinâmico, manter-se adaptado, o que torna o paciente assintomático.

Enfocando-se o trabalho mecânico do coração (FE), a capacidade de esvaziamento ventricular (diâmetro sistólico ventricular esquerdo) e os complicadores, como pressão arterial pulmonar e a perda do ritmo cardíaco para a fibrilação atrial (FA), formam-se dois subgrupos (C1 e C2) com condutas terapêuticas diferentes (Figura 44.1).

No subgrupo C1, a presença de FA de instalação recente ou de repetição, na presença de insuficiência mitral importante, torna possível a indicação de cirurgia por plastia valvar desde que esse método seja possível (classe IIa-C). A constatação da pressão sistólica arterial pulmonar com valores maiores ou iguais a 50 mmHg em repouso reflete comprometimento pulmonar importante e pode ser considerado parâmetro para a intervenção cirúrgica por plastia ou implante de prótese (classe IIa-C).

No subgrupo C2, a correção valvar deve ser indicada (classe IC).

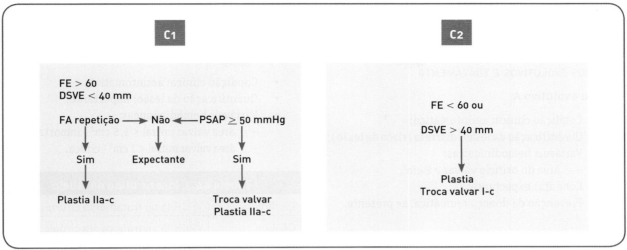

FE: fração de ejeção; PSAP: pressão sistólica da artéria pulmonar; DSVE: diâmetro sistólico ventricular esquerdo.
Figura 44.1. Condutas terepêuticas para os subgrupos C1 e C2, do estágio evolutivo C, da insuficiência da valva mitral.

Estágio evolutivo D

- Condição clínica: sintomático;
- Quantificação da lesão: insuficiência mitral importante;
- Variáveis hemodinâmicas:
  - as mesmas que definem o estágio C.

Nesse estágio evolutivo, a função ventricular expressa pela FE define 2 subgrupos (D1 e D2).

No grupo evolutivo classificado como D, houve perda da capacidade adaptativa com comprometimento hemodinâmico, de surgimento dos sintomas expressos pela CF IIa IV.

No subgrupo D1, a FE é considerada adequada, com os valores menores que 60, porém maior que 30. Nesse caso há indicação da cirurgia por qualquer método (classe Ib). Com a perda da FE (< 30), a indicação cirúrgica se torna duvidosa (classe IIb-c), considerando-se talvez a plastia. Teme-se resultados subótimos no pós-operatório (Tabela 44.1).

Tabela 44.1. Condutas terepêuticas para os subgrupos D1 e D2, do estágio evolutivo D, da insuficiência da valva mitral

D1	D2
FE > 30 e ≤ 60	FE < 30 e/ou DSVE > 55 mm
Troca valvar Plastia Ib	Plastia IIb

FE: fraçao de ejeção; DSVE: diâmetro sistólico ventricular esquerdo.

ESTENOSE DA VALVA MITRAL

Aspectos clínicos e diagnóstico

O incompleto afastamento das bordas das cúspides durante a diástole ventricular oferece uma passagem estenótica ao deflúvio do sangue do átrio para o ventrículo esquerdo.

Exame físico

O surgimento de sintomas e sinal de desadaptação hemodinâmica da lesão é conhecido por meio da anamnese.

Os ruídos estetoacústicos, com o ruflar diastólico mitral e a posição no ciclo cardíaco do estalido de abertura da valva mitral, em relação à segunda bulha (B2) identificam a patologia valvar e quantificam sua repercussão.

Exame complementares

O ecocardiograma identifica e quantifica de forma acurada a magnitude da lesão valvar. Geralmente, a evolução da estenose mitral é lenta e progressiva (Tabela 44.2).

Tabela 44.2. Classificação da gravidade da estenose mitral

	Discreta	Moderada	Importante
Gradiente médio (mmHg)	< 5	5 a 10	> 10
Área valvar (cm²)	> 1,5	1,5 a 1,0	< 1,0
PSAP (mmHg)	< 30	30 a 50	> 50

PSAP: pressão sistólica da artéria pulmonar.

A mensuração pelo ecocardiograma das variáveis da área valvar mitral, gradiente transvalvar médio e pressão sistólica da artéria pulmonar, permitiu acompanhar a contínua evolução da doença e classificar a gravidade da estenose mitral. Com base nessas informações e nos sintomas referidos, foi possível estratificar, segundo as diretrizes da American College of Cardiology, em quatro estágios evolutivos.

Os três primeiros (A, B e C), com o paciente ainda assintomático e o quarto (D), sintomático. As diretrizes se alicerçaram nessas informações para estabelecer condutas.

ESTÁGIOS EVOLUTIVOS E TRATAMENTO

Estágio evolutivo A

- Condição clínica: assintomático;
- Quantificação da lesão: discreta (risco de lesão);
- Variáveis hemodinâmicas:
  - área do orifício valvar > 2 cm²;
- Conduta: expectante;
- Prevenção da doença reumática, se presente.

Estágio evolutivo B

- Condição clínica: assintomático;
- Quantificação da lesão: leve a moderada;
- Variáveis hemodinâmicas:
  - área do orifício valvar < 1,5 cm²;
  - pressão sistólica da artéria pulmonar < 30 mmHg;
- Conduta: expectante;
- Cuidados semelhantes ao estágio A.

Estágio evolutivo C

- Condição clínica: assintomático;
- Quantificação da lesão: importante;
- Variáveis hemodinâmicas:
  - área do orifício valvar < 1,5 cm²;
  - pressão sistólica da artéria pulmonar > 30 mmHg;
- Conduta: Figura 44.2.

O tratamento de escolha é a VPCB, desde que a pontuação idealizada por Wilkins seja igual ou inferior a 8.

Estágio evolutivo D

- Condição clínica: assintomático;
- Quantificação da lesão: importante;
- Variáveis hemodinâmicas:
  - área valvar mitral < 1,5 cm² - importante;
  - área valvar mitral < 1 cm² - crítica.

Tabela 44.3. Inserir título da tabela		
CF III/IV	VPCB Ia ou tratamento cirúrgico	
CF III/IV	VPCB Ib ou tratamento cirúrgico	
CF II PSAP > 50 mmHg (repouso)	Sim	VPCB IIa-c
	Não	Tratamento clínico

CF: classe funcional; VPCB: valvoplastia mitral por cateter balão; PSAP: pressão sistólica da artéria pulmonar.

CONCLUSÃO

As disfunções valvares mitral, estenose e insuficiência mitral primária crônica a lenta evolução, são bem toleradas graças aos mecanismos adaptadores. No estágio C2 evolutivo da insuficiência mitral, embora assintomático, se FE < 60, mas > 30, ou DSVE > 40 mm, indicam exaustão da adaptação cardíaca, e necessidade da abordagem cirúrgica (I-c). No estágio C1 a FA de repetição e PSAP > 50 mmHg é indicativo de cirurgia (classe IIa-c), (preferencialmente plastia).

No estágio evolutivo D (sintomático), está indicado a troca valvar ou plastia de FE, se < 60, mas > 30 (I-b), caso contrário somente plastia IIb-c. Na estenose da valva mitral (estágio C), assintomático, com área valvar inferior a 1,5 cm², mas PSAP > 50 mmHg em repouso é um complicador, ficando indicado o tratamento cirúrgico (IIa).

BIBLIOGRAFIA CONSULTADA

- Enriquez-Sarano M, Avierinos JF, Messika-Zeitoun D, Detaint D, Capps M, Nkomo V, et al. Quantitative determinants of the outcome of asymptomatic mitral regurgitation. N Engl J Med 2005;325(9):875-83.
- Lavítola PL, Grinberg M. Fisiopatologia das disfunções valvares. In: Rocha e Silva M. (org.). Fisiopatologia cardiovascular. São Paulo: Atheneu; 2000. p.61-76.
- Nishimura RA, Otto CM, Bonow RO, Carabello BA, Erwin JP 3rd, Guyton RA, et al; ACC/AHA Task Force Members. 2014 AHA/ACC Guideline for the Management of Patients With Valvular Heart Disease: a report of the American College of Cardiology/American Heart Association Task Force on Practice Guidelines. Circulation. 2014;129(23):e521-643. Erratum in: Circulation 2014;130(13):e120.
- Pardi MM, Fischer CH, Brandão CM, Pomerantzeff PM, Vieira ML. Valvopatia mitral. In: Vieira ML.; (editor). Avanços recentes e perspectivas de ecocardiografia nas cardiopatias. Rio de Janeiro: Atheneu; 2016. p.1-14.

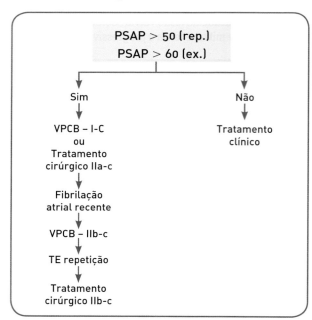

VPCB: valvoplastia mitral por cateter balão; TE: ; PSAP: pressão sistólica da artéria pulmonar.

Figura 44.2. Inserir legenda da figura.

- Sampaio RO, Ramos AI, Lavítola PL, Pires LJ. Doença da valva mitral. In: Kalil Filho R, Fuster V. Medicina cardiovascular: reduzindo o impacto das doenças. São Paulo; Atheneu; 2016. p.1337-56.

- Togna DJ, Pires LJ, Andrade LP. Estenose mitral. In: Magalhães CC, Serrano Jr CV, Consolim-Colombo FM, Nobre F, Fonseca FA, Ferreira JF. (editores). Tratado de Cardiologia Socesp. 3ª. ed. Barueri (SP): Manole; 2015. p.783-90.

Doença valvar aórtica
Do diagnóstico à intervenção

Tarso Augusto Duenhas Accorsi • Flavio Tarasoutchi

DESTAQUES

- Apresentar as formas de avaliação e diagnóstico da estenose aórtica e da insuficiência aórtica.
- Descrever as opções de tratamento, com base na identificação da estenose aórtica e e da insuficiência aórtica.

INTRODUÇÃO

A valvopatia aórtica, manifesta como estenose (EAo) ou insuficiência (IAo), é relativamente comum e há aumento progressivo da incidência associada ao envelhecimento populacional.

Uma vez instalada, a valvopatia aórtica crônica evolui lentamente para alteração anatomicamente importante e, ao atingir esse ponto, desencadeia vários mecanismos compensatórios, com destaque para hipertrofia ventricular, que mantém o débito cardíaco adequado e baixas pressões de enchimento, apesar da sobrecarga de pressão e/ou volume. Os mecanismos adaptativos mantém boa *performance* do VE por vários anos, numa fase dita latente, com o paciente permanecendo assintomático. Essa fase apresenta baixa morbimortalidade. Quando há falência dos mecanismos compensatórios, há aumento das pressões de enchimento e queda do débito cardíaco podendo fazer o paciente se tornar sintomático. Nessa nova fase, há várias evidências de importante aumento na morbimortalidade e é indicação inequívoca de tratamento intervencionista da valva aórtica, caracteristicamente troca da valva aórtica por prótese em pacientes de baixo/moderado risco cirúrgico ou implante transaórtico de bioprótese (TAVI) em paciente de moderado/alto risco cirúrgico (Figura 45.1).

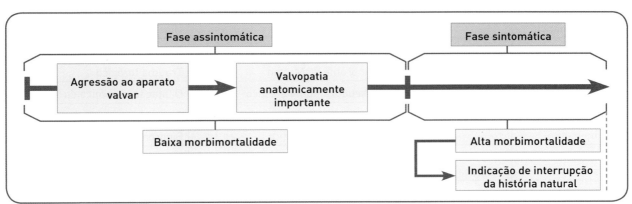

Figura 45.1. Evolução natural das valvopatias: prognóstico e risco de descompensações.

Portanto, o primeiro passo fundamental na avaliação do portador de valvopatia é a identificação em que fase da história natural ele está; de modo que haverá risco quando a valvopatia for anatomicamente importante, a partir do estágio C (Tabela 45.1).

Tabela 45.1. Estágios das valvopatias		
Estágio	Definição	Sintomas
A	Sob risco	Não
B	Doença em progressão	Não
C	Anatomicamente importante assintomática (com ou sem complicadores)	Não
D	Anatomicamente importante sintomática	Sim

ASPECTOS CLÍNICOS

ESTENOSE AÓRTICA

De forma resumida, as etiologias da EAo são:
- degenerativa:
  - associação com senilidade;
  - prevalência: 3 a 5% da população > 75 anos;
  - relacionada à calcificação valvar aórtica;
  - presença de fatores de risco relacionados à aterosclerose;
  - associação com doença arterial coronariana (50% dos casos);
- reumática:
  - fusão comissural;
  - acometimento mitroaórtico;
  - faixa etária mais jovem;
  - associada a variados graus de insuficiência aórtica;
- bicúspide:
  - faixa etária mais jovem;
  - prevalência: 2% da população;

- associação com aortopatia (70% dos casos);
- orientação laterolateral da fenda comissural: preditor evolutivo de estenose aórtica.

INSUFICIÊNCIA AÓRTICA

A insuficiência aórtica (IAo) ou regurgitação aórtica ocorre quando há fechamento inadequado das cúspides valvares, que implica regurgitação de sangue durante a diástole ventricular da aorta para o ventrículo esquerdo (VE). Pode ser decorrente de disfunção primária da cúspide, dilatação do anel aórtico (arcabouço de sustentação da valva aórtica) ou ambos. As consequências da IAo dependem primariamente do tempo de instalação da disfunção e do grau da disfunção valvar. A forma aguda é incomum, em geral, é complicação de dissecção de aorta, endocardite infecciosa ou trauma, evoluindo geralmente para choque cardiogênico (por não permitir o aparecimento de mecanismos compensatórios cardiovasculares), com necessidade de intervenção cirúrgica urgente. A IAo crônica, que é a manifestação habitual da doença, tem várias causas possíveis, com destaque para sequela reumatismal e aterosclerótica-degenerativa (Tabela 45.2). Hipertensão arterial sistêmica frequentemente acompanha pacientes com IAo, mas não é fator independente de risco para desenvolvimento da valvopatia.

Levando-se em consideração as doenças cardiovasculares, a prevalência da IAo crônica é relativamente alta, apesar de não precisamente conhecida, porém é menor que a prevalência da insuficiência mitral e da insuficiência tricúspide. Em todos estudos populacionais, há maior prevalência no sexo masculino e com o aumento da idade. No Framingham Heart Study, através de avaliação ecocardiográfica, verificou-se as prevalências de acordo com sexo e idade, sendo a prevalência geral de 4,9% (Tabela 45.3).

No entanto, a prevalência de IAo anatomicamente importante foi de apenas 0,5%. No Strong Heart Study, a prevalência geral foi de 10% e apenas 2,7% com IAo importante, valores diferentes, provavelmente por características raciais e étnicas nos grupos estudados.

Tabela 45.2. Causas de insuficiência aórtica		
Alterações das cúspides	Alterações da aorta	Outras causas
Febre reumática	Estenose subaórtica	Hipertensão arterial sistêmica
Trauma	Dissecção de aorta torácica	Aterosclerótica–degenerativa
Endocardite infecciosa	Síndrome de Marfan	Trauma torácico
Artrite reumatoide	Pseudoxantoma elástico	Dilatação idiopática da aorta
Mixoma	Doenças inflamatórias intestinais	Trauma
Acromegalia	Ectasia anuloaórtica	Síndrome de Reiter
Anormalidades congênitas da valva aórtica (mais comumente valva aórtica bicúspide)	Espondilite anquilosante	Osteogênese imperfeita
Espondilite anquilosante	Aortite de células gigantes	Síndrome de Ehlers-Danlos

Tabela 45.3. Prevalência de insuficiência aórtica, de acordo com grupo etário e sexo (FHS)			
Homens		**Mulheres**	
50 a 59 anos	3,7%	50 a 59 anos	0,2%
60 a 69 anos	12,1%	60 a 69 anos	0,8%
70 a 83 anos	12,2%	70 a 83 anos	2,3%

DIAGNÓSTICO

Estenose aórtica

O diagnóstico da EAo é feito pela suspeita clínica, através no exame físico, eletrocardiograma e radiografia de tórax, com confirmação com eco*doppler*cardiograma.

Abaixo as informações da avaliação clínica que sugerem EAo importante:

- exame físico:
  - pulso parvus et tardus;
  - sopro sistólico ejetivo com pico telessistólico;
  - hipofonese de B2;
  - hipofonese de B1;
  - fenômeno de Gallavardin;
  - desdobramento paradoxal de B2;
- eletrocardiograma:
  - sobrecarga de VE;
  - alteração de repolarização ventricular (padrão Strain);
- radiografia de tórax:
  - índice cardiotorácico normal, sugestão de hipertrofia concêntrica;
  - sinais de congestão pulmonar.

Abaixo os dados de ecocardiografia que diagnosticam EAo importante:

- área valvar aórtica (AVA) < 1 cm^2;
- AVA indexada < 0,6 cm^2/m^2;
- gradiente VE/Ao > 40 mmHg;
- velocidade máxima do jato aórtico > 4 m/s.
- razão das velocidades de fluxo entre a via de saída do ventrículo esquerdo e valva aórtica < 0,25;
- impedância valvuloarterial > 5 mmHg/mL/m^2.

Pacientes que não têm os critérios acima de EAo anatomicamente importante, devem ter avaliação direcionada para possibilidade diagnóstica de EAo importante de baixo fluxo, baixo gradiente com fração de ejeção (FE) reduzida ou EAo importante de baixo fluxo, baixo gradiente com FE normal.

Quando há EAo com redução da FE, sem gradiente médio diagnóstico de EAo importante, é necessário a realização de eco*doppler*cardiograma com estresse com dobutamina para diferenciação entre EAo moderada (estágio B) associada a outra causa de disfunção ventricular (e, portanto, sem indicação de intervenção valvar) de EAo importante que evoluiu com disfunção – estágio

D (com possível benefício da intervenção valvar, apesar do pior prognóstico).

As indicações e análise do ecocardiograma com dobutamina são:

- indicação: AVA < 1 cm^2 com FE < 50% e gradiente médio VE/Ao < 40 mmHg – estenose aórtica de baixo fluxo/baixo gradiente com fração de ejeção reduzida;
- diagnóstico de EAo importante: gradiente médio ultrapassar 40 mmHg;
- presença de reserva contrátil (aumento ≥ 20% volume sistólico ejetado e/ou aumento > 10 mmHg no gradiente médio VE/Ao) + redução ou manutenção da AVA (variação ≤ 0,2 cm^2).

Pacientes com EAo, com área reduzida (< 1,2), mas sem gradiente médio diagnóstico de EAo importante, devem ser avaliados quanto a presença de estenose aórtica de baixo fluxo/baixo gradiente com fração de ejeção preservada ("paradoxal"), com diagnóstico feito pelos critérios abaixo:

- AVA indexada ≤ 0,6 cm^2/m^2;
- FE > 50%;
- gradiente médio VE/Ao < 40 mmHg;
- volume sistólico indexado < 35 mL/m^2;
- impedância valvuloarterial > 5 mmHg/mL/m^2;
- escore de cálcio valvar aórtico > 1.650 UA – essa informação obtida pela tomografia.

Após diagnóstico anatômico, pacientes sem critérios de EAo importante não apresentam sintomas ou repercussões associadas a essa valvopatia, sem indicação de tratamento específico para essa condição.

No entanto, uma vez confirmada EAo importante, seja a verdadeira ou de baixo-fluxo baixo-gradiente, deve-se avaliar a repercussão funcional, isso é, identificar a presença de sintomas.

A tríade clássica de sintomas da EAo é: dispneia, angina e síncope ao esforço. A presença de um ou mais sintomas confere mau prognóstico e, ainda hoje, é a principal forma de identificação da fase de risco da história natural (Figura 45.2).

Geralmente, dispneia é justificada pelo mecanismo:

- hipertrofia ventricular esquerda → redução de complacência → deslocamento da curva pressão/volume ventricular para cima e para esquerda → elevação das pressões de enchimento (pd2) → hipertensão venocapilar pulmonar.

A angina é consequência do desbalanço da oferta/consumo de oxigênio (O_2) no miocárdio hipertrófico e redução do gradiente de perfusão miocárdico (pd2 elevada). E a síncope, em geral, resulta da incapacidade de incrementos de débito cardíaco em situações de redução expressiva da resistência periférica total e até 50% dos casos associados a reflexo cardioinibitório.

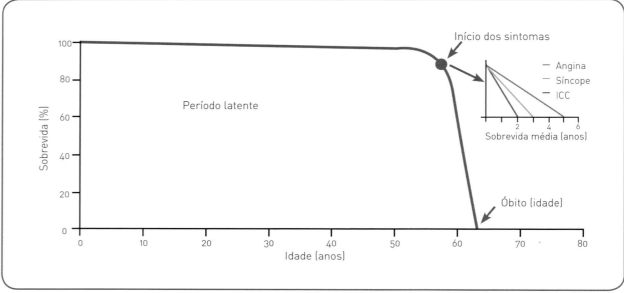

Figura 45.2. História natural da estenose aórtica.
Adaptado de: Carabello, BA. Lancet, 2009.

Cerca de 20% dos pacientes não apresentam sintomas nítidos, seja por baixo *status* funcional, comorbidades ou autolimitação de atividades habituais. Portanto, é importante, principalmente em assintomáticos, procurar complicadores, que também conferem mau prognóstico, a semelhança da presença de sintomas.

São complicadores identificados pelo ecocardiograma:
- disfunção de VE (FE < 50%);
- marcadores de mau prognóstico (AVA < 0,7 cm², velocidade máxima do jato aórtico > 5 m/s, gradiente médio VE/Ao > 60 mmHg).

Os marcadores de mau prognóstico pelo teste ergoespirométrico são:
- ausência de reserva inotrópica no teste ergométrico e/ou baixa capacidade funcional (para assintomáticos);
- baixa capacidade funcional;
- hipotensão arterial durante esforço (queda de 20 mmHg na pressão arterial sistólica).

Insuficiência aórtica

Do mesmo modo citado na EAo, é fundamental iniciar a avaliação pontuando em que estágio da história natural se encontra o paciente, tendo em vista a incidência de complicações oriundas dos estudos de história natural (Tabela 45.4).

As características que sugerem a presença de IAo importante são:
- exame físico:
  - sopro diastólico aspirativo decrescente com B1 hipofonética;
  - sopro mesossistólico de hiperfluxo;
  - sopro de Austin-Flint (jato da insuficiência aórtica não permite a abertura valvar mitral, gerando sopro diastólico em ruflar);
  - pulso em martelo d'água ou Corrigan: ascenso rápido e alta amplitude;
  - divergência entre pressão sistólica e diastólica;
  - sinais clínicos de aumento de pressão de pulso (Tabela 45.5);
- eletrocardiograma: sinais de sobrecarga de pressão e volume de câmaras esquerdas;
- radiografia de tórax: remodelamento excêntrico às custas de aumento de VE.

Tabela 45.4. Taxa de eventos relacionada à insuficiência aórtica, de acordo com a presença de sintomas e fração de ejeção	
Assintomáticos com FE de VE normal	< 6% ao ano de progressão para sintomas e/ou disfunção de VE
	< 3,5% ao ano de progressão para disfunção de VE assintomática
	< 0,2% ao ano de morte súbita
Assintomáticos com FE diminuída	> 25% ao ano de progressão para sintomas
Sintomáticos	> 10% ao ano de morte

Tabela 45.5. Sinais clínicos relacionados à insuficiência aórtica	
Musset	Impulsões da cabeça rítmicas com o pulso
Mueller	Pulso observado na úvula
Traube	Ruído/sopro sistodiastólico ouvido nas artérias femorais sem compressão das mesmas
Duroziez	Sopro sistodiastólico ouvido na artéria femoral quando esta é levemente comprimida pelo estestoscópio
Quincke	Pulso capilar no leito ungueal
Becker	Pulsação visível nas artérias retinianas
Rosenbach	Impulsões sistólicas no fígado
Gerhard	Impulsões sistólicas no baço
Hill	Diferença da pressão sistólica poplítea e braquial > 60 mmHg
Mayne	Queda de 15 mmHg ou mais na pressão diastólica com elevação do braço

Com a suspeita clínica, deve-se realizar ecocardiografia e a documentação de IAo importante apresenta pelo menos um dos seguintes critérios:

- vena contracta > 0,6 cm²
- largura do jato ≥ 65%
- área do jato ≥ 60%
- fração regurgitante ≥ 50%
- volume regurgitante ≥ 60 mL
- ERO ≥ 0,3 cm²

Pacientes portadores de IAo importante, devem ser avaliados quanto à presença de sintomas, que são os mesmos que na EAo, porém com grande predomínio da dispneia sobre os outros. A dispneia ocorre por aumento da pressão diastólica final secundária à sobrecarga de volume sanguíneo no ventrículo esquerdo, associado à congestão venocapilar pulmonar. A angina ocorre pela redução da reserva miocárdica, sendo que pode ocorrer angina noturna pelo aumento da regurgitação valvar decorrente da bradicardia durante o sono. A síncope basicamente ocorre por baixo débito cardíaco efetivo. Pacientes sintomáticos apresentam mau prognóstico e têm benefício presumido de intervenção.

Com o mesmo racional citado na EAo, mesmo pacientes assintomáticos devem ser avaliados para presença de complicadores que conferem também mau prognóstico e implicam intervenção. Os complicadores ecocardiográficos são:

- FE < 50%;
- Diâmetro diastólico de VE (DSVE) > 75 mm;
- DSVE > 55 mm;
- DSVE indexado > 25 mm/m².

Na IAo, destaca-se a possível presença de aortopatias como complicador. Como regra geral, há necessidade de realização de tomografia ou ressonância de aorta quando diâmetros pela ecocardiografia ultrapassam 40 mm. A presença de aneurisma de aorta > 55 ou > 50 mm em bicúspide ou > 45 em Marfan é considerado complicador da IAo importante.

TRATAMENTO

ESTENOSE AÓRTICA

De forma resumida, pacientes com EAo importante, com sintomas e/ou complicadores tem benefício presumido (indicação) de tratamento intervencionista. Existem 3 intervenções possíveis, conforme a tabela 45.6:

Tabela 45.6. Intervenções possíveis para o tratamento de pacientes com estenose aórtica	
Cirurgia de troca valvar aórtica	Primeira escolha para pacientes de baixo risco e risco intermediário (STS < 8%)
Implante de bioprótese aórtica por cateter (TAVI)	Necessária decisão do Heart Team institucional Via transfemoral é a preferencial Ampliada indicação para pacientes de risco intermediário (STS 4 a 8%) Alto risco cirúrgico (STS > 8% ou EuroSCORE logístico > 20%) Primeira escolha em risco cirúrgico proibitivo ou contraindicações à cirurgia convencional
Valvoplastia aórtica por cateter - balão	"Ponte terapêutica" para procedimentos definitivos (cirurgia/TAVI) Paliação nos casos com contraindicações definitivas à cirurgia convencional e TAVI

A figura 45.3 resume as indicações de tratamento intervencionista da EAo importante e tabela 45.7 cita as recomendações detalhadas atuais das principais diretrizes de valvopatias (Brasileira – SBC; Norte-americana – AHA; Europeia – ESC).

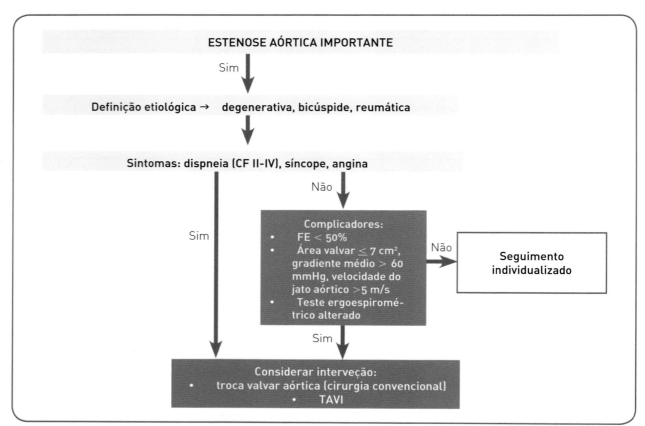

Figura 45.3. Fluxograma de tratamento da estenose aórtica.

Tabela 45.7 Recomendações das diretrizes				
Intervenção	Condição clínica	SBC	AHA	ESC
Tratamento cirúrgico convencional	Sintomas (CF ≥ 2, síncope, angina) com risco cirúrgico baixo ou intermediário	I A	I A	I B
	Assintomáticos em programação de outra cirurgia cardíaca (revascularização miocárdica, cirurgia de aorta torácica, outra cirurgia valvar concomitante)*	I C	I B	I C
	Assintomático, com complicadores: FE < 50% Ausência de reserva inotrópica no teste ergométrico e/ou baixa capacidade funcional	I B IIa C	I B IIa B	I B I C
	Assintomático com valvopatia crítica: AVA < 0,7 cm² Velocidade máxima do jato > 5,0 m/s Gradiente médio VE/Ao > 60 mmHg	IIa C	IIa B	IIa C
Situações especiais				
	Estenose Aórtica Importante de Baixo Fluxo/Baixo Gradiente com Fração de Ejeção Reduzida Com reserva contrátil Sem reserva contrátil	IIa B IIa C	IIa B -	IIa C IIb C
	Estenose Aórtica Importante Paradoxal sintomático	IIa C	IIa C	IIa C

Continua >>

>> Continuação

Tabela 45.7 Recomendações das diretrizes

Intervenção	Condição clínica	SBC	AHA	ESC
Implante de TAVI**	Sintomáticos com expectativa de vida > 1 ano: com contraindicações /risco proibitivo à cirurgia convencional	I A	I A	I B
	Alto risco cirúrgico	I A	I A	IIa B
	Risco cirúrgico intermediário	IIa A	IIa B	-
Valvoplastia aórtica por cateter-balão**	Sintomáticos com instabilidade hemodinâmica importante, impossibilidade momentânea de intervenção definitiva (TAVI ou cirurgia convencional) - "ponte terapêutica"	IIa C	IIb C	IIb C
	Tratamento paliativo em pacientes sintomáticos e com contraindicações à cirurgia convencional e/ou TAVI	IIb C	-	IIb C

*Considerar intervenção em portadores de lesão moderada (recomendação IIa C).
**Pré-requisito obrigatório = avaliação por Heart Team Institucional, contemplando risco cirúrgico, grau de fragilidade, condições anatômicas, comorbidades.

INSUFICIÊNCIA AÓRTICA

De forma resumida, a estratégia intervencionista na IAo é a cirurgia para troca de valva por prótese, sendo que a TAVI não apresenta embasamento da literatura.

A figura 45.4 resume as indicações de tratamento intervencionista da IAo importante e Tabela 45.8 cita as recomendações detalhadas atuais das principais diretrizes de valvopatias (Brasileira – SBC; Norte-americana – AHA; Europeia – ESC).

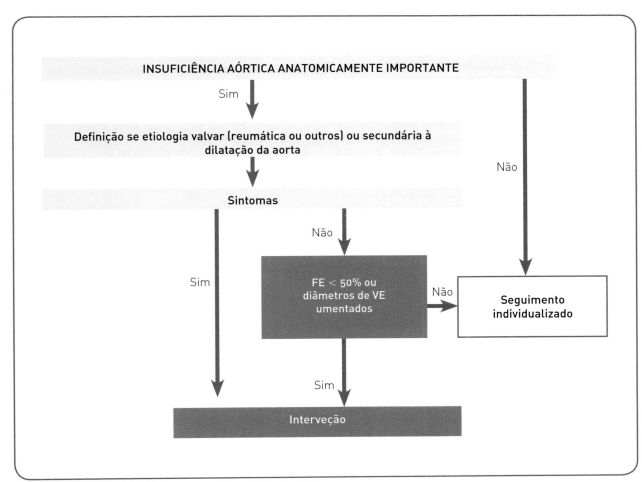

Figura 45.4. Fluxograma de tratamento da insuficiência aórtica.

Tabela 45.8. Recomendações das diretrizes

Intervenção	Condição clínica	SBC	AHA	ESC
Cirurgia de troca valvar	Sintomas	I B	I B	I B
	FE < 50%	I B	I B	I B
	Diâmetros ventriculares	DDVE > 75 mm ou DSVE > 55 mm Reumático IIb B Não reumático IIa B	DDVE > 70 mm ou DSVE > 50 mm ou DSVE indexado > 25 mm/m² IIa C	DSVE > 50 mm ou DSVE indexado > 25 mm/m² IIa C DDVE > 65 mm IIb C
	Valva bicúspide com indicação de intervenção + raiz da aorta > 45 mm	IIa C	IIa c	IIa c
Implante valvar transcateter				

BIBLIOGRAFIA CONSULTADA

- Aronow WS, Ahn C, Kronzon I. Comparison of echocardiographic abnormalities in African-American, Hispanic and white men and women aged > 60 years. Am J Cardiol 2001;87:1131–3. Avakian SD. Estenose aórtica. In: Doença Valvar. Editores: Max Grinberg e Roney Orismar Sampaio. Barueri, SP: Manole, 2006.

- Bekeredjian, R, Grayburn, PA. Valvular heart disease: aortic regurgitation. Circulation 2005;112:125-134.

- Bergler-Klein J, Klaar U, Heger M, et al. Natriuretic peptides predict symptom-free survival and postoperative outcome in severe aorticstenosis. Circulation 2004;109:2303–08.

- Bonow, RO, Carabello, BA, Chatterjee, K, et al. ACC/AHA 2006 guidelines for the management of patients with valvular heart disease. A report of the American College of Cardiology/American Heart Association Task Force on Practice Guidelines (Writing committee to revise the 1998 guidelines for the management of patients with valvular heart disease). J Am Coll Cardiol 2006;48(3):e1-148.

- Botkin NF, Aurigemma GP. Aortic valve disease: current recommendations. Curr Cardiol Rep 2004;6(2):89-95.

- Brogan WC III, Grayburn PA, Lange RA, Hillis LD. Prognosis after valve replacement in patients with severe aortic stenosis and a low transvalvular pressure gradient. J Am Coll Cardiol 1993;21:1657-1660.

- Carabello, BA. Aortic stenosis. Lancet 2009; 373: 956-66.

- Carabello BA. What is new in the 2006 ACC/AHA guidelines on valvular heart disease. Curr Cardiol Rep 2008;10(2):85-90.

- Chaliki, HP, Mohty, D, Avierinos, JF, et al. Outcomes after aortic valve replacement in patients with severe aortic regurgitation and markedly reduced left ventricular function. Circulation 2002;106:2687.

- Connolly HM, Oh JK, Schaff HV, et al. Severe aortic stenosis with low transvalvular gradient and severe left ventricular dysfunction: result of aortic valve replacement in 52 patients. Circulation 2000;101:1940–46.

- Cowell SJ, Newby DE, Prescott RJ, et al. A randomized trial of intensive lipid-lowering therapy in calcifi c aortic stenosis. N Engl J Med 2005;352:2389–97.

- Enriquez-Sarano M, Tajik J. Aortic regurgitation. N Engl J Med 2004;351:1539-46.

- Gaasch WH, Zile MR, Hoshino PK, Weinberg EO, Rhodes DR, Apstein CS. Tolerance of the hypertrophic heart to ischemia: studies in compensated and failing dog hearts with pressure overload hypertrophy. Circulation 1990; 81:1644–53.

- Gaasch WH, Sundaram M, Meyer TE. Managing asymptomatic patients with chronic aortic regurgitation. Chest 1997;111:1702-09.

- Hayes CJ, Gersony WM, Driscoll DJ et al: Second natural history of congenital heart disease: Results of treatment of patients with pulmonary valvular stenosis. Circulation 1993;87(Suppl 1):28.

- Henry, WL, Bonow, RO, Borer, JS, et al. Observations on the optimum time for operative intervention for aortic regurgitation. I. Evaluation of the results of aortic valve replacement in symptomatic patients. Circulation 1980;61:471.

- Inamo J, Enriquez-Sarano M. Are vasodilators still indicated in the treatment of severe aortic regurgitation? Curr Cardiol Rep 2007;9(2):87-92.

- Khot UN, Novaro GM, Popovic ZB, et al. Nitroprusside in critically ill patients with left ventricular dysfunction and aortic stenosis. N Engl J Med 2005;348:1756–63.

- Kopel L, Tarasoutchi F, Medeiros C, Carvalho RT, Grinberg M, Lage SG. Arterial distensibility as a possible compensatory mechanism in chronic aortic regurgitation. Arq Bras Cardiol 2001;77:262-5.

- Levy D, Garrison RJ, Savage DD, Kannel WB, Castelli WP.Prognostic implications of echocardiographically determined left ventricular mass in the Framingham heart study. N Engl J Med 1990;322:1561–66.

- Lichtenstein SV, Cheung A, Ye J, et al. Transapical transcatheter aortic valve implantation in humans: initial clinical experience. Circulation 2006;114:591–96.

- Lim P, Monin JL, Monchi M, et al. Predictors of outcome in patients with severe aortic stenosis and normal left ventricular function: roleof B-type natriuretic peptide. Eur Heart J 2004;25:2048–53.
- Mahajerin A, Gurm HS, Tsai TT, Chan PS, Nallamothu BK. Vasodilator therapy in patients with aortic insufficiency: a systematic review. Am Heart J 2007;157:454-61.
- Monin JL, Quere JP, Monchi M, et al. Low-gradient aortic stenosis: operative risk stratifi cation and predictors for long-term outcome— a multicenter study using dobutamine stress hemodynamics.Circulation 2003;108:319–24.
- Moura LM, Ramos SF, Zamorano JL, et al. Rosuvastatin aff ecting aortic valve endothelium to slow the progression of aortic stenosis. J Am Coll Cardiol 2007;49:554–61.
- Ngo MV, Gottdiener JS, Fletcher RD, Fernicola DJ, Gersh BJ. Smoking and obesity are associated with the progression of aorticstenosis. Am J Geriatr Cardiol 2001;10:86–90.
- Novaro GM, Tiong IY, Pearce GL, Lauer MS, Sprecher DL, Griffi n BP. Eff ect of hydroxymethylglutaryl coenzyme a reductase inhibitors on the progression of calcifi c aortic stenosis. Circulation 2001; 104:2205–09.
- Otto CM, Mickel MC, Kennedy JW, et al. Three-year outcome after balloon aortic valvuloplasty: insights into prognosis of valvular aortic stenosis. Circulation 1994;89:642–50.
- Palta S, Pai AM, Gill KS, Pai RG. New insights into the progression of aortic stenosis: implications for secondary prevention. Circulation 2000;101:2497–502.
- Pessoto R, Wells WJ, Baker CJ et al: Midterm results of the Ross procedure. Ann Thorac Surg 2001;71:S336
- Rajamannan NM, Otto CM. Targeted therapy to prevent progression of calcific aortic stenosis. Circulation 2004;110:1180–82.
- Rahimtoola SH. Catheter balloon valvuloplasty for severe calcific aortic stenosis: a limited role. J Am Coll Cardiol 1994;23:1076–78.
- Rao PS, Patana M, Buck SH et al: Results of 3 to 10 year follow up of balloon dilatation of the pulmonic valve. Heart 1998;80:591.
- Roberts WC. Anatomically isolated aortic valvular disease: the caseagainst its being of rheumatic etiology. Am J Med 1970;49:151–59.
- Rosenhek R, Binder T, Porenta G, et al. Predictors of outcome in severe, asymptomatic aortic stenosis. N Engl J Med 2000;343:611-7.
- Siemienczuk, D, Greenberg, B, Morris, C, et al. Chronic aortic insufficiency: Factors associated with progression to aortic valve replacement. Ann Intern Med 1989;110:587.
- Singh JP, Evans JC, Levy D, et al. Prevalence and clinical determinants of mitral, tricuspid, and aortic regurgitation (The Framingham Heart Study). Am J Cardiol 1999;83:897-902.
- Stephan PJ, Henry CH III, Hebeler RF Jr, et al. Comparison of age, gender,number of aortic valve cusps, concomitant coronary artery bypass grafting, and magnitude of left ventricular-systemic arterial peak systolic gradient in adults having aortic valve replacement for isolated aortic valve stenosis. Am J Cardiol 1997;79:166–72.
- Tarasoutchi F, Grinberg M. Insuficiência aórtica crônica. Peculiaridades fisiopatológicas e clínicas. Editorial. Arq Brás Cardiol 1995;64(5):417-8.
- Vahanian A, Baumgartner H, Bax J, Butchart E, Dion R, Filippatos G, Flachskampf F, Hall R, Iung B, Kasprzak J, Nataf P, Tornos P, Torracca L, Wenink A; Task Force on the Management of Valvular Hearth Disease of the European Society of Cardiology; ESC Committee for Practice Guidelines. Guidelines on the management of valvular heart disease: The Task Force on the Management of Valvular Heart Disease of the European Society of Cardiology. Eur Heart J. 2007;28(2):230-68.
- Waller BF, Howard J, Fess S: Pathology of pulmonic valve stenosis and pure regurgitation. Clin Cardiol 1995;18:45.
- Webb JG, Chandavimol M, Thompson C, et al. Percutaneous aortic valve implantation retrograde from the femoral artery. Circulation 2006;113:842–50.
- Wisenbaugh T, Spann JF, Carabello BA. Differences in myocardial performance and load between patients with similar amounts of chronic aortic versus chronic mitral regurgitation. J Am Coll Cardiol 1984;3:916-23.
- Zoghbi WA, Enriquez-Sarano M, Foster E, et al. Recommendations for evaluation of the severity of native valvular regurgitation with two-dimensional and Doppler echocardiography. J Am Soc Echocardiogr 2003;16:777-802.

Febre reumática e endocardite infecciosa

Novas abordagens contra velhos inimigos

Alfredo José Mansur

DESTAQUES

- Resumir informações fundamentais sobre a febre reumática e a endocardite infecciosa.
- Descrever as apresentações clínicas, bem como as opções de diagnósticos disponíveis para os casos de febre reumática ou endocardite infecciosa.
- Indicar as opções de manejo e prevenção da febre reumática e da endocardite infecciosa.

INTRODUÇÃO

A prevalência de cardiopatia reumática crônica no mundo no período de 1990 a 2013 oscilou entre regiões nas quais houve 20% de aumento de prevalência a regiões nas quais houve mais de 20% de diminuição da prevalência. No Brasil, para o mesmo período foi estimada a prevalência de menos de 50 mil casos de cardiopatia reumática, com aumento de prevalência inferior a 5%. Na experiência de diferentes cidades brasileiras, há serviços nos quais a frequência de doença reumática diminuiu, ao passo que em outros a doença continua prevalente. Já a endocardite infecciosa, trata-se de doença infecciosa que acomete o endocárdio das valvas cardíacas.

ASPECTOS CLÍNICOS

FEBRE REUMÁTICA

A patogenia da doença reumática se desenvolve a partir da infecção pelo estreptococo do grupo A, que adere e invade o epitélio da faringe e ativa os linfócitos B e T (com a participação dos antígenos de histocompatibilidade classe II). Na sequência, os linfócitos B produzem anticorpos específicos contra o carboidrato dos estreptococos do grupo A, aumentando a expressão de moléculas de adesão da célula endotelial na superfície valvar. Isso permite que linfócitos T expressem integrina $\alpha4\beta1$, adiram ao endotélio e penetrem no estroma da valva, que infiltrada de células, principalmente CD4+, evolui para a formação de nódulos de Aschoff ou lesões granulomatosas sob a superfície endotelial valvar; agridem também o cérebro, as articulações e a pele. Nas valvas provocam remodelação, que se estende também às cordas tendíneas, acarretando insuficiência valvar (aguda ou crônica) e estenose valvar.

A revisão dos critérios de Jones em 2015 acrescentou uma categorização das populações quanto ao risco a que estão expostas: baixo risco de doença reumática (≤ 2 per 100.000 crianças em idade escolar ou prevalência populacional ≤ 1 per 1.000 pessoas por ano) e populações de risco moderado e alto. Na presença de evidência de infecção estreptocócica prévia, os sinais maiores e menores seriam interpretados de acordo com o perfil de risco menor ou maior daquela população, de tal modo que nas populações sob baixo risco a exigência para a contribuição diagnóstica seria mais rigorosa (por exemplo, poliartrite na população sob baixo risco, e monoartrite, poliartralgia ou poliartrite nas populações sob risco moderado ou alto). Monoartralgia seria um sinal menor apenas nas populações sob risco moderado ou alto.

ENDOCARDITE INFECCIOSA

Os sintomas decorrem da síndrome infecciosa, da insuficiência cardíaca que podem provocar e das embolias provocadas por desprendimento de fragmentos de vegetações. O início dos sintomas pode ser abrupto ou insidioso.

Admite-se que há micro-organismos mais frequentemente causadores de endocardite, que foram conceituados "típicos", entre eles *Streptococcus* grupo viridans, *Streptococcus bovis*, *Staphylococcus aureus*, grupo HACEK (*Hemophilus, Actinobacillus, Cardiobacterium, Eikenella, Kingela*) e *Enterococcus faecalis*.

Em algumas condições epidemiológicas a pesquisa de exames sorológicos para diagnóstico da infecção por *Bartonella spp.* e por *Coxiella burnetii*.

Por outro lado, há micro-organismos que quando isolados em hemoculturas sugerem contaminação, entre eles, *Propionibacterium acnes, Corynebacterium sp., Bacillus sp.*, estafilococos coagulase-negativos.

Admite-se como estados predisponentes, a endocardite infecciosa, as lesões valvares cardíacas, as próteses valvares, as cardiopatias congênitas, os cateteres e dispositivos implantáveis (endocardite relacionada aos cuidados à saúde). Principalmente na presença de estados cardíacos, a má saúde odontoestomatológica e a doença periodontal são importantes condições predisponentes, além das comorbidades.

Mais recentemente, o crescente uso de cateteres de longa permanência e de dispositivos implantáveis ampliaram a população sob maior risco de endocardite infecciosa.

DIAGNÓSTICO

FEBRE REUMÁTICA

Para o diagnóstico inicial da doença reumática são necessários dois critérios maiores ou um critério maior e dois critérios menores. Para o diagnóstico de surtos de recorrência são necessários dois sinais maiores, um sinal maior e dois menores ou três sinais menores. A ecocardiografia pode contribuir para o diagnóstico do acometimento cardíaco.

O manuseio de pacientes com doença reumática compreende:

- diagnóstico;
- erradicação do estreptococo (dose única de penicilina benzatina);
- tratamento sintomático da febre e artralgias (anti-inflamatórios não hormonais);
- tratamento da insuficiência cardíaca (corticosteroides podem ser usados nos quadros mais graves);
- tratamento da coreia;

- planejamento da educação para a prevenção das recorrências no longo prazo, iniciando com a educação do paciente e familiares.

ENDOCARDITE INFECCIOSA

O diagnóstico da endocardite infecciosa se fundamenta em três pilares:

- o quadro clínico;
- identificação do agente etiológico em hemoculturas;
- demonstração da participação endocárdica.

Esses fundamentos se encontram reunidos em critérios diagnósticos maiores e menores. A demonstração da participação endocárdica, além do exame clínico, foi ampliada pelo uso da ecocardiografia.

TRATAMENTO

FEBRE REUMÁTICA

A prevenção compreende a prevenção primária (melhora das condições de vida, aglomeração no ambiente doméstico, diagnóstico e tratamento das faringites estreptocócicas) e a prevenção secundária, nos pacientes que sofreram o primeiro surto de doença reumática.

De todos os fatores ambientais relacionados à doença reumática, o mais conhecido e passível de ser melhorado são as condições de habitação com muitas pessoas ou o confinamento em pequenos espaços. Há atualmente vários grupos de pesquisadores trabalhando com a perspectiva de desenvolvimento de uma vacina, que está em fase de elaboração e experimentação, ainda sem a iniciação de testes clínicos.

ENDOCARDITE INFECCIOSA

O tratamento é guiado pelo agente etiológico identificado, parenteral e por tempo prolongado, variando de acordo com o estado cardíaco prévio (estrutura natural ou prótese valvar) e com o agente etiológico identificado.

A resposta ao tratamento é uma avaliação fundamentalmente clínica. É recomendável a coleta de hemoculturas um mês decorrido do final do tratamento.

A complicação mais frequente, quando ocorrem, é a insuficiência cardíaca grave. Esses pacientes podem se beneficiar do tratamento cirúrgico, por meio da substituição valvar cardíaca. Entre outras possibilidades de pacientes que podem se beneficiar do tratamento cirúrgico são aqueles nos quais a infecção não é controlada.

Com a finalidade de prevenção, com base em estudos realizados e publicados previamente, discute-se se as bacteriemias cotidianas seriam mais importantes para a patogênese da doença do que as bacteriemias decorrentes de intervenção odontológica ou de outra natureza.

A prevenção da endocardite com o emprego de antibióticos antes de intervenções odontológicas foi considerada razoável nos pacientes sob maior risco de evolução desfavorável no caso de virem a contrair a doença e, segundo outras orientações, poderia não ser necessária, por não ter sido demonstrada eficaz. O tema tem sido estudado e suscitado discussões. Limitações éticas, científicas e práticas limitam a possibilidade de estudos comparativos duplo-cego sobre profilaxia, de tal modo que o assunto permanece em discussão.

REFERÊNCIAS

- Baddour LM, Wilson WR, Bayer AS, Fowler VG Jr, Tleyjeh IM, Rybak MJ, Barsic B, Lockhart PB, Gewitz MH, Levison ME, Bolger AF, Steckelberg JM, Baltimore RS, Fink M, O'Gara P, Taubert KA; American Heart Association Committee on Rheumatic Fever, Endocarditis, and Kawasaki Disease of the Council on Cardiovascular Disease in the Young, Council on Clinical Cardiology, Council on Cardiovascular Surgery and Anesthesia, and Stroke Council. Infective Endocarditis in Adults: Diagnosis, Antimicrobial Therapy, and Management of Complications: A Scientific Statement for Healthcare Professionals From the American Heart Association. Circulation. 2015;132: 1435-86.

- Carapetis JR, Beaton A, Cunningham MW, Guilherme L, Karthikeyan G, Mayosi BM, Sable C, Steer A, Wilson N, Wyber R, Zühlke L. Acute rheumatic fever and rheumatic heart disease. Nat Rev Dis Primers. 2016;2:1-24.

- Centre for Clinical Practice at NICE (UK). Prophylaxis Against Infective Endocarditis: Antimicrobial Prophylaxis Against Infective Endocarditis in Adults and Children Undergoing Interventional Procedures [Internet]. London: National Institute for Health and Clinical Excellence (UK); 2008 Mar. Available from: http://www.ncbi.nlm.nih.gov/books/NBK51789/

- Dayer MJ, Jones S, Prendergast B, Baddour LM, Lockhart PB, Thornhill MH. Incidence of infective endocarditis in England, 2000-13: a secular trend, interrupted time-series analysis. Lancet. 2015;385:1219-28.

- Duval X, Leport C. Prophylaxis of infective endocarditis: current tendencies, continuing controversies. Lancet Infect Dis. 2008;8:225-32.

- Gewitz MH, Baltimore RS, Tani LY, Sable CA, Shulman ST, Carapetis J, Remenyi B, Taubert KA, Bolger AF, Beerman L, Mayosi BM, Beaton A, Pandian NG, Kaplan EL; American Heart Association Committee on Rheumatic Fever, Endocarditis, and Kawasaki Disease of the Council on Cardiovascular Disease in the Young. Revision of the Jones Criteria for the diagnosis of acute rheumatic fever in the era of Doppler echocardiography: a scientific statement from the American Heart Association. Circulation. 2015;131:1806-18.

- Global Burden of Disease Study 2013 Collaborators. Global, regional, and national incidence, prevalence, and years lived with disability for 301 acute and chronic diseases and injuries in 188 countries, 1990-2013: a systematic analysis for the Global Burden of Disease Study 2013. Lancet. 2015;386:743-800.

- He VY, Condon JR, Ralph AP, Zhao Y, Roberts K, de Dassel JL, Currie BJ, Fittock M, Edwards KN, Carapetis JR.

Long-Term Outcomes From Acute Rheumatic Fever and Rheumatic Heart Disease: A Data-Linkage and Survival Analysis Approach. Circulation. 2016;134:222-32.

- Li JS, Sexton DJ, Mick N, Nettles R, Fowler VG Jr, Ryan T, Bashore T, Corey GR. Proposed modifications to the Duke criteria for the diagnosis of infective endocarditis. Clin Infect Dis. 2000 Apr;30(4):633-8. Epub 2000 Apr 3. PubMed PMID: 10770721.

- Mota CC, Meira ZM, Graciano RN, Graciano FF, Araújo FD. Rheumatic Fever prevention program: long-term evolution and outcomes. Front Pediatr. 2015;2:1-5 (article 141).

- Reményi B, Wilson N, Steer A, Ferreira B, Kado J, Kumar K, Lawrenson J, Maguire G, Marijon E, Mirabel M, Mocumbi AO, Mota C, Paar J, Saxena A, Scheel J, Stirling J, Viali S, Balekundri VI, Wheaton G, Zühlke L, Carapetis J. World Heart Federation criteria for echocardiographic diagnosis of rheumatic heart disease--an evidence-based guideline. Nat Rev Cardiol. 2012;9:297-309.

- Saraiva LC, Macedo A, Batista AE. Atypical presentation of rheumatic carditis in pregnancy. Arq Bras Cardiol. 2009;92:e53-5.

- Siciliano RF, Mansur AJ, Castelli JB, Arias V, Grinberg M, Levison ME, Strabelli TM. Community-acquired culture-negative endocarditis: clinical characteristics and risk factors for mortality. Int J Infect Dis. 2014;25:191-5.

- Steer AC, Carapetis JR, Dale JB, Fraser JD, Good MF, Guilherme L, Moreland NJ, Mulholland EK, Schodel F, Smeesters PR. Status of research and development of vaccines for Streptococcus pyogenes. Vaccine. 2016;34:2953-8.

- Vieira ML, Grinberg M, Pomerantzeff PM, Andrade JL, Mansur AJ. Repeated echocardiographic examinations of patients with suspected infective endocarditis. Heart. 2004;90:1020-4.

- WHO Expert Consultation on Rheumatic Fever and Rheumatic Heart Disease (2001 : Geneva, Switzerland) Rheumatic fever and rheumatic heart disease : report of a WHO Expert Consultation, Geneva, 29 October — 1 November 2001. (WHO technical report series ; 923).

- Wilson W, Taubert KA, Gewitz M, Lockhart PB, Baddour LM, Levison M, Bolger A, Cabell CH, Takahashi M, Baltimore RS, Newburger JW, Strom BL, Tani LY, Gerber M, Bonow RO, Pallasch T, Shulman ST, Rowley AH, Burns JC, Ferrieri P, Gardner T, Goff D, Durack DT; American Heart Association Rheumatic Fever, Endocarditis, and Kawasaki Disease Committee; American Heart Association Council on Cardiovascular Disease in the Young; American Heart Association Council on Clinical Cardiology; American Heart Association Council on Cardiovascular Surgery and Anesthesia; Quality of Care and Outcomes Research Interdisciplinary Working Group. Prevention of infective endocarditis: guidelines from the American Heart Association: a guideline from the American Heart Association Rheumatic Fever, Endocarditis, and Kawasaki Disease Committee, Council on Cardiovascular Disease in the Young, and the Council on Clinical Cardiology, Council on Cardiovascular Surgery and Anesthesia, and the Quality of Care and Outcomes Research Interdisciplinary Working Group. Circulation. 2007;116:1736-54.

TAVI
Indicação, resultados e perspectivas

47

Dimytri Alexandre Siqueira • Alexandre A. C. Abizaid

DESTAQUES

- Apresentar as evidencias científicas existentes sobre o uso de TAVI em pacientes inoperáveis, pacientes com alto risco cirúrgico e pacientes com risco cirúrgico intermediário.
- Descrever as indicações adequadas para o uso de TAVI, bem como apresentar as perspectivas para o futuro desse terapêutica.

INTRODUÇÃO

Nos últimos anos, a cardiologia tem obtido significativos avanços no tratamento percutâneo das doenças estruturais do coração. Dentre os procedimentos utilizados com esse propósito, o implante por cateter de prótese aórtica (TAVI, do inglês, *transcatheter aortic valve implantation*) ocupa destacado papel, devido a sua eficácia em promover benefício sintomático e reduzir a mortalidade de pacientes idosos com estenose aórtica, impossibilitados ou de alto risco para cirurgia de troca valvar – comumente encontrados na prática clínica e que até passado recente, não possuíam opção terapêutica para uma doença de alta letalidade, com taxas de mortalidade de até 75% após 3 anos ou de 2% por mês. Eesse capítulo, aborda os resultados clínicos, as indicações e as perspectivas do TAVI em diferentes subgrupos de pacientes – categorizados conforme a estimativa de risco cirúrgico.

RESULTADOS DO TAVI

As evidências científicas que corroboram a indicação do TAVI são provenientes de grandes estudos randomizados e multicêntricos, com inclusão de pacientes avaliados como inoperáveis, de alto risco cirúrgico e indivíduos de risco cirúrgico intermediário, conforme aplicação do escore STS (Society of Thoracic Surgeons). Nesses estudos, foram selecionados pacientes com estenose aórtica importante e sintomática, sendo a média de idade de 80 anos.

PACIENTES INOPERÁVEIS

Nos estudos clínicos publicados, os pacientes eram definidos como inoperáveis quando o risco estimado de óbito ou complicação maior após a cirurgia de troca valvar convencional excedia 50% aos 30 dias; indivíduos com contraindicações anatômicas à cirurgia clássica, como aorta calcificada (em porcelana) ou tórax hostil após radioterapia, também foram categorizados como não operáveis. No ensaio clínico randomizado PARTNER B (n = 358), foi observada uma redução expressiva da mortalidade global com o TAVI ao final de um ano, em comparação com o tratamento clínico – que poderia incluir a valvoplastia com balão (30,7 *versus* 50,7%, p < 0,001). A expectativa de vida dos pacientes submetidos ao TAVI se elevou de 1,2 para 3,1 anos; menor taxa de novas hospitalizações (22,3 *versus* 44,1%; p < 0,001) e significativa melhora na função do ventrículo esquerdo foram também observados. Em análises posteriores, demonstrou-se ainda que os benefícios observados com o TAVI em termos de sobrevida e sintomas se sustentaram após evolução de 5 anos. Em outro estudo com pacientes de risco cirúrgico proibitivo (n = 489), a taxa de mortalidade global e acidente vascular cerebral (AVC) após o TAVI com a prótese autoexpansível CoreValve (Medtronic Inc.) foi de 26% aos 12 meses, significativamente menor do que a historicamente reportada nos pacientes mantidos em tratamento conservador (43%, p < 0,0001). A ocorrência de AVC foi de 2,3% em 30 dias e 4,3% em 12 meses.

PACIENTES DE ALTO RISCO CIRÚRGICO

No estudo PARTNER IA (n = 699) foram selecionados pacientes com STS > 10%. O TAVI com a prótese balão-expansível Sapien THV (Edwards Lifesciences) se revelou não inferior à cirurgia valvar aórtica, no que se refere à mortalidade por todas as causas aos 30 dias (3,4 *versus* 6,5%, respectivamente, p = 0,001 para não inferioridade). Nesse período, as taxas de AVC maior, com sequelas, foram de 3,8% após TAVI e 2,1% após a cirurgia (p = 0,2). Na evolução de 5 anos, a mortalidade foi de 67,8% no grupo TAVI e de 62,4% no grupo cirúrgico (HR: 1,04, IC95% de 0,86-1,24; p = 0,76). Em outro estudo com 795 pacientes de alto risco cirúrgico, o TAVI com a prótese autoexpansível CoreValve (Medtronic Inc.) esteve associado a uma taxa de sobrevida significativamente mais alta aos 12 meses, quando comparado à cirurgia (14,2 *versus* 19,1%, limite superior de 95% de intervalo de confiança, -0,4; p < 0,001 para não inferioridade; p = 0,04 para superioridade). A ocorrência de desfecho composto por óbito e AVC aos 36 meses foi significativamente mais baixa no grupo TAVI que no grupo cirúrgico (37,3 *versus* 46,7%, p = 0,006). Os resultados ecocardiográficos evolutivos de 5 anos demonstram manutenção do gradiente transvalvar médio (8,8 ± 4,4 mmHg e da área da prótese (1,7 ± 0,4 cm^2), sendo de 2,6% a ocorrência de disfunção da prótese por estenose ou regurgitação.

PACIENTES DE RISCO CIRÚRGICO INTERMEDIÁRIO

O estudo PARTNER IIA randomizou 2.032 pacientes com estenose aórtica e STS ≥ 4% para TAVI com a prótese balão-expansível de segunda geração Sapien XT (Edwards Lifesciences) ou para cirurgia convencional. A ocorrência do desfecho primário composto por óbito e AVC maior aos 24 meses foi de 19,3% após TAVI e de 21,1% após a cirurgia (p = 0,001 para não inferioridade). No grupo TAVI, a maioria dos pacientes (76,3%) foi submetida ao implante da prótese por via femoral; os acessos transapical ou transaórtico eram também permitidos. Nos indivíduos tratados pela via femoral, o TAVI resultou em menor ocorrência de óbito e AVC do que a cirurgia (HR: 0,79, IC95% de 0,62-1,0, p = 0,05).

Em estudo observacional com a prótese balão-expansível de nova geração e menor perfil Sapien 3 (Edwards Lifesciences), 1.077 pacientes com risco cirúrgico intermediário foram submetidos a TAVI (sendo a via femoral utilizada em 88% dos casos). Aos 12 meses, a mortalidade foi de 7,4%, AVC ocorreu em 2%, reintervenção foi requerida em 1% e apenas 2% dos pacientes apresentavam regurgitação paraprotética moderada ou severa. Após modelo estatístico com escore de propensão comparativo entre pacientes cirúrgicos do estudo PARTNER IIa (n = 747) e indivíduos tratados com a Sapien 3 (n = 963), o TAVI se revelou não inferior (diferença: –9,2%; IC95%: –12,4 a –6; p < 0,0001) e superior (diferença: –9.2%; IC95%: –13 a –5,4; p < 0,0001) à cirurgia valvar, ao se analisar a ocorrência de desfechos compostos por óbito, AVC e refluxo valvar de grau importante.

Recentemente publicado, o estudo SURTAVI selecionou 1.746 pacientes com risco intermediário (STS médio de 4,5 ± 1,6%). A ocorrência do composto de óbito e AVC maior aos 24 meses foi de 12,6% no grupo TAVI e de 14% no grupo cirúrgico. A cirurgia esteve associada a maiores taxas de insuficiência renal (4,4%), fibrilação atrial (43,4%) e sangramentos; o TAVI com a prótese CoreValve esteve relacionada a maior ocorrência de refluxo paravalvar de grau moderado ou importante (5,3%) e de necessidade de marca-passo definitivo (25,6%).

INDICAÇÕES

Baseadas nos estudos clínicos acima citados, as indicações de TAVI foram recentemente revisadas pela Diretriz Americana de Tratamento das Doenças Valvares, e podem ser resumidas abaixo:

- o TAVI constitui o tratamento de escolha para pacientes portadores de estenose aórtica grave e avaliados como inoperáveis, com expectativa de vida > 1 ano (recomendação classe I, nível de evidência B);
- em indivíduos avaliados como de alto risco cirúrgico, o TAVI tem recomendação classe I, com nível de evidência A. Nesse subgrupo de pacientes, a cirurgia de troca valvar aórtica também recebe recomendação classe IA. Assim, preconiza-se que a tomada de decisão a respeito do tratamento a ser instituído esteja embasada por grupo multidisciplinar, composto por cardiologistas clínicos, intervencionistas, cirurgiões cardiovasculares, especialistas em imagens cardiovasculares e anestesistas. Aspectos importantes como o acesso vascular a ser empregado (femoral *versus* não transfemoral), a anatomia do complexo valvar aórtico, a presença ou não de comorbidades e o volume/experiência do serviço influenciam os resultados clínicos do TAVI (Tabela 47.1). Os valores e o desejo do paciente e seus familiares devem ser respeitados, obedecendo aos princípios da bioética;
- em pacientes de risco intermediário, o TAVI representa estratégia alternativa para a cirurgia

de troca valvar, com recomendação classe IIa e nível de evidência B (essa diretriz ainda não engloba os resultados do estudo SURTAVI, publicado posteriormente). A opção por um outro tratamento deve ser embasada por discussão aprofundada com o paciente a respeito dos benefícios almejados e complicações a curto e longo prazo; particularmente, considerações a respeito da durabilidade (> 5 anos) da prótese transcateter devem ser aventadas.

Tabela 47.1. Fatores clínicos e anatômicos que favorecem a opção por TAVI ou cirurgia de troca valvar

Favorecem TAVI	Favorecem cirurgia
Idade > 80 anos	Idade < 75 anos
Cirurgia de revascularização miocárdica prévia	Doença coronária multivascular, complexa
Aorta em porcelana	Valva bicúspide, dilatação ou aneurisma de aorta ascendente
Anel valvar pequeno	Calcificação em trato de saída VE
Sexo feminino	Doença mitral concomitante
DPOC	Coronárias de baixa inserção (risco de oclusão)
Bom acesso femoral	Impossibilidade de acesso transfemoral

DPOC: doença pulmonar obstrutiva crônica.

PERSPECTIVAS FUTURAS

A despeito dos excelentes resultados obtidos com as próteses atualmente disponibilizadas para uso clínico, almeja-se redução ainda mais pronunciada de desfechos adversos como o acidente vascular cerebral (AVC), a regurgitação (*leak*) paraprotética, os distúrbios de condução que levam à indicação de marca-passo e as complicações vasculares – todos potencialmente relacionados à morbimortalidade a curto e longo prazos. Assim, justifica-se o desenvolvimento de novas próteses implantáveis por cateteres, com o intuito de facilitar e aprimorar os resultados do procedimento, reduzindo-se o calibre instrumental, possibilitando a recaptura e reposicionamento em casos de refluxo aórtico ou bloqueios no sistema de condução e permitindo a incorporação de características no arcabouço das próteses que reduzam a ocorrência de *leak* paravalvar.

Vários subgrupos de pacientes com estenose aórtica necessitam ser melhor estudados, à medida que se vislumbra a ampliação nas indicações do tratamento percutâneo: embora factível, as evidências a respeito do TAVI em indivíduos com valva bicúspide, insuficiência aórtica predominante, doença coronária concomitante ou em indivíduos assintomáticos são escassas.

CONCLUSÃO

De fato, a demonstração da eficácia e segurança do TAVI frente à cirurgia de troca valvar em indivíduos de mais baixo risco, somada à comprovação de sua durabilidade, representam os principais desafios a serem transpostos para a expansão de suas indicações. Nesse cenário, estudos randomizados como PARTNER III, Evolut R Low-risk e NOTION II se encontram em fase de recrutamento de pacientes, que apresentam como características não apenas um menor risco cirúrgico (STS < 4) bem como menor média de idade: assim, em população com maior expectativa de vida, a análise de desfechos clínicos e ecocardiográficos após seguimento de 10 anos poderá fornecer evidências a respeito dos benefícios do TAVI a longo prazo.

BIBLIOGRAFIA CONSULTADA

- Adams DH, Popma JJ, Reardon MJ, et al. Transcatheter aortic-valve replacement with a self-expanding prosthesis. N Engl J Med 2014;370:790–8.
- Deeb GM, Reardon MJ, Chetcuti S, et al. Three-year outcomes in high-risk patients who underwent surgical or transcatheter aortic valve replacement. J Am Coll Cardiol 2016;67:2565–2574.
- Gerckens U, Tamburino C, Bleiziffer S, et al. Final 5-year clinical and echocardiographic results for treatment of severe aortic stenosis with a self-expanding bioprosthesis from the ADVANCE Study. Eur Heart J 2017 ehx295. doi: 10.1093/eurheartj/ehx295.
- Kapadia S, Leon MB, Makkar RR, et al. 5-year outcomes of transcatheter aortic valve replacement compared with standard treatment for patients with inoperable aortic stenosis (PARTNER 1): a randomised controlled trial. The Lancet 2015;385:2485–2491.
- Leon MB, Smith CR, Mack M, et al. Transcatheter aortic-valve implantation for aortic stenosis in patients who cannot undergo surgery. N Engl J Med 2010;363:1597-607.
- Leon MB, Smith CR, Mack MJ, et al. Transcatheter or surgical aortic-valve replacement in intermediate-risk patients. N Engl J Med. 2016;374:1609-1620.
- Mack MJ, Leon MB, Smith CR et al. 5-year outcomes of transcatheter aortic valve replacement or surgical aortic valve replacement for high surgical risk patients with aortic stenosis (PARTNER 1): a randomised controlled trial. Lancet. 2015;385:2477-84.
- Nishimura RA, Otto CM, Bonow RO, et al. 2017 AHA/ACC focused update of the 2014 AHA/ACC guideline for the management of patients with valvular heart disease: a report of the American College of Cardiology/American Heart Association Task Force on Clinical Practice Guidelines. J Am Coll Cardiol 2017.
- Popma JJ, Adams DH, Reardon MJ, et al. Transcatheter aortic valve replacement using a self-expanding biopros-

thesis in patients with severe aortic stenosis at extreme risk for surgery. J Am Coll Cardiol 2014;63:1972–81.

- Reardon MJ, Van Mieghem NM, Popma JJ, et al. Surgical or transcatheter aortic-valve replacement in intermediate-risk patients. N Engl J Med 2017;376:1321-1331.
- Ross Jr, Braunwald E. Aortic stenosis. Circulation. 1968; 38(suppl):61–67.
- Smith CR, Leon MB, Mack MJ, et al. Transcatheter versus surgical aortic-valve replacement in high-risk patients. N Engl J Med. 2011;364:2187-2198.
- Thourani VH, Kodali S, Makkar RR et al. Transcatheter aortic valve replacement versus surgical valve replacement in intermediate-risk patients: a propensity score analysis. Lancet. 2016;387:2218-25.

Caso clínico baseado em diretriz
Paciente idoso com fibrilação arterial e sopro

48

Amit Nussbacher • Otavio Celso Eluf Gebara • Dalmo Antonio Ribeiro Moreira

DESTAQUES

- Apresentar um caso clínico de idoso com fibrilação atrial e discutir aspectos da investigação necessária e abordagem terapêutica.
- Abordar aspectos importantes de anticoagulação em pacientes idosos com fibrilação atrial, particularmente a avaliação de risco cardioembólico e de sangramento com anticoagulação, a importância das comorbidades nesses pacientes, a definição de fibrilação atrial não valvar e em particular o impacto da função renal na opção do anticoagulante e do ajuste de dose.

INTRODUÇÃO

A fibrilação atrial é uma das arritmias cardíacas mais prevalentes na população idosa. É uma importante causa de piora na capacidade funcional e fator de risco para eventos tromboembólicos, particularmente acidente vascular cerebral.

APRESENTAÇÃO DO CASO

Trata-se de paciente idosa de 76 anos com fibrilação atrial e sopro cardíaco. Portadora de doença pulmonar obstrutiva crônica (DPOC) estágio 1, ex-tabagista há 50 anos, hipertensa, dislipidêmica, com insuficiência renal crônica leve (*clearance* de creatinina estimado de 55 mL/minuto). Fazia uso de valsartana, 160 mg/dia, hidroclorotiazida 12,5 mg e besilato de anlodipino 5 mg/dia para tratamento de hipertensão, e atorvastatina 20 mg para tratamento de dislipdemia. A paciente tinha história prévia de fibrilação arterial paroxística, mas na apresentação do caso estava em ritmo sinusal. Fazia uso contínuo de amiodarona, 200 mg/dia, sem sintomas de insuficiência cardíaca. Estava em uso de varfarina, porém sem controle adequado do RNI.

DIAGNÓSTICO

Ao exame físico estava corada, hidratada, eupneica, ritmo cardíaco regular e pressão arterial de 135 x 78 mm de mercúrio. Nada mais digno de nota, a não ser na ausculta cardíaca um sopro sistólico no foco aórtico com leve frêmito, com P2 normal. No raio-x de tórax, tinha uma área cardíaca normal, com discreta calcificação visível na aorta. O Ecocardiograma revelava estenose aórtica de grau leve a moderado, com gradiente transvalvar de 25 mmHg, fração de ejeção de 68%, átrio esquerdo de 42 mm, septo e parede de 12 mm, disfunção diastólica de grau 1. Tinha uma avaliação de isquemia, com cintilografia miocárdica normal, mas não controlava o RNI.

O eletrocardiograma da paciente mostrava ritmo sinusal, bloqueio atrioventricular de primeiro grau, sobrecarga ventricular esquerda significativa, padrão de *strain*.

Como exames adicionais, um doppler de carótidas também, com velocidades normais, e presença de placa bulbar estimada em 10 a 40%, considerada como não cirúrgica. Apenas para salientar detalhes do ecocardiograma, fração de ejeção boa, 68%. Válvula aórtica calcificada, com estenose de grau moderado, área valvar aórtica de 1,4 cm², gradiente médio de 25 mmHg, com área valvar indexada de 0,78 cm²/m², velocidade jato aórtico de 3 ms por segundo.

TRATAMENTO

Trata-se de paciente que não apresenta insuficiência cardíaca, angina, síncope e estenose aórtica moderada do ponto de vista hemodinâmico. No momento, não é indicada cirurgia, recomenda-se continuação do tratamento medicamentoso.

Discute-se a necessidade de anticoagulação. Frente a uma história de fibrilação atrial, deve-se utilizar os escores de CHADS e CHADS-VASc para auxílio na decisão de iniciar ou não anticoagulação, considerando o perfil da paciente, 78 anos, feminina, hipertensa, estenose aórtica, fibrilação paroxística, placa de carótida e aorta.

Paciente apresenta indicação de anticoagulação. Tem pelo menos três fatores importantes que devem ser levados em conta: a idade, hipertensão e sexo feminino. Portanto, a indicação é indiscutível, em qualquer CHADS-VASc acima de um, indica-se a anticoagulação.

Essa paciente apresenta um risco muito alto de acidente vascular cerebral (AVC) cardioembólico, com escore CHADS-VASc de 5. Ela pontua 1 pela hipertensão, 2 para uma idade acima de 75 anos, é mulher e, além disso, tem evidência de doença vascular.

Nesse caso não há apenas indicação, há um alto risco. Em fibrilação arterial o AVC é devastador. O AVC cardioembólico associado à fibrilação arterial, costuma ter consequências clínicas mais graves do que os AVCs trombóticos comuns. Torna-se fundamental nessa paciente, totalmente assintomática, avaliação de risco pelo CHADS-VASc. Conclui-se que um escore tão elevado (5) é um risco altíssimo. A prioridade em termos de cuidado é evitar, prevenir ou minimizar o risco de um AVC cardioembólico.

Mesmo ao se registrar um eletrocardiograma (ECG) em ritmo sinusal, a paciente não deixa de ter indicação de anticoagulação. Sabe-se que fibrilação atrial aumenta o risco de fenômenos cardioembólicos. Tanto em fibrilação atrial paroxística quanto permanente, têm-se o mesmo risco. Especialmente essa paciente que apresenta uma tendência a bradicardia, ao entrar e sair de fibrilação atrial, e não perceber, é muito provável estar entrando e saindo de fibrilação atrial o tempo todo e portanto exposta ao risco.

Paciente com história de fibrilação atrial e do sexo feminino, deve-se investigar do ponto de vista vascular com mais detalhes. A avaliação vascular mais aprofundada é necessária.

Investigar para insuficiência coronária e doença vascular obstrutiva periférica, sabe-se ser um fator de risco muito mais grave na mulher do que no homem. Avançar na procura clínica de fatores de risco que elevam a chance da paciente ter algum tipo de agravamento devido à fibrilação atrial.

Utilizando-se o escore mais antigo, o CHADS, a paciente pontuaria apenas dois, pela idade e hipertensão, mas o CHADS-VASc resulta em uma pontuação mais elevada. O fato de ter uma idade mais avançada, acima de 75 anos, já pontua 2 pontos, além de pontuar por ter placa na carótida (evidência de doença vascular) e por ser do sexo feminino. Importante lembrar que a discussão desse caso é baseada no que recomendam as diretrizes. A diretriz de fibrilação atrial diz claramente que o CHADS-VASc tem que ser empregado em todos os pacientes.

Deve-se diferenciar uma fibrilação atrial valvar de não valvar para definir o tipo de anticoagulante a ser utilizado. O termo não valvar é de certa forma um pouco infeliz, já que muitos pacientes desenvolvem algum grau de disfunção valvar ao longo de sua vida e quando o CHADS-VASc maior é igual a dois, exceto se um dos pontos for exclusivamente por ser do sexo feminino há indicação de terapia anticoagulante. Quanto à definição de fibrilação atrial valvar, esclarece do que é considerado valvar para fins de decisão de escolha de anticoagulante para fibrilação atrial. O termo valvar se aplica somente à doença reumática (especialmente cirúrgica) e prótese metálica. Somente nesses dois casos, a opção é exclusivamente por varfarina. Nos demais casos, a fibrilação deve ser considerada não valvar e pode-se utilizar os novos anticoagulantes orais (NOAC) ou varfarina.

Portanto, o CHADS-VASc da paciente foi de 5, porque ela é hipertensa, tem idade maior ou igual a 75 anos (2 pontos), tem doença vascular (evidenciado pela placa carótida), e é do sexo feminino. A ocorrência de fenômeno tromboembólico anual com essa pontuação elevada é no mínimo de quase 7% ao ano, bastante alta, não deve ser negligenciada.

Depois de utilizado o escore de CHADS-VASc para orientar a decisão sobre anticoagulação, deve-se empregar o escore de HAS-BLED, que avalia o risco de sangramento com o tratamento anticoagulante. Ela tem 78 anos, é hipertensa, o *clearance* de creatinina é de 55 e tem um RNI lábil, conforme mencionado sobre a dificuldade de se manter controle com varfarina. Nesse escore a insuficiência renal não pontua, uma vez que ela está com *clearence* de creatinina de 55, não é o suficiente. Então se pontua pela idade e pela labilidade do RNI, 2 pontos no HAS-BLED.

O HAS-BLED apresenta como dois, 1,88% de risco de sangrar ao ano contra 7% de risco de ter um AVC sequelar.

Considerando as diretrizes, enquanto o CHADS-VASc é usado como critério para indicar ou não anticoagulação, o HAS-BLED é usado como norteamento do risco que o paciente tem de ter um sangramento, mas não contraindica. Faz-se necessário o cuidado.

Um CHADS-VASc de 5 é mandatório de anticoagulação. Se a paciente tivesse um HAS-BLED de 3, que é considerado um risco alto, e tivesse um *clearance* de 40 ou 45, alto também, a paciente teria risco alto para os dois. Usa-se o HAS-BLED para indicar que ela será anticoagulada, mas com um risco desse sangramento. Essa paciente tem indicação para ser anticoagulada, mas o cuidado deve ser tomado, controlar bem a hipertensão, caso ela seja hipertensa, tentar melhorar a função renal, ajustar a dose do anticoagulante. No caso não é indicativo, pois ela possui o HAS-BLED de 2, mesmo que fosse 3 a conduta não se altera.

Destaca-se que a labilidade do RNI não é uma raridade em pacientes em uso de varfarina. Nos estudos clínicos, quando se controla bem, há aproximadamente 50% de pacientes que em algum momento apresentaram RNI fora da faixa terapêutica.

SEGUIMENTO

Na cardiogeriatria há maior cuidado com paciente idoso. A rotina de seguimento para evitar risco de sangramento na Divisão Clínica de Cardiogeriatria do Instituto do Coração do Hospital das Clínicas da Faculdade de Medicina da Universidade de São Paulo (InCor-HCFMUSP), independente das consultas de rotina, os pacientes são seguidos muito de perto. É um agendamento à parte, não se tem uma consulta semestral para ver RNI. Então, quando o paciente é anticoagulado, é visto no mínimo mensalmente, é muito bem controlado, e ajustado. Quando se está bem controlado, deve ser mensal. Quando não está controlado, deve ser mais frequente. Há um controle firme e muito rigoroso. Consegue-se ter muito sucesso no controle do RNI. Não há dúvida que os novos anticoagulantes têm inúmeras vantagens, tanto de comodidade posológica, pois faz-se desnecessário o controle, não há complicações no consumo de drogas ou dietas, entre outros, no entanto, o que dificulta seu uso é o alto custo. Nesse caso, conforme as diretrizes, se não há acesso ao anticoagulante, pode-se indicar varfarina como classe 1, tanto quanto, com a finalidade de melhorar o controle do RNI.

Em resumo, o escore de sangramento é 1,88 contra quase 7 de ter um AVC. Portanto, é uma paciente em parâmetros regulares para anticoagulação. O que salienta desse caso clínico não é o fato de ser idosa que se deixa de anticoagular, é ao contrário, a ideia é para que se não sofra a sequela disso. A paciente tem um controle de RNI difícil. É uma paciente que tem dieta variável e está sempre com controles desregulados, não consegue se manter no alvo terapêutico. No ano de 2013, tinha-se à disposição a varfarina, ou aspirina e clopidogrel, rivaroxaban 15 ou 20 mg ou dabigatrana 110 ou 150 mg duas vezes ao dia.

Ao entrar no capítulo dos novos anticoagulantes orais (NOACs), chega-se diante da questão do sopro valvar que essa paciente tem. A princípio, os novos anticoagulantes orais estão contraindicados em pacientes com valvopatia, a diretriz recomenda em cardiopatia valvar e não valvar.

Importante salientar que a alternativa de utilizar um antiagregante plaquetário não deve ser considerada, porque as evidências da magnitude da redução de risco cardioembólico são muito modestas.

O risco de AVC dessa paciente é extremamente alto.

O termo fibrilação atrial não valvar é inadequado. Todos os estudos com os novos anticoagulantes, nos quais se baseiam as diretrizes, incluíram valvopatias nessa idade, em um número muito importante, chegando a um quarto com apixaban, por exemplo. Para considerar uma fibrilação atrial "valvar" fala-se em prótese mecânica e doença reumática grave, especialmente, estenose mitral. Estenose aórtica, como a dessa paciente, é uma valvopatia, mas em pacientes com fibrilação atrial não representa uma valvopatia que contraindique o uso dos NOACs. Faz-se necessário anticoagular. Infelizmente, nessa paciente a varfaria não está sendo eficaz pelo descontrole do RNI. Então, tem-se uma indicação formal dos novos anticoagulantes. O fato da paciente ter estenose aórtica não contraindica o uso de NOACs. Contraindicaria em caso de uma estenose mitral grave ou prótese metálica. A característica dos novos anticoagulantes é de que são eliminados primordialmente pelos rins e essa paciente tem insuficiência renal, logo é necessário ajustar para insuficiência renal.

A dabigatrana é mais eliminada pelo rim do que a rivaroxabana. A rigor, como a paciente tem um *clearance* acima de 50, pode-se tomar a dose plena, mas o próprio estudo RE-LY, por exemplo, aponta duas doses, de 110 e de 150 mg. Mesmo com função renal normal, a tendência em pacientes idosos é que a diferença entre a utilização da dose de 150 e da dose de 110 é que a de 150 é mais eficaz que a varfarina para redução de eventos, porém tem maior risco de sangramento, ao passo que a de 110 é tão eficaz quanto, mas com menor risco de sangramento. Essa é uma paciente de 75 anos, com algum grau de insuficiência renal, desse modo, dá-se preferência para o uso de dabigatrana 110 mg duas vezes ao dia, respaldado pelo estudo RE-LY. Em relação ao rivaroxaban é um pouco mais difícil. Diferentemente do RNI, o *clearance* de creatinina pode variar de um dia para o outro. Um paciente com *clearance* de creatinina bem acima dos 50, poderia usar sem problemas. Do ponto de vista clínico, porém, um paciente nesse limite com *clearance* de creatinina pouco acima de 50, representa uma paciente de risco caso haja piora assintomática, ao longo do tempo. Recomenda-se um dabigatrana de 110 mg ou rivaroxaban de 15 mg, com a ressalva de se estar respaldado em dar a dose plena.

Ao considerar os estudos e todas as variações, não há uma resposta certa, uma indicação compartilhada com a família da paciente, optou-se por rivaroxabana 20 mg, considerando o *clearance* de creatinina 55 mL, pelo fato de ser o fármaco com menor excreção renal. Mas, novamente, o termo não valvar é complexo, confuso e pode ter muitas interpretações. As atuais diretrizes não recomendam os NOACs em FA valvar, mas o termo valvar se refere apenas a próteses mecânicas e estenose mitral severa a moderada, não há menção a estenose aórtica não cirúrgica.

Ressalta-se que o estudo RE-LY foi o primeiro com a dabigatrana com prótese metálica e, infelizmente, teve resultados negativos, tanto pelo aumento de sangramento quanto de fenômenos tromboembólicos. A dose chegou a 300 mg duas vezes ao dia, pensando que o mecanismo fosse não só pela FA, mas pela própria trombose de prótese. No entanto, ao avaliar o estudo Aristotle com apixabana, também a subanálise que fez parte desse estudo, 887 dos pacientes desse grupo tinham estenose aórtica ou qualquer doença valvar, mas eram excluídas nesse estudo estenose mitral severa a moderada e a prótese valvar mecânica. O *endpoint* (AVC), foi preservado, comparando o grupo que não tinha essa doença valvar *versus* aquele que tinha algum tipo de doença valvar, desde que não fosse tão grave. O AVC hemorrágico foi reduzido. Essa é uma parte importante do trabalho: mesmo nas válvulas doentes, mas não tão doentes a ponto de serem cirúrgicas, a redução de AVCH foi melhor do que no grupo que usou varfarina. Recentemente, o estudo ENGAGE AF utilizando endoxabana, avaliou 2.824 pacientes com algum tipo de doença valvar, comparados com varfarina dentro do estudo. Pacientes com estenose mitral severa moderada a severa ou válvula mecânica foram excluídos, mas 191 pacientes tinham algum tipo de bioprótese, com bom resultado e foi consistente com o estudo geral.

Enfatiza-se que pacientes com *clearance* de creatinina baixo devem voltar a usar varfarina.

Destaca-se que o uso da varfarina, não é simples. Demanda exames frequentes e a maior parte do tempo o RNI está fora da faixa terapêutica ideal. A preocupação com a aderência é sempre presente em relação aos idosos, existe então um problema, pois os pacientes que tomam varfarina estão acostumados a fazer o controle do RNI pelo menos uma vez por mês e sentem falta dos exames frequentes. No caso dos NOACs não há certeza se o paciente toma a medicação. Não se realiza de rotina exames de controle. Desse modo, a aderência torna-se um problema, especialmente porque muitos dos novos anticoagulantes o paciente precisa tomar duas vezes ao dia. Só o rivaroxiban e o edoxaban, que não tem ainda comercialmente, é uma vez por dia.

A aderência é fundamental em casos como esse. Destaca-se que a paciente precisava de uma TAVI, e já existem estudos em andamento, por exemplo, com rivaroxiban para pacientes com TAVI.

No caso dessa paciente, foi iniciado rivaroxaban, e após algumas semanas apresentou hematoquezia. Após 3 meses, os sintomas foram piorando, com fraqueza progressiva. Finalmente deu entrada descorada, três cruzes em quatro, PA 13x8 mmHg deitada, 11x7 mmHg em pé, pulso de 100 bpm deitada, 110 bpm em pé, em ritmo sinusal. Última dose de rivaroxiban há 12 horas, com hemoglobina de 7,4 g/dL, hematócrito de 20, ureia 34, creatinina de 2,02 e o *clearance* caiu para 30. A conduta nesse sangramento pode sugerir: 1) suspender o novo anticoagulante, internar, reposição volêmica, transfusão de sangue, investigar a causa; 2) suspender o novo anticoagulante, seguir no consultório com mais

frequência, prescrever sulfato ferroso e reintroduzir a varfarina; 3) prescrever heparina de baixo peso molecular pelo alto risco de AVC, internar e prescrever sulfato ferroso e investigar a causa.

Não é infrequente a descoberta de uma neoplasia de trato digestivo ou úlcera em pacientes idosos que iniciam anticoagulação. Nesse caso, decidiu-se suspender o novo anticoagulante, investigar, internar.

Ao internar, considerou que poderia ser um caso de sangramento moderado. Necessário estratificar o risco, conhecer a função renal do paciente, como recomenda a diretriz. Lembrando que a dabrigatrana tem uma excreção renal de 80%, o rivaroxaban de 35%, apixaban 27. Foi monitorizada em UTI, suspensa a anticoagulação, hidratada, transfundida duas unidades de hemácias e a colonocospia tinha uma úlcera retal. Procedeu-se a cauterização de úlcera retal, função renal melhorou e o *clearance* subiu para 44. Em caso de sangramento importante, o próprio mecanismo de ação dos novos anticoagulantes já orienta para a sua solução. Ele reduz seu efeito em 12 a 24 horas e em raros casos precisa de algum fator de coagulação ou pró-coagulante. Em estudo de registro, de Dresden, que avaliou os sangramentos com rivaroxaban, somente 0,9% dos casos precisaram de pró-coagulante. A maioria das medidas é local, reposição volêmica, parar o anticoagulante e pesquisar a causa. A conduta para reinício mantém rivaroxiban, reduz a dose, troca por dabigatran ou passa para varfarina. Paciente com *clearance* de 44 mL/minuto. Recomenda-se 15 mg/dia, ou seja, uma dose já corrigida para a função renal.

Foi realizado no InCor-HCFMUSP um estudo sobre quedas em pacientes com fibrilação atrial. O HAS-BLED não contempla o risco de queda, mas se o paciente tem com risco de quedas frequente ou é parkinsoniano com dificuldade de locomoção, deve-se considerar esse critério significativo para se ter cautela com anticoagulação. Isso não está claro nas diretrizes, mas a experiência clínica deve ser considerada.

Necessário distinguir queda de síncope, se houve tropeço ou se estava com uma doença de base mais grave. Situação complexa, merece investigação mais detalhada.

CONCLUSÃO

A anticoagulação é fundamental para pacientes com fibrilação atrial e fatores de risco, com CHADS-VASc maior ou igual a dois, independentemente se a fibrilação é paroxística ou permanente. Na doença valvar a principal indicação ainda é o uso de antivitamina K, varfarina. No entanto, deve-se salientar que as diretrizes consideram apenas estenose mitral moderada ou severa ou prótese metálica como valvopatias em que os novos anticoagulantes não devem ser usados. O manejo de sangramentos com esses novos anticoagulantes na maioria das vezes é simples, raramente requerendo o uso de pró-coagulante ou antídotos.

BIBLIOGRAFIA CONSULTADA

- Kirschhof P, Benussi S, Kotecha D, et al. 2016 ESC Guidelines for the management of atrial fibrillation developed in collaboration with EACTS. Eur Heart J (2016) 37 (38): 2893-2962.

- Magalhães LP, Figueiredo MJO, Cintra FD, Saad EB, Kuniyishi RR, Teixeira RA, et al. II Diretrizes Brasileiras de Fibrilação Atrial. Arq Bras Cardiol 2016; 106(4Supl.2):1-22.

Índice Remissivo

A

AAS, 237
Acesso
   endotraqueal, 100
   intraósseo, 100
   supraglótico, 102
   venoso, 100
Ácido acetilsalicílico (AAS), 179, 219
Adenosina, 52
Adrenalina, 100
Ambulância
   classificação da, 95
   tripulação, 95
Amiodarona, 101, 296
Amiodipina, 135
Amplatzer, 287
Analgesia, 218
Anamnese, arte perdida da, 33-39
Anatomia coronária
   normal, 91
   patológica, 91
Aneurisma da válvula coronária direita da valva aórtica, 288
Angina
   atípica, 35
   de peito, graduação segundo a Sociedade Canadense
      Cardiovascular, 36
   típica, 35
Angiografia pulmonar por subtração digital, 204
Angioplastia, 170
   Pulmonar por balão, 205
Angio-TC, 86
Ângulo de Louis, 41
Ansiedade, 218
Antagonista
   do canal de cálcio, 179, 218
      nas síndromes coronárias agudas, 219
   dos receptores glicoproteicos, 220
Anteplaquetários, 219
Antiagregantes, 234
   plaquetários, 179
Anticoagulante(s), 168, 236
   oral, 332
Anti-hipertensivos no período da lactação, 136
Antiplaquetários, 168
Antitrombínicos, 220
   nas síndromes coronárias agudas, 221
Área cardíaca ovoide, raio-X de neonato com, 280
Arritmia(s), 2252
   cardíaca, avaliação de gestantes com, passos a serem seguidos,
      252
   induzidas pelo esforço, 50
   procedimentos para tratamento de, 258
   ventricular, 301
Artéria
   coronária, 278
   pulmonar, 278
ARTS, 188
Atendimento pré-hospitalar, 93, 97
   etapas, 96
Atenolol, 135
Aterosclerose, estratificação do risco cardiovascular para
   prevenção e tratamento da, 109
Atividade
   física, 178
      adequada, 168
   sexual, 178
Átrios, 22
Ausculta, 43
AVC isquêmico, 106

B

Banda anômala do ventrículo direito, 288
BARI-2D, 186
"Batedeira", 37
Betabloqueador(es), 169, 179
   adrenérgicos, 329

nas síndromes coronárias agudas, 219
Biópsia endomiocárdica, 327
Bloqueadores do receptor da angiotensina II, 329
Bloqueio
de ramo esquerdo, avaliação de portadores, 55
do sistema renina-angiotensina aldosterona, 169
Bomba pulsátil, 25
Bradiarritmias, 254
Bulhas, 43
cardíacas, 44

C

Calcificação coronária, 86
Cálcio
metabolismo no miócito, 25
papel no mecanismo contrátil, 25
Câmaras cardíacas no ciclo miocárdico, regime pressórico
das, 31
Canal arterial persistente, 273
conduta no, 287
Canalopatias, 305
Captopril, 136
Cardiologia, semiologia em, 41-46
Cardiomiopatia(s)
chagásica, recomendações do ecocardiograma na avaliação,
71
dilatada, 70, 71
recomendações do ecocardiograma na avaliação, 71
hipertrófica, 70
imagem paraesternal longitudinal, 72
recomendações do ecocardiograma na avaliação das, 72
periparto, 246
condutas iniciais na, algoritmo para, 247
por drogas, recomendações do ecocardiograma na
avaliação, 71
restritiva, recomendações de ecocardiograma na avliação, 72
Cardiopatia(s)
cianogênicas, 290
com defeito na origem e relação espacial das grandes
artérias, 277
congênitas
acianogênicas, 269
obstrutivas, 289
com desvio de sangue da esquerda para a direita, 285
quando indicar intervenção, 285
Cardioversor-desfibrilador implantável (CDI), 307
morte súbita cardíaca e, 311
Caso clínico baseado em diretriz(es)
como usar a imagem para completar a consulta, 141-145
hipertensão arterial, 159-166
hipertensão na gravidez com pré-eclâmpsia, 131-136
paciente com insuficiência cardíaca e arritmias, 339-344
paciente idoso com fibrilação cardíaca e sopro, 369-373
síndrome coronária aguda e doença multiarteriais, 263-268
risco cardiovascular, 137-140
Cateterismo cardíaco, 275, 327
Cateterização direita para avaliação hemodinâmica, 203
Cavidades cardíacas, gradientes de pressão durante os ciclos, 45

CDI na morte súbita cardíaca, custo-efetividade do, 315
Cena segura, atendimento de pacientes clínicos após
reconhecer, 98
"Chiado no peito", 34
Cianose, 281
Ciclo cardíaco
fases do, 29
regime pressórico das câmaras cardiacas no, 31
Cineangiocoronariografia, 89, 90, 198
Cine-RM, 86
Cintilografia
de alto risco para eventos cardiovasculares maiores, 56
de perfusão miocárdica, 197
de perfusão miocárdica com Gated-SPECT
aplicações principais, 54
interpretação das imagens, 52
metologia e interpretação, 51
normal, 53
prognóstico/estratificação de risco, 55
Circulação
em paralelo na transposição das grandes artérias, 278
em série em corações normais, 278
Cirurgia cardíaca com circulação extracorpórea, 258
Classificação de Rastelli para o defeito do septo
atrioventricular, 276
Clopidogrel, 180, 237
Coarctação da aorta, 291
Código de identificação dos modos de estimulação, 309
Coils de Gianturco, 286
Complexo QRS, morfologia do, 302
Compressões torácicas, 96
Comunicação(ões)
interatrial, 269
alterações hemodinâmicas da, 270
conduta na, 285
interventricular(es), 270
alterações hemodinâmicas da, 271
conduta, 287
musculares múltiplas, 273
raio-X de paciente com, 273
Conduítes arteriais, excesso de carga para os, 21
Contração isovolumétrica, período de, 30
Contraste de fase, 87
Controle
glicêmico, 178
pressórico, 178
Coração
"acelerado", 37
anatomia normal, 21, 22
Corda tendínea, 26
Coronária, angiotomografia computadorizada de, 198
Critério
de Boston para diagnóstico de insuficiência cardíaca, 325
de Framingham para diagnóstico de insuficiência cardíaca,
326
Cuidado pós-parada cardíaca, 101
Curva pressão × volume, 32

D

DAC, ver Doença arterial coronária
DCEI (dispositivos cardíacos eletrônicos implantáveis), 61
Débito cardíaco
    alterações durante o trabalho de parto, 244
    determinantes do, 26
Defeito do septo atrioventricular, 274
    classificação de Rastelli para, 276
    conduta nos, 287
    estudo hemodinâmico no, 277
Denervação renal, 152
Desfibrilador(es)
    externo automático, 96
      chegada do, 99
    "vestíveis", 247
Desordens hipertensivas na gravidez, classificação, 134
Despolarização da membrana, 25
Diabetes, 121
    controle adequado do, 169
    mellitus
      e doença cardiovascular, 113
      tipo 2
        estratégias terapêuticas no, 115
        mortalidade cardiovascular em pacientes com, 113
Diâmetro diastólico, medidas do, 65
Diástole, 29
    do ventrículo esquerdo, 30
Dieta, 177
Digitálicos, 328
Dipiramol, 52
Discordância ventriculoarterial, ecocardiograma, 280
Disfunção
    diastólica do ventrículo esquerdo, 72
    órgãos-terminais, 21
Dislipidemia, 121
    tratamento por metas ou por risco cardiovascular, 109-111
Displasia arritmogênica do ventrículo direito, 321
Dispneia
    cardíaca, 34
    não cardíaca, 34
Dispositivo cardíacos eletrônicos implantáveis, infecção de, 61
Diuréticos, 328
Doença(s)
    arterial coronária/coronariana
      aguda, recomedações da ecocardiografia transtorácica, 66
      avaliação por ecocardiografia, 66
      crônica
        diagnóstico e estratificação de risco, 173-176
        intervenções coronárias percutâneas para tratamento, 183-192
        recomendações da ecocardiografia sob estresse na, 76
        tratamento otimizado, 177-181
      em pacientes com dor torácica, probabilidades pré-teste de, 174
      estável, algoritmo para condução clínica de pacientes com, 188
      estável, indicações para testes diagnósticos, 175
      estável, marcadores de prognósticos na, 184

      risco residual e objetivos na prevenção secundária na, 167
    aterosclerótica coronariana, 35
    cardiovascular(es)
      fatores de risco
        diabetes, 121
        dislipidemia, 121
        hipertensão, 121
        história familiar, 119
        homocisteína, 123
        marcador inflamatório, 122
        marcadores de trombose, 123
        métodos de imagem na avaliação do, 123
        obesidade, 122
        sedentarismo, 122
        tabagismo, 122
      fatores de risco tradicionais, 119
      prevenção
        secundária, 167-171
        primária, 127-130
        secundária
          estilo de vida, 168
          tratamento medicamentoso, 168
      risco relativo multivariável ajustado, 122
      transição epidemiológica da, 106
    digestivas, 36
    do sistema circulatório, 21
    musculoesqueléticas, 36
    pulmonares, 36
    valvar
      aórtica, 351
      mitral, 345
Doppler tecidual, 73
Dor
    precordial, 216, 218
    torácica, 35
      classificação segundo o estudo CASS, 194
      diagnóstico, 194
      isquêmica, 35
      na sala de emergência, avaliação, 57, 193-200
      não cardíaca, 36
      não isquêmica, 36, 199
      no pronto-socorro, principais causas, 195
      unidades de, 193
Derivados tienopiridínicos, 219
Droga(s)
    antiarrítmicas, 101
      disponíveis no Brasil, 297
      para tratamento da fibrilação atrial, 296
    anti-hipertensivas na gravidez, 135
    na gestação, 258
    Vernakalant, 297

E

Eclâmpsia, 254
Ecocardiografia
    avaliação de tumores e massas intracardíacas, 73
    avanços, 77
    com *speckle tracking*, 78

contrastada, 78
em endocardite infecciosa, recomendações, 75
na avliação de
cardiomiopatias, 70
da doença arterial coronária, 66
valvopatias, 69
sob estresse, 74
transesofágica, 74
transitória na DAC, 66
tridimensional, 77, 78
Ecodopplercardiografia, 63
Embolia pulmonar, taxa no puerpério, 250
Emergências, 93
Endocardite
infecciosa, 249, 362
FDG-PET/CT em, 61
recomendações da ecocardiografia em, 75
valvar, 60
"Endurecimento do pulso", 147
Enoxaparina, 221, 237
Epinefrina, 100, 101
Escore
de cálcio, 85
coronariano, 123
de risco
Dante Pazzanese, 213, 214
TIMI, 210
de sangramento HAS-BLED, 298
GRACE, 210, 211
para prognóstico de mortalidade hospitalar, 217
para estimativa de risco cardiovascular, 124
TIMI, 216
Espessura médio-intimal
arterial, 123
medida da, 85
Espironolactona, 329
doxazosina e bisoprolol, comparação dos efeitos, 153
Esquema
de Pritchard, 256
de Sibai, 256
de Zuspan, 256
Estatina(s), 129, 138
nas síndromes coronárias agudas, 221
Estenose
aórtica, 352, 353
história natural, 354
tratamento, 355, 356
arteriais, graduação de, 86
mitral, 45
classifcação da gravidade, 347
reumática, 70
Estilo de vida
de vida
atividade física adequada, 168
cessação do tabagismo, 168
de vida, 168
Estratificação
de risco, 176
cardiovascular, 138
em pacientes sem tratamento hipolipemiante, 139
de Braunwald, 212

em pacientes em uso de estatinas, 140
modelos de, 212
no paciente hipertenso, 163
para prevenção e tratamento da aterosclerose, 109
Estudo
CASS, 184
COURAGE, 186
EXTRACT, 236
FOURIER, 169
hemodinâmico, 87
composição do, 90
HIOPE-2, 123
IMPROVE-IT, 169
INTERHEART, 117
INTERSTROKE, 117, 118
JUPITER, 107
STENO, 114
UKPDS, 114
Eventos cardiológicos, bases fisiopatológicas dos, 105
Exame
do coração, 43
físico
observar e palpar, 41
pulso
arterial, 42
venoso jugular, 41

F

Fadiga, 37
"Falha no batimento", 37
FAME 2, 187
Fármacos antiarrítmicos, 253
Fator de risco, 117
associação com infarto agudo do miocárdio, 118
para todos os AVE de acordo com a idade, 120
FDG (flúor-deoxi-glicose), 60
Febre reumática, 361
Feixe(s)
anulares, 26
longitudinais, 26
musuclares, disposição espacial dos, 26
oblíquos, 26
Fibras musculares, 22
Fibrilação atrial, 44, 295
aspectos clínicos, 295
diagnóstico, 295
silenciosa, 296
tratamento, 296
Fibrinogênio, 123
Fibrinolítico(s), 228, 233
critérios de contraindicação, 234
IAMCSST antes e depois do uso do, 235
Fibrose, 54, 87
Filamentos
espessos, 24
finos, 24
Fisiologia cardiovascular
ciclo cardíaco e curvas de pressão, 29-32

o coração como bomba hidráulica, 21-28
"Fôlego curto", 34
Fondaparinux, 221, 237
Frequência cardíaca, alterações durante o trabalho de parto, 244
Função ventricular
  avaliação através da ventriculografia radiosotópica, 59
  esquerda, métodos ecocardiográficos de avaliação da, 64
  estimativa pelo método de Simpson, 65

G

Gasping, 96
Gestação, drogas na, 258
Glicose, imagem de perfusão e de metabolismo de, 58
"Golpe no coração", 37
Grandes artérias
  relação entre, ecocardiograma, 280
  transposição das, 277
Gravidez
  alterações
    cardiovasculares fisiológicas da, 241
    fisiológicas do sistema de coagulação durante a, 244
  drogas anti-hipertensivas na, 135
  modificações fisiológicas da, 242
  modificações hemodinâmicas da, 243
  síndromes hipertensivas da, conduta prática nas, 257
  tratamentos intervencionistas durante a, 257

H

Hábitos de vida, recomendações, 128
HandsOnly, 96
"Heart team", 266
Heparina
  de baixo peso molecular, 251
  não fracionada, 221, 237
Hidralazina, 135, 236
Hidroclorotiazida, 135
Hiperaldosteronismo primário, proposta de investigação do, 155
Hipersensibilidade do seio carotídeo, 308
Hipertensão, 121
  arterial, 254
    aspectos clínicos, 147
    caso clínico baseado em diretriz, 159-166
    classificação, 149
    crônica, 254
    diagnóstico, 148
    epidemiologia, 147
    na mulher grávida, possibilidades e características do, 133
    secundária, achados que sugerem, 153
  crônica, 134
  gestacional, 134
  na gravidez com pré-eclâmpsia, caso clínico baseado em diretriz, 131-136

pulmonar tromboembólica crônica
  apresentação clínica, 203
  avaliação pré-operatória dos pacientes da, 204
  diagnóstico, 203
  fatores de risco, 202
  fisiopatogenia, 202
refratária, classificação, 152
resistente, 151
  prevalência nos EUA, 152
  tratamento, 152
  tratamento, fluxograma para, 164
Hipocaptação persistente, padrão cintilográfico, 54
Hipótese
  lipídica da aterosclerose, 107
  oxidativa da aterosclerose, 107
Hipovolemia, 27
Holter, 37
Homocisteína, 123
Hora de ouro, 102

I

IAMCSST, ver Infarto agudo do miocárdio com supradesnível do segmento ST
Ictus cordis, 43
Idoso com doença coronária estável sintomática
  roteiro de avaliação para orientação do tratamento de, 144
Imagem, como usar para complementar a consulta, caso clínico baseado em diretriz, 141-145
Implante por cateter de prótese aórtica, 365 (v. tb. TAVI)
Imunidade
  adaptativa, 107
  inata, 107
Incapacidade DALY, 121
Infarto
  agudo do miocárdio
    com supradesnível de ST, 233
      doses de fibrinolíticos utilizadas no, 234
      estratégia de tratamento antitrombótico, 238
      estratificação de risco no, 209
      terapia antitrombótica adjuvante, 237
    razão de chances de, 118
  do miocárdio, 105
    não fatal, 213
Inibidor da enzima de conversão da angiotensina, 180, 220, 329
Inotropismo, 27
Insuficiência
  aórtica, 45, 352
    causas, 352
    sinais clínicos relacionados à, 355
    tratamento, 357
  cardíaca, 27, 245
    aspectos clínicos, 324
    com fração de ejeção reduzida, tratamento, 332
    critérios de Boston para diagnóstico de, 325
    diagnóstico, 324
    etiologias na gestação, 245
    manejo clínico, 323
    mecanismos de morte na, 324

na gravidez, pilares do tratamento, 246
sistemas envolvidos na fisiopatologia da, 330
tratamento, 327
da valva mitral, 345
INTERHEART Latin America, 119
Intervenção, coronária percutânea, 257
BARI-2D, 186
com implante de *stent,* 267
contemporânea, *stents* utilizados na, 189
estudo COURAGE, 186
FAME 2, 187
histórico, 185
metanálise, 187
papel *versus* TMO isolada, 186
para tratamento da doença coronária crônica, 183-192
primária, 228
versus cirurgia de revascularização miocárdica, 187
Intubação, 102
Isquemia estresse induzida, 53
Ivabradina, 180, 329

J

Janela paraesternal, 70

L

Labetalol, 135, 256
Lei
de Frank-Starling, 27
de Laplace, 27
Lesão suboclusiva em terço distal da artéria circunflexa, 264
Lidocaína, 101
Linfócito, papel nos desfechos cardiovasculares, 107
Lípide
terapia redutora de, 236
Lípide(s)/lipídio(s), 8
controle adequado dos, 168
terapia redutora de, 236
Lisinopril, 136
Looper, 37
Losartana, 136

M

Macrófago produzindo metaloproteinases de matriz, 127
Malsidomine, 181
Manobra de ressuscitação, quando interromper, 102
Manometria, 90, 92
Cardíaca, valores normais, 90
Marcador(es)
de prognóstico da DAC estável, 184
de trombose, 123
genéticos, 124
inflamatório, 122

Marca-passo definitivo
Definitivo
bradiarritmias e, 307
indicações, 307, 309
nas bradiarritmias, critérios para indicação, 310
MASS II, 188
Medicação ao longo da gravidez e puerpério, recomendações, 259
Medicina nuclear
cintilografia de perfusão miocárdica com GATED-SPECT, 51
tomografia por emissão de pósitrons em cardiologia, 59
Medicamentos a serem administrados
durante a parada cardiorrespiratória, 100
Médico regulador, 93
Membrana, despolarização da, 25
Metaiodobenzilguanidina, 58
Metildopa, 135
Método
de imagem, na avaliação do risco cardiovascular, 123
de Simpson, 65
de Teichholz, 65
speckle tracking, 81
Metoprolol, 135
Microbolhas, 78
Miocardiopatia(s)
aspectos clínicos, 319
classificação
europeia das, 320
norte-americana das, 320
dilatada, 321
hipertrófica, 321
restritiva, 321
Miócito, estrutura do, 23
Miofibrila(s)
longitudinais, 23
contração e relaxamento da, 24
longitudinais, 23
Mitocôndria, 23
Mixoma atrial, 74
Modelo
de risco GRACE, 212
de Windkessel, 26
Morfina, nas síndromes coronárias agudas, 218
Morte
materna no Brasil, causas, 242
quando declarar, 102
súbita cardíaca, 311
ensaios randomizados na prevenção de, 313
Multiartérias, acesso arterial e estratégias de revascularização em, 230
Múltiplas vítimas, atendimento de, 103
Músculo papilar, 26

N

Naloxone, 101
Necrose miocárdica, marcadores de, 209
Nicorandil, 181

Nifedipina, 135, 256
Nit oclud, 286
Nitrato(s), 179
    nas síndromes coronárias agudas, 218
Nó sinusal, 29
Novos anticoagulantes orais, tempo de ação e doses, 299

O

Obesidade, 122, 177
Observar e palpar, 41
Onda
    anácrota, variações da, 43
    atrial, 42
    V, 42
Operação de Senning, 292
Óstio atrioventricular, 26
Ostium
    primum, 270
    secundum, 270

P

Paciente
    com DAC estável
        abordagem percutânea, recomendações atuais, 190
        condução clínica de, algoritmo, 188
        indicação para realização de revascularização em, 185
    com insuficiência cardíaca e arritmias, caso clínico baseado na diretriz, 339-344
    idoso com fibrilação arterial e sopro, caso clínico baseado em diretriz, 369-373
Palpar, 41
Palpitações, 37
Parada cardiorrespiratória, medicamentos a serem administrados durante a, 100
Parto, alterações cardiovasvulares fisiológicas durante o trabalho de, 243
Pedículo estreito, raio-X de neonato com, 280
Perfusão
    miocárdica, 268
    tecidual, 21
Pericardite, 335
    aspectos clínicos, 335
    causas, 336
    diagnóstico, 335
    tratamento, 336
Persistência do canal arterial, 272
    conduta na, 286
    eletrocardiograma na, 274
Placa
    aterosclerótica
        erosão da, 215
        ruptura da, 215
    de ateroma no século XX1, 105-108
Plano apical quatro câmaras, imagem bidimensional em, 68
Plasminogênio, 245

Plug vascular, 286
Pós-carga, 27
Prasugrel, 180, 237
Pré-carga, 26
    cardíaco, determinantes do, 26
Pré-eclâmpsia, 134, 254
Pressão(ões)
    arterial
        aferição da, procedimentos recomendados para, 148
        classificação de acordo com a medição casual, 149, 162
        comportamento da, 49
        controle da, 169
        determinantes da, 25
        diretrizes sobre o limitar de tratamento da, 135
        durante a gravidez
            alternativas farmacológicas para controle ambulatorial da, 255
        fluxograma para o diagnóstico, 149
        medida arterial fora do consultório, 148
        valores limites, 149
    atrial direita, técnica para se inferir a, 42
    de ejeção ventricular, regime de, 31
    intracavitárias
        ao final da contração volumétrica, 31
        durante diástole ventricular, 30
    na ejeção ventricular, 31
Prevenção primária da doença cardiovascular, 127-130
Probabilidade pré-teste para detecção de DAC pelacine, 142
Processos infecciosos cardíacos, FDG-PET/CT na detecção, 60
Prolapso
    da válvula coronária direita, 288
    do escalope médio da cúspide posterior da valva mitral, 77
Pronto-socorro e o atendimento pré-hospitlar, inter-relacionamento do, 97
Propafenona, 296
Prostaglandina circulante, 243
Proteína C reativa
    dosagem de, 85
    ultrassensível, 122
Prótese(s)
    biológica aórtica, 75
    valvares, 248
Puerpério, alterações cardiovasculares fisiológicas durante o trabalho de, 243
Pulso
    arterial, 42
    bifidus, 43
    bisferiens, 43
    célere, 43
    curvas que identificam os tipos de, 44
    parvus, 43
    rápido, 43
    tardus, 43
    tipos, 43
    venoso
        com a contração atrial, 42
        jugular, 41
        técnica para avaliação do, 42
Punção venosa periférica, 100

R

Ranolazina, 181
Razão de chances de infarto agudo do miocárdio, 118
Reabilitação cardiovascular, 332
Reestenose, 189
Regulação
    assistencialista, 95
    médica, 93
Regurgitação mitral, 69
Relaxamento, 24
    Isovolumétrico, período de, 31
Remodelamento ventricular esquerdo, prevenção, 236
Reperfusão coronária, 227
Reserva de fluxo coronário, 266, 267
"Respiração difícil", 34
Ressonância magnética, 86
        cardiovascular, 197
Ressuscitação cardiopulmonar no trauma, critérios de, 103
Retináculo sarcoplasmático, 23
Revascularização miocárdica na DAC estável, indicação, 185
Risco
    cardiovascular
        caso clínico baseado em diretriz, 137-140
        escores para estimativa de, 124
        estratificação do, 138
        método de imagem na avaliação do, 123
    de doença arterial coronária
        critérios para escolha do exame para detecção de, 143
        indicação de exames para diagnóstico e avaliação de, 143
    de morte, 213
Ritmo sinusal, eletrocardiograma, 271, 276
Rotina ecocardiográfica, 64
Rubídio-82 PET/CT na DAC, 59
Ruptura do aneurisma em ventrículo direito, 288

S

Sacubitril, 330
"Sacudidas no peito", 37
Sarcolema, 23
Sarcômero, 23, 24
    proteínas do, 24
Score CHADS, 297
SDS (*summed difference score*), 55
Sedação, 218
Sedentarismo, 122
Seio
    carotídeo, hipersensibilidade do, 308
    venoso, 270
Semiologia em cardiologia, 41-46
Septo
    atrioventricular, defeito do, 274
    interventricular, componentes do, 271
Sibilância pela ausculta, 34
Sildenafil, 205
Sinal
    de Brokenbrough-Braunwald, 90
    de hiperfluxo pulmonar, 275
Síncope, 38
    recorrente por síndrome de Brugada, 305

Síndrome(s)
    coronária/coronariana aguda
        com elevação de segmento ST
            reperfusão coronária, 227-232
            tratamento medicamentoso, 233-239
        e doença multiarterial, caso clínico baseado em diretriz, 263-268
        diagnóstico e estratificação de riusco, 207-214
        duas vias preferenciais para, 106
        probabilidade dos sinais e sintomas representarem, 208
        sem elevação do segmento ST, tratamento, 215-222, 223-223
        sem desnível do segmento ST, 263
            cinecoronariografia em pacientes com, recomendações para realização, 265
        sem supradesnível do segmento ST
            estratificação de risco de morte em pacientes com, 216
    da apneia/hipopneia obstrutiva do sono, 165
    HELLP, 254
    hipetensivas
        indicações maternas e fetais de resolução da gravidez nas, 257
        na gravidez/gestação, 131, 257
Sintomas na cardiologia
    dispneia, 34
    dor torácica, 35
    fadiga, 37
    palpitações, 37
    síncope, 38
Sistema
    circulatório
        componentes, 21
        objetivos, 21
    de coagulação, alterações fisiológicas durante a gravidez, 244
    nervoso simpático cardíaco, avaliação cintilográfica, 58
Sístole, 29
Sobrecarga ventricular esquerda, critérios eletrocaradiográficos para, 162
Sopros, 44
Sotalol, 296
Speckle tracking, 64
SRS (*summed rest score*), 55
SSS (*sumed stress score*), 55
Stent, 86
Strain, 80
    análise de, 64
Sulfato de magnésio, 256
    de magnésio, 256
    na prevenção da eclâmpsia, 256
Suporte básico de vida, 102
SYNTAX, 189

T

Tabaagismo, 122, 177
    cessação do, 168
Tálio-201, 57
Taquiarritmias, 253
    ventriculares, tratamento na emergência, 304
Taquicardia(s) ventricular(es)
    etiologia, 102
    idiopática, 301, 303

monomórfica, 304
na cardiopatia estrutural, 303
no coração normal, 301
TAVI (*transcatheter aortic valve implantation*), 365
indicações, 366
perspectivas, 367
resultados do, 365
PET-CT
em endocardite infecciosa, 61
na detecção de processos infecciosos cardíacos, 60, 2
para pesquisa de processo infeccioso cardiovascular, 60
Técnica
com SPET, 327
doppler, 63
para avaliação do pulso venoso, 42
Tele-diástole, 25
Tempo de meia pressão, 70
Teoria inflamatória, 107
Terapia redutora de lipídios, 236
Teste
cardiopulmonar, 327
de exercício, 47
ergométrico
importância como método diagnóstico, 47
na avaliação funcional, 48
na avaliação prognóstica, 49
na avaliação terapêutica, 48
na prescrição de exercício, 48
ergométrico, 196
Tetralogia de Fallot, 279, 281, 290
tratamento clínico, 291
Ticagrelor, 180
Ticagrelor, 237
Tomografia computadorizada, 85
Tração da mandíbula, 102
Tracking, 78
Transporte de pacientes, 95
Transposição
com comunicação interatrial, 292
completa das grandes artérias, conduta, 292
das grandes artérias, 277
Transtorno
de ansiedade, 37
depressivos, 37
Tratamento hipolipemiante, intensidade do, 139
Trimetazidina, 180
Trombo(s)
apical, 79
intracardíacos, aparência, 74
Tromboembolismo pulmonar, 250
crônico, 201-206
Tromboendarterectomia pulmonar
resultados e prognósticos, 206
técnica operatória, 205
tratamentos para pacientes inelegíveis para, 205
Tropomiosina, 24
Troponimas cardíacas, 212
Troponina, 24
Túbulo T, 23
Tumores e massas intracardíacas, avaliação por
ecocardiografia, 73

U

Unidade de dor torácica, 193
Urgência, 93

V

Vacina contra influenza, 181
Valsartana, 330
Valva(s)
aórtica, 23
quadrivalvular, 75
atrioventriculares
em coração normal, 275
no desvio do septo atrioventricular, 275
mitral, 23
pulmonar, 23
tricúspide, 23
Valvopatia(s), 248
aórtica, 351
condutas nas, algoritmo para, 249
ecocardiografia na avaliação de, 69
estágios da, 352
evolução natural das, 361
Valvoplastia
aórtica, 258
mitral, 258
VANEL, regra mnemônica, 100
Vasa vasorum, 105
Vasopressina, 101
Velocidade
de fluxo transvalvar mitral, 73
de veia pulmonar, 73
doppler mitral, 73
Ventrículo
diferenças entre os, 31
direito, 22
disposição esquemática dos, 22
esquerdo, 22
diástole do, 30
disfunção diastólica do, 72
disposição espacial do, 25
medidas do, 64
segmentação do, 67
esquerdo tipo II com septo interventricular retificado, 280
Ventriculografia, 91
radioisotópica
avaliação da afunção ventricular ataravés da, 59
de paciente sumbetido à ressecção de banda anômola
do VD e fechamento CIV, 59
Vernakalant, 297
Viabilidade miocárdica, 57
Viítima de trauma, atendimento fora do hospital, 102, 103
Volume sistólico, alterações durante o trabalho de parto, 244
Vórtice muscular apical, 26